U0397941

护理技术与临床应用

HULI JISHU YU LINCHUANG YINGYONG

主编 袁 霞 等

上海科学普及出版社

图书在版编目（CIP）数据

护理技术与临床应用／袁霞等主编. —上海：上海科学普及出版社，2024.5
ISBN 978-7-5427-8706-4

Ⅰ.①护… Ⅱ.①袁… Ⅲ.①护理学 Ⅳ.①R47

中国国家版本馆CIP数据核字（2024）第086819号

统　　筹　张善涛
责任编辑　黄　鑫　陈星星
整体设计　宗　宁

护理技术与临床应用

主编　袁　霞　等

上海科学普及出版社出版发行

（上海中山北路832号　邮政编码200070）

http://www.pspsh.com

各地新华书店经销　　山东麦德森文化传媒有限公司印刷

开本　787×1092 1/16　印张 23　插页 2　字数 589 000

2024年5月第1版　　2024年5月第1次印刷

ISBN 978-7-5427-8706-4　定价：198.00元

本书如有缺页、错装或坏损等严重质量问题

请向工厂联系调换

联系电话：0531-82601513

前 言
FOREWORD

护理学作为医学中的重要部分，综合了自然科学和社会科学，是一门研究护理理论、知识、技能及发展规律以维护、促进、恢复人类健康的学科。医学科技的进步与发展促进了护理教育水平的发展、护理研究体系的完善、护理实践的复杂性增加的扩展。因此，临床护理工作者应认清当前形势，不断汲取国内外的先进理念，承担起时代赋予的历史重任，遵照以人为本的原则，不断提高自身素质，为临床护理学的发展做出贡献。为了进一步规范护理行为，提高专科护理质量和操作水平，指导临床护士运用专业技术知识，切实对患者实施优质护理，更好地体现人文关怀，我们邀请多位著名专家、教授精心编写了《护理技术与临床应用》一书，希望对护理工作人员、护理教育人员有所帮助。

本书首先详细地介绍了护理沟通方法与技巧、患者常见症状与不良情绪的护理及临床护理操作，然后系统地阐述了临床各科相关疾病的护理，内容包含了疾病的病因、临床表现、辅助检查、治疗原则、护理评估、护理诊断、护理措施、护理评价及健康指导，最后介绍了其他方面的护理。本书内容翔实，重点突出，通俗易懂，知识点全面，叙述清晰，且融入了先进的护理理论与技术，具有科学性、权威性、指导性的特点，是一本对护理工作者大有裨益的专业书籍，适合广大临床护理工作者和医学院校护理专业师生阅读使用。

编者们在编写本书时借鉴了诸多护理相关的书籍与资料文献，尽可能地使书稿内容全面而丰富。但由于编者知识水平有限，书中难免有错误及不足之处，恳请广大读者见谅，并给予批评指正，以更好地总结经验，达到共同进步、提高临床护理水平的目的。

《护理技术与临床应用》编委会

2024 年 1 月

目 录
CONTENTS

第一章

护理沟通方法与技巧

第一节 沟通的基本方法与技巧

沟通是人与人之间传递信息、传播思想、传达情感的过程,是一个人获得他人思想、情感、见解、价值观的一种途径,是人与人之间交往的一座桥梁。通过这座桥梁,人们可以分享彼此的情感和知识,消除误会,增进了解,达成共同认识或共同协议。

一、沟通的基本方法

(一)语言性沟通

语言性沟通是指沟通者以语言或文字、类语言的形式将信息发送给接收者的沟通行为。

(1)有礼貌地称呼患者,初次接触患者及其家属时要主动介绍自己,让患者了解自己,使患者产生信任感,为患者留下良好的第一印象。

(2)与患者沟通时,尽量使用普通话,语气要平和温柔,音量适度,语速中等。

(3)应用体贴的话语,多与患者交流,了解患者的详细情况和需要帮助解决的事情。

(4)应通过安慰性语言,多鼓励患者,使患者感受到温暖、关心,增强患者战胜疾病的信心。

(5)与年轻患者交谈时,须注意避免教训的语言,以免引起反感;与老年患者交谈时,应使用尊重、体贴的语言,使老年患者产生信赖和亲切感;与病情较重的患者沟通时,应使用关怀和安抚的语言;对于病情反复、病程较长的患者,应多用讨论或交换意见的方式与之沟通,少用说教的语言,切忌使用生硬或武断的语气。

(二)非语言性沟通

非语言性沟通是指不使用语言、文字,而是通过身体运动、面部表情利用空间、声音和触觉产生的沟通,它可以伴随语言性沟通而发生。

(1)仪表端庄、服饰整洁、温和的面部表情、面带自然亲切的微笑,通常能够缩短与患者之间的距离,消除陌生感和恐惧感,使患者感到温暖、安全、舒适。

(2)选择恰当的人际距离,一般距离为 1 m,亲密距离为 0.5 m 内,此为看护患者或使用触摸等方式安慰患者时的距离。

(3)关心、爱护的行为及适当的接触动作能更拉近与患者的距离。如对患儿的抚摸、搂抱;搀扶患者下床活动；患者焦虑害怕时，轻轻触摸其背部，表示对患者给予心理支持等。

（4）主动、有意识地运用得体的体态语言与患者交流，如微笑、竖起拇指或"V"形手势是对患者进行肯定、鼓励和赞扬。

二、沟通的基本技巧

（一）尊重

患者住院后，自卑心理通常比较明显，他们突出的要求是被重视、得到尊重。因此，只有尊重患者，才能与其进行有效的沟通。在工作中可以根据患者的不同年龄、性别、职业、文化程度等给予其一个恰当的称呼，以及微笑的表情；切不可左顾右盼，表现出不耐烦的情绪。

（二）换位思考

患者在患病期间会有脆弱、无助的心理状态，应学会角色转换，站在患者的角度去理解患者，尽量消除误会，不要让患者感到被冒犯，要容忍其不信任的语言，禁止批评训斥，善于安慰鼓励，调节好自己的情绪。

（三）倾听

倾听是沟通的第一步，在与患者交谈的过程中，要注意全神贯注地倾听其所述说的内容、想法，理解其真正意图；患者倾诉时不要随便打断，以示尊重患者。应注意与患者保持眼神交流，还应适时给予适当的反应，如适应地说"噢""是的""有可能的"等，或者点头表示接受及回应对方说话的内容。

（四）沉默

沉默一般用于沟通中期，主要是给患者提供思考的空间，尤其是悲伤时可以沉默片刻，患者会感到你在认真听他讲述，而且达到情感的交融，并给其继续讲述的信心，同时也能增加患者的信赖感。

（五）提问

提问分为封闭性提问和开放性提问两种。封闭性提问是直接获得某些特定的信息，通常几个字就可以回答，非常有实效性；可通过封闭性提问来收集信息，如"您哪个部位疼痛？"开放性提问是为了获得更多信息，了解患者的相关状况，如"关于……您能告诉我更多情况吗？"允许患者开放地表述自己的感受和想法。

（王梅梅）

第二节　特殊人群的沟通方法与技巧

一、与失语症患者的沟通方法与技巧

失语症是由大脑局灶病变导致的语言表达和理解等能力丧失或受损，脑卒中致残患者中出现失语症的比例为 $20\%\sim30\%$。对不同类型的失语症患者，运用有针对性的沟通方法及技巧，可达到良好的效果。

（一）语言交流

1.运动性失语症患者

其主要特征为表达障碍明显于理解障碍,语言呈现"电报"样,与此类患者沟通时要了解其文化程度和职业背景,运用其熟悉的词汇进行沟通,讲话要慢,语言要简单,适当重复重要和不易理解的内容。可说出一个字的起音,诱导患者发音。

2.感觉性失语症患者

主要特征为理解障碍明显于表达障碍,说话流畅,但语无伦次,无法理解其意思。如问"你今天头还有没有痛?"患者可能回答为"我今天睡得很好。"遇到这种情况,应该用夸张的口形、放慢语速、打手势等帮助患者理解。

3.命名性失语症患者

患者在谈话中不能说出恰当的词语,常出现停顿或重复尾词。如患者说不出"电风扇",但可以说出是"吹风的东西",遇到这种情况,可以给予患者选词提示,如"是电饭锅吗?"回答"不是";是"电风扇吗?"患者会立刻理解,回答"对,是电风扇"。

（二）非语言交流

重度失语症患者有突出的口语障碍问题,这严重影响了与患者语言交流的效果,以下通过非语言交流方法可达到与患者有效沟通的目的。

1.微笑

微笑是最常用的面部表情。也是与患者进行有效沟通的第一步。微笑本身就是安慰剂,能缓解患者的紧张、焦虑和陌生感。

2.目光

眼睛是心灵的窗户,它直接反映人的思想、情绪变化,要学会察言观色,从患者的表情和眼神中,察觉到患者的情绪变化及心理需求。

3.抚摸

抚摸可缩短与患者之间的空间距离,增进情感交流,增加患者信任感。如协助患者按摩患侧肢体等,患者可感到医护人员对其的关心、体贴及温暖,使之愿意与医疗护理员接近。

4.手势

手势是与患者进行沟通的有效方式之一,可以提高表现力和感应性,有时手势交流比口语交流更有效。与患者先确定固定手势、姿势的表达,如上竖大拇指是大便;下竖小指是小便;张口是吃饭;手掌上、下翻动是翻身;手掌捂住前额是头疼;手掌捂住胸口是胸疼;手掌来回在前胸移动是胸闷;手掌来回在腹部移动是腹胀等。反复向患者讲解示范,直至记清弄清为止。这种方法除偏瘫或双侧肢瘫和听、理解障碍患者不能应用外,其他失语症患者都可以应用。

5.面部表情

教会患者面部表情表达的内容,使其基本掌握,如舌头舔唇表示口渴;口唇微开似吹口哨状表示小便;口唇紧闭后拉似"嗯"状动作表示大便;半张口表示饥饿;皱眉表示头痛;闭眼表示睡觉等。通过观察患者的面部表情,能够掌握其基本所需。此法最适用于四肢瘫痪的失语症患者。

6.文字书写法

有些患者文化素质较高,当其无机械书写障碍和视空间书写障碍时,可以用文字书写的形式表达需要和要求。

7.实物图片

利用一些实物图片可与听、理解障碍患者进行交流,以满足生理需要。还可制作一些常用物品图片,如茶杯、碗、便盆、便壶、人头像、病床等图片,教会患者使用。茶杯图片表示要喝水;碗图片表示要吃饭;女患者便盆图片是要大便或小便;男患者便盆图片是要大便,便壶图片是要小便;人头像图片是表示头痛;病床图片是表示要翻身

二、与儿童的沟通方法与技巧

由于发育水平有限,不同年龄阶段的儿童表达个人需求的方式不同。1岁以内的婴儿语言发育尚不成熟,多以不同音调、响度的哭声表达心身的需要;1~3岁幼儿开始学习语言,但常有吐字不清、用词不准确等现象;3岁以上儿童可通过语言并借助肢体动作来形容、叙述某些事情,但有容易夸大事实、掺杂个人想象、缺乏条理性和准确性的特点。因此,结合儿童的特点,要有针对性的运用沟通方法和技巧。

(一)环境氛围

创造快乐、友好的气氛:病房内光线明亮,采用暖色调,搭配有趣的壁画、小桌子、小椅子及必要的玩具和游戏设备等,以创造一种良好的沟通气氛。

(二)语言交流

1.主动介绍

儿童对外界环境比较敏感,在进入医院之后,容易出现恐惧等心理。初次与其接触时要服饰整洁,仪表端庄,热情接待,面带笑容,主动向儿童及家长介绍自己,说话语气要柔和,富有耐心,亲切询问儿童的名字、年龄、幼儿园等儿童熟悉的生活与事情,以缩短与儿童及家长的距离。

2.注意声音的效果

要掌握谈话时声音的技巧,保持稍慢的速度、适当的音量、亲切的语气,以便能引起儿童的注意与反应。

3.使用适当的方式

在与婴儿沟通时,需了解不同阶段其语言表达能力及理解水平;对幼儿可模仿童腔"牙牙语"、重叠词等;在与儿童谈话中,不可用否定方式,而要采用其能理解的方式。

4.真诚理解

对儿童某些幼稚、夸大的想象、分析,应采取诚恳的态度,表示接受与理解,不能敷衍了事,更不能以此讽刺、取笑儿童,否则会失去儿童的信任。

(三)非语言交流

1.亲切和蔼的情感表达

要注意亲切和蔼的情感表达,以缓解、消除儿童的紧张情绪,增加交流的主动性。即使是不会用语言表达的婴儿,若看到对方表情严肃地面对自己,也会紧张,甚至啼哭。对婴儿来说,抚摸是更有利于情感交流的形式,可以利用怀抱、抚摸向婴幼儿传递"爱"的信息,使其得到情绪上的满足。与患儿沟通时,要保持良好的情绪,除特殊需要,一般不要戴口罩,以使患儿经常能看到微笑,缩短双方情感上的距离。

2.肢体语言

在沟通的过程中,需要合理使用肢体语言,可以拉住患儿的小手,给予肢体上的安慰。在沟通过程中,要平视患儿,以减轻患儿的负面心理,尽快让患儿融入新环境中,更好地配合治疗。

3.游戏

儿童时期生活中重要的不可缺少的活动是游戏。与儿童沟通最重要、最有效的方式就是通过游戏。可以适当地和患儿进行游戏,以使患儿积极面对治疗,拉近和患儿之间的距离。

4.绘画

儿童图画可有各种含义,多与个人熟悉的、体验到的事情有关。通过绘画,儿童可表达愿望、宣泄情绪;通过绘画与儿童交流,可以了解和发现存在的问题、复杂的心理状态。如画面多处涂擦、重叠,多与儿童矛盾、焦虑的心理有关;个体形象的大小,可反映事物在儿童心中的重要性。因此,可通过绘画结合儿童的背景资料、具体情况,了解儿童的心理状态。

(四)与患儿家长沟通

在与家长的沟通中,可采取适当的沉默、倾听、观察,并配合接受、尊重、移情等方法,充分理解家长,取得家长的配合。例如当儿童患病时,家长常有内疚、苦恼、焦虑的心理,这些情绪同样也可引起患儿的不安。因此与患儿家长的沟通,一方面可借助家长促进与患儿的交流,另一方面则要提供使家长放松其紧张焦虑情绪的机会,从而让患儿及家长均能够保持情绪稳定,安心接受治疗。对于脾气非常固执、暴躁的家长,需要平静应对,心平气和地与家长沟通,尽所能地给予帮助

三、与老年人交流沟通

与老年人交流沟通应在遵循交流沟通基本方法的基础上,依据老年人的生理心理特征,在尊重其人格的前提下展开,通常可取得良好的沟通效果。

（王梅梅）

第二章

患者常见症状与不良情绪的护理

第一节　患者常见症状的护理

一、发热的护理要点

发热是由多种原因引起人体体温＞37.3 ℃或体温正常而自觉有发热感,引起发热的原因可分为感染性与非感染性两大类,感染是引起发热最常见的原因,各种病原体,如细菌、病毒、寄生虫等引起的感染,不论是急性、亚急性或是慢性、局部性及全身性,均可引起发热。

体温上升有骤升和渐升两种方式,一般发热过程包括 3 个时期:①体温上升期,主要表现为疲乏无力、皮肤苍白、干燥无汗、畏寒、甚至寒冷战;②高热持续期,主要表现为颜面潮红、皮肤灼热、口唇干燥、呼吸脉搏加快、头痛头晕、食欲下降、全身不适、软弱无力;③退热期:主要表现为大量出汗、皮肤潮湿。

退热方式有骤退和渐退两种。

(一)医疗护理员准备

(1)洗手,剪指甲,戴口罩。

(2)判断患者的配合能力,肢体有无偏瘫、残疾等。

(二)患者准备

(1)测温前 20～30 分钟无运动、进食、洗澡、坐浴等。

(2)体位的摆放:协助取卧位或坐位,以舒适为宜。

(3)测量部位准备:用干毛巾擦干腋窝处汗液。

(三)环境准备

室温适宜、光线充足、环境安静。

(四)测温时

对于意识清楚,可自行测温患者,需将体温计测量端置于腋窝正中,弯曲手臂至于胸前并夹紧,测温期间禁止一切大动作活动;如患者无法配合,需由医疗护理员协助完成测量。时间为5～10分钟。测温结束时,医疗护理员先整理患者衣物、摆放舒适体位后,再视情况读取体温计数值,或告知医护人员进行体温数值的读取。注意事项如下。

（1）测量体温前应检查体温计有无破损。

（2）腋下有创伤、手术、炎症，腋下出汗较多者，肩关节受伤或消瘦夹不紧体温计者禁忌腋温测量。

（3）直肠或肛门手术、腹泻者，禁忌肛温测量。

（4）躁动、危重的患者需由医疗护理员全程守护，协助测温，防止意外。

（5）注意测量的时机，吃饭、喝水、锻炼后体温都会有所变化，因此要避开这些时间，如果有这些情况，最好休息 30 分钟再进行测量。

（6）如不慎将水银体温计打碎，应立即告知并请医护人员处理，做好患者保暖的同时，第一时间开窗通风，戴口罩。

（7）体温计应远离患者视线范围内存放。

（8）发现体温异常时，应立即报告医护人员。

（9）协助医护人员勤测体温，准确读取数值，并将所需数值告知医护人员。

（10）测量体温时，医疗护理员应密切观察患者面色、脉搏、呼吸、血压。

（11）可协助医护人员给予患者行物理降温，如温水擦浴、冰袋等；同时用棉被做好保暖。

（12）医疗护理员可协助医护人员做好基础护理，若因发热出汗致使休养服潮湿，需及时更换。

二、疼痛的护理要点

患者慢性疼痛是一种不愉快的躯体和心理体验，主要是一些慢性疾病，尤其是骨关节疾病、筋膜炎、狭窄性腱鞘炎等，都会导致疼痛发生，一些诱发因素会导致慢性疼痛。疼痛发生、发展、持续或加重与患者心理因素，如焦虑，抑郁情绪密切相关。疼痛会严重影响患者的生活质量，甚至因为不堪忍受疼痛而产生轻生的念头。

患者常见的疼痛除了颈、肩、腰、腿及骨关节疼痛外，还包括一些特殊的疼痛，这类特殊的疼痛有自身的特点，如带状疱疹引起的神经痛、三叉神经痛、骨质疏松痛、糖尿病周围神经痛、恶性肿瘤疼痛，以及有过骨折或做过其他手术的患者等。可以通过行为或情感等估计患者的疼痛，并准确记录后及时告知医护人员。

（一）观察患者疼痛情况

认真对待患者的疼痛，听取患者对疼痛的反应，要协助医护人员经常观察患者的面色、表情，以及疼痛持续时间和规律、疼痛程度有无变化、有无与疼痛治疗相关并发症等，及时报告医护人员。

（二）注意观察患者的非语言性行为

医疗护理员一直陪伴在患者身边，最易发现患者的一些细微变化。在经历疼痛时，通常可见到全身性显著的表情和行为，如面部表情以及精神状态改变（皱眉、呻吟等）；一些患者为了减少来自疼痛的威胁，会表现出退缩或保护行为；一些患者无法用言语表达，表现为大声喊叫，当一直喊叫的患者突然变得安静，要及时重新评估并汇报医护人员，判断是病情好转还是恶化。

（三）配合医护人员观察镇痛药的不良反应

非甾体抗炎药主要有消化系统的不良反应，如黑便、呕血、上腹部疼痛等；阿片类镇痛药常见有便秘、尿潴留、恶心、呕吐、嗜睡、呼吸抑制、头晕幻觉等。一旦发现异常，应及时告知医护人员。

（四）协助服药

药物镇痛治疗是常见的方法之一，故应协助医护人员正确使用镇痛药。

三、呕吐的护理要点

呕吐是指胃内容物或一部分小肠内容物通过食管逆流出口腔的一种复杂的反射动作。呕吐可将有害物质从胃内排出，具有一定保护作用。反复、持续、强烈的呕吐可导致水电解质与酸碱平衡紊乱及营养障碍；误吸可导致吸入性肺炎，甚至窒息，危及生命。呕吐分为反射性呕吐、中枢性呕吐、前庭障碍性呕吐、神经官能性呕吐、剧烈运动后呕吐。

　　患者因疾病、饮食等原因造成不明原因呕吐时，医疗护理员应及时告知医护人员，同时，医疗护理员需协助医护人员。

　　(1)协助医护人员进行患者体位的摆放。

　　(2)患者呕吐发生后，立即告知医护人员，并将呕吐物留取后请医护人员查看。

　　(3)协助医护人员进行呕吐物的清理。

　　(4)必要时，协助医护人员进行床单位更换。

　　(5)医疗护理员应学会简单的记录，或者观察患者出现呕吐时，呕吐物的性质、量等，当患者再出现此表现时，可以较准确地将评估信息告知医护人员，以便后期患者得到更好的治疗。

　　(6)如患者因鼻饲时喂养不当造成呕吐，医疗护理员需配合医护人员做好患者体位管理、喂养管理。

四、晕厥的护理要点

　　晕厥是一过性全脑血液低灌注导致的短暂意识丧失。特点是发生迅速、一过性、自限性并能够完全恢复。患者发生晕厥的常见病因：心源性晕厥、脑源性晕厥、反射性晕厥、代谢原因晕厥。

(袁　霞)

第二节　患者不良情绪的护理

一、患者常见的不良情绪及原因

(一)焦虑和恐惧

　　患者对疾病的病因、转归和预后担忧，会对某些检查和治疗产生焦虑和恐惧；希望对疾病做深入调查，但又怕出现可怕的后果；反复询问病情，但又对诊断半信半疑，忧心忡忡。表现为因一点小事而吵嚷或抑郁哭泣、睡不好觉、吃不好饭、易怒、敏感。

　　临床上经常会看到有的患者否认自己有病，尤其是一些预后不良的疾病，自我否认是一种自我防卫方式，可以避免过度焦虑和恐惧。大多数患者的否认过程会逐渐消失并适应。怀疑表现为对周围事物异常敏感，如怀疑疾病的诊断是否准确、药物是否对症、怕别人有事隐瞒或没得到最好的治疗、害怕药物的不良反应、担心医疗差错或意外不幸降落在自己身上，以及身体上某一部位稍有异常感觉便乱猜测。

(二)抑郁心理

　　患病意味着失去健康，同时还可能失去身体器官的完整性，还有前程、工作、爱情和经济上的损失等。而抑郁往往与诸多的丧失有关，抑郁是一种闷闷不乐、忧愁压抑的消极情绪。其表现方式多种多样。有的患者极力掩饰，装作不在乎；有的少言寡语，对外界任何事物不感兴趣；有的哭泣不语；有的自暴自弃，放弃治疗，甚至出现轻生念头。

(三)自卑和孤独

患者因体力下降、不能承担家庭和社会责任而感到不受重视、必须受人照顾而失去尊严。住院后与亲人的分离会使患者感到孤独。

(四)退化和依赖

进入患者角色之后,大多数患者会产生依赖心理。因为一个人得了病之后,自然会受到家人的照顾和周围同志、朋友的关心,同时通过自我暗示,患者会变得被动、依赖、情感脆弱,甚至带点幼稚。只要亲人在场,本来自己能干的事也让别人干;本来能吃下去的东西几经劝说也吃不下去;希望得到更多的关心和照顾,否则就会感到孤独、自怜。

二、改善患者不良情绪的护理措施

(一)为患者营造良好的治疗与休养环境

护理员要为患者营造一个安全、舒适的治疗环境,病室内应布置简单、整洁美观。室温要适宜,一般冬季为 $18\sim22\ ℃$,夏季为 $25\ ℃$ 左右。湿度以 $50\%\sim60\%$ 为宜。注意开窗通风换气,保持病室空气清新并有适量的阳光照射。减少噪声,尽可能为患者创造安静的环境。在说话、行动与工作时,应特别注意要说话轻、走路轻、操作轻、关门轻。

(二)接纳和关心患者

人患病时通常会伴随着情绪及行为上的变化,患者往往会感到害怕、孤独、焦虑、依赖、烦躁不安。护理员首先要热情接待患者,主动介绍自己及住院环境、同病室室友,协助病友间建立良好的感情交流。病友间的相互帮助与照顾,有利于消除新患者的陌生感和不安情绪,增进病友间的友谊与团结。

护理员要善于观察患者的消极情绪,多与患者沟通,鼓励谈论其喜欢的事情,注意倾听,耐心解释,允许患者用哭喊来发泄不满情绪,不当面进行批评,陪伴患者,让患者感受到被关心、关爱。

(三)尊重患者

患者患病后,会有自我价值感降低并缺乏自信心,因而对有伤自尊的行为特别敏感,医疗护理员要注意避免刺激患者。回答患者提出的问题时要有耐心、态度好,以减轻患者对病症的恐惧和焦虑,赢得患者的信赖。尊重患者的权利与人格,鼓励其做力所能及的自理活动,让患者感觉自身的价值。当患者心情不佳时,要主动和他们谈心,多赞扬多鼓励,肯定他们的进步。

(四)为患者提供有关信息

护理员要经常、及时地倾听患者意见,特别是首次入院患者、老年患者等,护理员可用通俗易懂的语言,向患者提供疾病基本知识,帮助患者正确认识并接受疾病,消除不必要的顾虑,要给予耐心、细致、主动的关怀与照顾,对患者提出的意见和需求及时反馈给医护人员,鼓励患者积极、主动地参与治疗及康复活动。

(五)组织兴趣活动,转移患者注意力

新患者住院后往往会对住院环境产生单调和乏味感,应根据患者的兴趣、爱好和医院的客观条件,适当组织活动,如让患者阅读一些感兴趣的书籍或者做些感兴趣的活动,如下棋、听音乐、讲故事、散步等;条件允许的情况下,可安排亲友、朋友探视,以转移患者的注意力,缓解患者焦虑情绪,以此来消除孤独感、恐惧感,满足患者的精神需求。

(袁　霞)

第三章

临床护理操作

第一节 氧 疗 法

一、鼻导管/面罩吸氧

(一)目的

鼻导管/面罩吸氧可以纠正各种原因造成的缺氧状态,提高患者血氧含量及动脉血氧饱和度。

(二)操作前准备

1.告知患者

告知患者操作目的、方法、注意事项、配合方法。

2.评估患者

(1)病情、意识、呼吸状态、缺氧程度、心理反应、合作程度。

(2)鼻腔状况:有无鼻息肉、鼻中隔偏曲或分泌物阻塞等。

3.操作护士

操作护士应着装整洁、修剪指甲、洗手、戴口罩。

4.物品准备

准备治疗车、一次性吸氧管或吸氧面罩、湿化瓶、蒸馏水、氧流量表、水杯、棉签、吸氧卡、笔、快速手消毒剂、污物桶、消毒桶。

5.环境

保持环境安全、安静、整洁。

(三)操作过程

(1)携带用物至患者床旁,核对腕带及床头卡。

(2)协助患者取适宜体位。

(3)清洁双侧鼻腔。

(4)正确安装氧气装置,管路或面罩连接紧密,确定氧气流出通畅。

(5)根据病情调节氧流量。

(6)固定吸氧管或面罩。

(7)填写吸氧卡。

(8)用氧过程中密切观察患者呼吸、神志、氧饱和度及缺氧程度改善情况等。

(9)整理床单位,协助患者取舒适卧位。

(10)整理用物,按医疗垃圾分类处理用物。

(11)擦拭治疗车。

(12)洗手、记录、确认医嘱。

(四)注意事项

(1)保持呼吸道通畅,注意气道湿化。

(2)保持吸氧管路通畅,无打折,分泌物堵塞或扭曲。

(3)面罩吸氧时,检查面部、耳郭皮肤受压情况。

(4)吸氧时先调节好氧流量再与患者连接,停氧时先取下鼻导管或面罩,再关闭氧流量表。

(5)注意用氧安全,尤其是使用氧气筒给氧时注意防火、防油、防热、防震。

(6)长期吸氧患者,每天更换一次湿化瓶内蒸馏水,每周浸泡消毒一次湿化瓶,每次 30 分钟,然后洗净、待干、备用。

(7)新生儿吸氧应严格控制用氧浓度和用氧时间。

(五)评价标准

(1)患者能够知晓护士告知的事项,对服务满意。

(2)操作过程规范、安全,动作娴熟。

二、一次性使用吸氧管

(一)目的

一次性使用吸氧管可以纠正各种原因造成的缺氧状态,提高患者血氧含量及动脉血氧饱和度。

(二)操作前准备

1.告知患者或家属

告知患者或家属操作目的、方法、注意事项、配合方法。

2.评估患者

(1)病情、意识、缺氧程度、呼吸、自理能力、合作程度。

(2)鼻腔状况。

3.操作护士

操作护士应着装整洁、修剪指甲、洗手、戴口罩。

4.物品准备

准备治疗车、氧流量表、人工肺、水杯、棉签、快速手消毒剂、吸氧卡、笔,必要时备吸氧面罩。

5.环境

保持环境安静、整洁。

(三)操作过程

(1)携带用物至患者床旁,核对腕带及床头卡。

(2)协助患者取舒适卧位。

(3)正确安装氧气装置。

(4)清洁鼻腔。

(5)根据病情调节氧流量。

(6)吸氧并固定吸氧管或面罩。

(7)观察患者缺氧改善情况。

(8)整理床单位,协助患者取舒适、安全卧位。

(9)整理用物,按医疗垃圾分类处理用物。

(10)擦拭治疗车。

(11)洗手、签字、确认医嘱。

(四)注意事项

(1)保持呼吸道通畅,注意气道湿化。

(2)保持吸氧管路通畅,无打折、分泌物堵塞或扭曲。

(3)面罩吸氧时,检查面部、耳郭皮肤受压情况。

(4)吸氧时先调节好氧流量再与患者连接,停氧时先取下鼻导管或面罩,再关闭氧流量表。

(5)注意用氧安全,尤其是使用氧气筒给氧时注意防火、防油、防热、防震。

(6)新生儿吸氧应严格控制用氧浓度和用氧时间。

(五)评价标准

(1)患者或家属能够知晓护士告知的事项,并能配合,对服务满意。

(2)操作过程规范、安全,动作娴熟。

(王 婷)

第二节 排 痰 法

一、有效排痰法

(一)目的

对不能有效咳痰的患者进行拍背,协助其排出肺部分泌物,保持呼吸道通畅。

(二)操作前准备

1.告知患者

告知患者操作目的、方法、注意事项、配合方法。

2.评估患者

(1)病情、意识状态、咳痰能力、影响咳痰的因素、合作能力。

(2)痰液的颜色、性质、量、气味。

(3)肺部呼吸音情况。

3.操作护士

操作护士应着装整洁、修剪指甲、洗手、戴口罩。

4.物品准备

准备听诊器、隔离衣、快速手消毒剂,必要时备雾化面罩、雾化液。

5.环境

保持环境整洁、安静。

(三)操作步骤

(1)穿隔离衣,核对腕带及床头卡。

(2)协助患者取侧卧位或坐位。

(3)手指合拢,呈杯状由肺底自下而上、自外向内叩击患者胸背部。

(4)拍背后,嘱患者缓慢深呼吸,用力咳出痰液。

(5)听诊肺部呼吸音。

(6)协助患者清洁口腔。

(7)整理床单位,协助患者取舒适卧位。

(8)整理用物,脱隔离衣。

(9)洗手、记录,确认医嘱。

(四)注意事项

(1)注意保护胸、腹部伤口,合并气胸、肋骨骨折时禁忌叩击。

(2)根据患者体型、营养状况、耐受能力,合理选择叩击方式、时间和频率。

(3)操作过程中密切观察患者意识及生命体征变化。

(五)评价标准

(1)患者能够知晓护士告知的事项,对服务满意。

(2)操作过程规范、安全,动作娴熟。

二、经鼻/口腔吸痰

(一)目的

充分吸出痰液,保持患者呼吸道通畅,确保患者安全。

(二)操作前准备

1.告知患者或家属

告知患者或家属操作目的、方法、注意事项、配合方法。

2.评估患者

(1)病情、意识状态、生命体征、承受能力、合作程度。

(2)双肺呼吸音、痰鸣音、氧疗情况、血氧饱和度、咳嗽能力。

(3)痰液的性状。

(4)义齿、口腔及鼻腔状况。

3.操作护士

操作护士应着装整洁、修剪指甲、态度和蔼、洗手、戴口罩。

4.物品准备

准备治疗车、治疗盘、吸痰包、一次性吸痰管、灭菌注射用水、负压吸引装置、隔离衣、快速手消毒剂、污物桶、消毒桶;必要时备压舌板、开口器、舌钳、口咽通气道、听诊器。

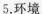

5.环境

保持环境整洁、安静。

(三)操作过程

(1)穿隔离衣,携带用物至患者床旁,核对腕带及床头卡。

(2)协助患者取适宜卧位,取下活动义齿。

(3)连接电源,打开吸引器,调节负压吸引压力至 20.0～26.7 kPa(150～200 mmHg)。

(4)戴一次性无菌手套,连接吸痰管。

(5)吸痰管经口或鼻插入气道(进管时阻断负压),边旋转边向上提拉,每次吸痰时间不超过15 秒。

(6)吸痰过程中密切观察患者生命体征、血氧饱和度及痰液情况,听诊呼吸音。

(7)吸痰结束,用手上的一次性手套包裹吸痰管,丢入污物桶。

(8)冲洗管路。

(9)整理床单位,协助患者取安全、舒适体位。

(10)整理用物,按医疗垃圾分类处理用物,消毒仪器及管路。

(11)脱隔离衣,擦拭治疗车。

(12)洗手、记录、确认医嘱。

(四)注意事项

(1)观察患者生命体征、血氧饱和度变化及痰液情况,并准确记录。

(2)遵循无菌原则,插管动作轻柔。吸痰管到达适宜深度前避免负压吸引,逐渐退出的过程中提供负压。

(3)选择粗细、长短、质地适宜的吸痰管。

(4)按需吸痰,每次吸痰时均须更换吸痰管。

(5)患者痰液黏稠时可以配合翻身叩背、雾化吸入,患者发生缺氧症状,如发绀、心率下降时应停止吸痰,休息后再吸。

(6)吸痰过程中,鼓励并指导清醒患者深呼吸,进行有效咳痰。

(五)评价标准

(1)患者或家属能够知晓护士告知的事项,并能配合操作。

(2)遵循无菌原则、消毒隔离制度。

(3)操作过程规范、安全、有效,动作轻柔。

三、气管插管吸痰

(一)目的

充分吸出痰液,保持患者呼吸道通畅。

(二)操作前准备

1.告知患者或家属

告知患者或家属操作目的、方法、注意事项、配合方法。

2.评估患者

(1)病情、意识状态、合作程度。

(2)心电监护及管路状况。

3.操作护士

操作护士应着装整洁、修剪指甲、洗手、戴口罩。

4.物品准备

准备治疗车、负压吸引装置、一次性吸痰管、无菌生理盐水、隔离衣、快速手消毒剂、污物桶、消毒桶。

5.环境

保持环境安静、整洁。

(三)操作过程

(1)穿隔离衣,携带用物至患者床边,核对患者腕带及床头卡。

(2)协助患者取仰卧位,头偏向操作者。

(3)吸痰前给予2分钟纯氧吸入。

(4)连接电源,打开吸引器,调节负压吸引压力至20.0～26.7 kPa(150～200 mmHg)。

(5)戴一次性无菌手套,连接吸痰管。

(6)正确开放气道,迅速将吸痰管插入至适宜深度,边旋转边向上提拉,每次吸痰时间不超过15秒。

(7)观察患者生命体征、血氧饱和度变化,痰液的性状、量及颜色,听诊呼吸音。

(8)吸痰结束后再给予纯氧吸入2分钟。

(9)用手上的一次性手套包裹吸痰管,丢入污物桶。

(10)冲洗管路并妥善放置。

(11)整理床单位,协助患者取安全、舒适体位。

(12)整理用物,按医疗垃圾分类处理用物。

(13)脱隔离衣,擦拭治疗车。

(14)洗手、记录、确认医嘱。

(四)注意事项

(1)观察患者生命体征及呼吸机参数变化,如呼吸道被痰液堵塞或患者窒息,应立即吸痰。

(2)遵循无菌原则,每次吸痰时均须更换吸痰管,应先吸气管内,再吸口鼻处。

(3)吸痰前整理呼吸机管路,倾倒冷凝水。

(4)掌握适宜的吸痰时间。呼吸道管路每周更换消毒一次,若发现污染严重,应随时更换。

(5)注意吸痰管插入是否顺利,遇有阻力时,应分析原因,不得粗暴操作。

(6)选择型号适宜的吸痰管,吸痰管外径应小于等于气管插管内径的1/2。

(7)吸痰过程中,鼓励并指导清醒患者深呼吸,进行有效咳嗽。

(五)评价标准

(1)患者或家属能够知晓护士告知的事项,并能配合操作。

(2)遵循无菌技术、标准预防、消毒隔离原则。

(3)护士操作过程规范、安全、有效。

四、排痰机使用

(一)目的

应用排痰机的目的是协助排除肺部痰液,预防、减轻肺部感染。

（二）操作前准备

1.告知患者

告知患者操作目的、方法、注意事项、配合方法。

2.评估患者

（1）病情、意识状态、耐受能力、心理反应、合作程度。

（2）胸部皮肤情况及肺部痰液分布情况。

3.操作护士

操作护士应着装整洁、修剪指甲、洗手、戴口罩。

4.物品准备

准备振动排痰机、叩击头套、快速手消毒剂。

5.环境

保持环境整洁、安静、私密。

（三）操作步骤

（1）携带用物至患者床旁，核对腕带及床头卡。

（2）协助患者取适宜体位。

（3）连接振动排痰机电源，开机。

（4）调节强度、频率。

（5）选择排痰模式（自动或手动），定时。

（6）安装适宜的叩击头及叩击套。

（7）叩击头振动后，方可放于胸部背部及前后两侧，并给予患者适当的压力治疗。

（8）治疗结束，撤除叩击头套。

（9）整理床单位，协助患者取安全、舒适卧位。

（10）整理用物，按医疗垃圾分类处理用物。

（11）洗手、记录、确认医嘱。

（四）注意事项

（1）皮肤感染、胸部肿瘤、心内附壁血栓、严重心房颤动、心室颤动、急性心肌梗死、不能耐受震动的患者禁忌使用。

（2）密切监测患者病情变化，如患者感到不适，应及时停止治疗。

（3）应将叩击头置于叩击部位不动，持续数秒，再更换叩击部位，或叩击头缓慢在身体表面移动，要避免快速移动，以免影响治疗效果。

（4）根据患者情况选择治疗时间，一般为5～10分钟。

（五）评价标准

（1）患者或家属能够知晓护士告知的事项，对服务满意。

（2）注意观察患者肺部情况。

（3）护士操作过程规范、准确。

（赵利娜）

第三节 休息与睡眠护理

休息与睡眠是人类最基本的生理需要。良好的休息和睡眠如同充分的营养和适度的运动一样,对保持和促进健康起着重要作用。作为护士,必须了解睡眠的分期、影响睡眠的因素及患者的睡眠习惯,切实解决患者的睡眠问题,帮助患者达到可能的最佳睡眠状态。

一、休息

休息是指在一段时间内,通过相对地减少机体活动,使身心放松,处于一种没有紧张和焦虑的松弛状态。休息包括身体和心理两方面的放松,通过休息,可以减轻疲劳和缓解精神紧张。

(一)休息的意义和方式

1.休息的意义

对健康人来说,充足的休息是维持机体身心健康的必要条件;对患者来说,充足的休息是促进疾病康复的重要措施。休息对维护健康具有重要的意义,具体表现为:①休息可以减轻或消除疲劳,缓解精神紧张和压力。②休息可以维持机体生理调节的规律性。③休息可以促进机体正常的生长发育。④休息可以减少能量的消耗。⑤休息可以促进蛋白质的合成及组织修复。

2.休息的方式

休息的方式是因人而异的,取决于个体的年龄、健康状况、工作性质和生活方式等因素。对不同的人而言,休息有着不同的含义。例如,对从事脑力劳动的人而言,他的休息方式可以是散步、打球、游泳等;而对于从事这些活动的运动员来讲,他的休息反而是读书、看报、听音乐。无论采取何种方式,只要达到缓解疲劳、减轻压力、促进身心舒适和精力恢复的目的,就是有效的休息。在休息的各种形式中,睡眠是最常见也是最重要的一种。

(二)休息的条件

要想得到充足的休息,应满足以下 3 个条件,即充足的睡眠、生理上的舒适和心理上的放松。

1.充足的睡眠

休息的最基本的先决条件是充足的睡眠。充足的睡眠可以促进个体精力和体力的恢复。虽然每个人所需要的睡眠时间有较大的区别,但都有最低限度的睡眠时数,满足了一定的睡眠时数,才能得到充足的休息。护理人员要尽量使患者有足够的睡眠时间和建立良好的睡眠习惯。

2.生理上的舒适

生理上的舒适也就是身体放松,是保证有效休息的前提。因此,在休息之前必须将患者身体上的不适降至最低程度。护理人员应为患者提供各种舒适服务,包括去除或控制疼痛、提供舒适的体位或姿势、协助患者搞好个人卫生、保持适宜的温湿度、调节睡眠时所需要的光线等。

3.心理上的放松

要得到良好的休息,必须有效地控制和减少紧张和焦虑,心理上才能得到放松。由于生病、住院时个体无法满足社会上、职业上或个人角色在义务上的需要,加之住院时对医院环境及医护人员感到陌生,对自身疾病的担忧等,患者常常会出现紧张和焦虑。因此,护理人员应耐心与患者沟通,恰当地运用知识和技能,提供及时、准确的服务,尽量满足患者的各种需要,才能帮助患

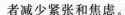

者减少紧张和焦虑。

二、睡眠

睡眠是各种休息中最自然、最重要的方式。人的一生中有 1/3 的时间要用在睡眠上。任何人都需要睡眠,通过睡眠可以使人的精力和体力得到恢复,可以保持良好的觉醒状态,这样人才能精力充沛地从事劳动或其他活动。睡眠对于维持人的健康,尤其是促进疾病的康复,具有重要的意义。

(一)睡眠的定义

现代医学界普遍认为睡眠是一种主动过程,是一种知觉的特殊状态。睡眠时,人脑并没有停止工作,只是换了模式,虽然对周围环境的反应能力降低,但并未完全消失。通过睡眠,人的精力和体力得到恢复,睡眠后可保持良好的觉醒状态。

由此,可将睡眠定义为周期性发生的持续一定时间的知觉的特殊状态,具有不同的时相,睡眠时可相对地不做出反应。

(二)睡眠原理

睡眠是与较长时间的觉醒交替循环的生理过程。目前认为,睡眠由睡眠中枢控制。睡眠中枢位于脑干尾端,它向上传导冲动,作用于大脑皮质(也称上行抑制系统),与控制觉醒状态的脑干网状结构上行激动系统的作用相拮抗,引起睡眠和脑电波同步化,从而调节睡眠与觉醒的相互转化。

(三)睡眠分期

通过脑电图(EEG)测量大脑皮质的电活动,眼电图(EOG)测量眼睛的运动,肌电图(EMG)测量肌肉的状况,发现睡眠的不同阶段,脑、眼睛、肌肉的活动处于不同的水平。正常的睡眠周期可分为两个相互交替的不同时相状态,即慢波睡眠和快波睡眠。成人进入睡眠后,首先是慢波睡眠,持续 80～120 分钟后转入快波睡眠,维持 20～30 分钟后,又转入慢波睡眠。整个睡眠过程中有 4 或 5 次交替,越近睡眠的后期,快波睡眠持续时间越长。两种睡眠时相状态均可直接转为觉醒状态,但在觉醒状态下,一般只能进入慢波睡眠,而不能进入快波睡眠。

1.慢波睡眠

脑电波呈现同步化慢波时相,伴有慢眼球运动,肌肉松弛但仍有一定张力,亦称正相睡眠或非快速眼球运动睡眠(NREM)。在这段睡眠期间,大脑的活动下降到最低,使得人体能够得到完全的舒缓。此阶段又可分为四期。

(1)第 I 期:为入睡期,是所有睡眠时相中睡得最浅的一期,常被认为是清醒与睡眠的过渡阶段,仅维持几分钟,很容易被唤醒。此期眼球有着缓慢的运动,生理活动开始减少,同时生命体征和新陈代谢逐渐减缓,在此阶段的人们仍然认为自己是清醒的。

(2)第 II 期:为浅睡期。此期的人们已经进入无意识阶段,不过仍可听到声音,仍然容易被唤醒。此期持续 10～20 分钟,眼球不再运动,机体功能继续变慢,肌肉逐渐放松,脑电图偶尔会产生较快的宽大的梭状波。

(3)第 III 期:为中度睡眠期,持续 15～30 分钟。此期肌肉完全放松,心搏缓慢,血压下降,但仍保持正常,难以唤醒并且身体很少移动,脑电图显示梭状波与 δ 波(大而低频的慢波)交替出现。

(4)第 IV 期:为深度睡眠期,持续 15～30 分钟。此期全身松弛,无任何活动,极难唤醒,生命

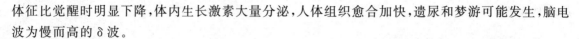

体征比觉醒时明显下降,体内生长激素大量分泌,人体组织愈合加快,遗尿和梦游可能发生,脑电波为慢而高的 δ 波。

2.快波睡眠

快波睡眠亦称异相睡眠或快速眼球运动睡眠(REM)。此期的睡眠特点是眼球转动很快,脑电波活跃,与觉醒时很难区分。其表现与慢波睡眠相比,各种感觉功能进一步减退,唤醒阈值提高,极难唤醒,同时骨骼肌张力消失,肌肉几乎完全松弛。此外,这一阶段还会有间断的阵发性表现,如眼球快速运动、部分躯体抽动,同时有心排血量增加、血压上升、心率加快、呼吸加快而不规则等交感神经兴奋的表现。多数在醒来后能够回忆的生动、逼真的梦境都是在此期发生的。

睡眠中的一些时相对人体具有特殊的意义,如在 NREM 第Ⅳ期的睡眠中,机体会释放大量的生长激素来修复和更新上皮细胞和某些特殊细胞,如脑细胞,故慢波睡眠有利于促进生长和体力的恢复。而 REM 睡眠则对于学习记忆和精力恢复似乎很重要。因为在快波睡眠中,脑耗氧量增加,脑血流量增多,且脑内蛋白质合成加快,有利于建立新的突触联系,可加快幼儿神经系统成熟。同时快波睡眠对保持精神和情绪上的平衡最为重要。因为这一时期的梦境都是生动的、充满感情色彩的,此梦境可减轻、缓解精神压力,使人将忧虑的事情从记忆中消除。非快速眼球运动睡眠与快速眼球运动睡眠的比较见表 3-1。

表 3-1　非快速眼球运动睡眠与快速眼球运动睡眠的比较

项目	非快速眼球运动睡眠	快速眼球运动睡眠
脑电图	第Ⅰ期:低电压 α 节律 8～12 次/秒 第Ⅱ期:宽大的梭状波 14～16 次/秒 第Ⅲ期:梭状波与 δ 波交替 第Ⅳ期:慢而高的 δ 波 1～2 次/秒	去同步化快波
眼球运动	慢的眼球转动或没有	阵发性的眼球快速运动
生理变化	呼吸、心率减慢且规则 血压、体温下降 肌肉逐渐松弛 感觉功能减退	感觉功能进一步减退 肌张力进一步减弱 有间断的阵发性表现:心排血量增加,血压升高, 呼吸加快且不规则,心率加快
合成代谢	人体组织愈合加快	脑内蛋白质合成加快
生长激素	分泌增加	分泌减少
其他	第Ⅳ期发生夜尿和梦游	做梦且为充满感情色彩、稀奇古怪的梦

(四)睡眠周期

对大多数成人而言,睡眠是每 24 小时循环一次的周期性程序。一旦入睡,成人平均每晚经历 4～6 个完整的睡眠周期,每个睡眠周期由不同的睡眠时相构成,分别是 NREM 睡眠的 4 个时相和 REM 睡眠,持续 60～120 分钟,平均为 90 分钟。睡眠周期各时相按一定的顺序重复出现。这一模式总是从 NREM 第Ⅰ期开始,依次经过第Ⅱ期、第Ⅲ期、第Ⅳ期之后,返回 NREM 的第Ⅲ期然后到第Ⅱ期,再进入 REM 期,当 REM 期完成后,再回到 NREM 的第Ⅱ期(图 3-1),如此周而复始。在睡眠时相周期的任一阶段醒而复睡时,都需要从头开始依次经过各期。

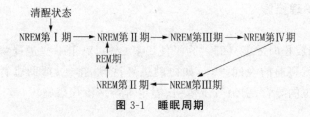

图 3-1　睡眠周期

在睡眠周期中,每一时相所占的时间比例随睡眠的进行而有所改变。一般刚入睡时,个体进入睡眠周期约 90 分钟后才进入 REM 睡眠,随睡眠周期的进展,NREM 第Ⅲ、Ⅳ时相缩短,REM阶段时间延长。在最后一个睡眠周期中,REM 睡眠可达到 60 分钟。因此,大部分 NREM 睡眠发生在上半夜,REM 睡眠则多在下半夜。

(五)影响睡眠的因素

1.生理因素

(1)年龄:通常人睡眠的需要量与其年龄成反比,但有个体差异。新生儿期每天睡眠时间最长,可为 16~20 小时,成人 7~8 小时。

(2)疲劳:适度的疲劳,有助于入睡,但过度的精力耗竭反而会使入睡发生困难。

(3)昼夜节律:"睡眠-觉醒"周期具有生物钟式的节律性,如果长时间频繁地夜间工作或航空时差,就会造成该节律失调,从而影响入睡及睡眠质量。

(4)内分泌变化:妇女月经前期和月经期常出现嗜睡现象,绝经期妇女常失眠,与内分泌变化有关。

(5)寝前习惯:睡前的一些行为习惯,如看报纸杂志、听音乐、喝牛奶、洗热水澡或泡脚等,当这些习惯突然改变或被阻碍进行时,可能使睡眠发生障碍。

(6)食物因素:含有较多 L-色氨酸的食物,如肉类、乳制品和豆类都能促进入睡,缩短入睡时间,是天然的催眠剂;少量饮酒能促进放松和睡眠,但大量饮酒会干扰睡眠,使睡眠变浅;含有咖啡因的浓茶、咖啡及可乐饮用后使人兴奋,即使入睡也容易中途醒来,且总睡眠时间缩短。

2.病理因素

(1)疾病影响:几乎所有疾病都会影响睡眠。例如,各种原因引起的疼痛未能及时缓解时严重影响睡眠,精神分裂症、强迫性神经症等患者常处于过度觉醒状态。生病的人需要更多时间的睡眠来促进机体康复,却往往因为多种症状困扰或特殊的治疗限制而无法获得正常的睡眠。

(2)身体不适:身体的舒适是获得休息与安睡的先决条件,饥饿、腹胀、呼吸困难、憋闷、身体不洁、皮肤瘙痒、体位不适等都是常见的影响睡眠的原因。

3.环境因素

睡眠环境影响睡眠状况,适宜的温湿度、安静、整洁、舒适、空气清新的环境常可增进睡眠,反之则会对睡眠产生干扰。

4.心理因素

焦虑不安、强烈的情绪反应(如恐惧、悲哀、激动、喜悦)、家庭或人际关系紧张等常常影响患者的睡眠。

5.其他

食物摄入多少、体育锻炼情况、某些药物等也会影响睡眠形态。

(六)促进睡眠的护理措施

1.增进舒适

人们在感觉舒适和放松时才能入睡。为了使患者放松,对于一些遭受病痛折磨的患者采用有效镇痛的方法;做好就寝前的晚间护理,如协助患者洗漱、排便;帮助患者处于正确的睡眠姿势,妥善安置身体各部位的导管、引流管及牵引、固定等特殊治疗措施。

2.环境控制

人们睡眠时需要的环境条件包括适宜的室温和通风、最低限度的声音、舒适的床和适当的照明。一般冬季室温 18～22 ℃、夏季 25 ℃左右、湿度以 50％～60％为宜;根据患者需要,睡前开窗通风,清除病房内异味,使空气清新;保持病区尽可能地安静,尽量减少晚间交谈;提供清洁、干燥的卧具和舒适的枕头、被服;夜间调节住院单元的灯光。

3.重视心理护理

多与患者沟通交流,找出影响患者休息与睡眠的心理社会因素,通过鼓励倾诉、正确指导,消除患者紧张和焦虑情绪,恢复平静、稳定的状态,提高休息和睡眠质量。

4.建立休息和睡眠周期

针对患者的不同情况,帮助患者建立适宜的休息和睡眠周期。患者入院后,原有的休息和睡眠规律被打乱,护士应在患者醒时进行评估、治疗和常规护理工作,避免因一些非必要任务而唤醒患者,同时鼓励患者合理安排日间活动,适当锻炼。

5.尊重患者的睡眠习惯

病情允许的情况下,护理人员应尽可能根据患者就寝前的一些个人习惯,选择如提供温热饮料,允许短时间的阅读、听音乐,协助沐浴或泡脚等方式促进睡眠。

6.健康教育

使患者了解睡眠对健康与康复的重要作用,心、身放松的重要意义和一些促进睡眠的常用技巧。与患者一起讨论有关休息和睡眠的知识,分析困扰患者睡眠的因素,针对具体情况给予相应指导,帮助患者建立有规律的生活方式,养成良好的睡眠习惯。

(袁　霞)

第四节　给药技术

一、口服给药

(一)目的

药物经胃肠黏膜吸收而产生疗效,减轻症状,治疗疾病,维持正常生理功能,协助诊断,预防疾病。

(二)操作前准备

1.告知患者

告知患者服药目的、方法、注意事项、配合方法。

2.评估患者

(1)病情、意识状态、自理能力、心理状况、吞咽能力、合作程度。

(2)用药史、过敏史、不良反应史。

(3)口腔黏膜及食管情况。

3.操作护士

操作护士应着装整洁、修剪指甲、洗手、戴口罩。

4.物品准备

准备发药车、服药单、口服药、水壶(内盛温开水);必要时备量杯、滴管、研钵。

5.环境

保持环境整洁、安静。

(三)操作过程

(1)携物至患者床旁,核对腕带及床头卡。

(2)查对药物(核对无误后发药)。

(3)协助患者服药。

(4)对老、弱、小及危重患者,应协助其喂药,必要时将药研碎后服入。

(5)不在病房或者因故暂不能服药者,暂不发药,做好交班。

(6)发药后再次核对。

(7)患者如有疑问,应重新核对,确认无误后向患者给予解释,再给患者服用。

(8)整理用物。

(9)洗手、签字、确认医嘱。

(四)注意事项

(1)严格执行查对制度。

(2)遵医嘱及药品使用说明书服药。

(3)掌握患者所服药物的作用、不良反应及某些服用的特殊要求,如对服用强心苷类药物的患者,服药前应先测脉搏、心率,注意其节律变化,如心率低于 60 次/分,不可以服用;用吸管服用铁剂;服用止咳糖浆类药物后不宜立即饮水,服磺胺类药后多饮水等。

(4)观察服药后不良反应。

(5)患者因故暂时不能服药时,做好交班。

(五)评价标准

(1)患者能够知晓护士告知的事项,对服务满意。

(2)遵循查对制度,符合标准预防、安全给药原则。

(3)操作过程规范、准确。

二、皮内注射

(一)目的

皮内注射是药物的皮肤过敏实验、预防接种及局部麻醉的前驱步骤。

(二)操作前准备

1.告知患者

告知患者操作目的、方法、注意事项、配合方法。

2.评估患者

(1)病情、意识状态、心理反应、自理能力、合作程度、进食情况。

(2)患者药物过敏史、用药史、不良反应史。

(3)注射部位的皮肤状况。

3.操作护士

操作护士应着装整洁、修剪指甲、洗手、戴口罩。

4.物品准备

准备医嘱单、注射卡、药液、静脉滴注包、注射器、穿刺盘、75％乙醇或生理盐水、快速手消毒剂、急救药品。

5.评估、查对

评估用物,查对用药。

6.核对

双人核对,治疗室抽吸药液。

7.环境

整洁、安静。

(三)操作过程

(1)携带用物至患者床旁,核对腕带及床头卡。

(2)协助患者取适当体位,暴露注射部位。

(3)消毒皮肤。

(4)绷紧皮肤,注射器针头斜面向上,与皮肤呈5°角刺入皮内,注入 0.1 mL 药液,使局部呈半球状皮丘,皮肤变白并显露毛孔。

(5)迅速拔出针头(20分钟后,由 2 名护士观察结果)。

(6)整理床单位,协助患者取舒适、安全卧位。

(7)整理用物,按医疗垃圾分类处理用物。

(8)洗手、记录、确认医嘱。

(四)注意事项

(1)皮试前必须询问过敏史,有过敏史者不可做试验。

(2)消毒皮肤时,避免反复用力涂擦局部皮肤,忌用含碘消毒剂。

(3)正确判断试验结果:对皮试结果阳性者,应在病历、床头、腕带或门诊病历做醒目标记,并将结果告知医师、患者及家属。

(4)特殊药物的过敏试验应按要求观察结果。

(5)备好相应抢救药物与设备,以及时处理变态反应。

(五)评价标准

(1)患者知晓护士告知的事项,了解操作目的,对服务满意。

(2)操作规范、准确。

(3)遵循查对制度,符合无菌技术、标准预防、安全给药原则。

(4)密切观察病情,以及时处理各种变态反应。

三、皮下注射

（一）目的

皮下注射适用于需要迅速达到药效和不能或不宜经口服给药、预防接种或局部给药等情况。

（二）操作前准备

（1）告知患者：操作目的、方法、注意事项、配合方法。

（2）评估患者：①病情、年龄、意识状态、合作程度、心理反应；②注射部位皮肤及皮下组织状况；③用药史及药物过敏史。

（3）操作护士：着装整洁、修剪指甲、洗手、戴口罩。

（4）物品准备：医嘱执行单、治疗卡、静脉滴注包、注射器、药液、治疗车、穿刺盘、快速手消毒剂、锐器盒、消毒桶、污物桶。

（5）评估用物，查对用药。

（6）双人核对，治疗室抽吸药液。

（7）环境：整洁、安静。

（三）操作步骤

（1）双人核对，在治疗室抽吸药液。

（2）携带用物至患者床旁，核对腕带及床头卡。

（3）协助患者取适宜体位。

（4）正确选择注射部位，常规消毒。

（5）再次核对。

（6）排气，绷紧皮肤，进针，抽吸无回血方可推药。

（7）注射完毕，快速拔针，轻压进针处片刻。

（8）再次核对。

（9）整理用物及床单位，按医疗垃圾分类处理用物。

（10）擦拭治疗车。

（11）洗手、记录、确认医嘱。

（四）注意事项

（1）遵医嘱及药品说明书使用药品。

（2）注射时绷紧皮肤，固定针栓，对于过瘦者，可捏起其注射皮肤，减小注射角度。

（3）针头刺入角度不宜超过45°，以免刺入肌层。

（4）观察注射后不良反应。

（5）需长期注射者，有计划地更换注射部位。

（五）评价标准

（1）患者或家属知晓护士告知的事项，对服务满意。

（2）遵循无菌操作原则和消毒制度。

（3）护士操作过程规范、准确。

四、肌内注射

(一)目的

肌内注射适用于不宜采用口服或静脉的药物,比皮下注射更迅速发生疗效,用于注射刺激性较强或药量较大的药物。

(二)操作前准备

(1)告知患者或家属:操作目的、方法、注意事项、配合方法。

(2)评估患者:①病情、意识状态、自理能力、心理状况、合作程度;②药物过敏史、用药史;③注射部位的皮肤状况和肌肉组织状况。

(3)操作护士:着装整洁、修剪指甲、洗手、戴口罩。

(4)物品准备:医嘱执行单、注射卡、药液、静脉滴注包、注射器、治疗车、穿刺盘、快速手消毒剂、利器盒、污物桶、消毒桶,集体注射时另备大方盘、治疗巾。

(5)评估用物,查对用药。

(6)双人核对,治疗室抽吸药液。

(7)环境:安静、整洁。

(三)操作过程

(1)携用物至患者床旁,核对腕带及床头卡。

(2)协助患者摆好体位。

(3)暴露注射部位,注意保护患者隐私。

(4)消毒皮肤。

(5)排尽注射器内空气。

(6)一手绷紧皮肤,一手持注射器快速垂直进针。

(7)固定针头,抽动活塞至无回血后,缓慢注入药液。

(8)快速拔针,轻压进针处片刻。

(9)整理床单位,观察并询问用药后的反应。

(10)协助患者取舒适、安全卧位。

(11)整理用物,按医疗垃圾分类处理用物。

(12)洗手、记录、确认医嘱。

(四)注意事项

(1)遵医嘱及药品说明书使用药品,需要两种以上药液同时注射时,注意配伍禁忌。

(2)观察注射后疗效和不良反应。

(3)切勿将针头全部刺入,以防针头从根部折断。

(4)2岁以下婴幼儿不宜选用臀大肌内注射,最好选择臀中肌和臀小肌内注射。

(5)若出现局部硬结,可采用热敷、理疗等方法。

(6)对于长期注射者,有计划地更换注射部位,并选择细长针头。

(7)注射时做到两快一慢(进针、拔针快,推药慢)。

(8)同时注射多种药液时,应先注射刺激性较弱的药液,后注射刺激性较强的药液。

(五)评价标准

(1)患者或家属能够知晓护士告知的事项,对服务满意。

(2)护士操作过程规范、准确。

(3)遵循查对制度,符合无菌技术、标准预防、安全给药原则。

(4)注意观察患者用药后情况及不适症状。

五、静脉注射

(一)目的

(1)静脉注射适用于药物不宜口服、皮下、肌内注射,或需迅速发挥药效时。

(2)注入药物做某些诊断性检查。

(3)静脉营养治疗。

(二)操作前准备

(1)告知患者:操作目的、方法、注意事项、配合方法。

(2)评估患者:①病情、意识状态、心理状况、自理能力、合作程度;②药物过敏史、用药史;③穿刺部位皮肤及血管情况。

(3)操作护士:着装整洁、修剪指甲、洗手、戴口罩。

(4)物品准备:治疗单、输液卡、输液签字单、药液、静脉滴注包、注射器(必要时备头皮针)、治疗车、穿刺盘、快速手消毒剂、手表、消毒桶、污物桶、利器盒。

(5)评估用物,查对用药。

(6)双人核对,治疗室抽吸药液。

(7)环境:整洁、安静。

(三)操作过程

(1)携带用物至患者床旁,核对腕带及床头卡。

(2)协助患者取舒适卧位。

(3)选择血管,系止血带,嘱患者握拳。

(4)消毒皮肤,待干。

(5)核对,注射器排气。

(6)绷紧皮肤,穿刺。

(7)见回血后松止血带、松拳、缓慢推注药液、观察反应。

(8)固定。

(9)缓慢推注药液。

(10)拔针、按压,再次核对。

(11)整理床单位,协助患者取舒适卧位。

(12)观察患者穿刺部位情况及用药后反应,询问患者感受。

(13)整理用物,按医疗垃圾分类处理用物。

(14)擦拭治疗车。

(15)洗手、记录、确认医嘱。

(四)注意事项

(1)选择粗直、弹性好、易于固定的静脉,避开关节、瘢痕和静脉瓣。

(2)推注刺激性药物时,需先用生理盐水引导穿刺。

(3)注射过程中,间断回抽血液,确保药液安全注入血管内。

(4)根据患者年龄、病情及药物性质,以适当速度注入药物,推药过程中要观察患者反应。

(5)凝血功能不良者应延长按压时间。

(五)评价标准

(1)患者能够知晓护士告知的事项,对服务满意。

(2)遵循查对制度,符合无菌技术、标准预防。

(3)操作过程规范、安全,动作娴熟。

六、密闭式静脉输液

(一)目的

(1)纠正水和电解质失调,维持酸碱平衡。

(2)补充营养,维持热量,输入药物以达到治疗疾病的目的。

(3)补充血容量,维持血压。

(4)输入脱水剂,提高血浆渗透压,以达到减轻脑水肿,降低颅内压的目的。

(5)改善中枢神经系统的功能。

(二)操作前准备

(1)告知患者:操作目的、方法、注意事项、配合方法。

(2)评估患者:①病情、意识状态、心理状况、自理能力、合作程度;②药物过敏史、用药史;③穿刺部位皮肤及血管情况。

(3)操作护士:着装整洁、修剪指甲、洗手、戴口罩。

(4)物品准备:治疗单、输液卡及输液签字单、药液、静脉滴注包、一次性输液器、注射器、治疗车、穿刺盘、快速手消毒剂、手表、消毒桶、污物桶、利器盒。

(5)评估用物,查对用药。

(6)双人核对,治疗室配制药液。

(7)环境:安静、整洁。

(三)操作过程

(1)携带用物至患者床旁,核对腕带及床头卡。

(2)协助患者取舒适卧位。

(3)选择血管,系止血带,嘱患者握拳。

(4)消毒皮肤,待干。

(5)核对,输液管排气。

(6)绷紧皮肤,穿刺。

(7)见回血后松止血带、松拳、打开调节器。

(8)固定。

(9)调节滴速(一般成人为40~60滴/分,儿童为20~40滴/分)。

(10)再次核对。

(11)整理床单位,协助患者取舒适卧位。

(12)观察患者穿刺部位情况,询问患者感受。

(13)整理用物,按医疗垃圾分类处理用物。

(14)擦拭治疗车。

(15)洗手、记录、确认医嘱。

(四)注意事项

(1)严格执行无菌操作及查对制度。

(2)对长期输液的患者,应当注意保护、合理使用静脉。

(3)选择粗直、弹性好、易于固定的静脉,避开关节、瘢痕和静脉瓣,下肢静脉不应作为成年人穿刺血管的常规部位。

(4)在满足治疗的前提下选用最小型号、最短的留置针或钢针。

(5)输注两种以上药液时,注意药物间的配伍禁忌。

(6)输入强刺激性特殊药物时,应确定针头已刺入静脉内再加药。

(7)不应在输液侧肢体上端使用血压袖带和止血带。

(8)定期换药,如果患者出汗多,或局部有出血或渗血,可选用纱布敷料。

(9)敷料、无针接头或肝素帽的更换及固定均应以不影响观察为基础。

(10)发生留置针相关并发症时,应拔管重新穿刺,留置针保留时间根据产品使用说明书而定。

(11)连续输液 24 小时者要更换输液器。

(五)评价标准

(1)患者能够知晓护士告知的事项,对服务满意。

(2)护士操作过程规范、准确。

(3)遵循查对制度,符合无菌技术、标准预防。

七、经外周静脉置入中心静脉导管术

(一)目的

经外周静脉置入中心静脉导管术的目的在于建立长期静脉通路,配合治疗、抢救。减少重复穿刺、减少药物对外周静脉的刺激。

(二)操作前准备

1.告知患者或家属

告知患者或家属操作目的、方法、注意事项、配合方法,签署知情同意书。

2.评估患者

(1)病情、年龄、意识状态、治疗需求、承受能力、肢体功能状况、心理反应及合作程度。

(2)穿刺部位皮肤和血管条件,是否需要借助影像技术帮助辨认和选择血管。

(3)穿刺侧肢体功能状况。

(4)过敏史、用药史、凝血功能及是否安装起搏器。

3.操作护士

操作护士应着装整洁、修剪指甲、洗手、戴口罩。

4.物品准备

医嘱单、经外周静脉置入中心静脉导管(PICC)穿刺包、PICC 导管 1 根、局麻药、肝素钠(50~100 U/mL)、注射器、输液接头 1 个、10 cm×12 cm 透明敷料 1 贴、无菌无粉手套 2 副、无菌手术衣、治疗车、止血带、弹力绷带、直尺、酒精、葡萄糖酸氯己定、快速手消毒剂、一次性多用巾、污物桶、消毒桶、利器盒等。

5.环境

保持环境安静、整洁。

(三)操作过程

(1)确认已签知情同意书,携带用物至患者床旁,核对腕带及床头卡。

(2)协助患者取舒适安全卧位。

(3)选择血管,充分暴露穿刺部位,手臂外展与躯干呈90°。

(4)测量预置导管长度及术侧上臂臂围。

(5)打开经外周静脉置入中心静脉导管(PICC)穿刺包,戴无菌手套。

(6)将一次性多用巾垫在患者术侧手臂下,助手将止血带放好。

(7)消毒穿刺部位,消毒范围以穿刺点为中心,直径20 cm,两侧至臂缘;先用酒精清洁脱脂,待干后,再用葡萄糖酸氯己定消毒皮肤3遍。

(8)穿无菌衣,更换无菌无粉手套,铺孔巾及治疗巾。

(9)置管前检查导管的完整性,导管及连接管内注入生理盐水,并用生理盐水湿润导管。

(10)扎止血带(操作助手于患者术侧上臂扎止血带),嘱患者握拳。

(11)绷紧皮肤,以15°～30°实施穿刺。见到回血后降低穿刺角度,再进针0.5 cm,使套管尖端进入静脉,固定钢针,将导入鞘送入静脉。

(12)助手协助松开止血带,嘱患者松拳,撤出穿刺针芯。

(13)再送入导管,到相当深度后退出导入鞘。

(14)固定导管,撤出导丝,抽取回血再次确认穿刺成功,然后用10 mL生理盐水脉冲式冲管、封管,导管末端连接输液接头。

(15)将体外导管呈S状或L形弯曲放置,用免缝胶带及透明敷料固定。弹力绷带包扎穿刺处4小时后撤出。

(16)透明敷料上注明导管的种类、规格、置管深度、日期、时间、操作者姓名。

(17)整理床单位,协助患者取舒适卧位。

(18)整理用物,按医疗垃圾分类处理用物。

(19)脱无菌衣。

(20)擦拭治疗车。

(21)洗手、记录、确认医嘱。

(22)X线拍片确定导管尖端位置,做好记录。

(四)注意事项

(1)护士需要取得PICC操作的资质后,方可进行独立穿刺。

(2)置管部位皮肤有感染或损伤、有放疗史、血栓形成史、外伤史、血管外科手术史或接受乳腺癌根治术和腋下淋巴结清扫术后者,禁止在此置管。

(3)穿刺首选贵要静脉,次选肘正中静脉,最后选头静脉。肘部静脉穿刺条件差者可采用B超引导下PICC术。

(4)新生儿置管后,将体外导管固定牢固,必要时给予穿刺侧上肢适当约束。

(5)禁止使用小于10 mL的注射器给药、冲管和封管,应使用脉冲式方法冲管。

(6)输入化疗药物、氨基酸、脂肪乳等高渗、强刺激性药物或输血前后,应及时冲管。

(7)常规PICC导管不能用于高压注射泵推注造影剂。

(8)PICC后24小时内更换敷料,并根据使用敷料种类及贴膜使用情况决定更换频次;渗血、出汗等导致敷料潮湿、卷曲、松脱或破损时立即更换。

(9)新生儿选用1.9 Fr PICC导管,禁止在PICC导管处抽血、输血及应用血制品,严禁使用10 mL以下注射器封管、给药。

(10)禁止将导管体外部分人为移入体内。

(11)患者置入PICC导管的手臂不能做提重物、引体向上、托举哑铃等持重锻炼,并需避免游泳等会浸泡到无菌区的活动。

(12)在治疗间歇期,每7天冲洗PICC导管一次,更换贴膜、肝素帽等。

(五)评价标准

(1)患者或家属能够知晓护士告知的事项,对服务满意。

(2)遵循查对制度,符合无菌技术、标准预防、安全静脉输液的原则。

(3)操作过程规范,动作娴熟。

八、密闭式静脉输血

(一)目的

密闭式静脉输血的目的在于补充血容量,维持胶体渗透压,保持有效循环血量,提升血压,增加血红蛋白,纠正贫血,促进携氧功能,补充抗体,增加机体抵抗力,纠正低蛋白血症,改善营养,输入新鲜血,补充凝血因子,有助于止血,按需输入不同成分的血液制品。

(二)操作前准备

1.告知患者或家属

告知患者或家属操作目的、方法、注意事项、配合方法,并签署输血知情同意书。

2.评估患者

(1)病情、意识状态、合作程度、心理状态。

(2)血型,交叉配血结果、输血种类及输血量。

(3)有无输血史及不良反应。

(4)穿刺部位皮肤、血管情况。

3.操作护士

操作护士应着装整洁、修剪指甲、洗手、戴口罩。

4.物品准备

准备医嘱执行单、血液配型单、抗过敏药、输血器、注射器、生理盐水100 mL、治疗车、穿刺盘、快速手消毒剂、锐器盒、消毒桶、污物桶。

5.双人核对

双人核对医嘱执行单、血型报告单、输血记录单、血袋血型、采血日期、条码编号、血液质量。

6.环境

保持环境整洁、安静。

(三)操作步骤

(1)携带用物至患者床旁,核对腕带、床头卡及血型。

(2)协助患者取舒适、安全卧位。

(3)选择正确的穿刺部位,按照静脉输液法开放静脉通路,输注少量生理盐水。

（4）两人再次核对输血信息,确实无误方可实施输血,遵医嘱给予抗过敏药物。

（5）轻摇血液使其均匀,静脉输入。

（6）调节输血速度:15～20滴/分,缓慢滴入10分钟后,患者无反应,再根据病情调节输注速度,一般成人为40～60滴/分。

（7）再次核对。

（8）输血完毕,再次输注少量生理盐水,将管路中的血液全部输注体内。

（9）如不需继续治疗,关闭输液夹,拔针,局部按压。

（10）整理用物及床单位,按医疗垃圾分类处理用物。

（11）擦拭治疗车。

（12）洗手、记录、确认医嘱。

（四）注意事项

（1）不得加热血制品,禁止随意加入其他药物,不得自行贮存,尽快应用。

（2）输注开始后的15分钟及输血过程中,应定期对患者进行监测。

（3）1个单位的全血或成分血应在4小时内输完。

（4）全血、成分血和其他血液制品从血库取出后,应30分钟内输注。

（5）连续输入不同供血者血液制品时,中间输入生理盐水。

（6）出现输血反应时立即减慢或停止输血,更换输液器,用生理盐水维持静脉通畅,通知医师做好抢救准备,保留余血,并记录。

（7）低温保存空血袋24小时,之后按医疗废物处理。

（8）输血前应测量体温,若体温超38℃应报告医师。

（五）评价标准

（1）患者或家属能够知晓护士告知的事项,对服务满意。

（2）遵循输血规范,符合消毒隔离、无菌操作原则。

（3）护士操作过程规范、准确。

九、雾化吸入

（一）目的
为患者提供剂量准确安全、雾量适宜的雾化吸入,促进痰液有效排出。

（二）操作前准备

（1）告知患者或家属:操作目的、方法、注意事项、配合方法。

（2）评估患者:①病情、意识状态、心理反应、自理能力、合作程度;②咳痰能力及痰液黏稠度;③呼吸道、面部及口腔情况;④用药史及药物过敏史。

（3）操作护士:着装整洁、修剪指甲、洗手、戴口罩。

（4）物品准备:治疗车、一次性雾化器(或超声雾化器、空气压缩机)、雾化药液、注射器、氧气装置、快速手消毒剂、消毒桶、污物桶。

（5）评估用物,查对用药。

（6）环境:安静、整洁。

（三）操作过程

（1）携带用物至患者床旁,核对腕带及床头卡。

(2)协助患者取舒适体位。

(3)正确安装流量表及一次性雾化器。

(4)注入雾化药液。

(5)调节雾量的大小(一般氧流量为每分钟6～8 L)。

(6)戴上面罩或口含器,指导患者吸入。

(7)雾化完毕后(一般时间15～20分钟)取下面罩,关闭氧气装置。

(8)协助患者清洁面部,指导或协助患者排痰。

(9)整理床单位,协助患者取舒适、安全卧位。

(10)整理用物,按医疗垃圾分类处理用物。

(11)擦拭治疗车。

(12)洗手、记录、确认医嘱。

(四)注意事项

(1)出现不良反应,如呼吸困难、发绀等,应暂停雾化吸入,给予氧气吸入,并及时通知医师。

(2)使用激素类药物雾化后及时清洁口腔及面部。

(3)更换药液前要清洗雾化罐,以免药液混淆。

(五)评价标准

(1)患者或家属能够知晓护士告知的事项,对服务满意。

(2)护士操作过程规范、准确、安全。

(3)遵循查对制度,符合标准预防、安全给药的原则。

(4)注意观察患者病情变化及雾化效果。

(宋　瑄)

第五节　小儿雾化吸入技术

一、目的

(1)治疗、预防呼吸道感染。

(2)湿化气道,稀释痰液,利于排出。

(3)改善通气功能,解除气道痉挛。

二、操作前准备

(1)护士准备:着装整洁,洗手,戴口罩。

(2)评估:①患儿病情、年龄、意识状态及合作程度;②鼻腔及口腔分泌物;③呼吸频率、节律及深度,有无呼吸困难;④咳嗽能力、痰液黏稠度。

(3)用物准备:空气压缩雾化器1台、氧气流量表、治疗盘、一次性雾化器(面罩)、棉签、5 mL注射器、药液、0.9％氯化钠注射液10 mL 1～2支。

(4)环境准备:清洁、安全、无明火。

(5)核对医嘱。

(6)辨识患儿,向患儿及家属解释雾化吸入的目的及过程,取得配合。

三、操作步骤

(一)空气压缩雾化泵

(1)携用物至患儿床旁。

(2)连接空气压缩雾化泵电源,将氧气管连接于雾化器吸入口与雾化泵之间,并检查连接是否紧密,雾化器是否通畅,核对药液后将其注入雾化器内(图3-2)。

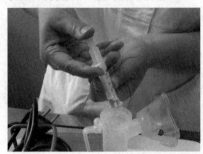

图3-2　将药液注入雾化泵内

(3)打开电源,此时药液成雾状喷出,将雾化面罩扣紧患儿口鼻,嘱患儿深吸气再呼出,如此反复,直至药液吸完为止(图3-3)。

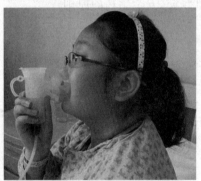

图3-3　雾化面罩扣紧患儿口鼻

(4)雾化完毕,协助患儿清洁面部,摆好舒适体位,叩背,鼓励其将痰液排出(图3-4)。

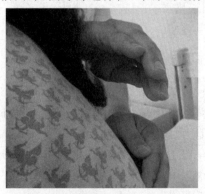

图3-4　叩背

（5）整理用物，记录雾化时间。

（二）氧气雾化吸入

（1）安装并固定氧气流量表，将氧气管连接于雾化器吸入口与氧气装置之间，检查连接是否紧密，雾化器是否通畅（图 3-5）。

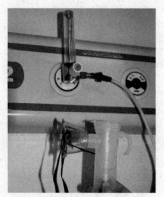

图 3-5　连接氧气雾化装置

（2）核对药液后将其注入雾化器的储药罐内。

（3）调节氧气流量，至药液成雾状喷出。将雾化面罩扣住患儿口鼻，嘱患儿深吸气再呼出，如此反复，直至药液吸完为止。

（4）雾化完毕，帮助患儿清洁面部，摆好舒适体位。叩背，鼓励患儿将痰液排出。

（5）整理用物，将雾化器及管道拆开浸泡消毒后备用，清洁氧气装置。

（6）洗手，记录雾化时间。

四、评价

（1）雾化效果好，患儿能将痰液稀释并咳出。

（2）患儿感觉舒适，呼吸平稳。

五、健康教育

（1）告知患儿雾化吸入前一小时内不能进食水，以防吸入药液刺激，引起恶心呕吐造成误吸。

（2）指导患儿不要轻易将雾化面罩摘掉，以免影响治疗效果。

（3）教会患儿家长拍背的方法，鼓励患儿咳痰。

六、注意事项

（1）使用前要检查空气压缩雾化泵是否正常，有无松动及脱落等异常情况，注意仪器保养。

（2）向雾化器内加入药液时一定要把针头拔下，以防针头落入雾化器内。

（3）雾化器要保持水平位置，防止漏液。

（4）雾化器专人专用，用毕洗净、消毒、晾干备用。

（5）使用前要检查氧气流量表是否正常，有无松动及脱落等异常情况。

（6）氧流量不宜过大，避免雾气过大，使患儿感到憋气、呼吸困难、难以坚持，同时也避免雾化器与连接管脱出。

（刘绘锦）

第四章

神经内科疾病护理

第一节 癫 痫

一、概念和特点

癫痫是由不同病因导致脑部神经元高度同步化异常放电所引起的,以短暂性中枢神经系统功能失常为特征的慢性脑部疾病,是发作性意识丧失的常见原因。因异常放电神经元的位置和异常放电波及的范围不同,患者可表现为感觉、运动、意识、精神、行为、自主神经功能障碍。每次发作或每种发作的过程称为痫性发作。

癫痫是一种常见病,流行病学调查显示其发病率为 5‰~7‰,全国有 650~910 万患者。癫痫可见于各个年龄组,青少年和老年是癫痫发病的两个高峰年龄段。

二、病理生理

癫痫的病理改变呈现多样化,我们通常将癫痫病理改变分为两类,即引起癫痫发作的病理改变和癫痫发作引起的病理改变,这对于明确癫痫的致病机制及寻求外科手术治疗具有十分重要的意义。

海马硬化肉眼可见海马萎缩、坚硬,组织学表现为双侧海马硬化病变多呈现不对称性,往往发病一侧有明显的海马硬化表现,而另一侧海马仅有轻度的神经元脱失。镜下典型表现是神经元脱失和胶质细胞增生,且神经元的脱失在癫痫易损区更为明显。

三、发病机制

神经系统具有复杂的调节兴奋和抑制的机制,通过反馈活动,使任何一组神经元的放电频率不会过高,也不会无限制地影响其他部位,以维持神经细胞膜电位的稳定。无论是何种原因引起的癫痫,其电生理改变是一致的,即发作时大脑神经元出现异常的、过度的同步性放电。其原因为兴奋过程的过盛、抑制过程的衰减和(或)神经膜本身的变化。脑内最重要的兴奋性递质为谷氨酸和天门冬氨酸,其作用是使钠离子和钙离子进入神经元,发作前,病灶中这两种递质显著增加。不同类型癫痫的发作机制可能与异常放电的传播有关:异常放电被局限于某一脑区,表现为局灶性发作；异常放电波及双侧脑部，则出现全面性癫痫；异常放电在边缘系统扩散，引起复杂部分性发作，异常放电传至丘脑神经元被抑制，则出现失神发作。

四、病因与诱因

癫痫根据其发病原因的不同通常分原发性（也称特发性）癫痫、继发性（也称症状性）癫痫及隐源性癫痫。

原发性癫痫指病因不清楚的癫痫，目前临床上倾向于由基因突变和某些先天因素所致，有明显遗传倾向。继发性癫痫是由多种脑部器质性病变或代谢障碍所致，这种癫痫比较常见。

（一）年龄

特发性癫痫与年龄密切相关。婴儿痉挛症在 1 岁内起病，6～7 岁为儿童失神发作的发病高峰期，肌阵挛发作在青春期前后起病。

（二）遗传因素

在特发性和症状性癫痫的近亲中，癫痫的患病率分别为 1％～6％ 和 1.5％，高于普通人群。

（三）睡眠

癫痫发作与睡眠-觉醒周期关系密切，全面强直-阵挛发作常发生于晨醒后，婴儿痉挛症多于醒后和睡前发作。

（四）环境因素

睡眠不足、疲劳、饥饿、便秘、饮酒、情绪激动等均可诱发癫痫发作，内分泌失调、电解质紊乱和代谢异常均可影响神经元放电阈值而导致癫痫发作。

五、临床表现

（一）共性

所有癫痫发作都有的共同特征，包括发作性、短暂性、重复性、刻板性。

（二）个性

不同类型癫痫所具有的特征，如全身强直-阵挛性发作的特征是意识丧失、全身强直性收缩后有阵挛的序列活动；失神发作的特征是突然发生、迅速终止的意识丧失；自动症的特征是伴有意识障碍的，看似有目的，实际无目的的行动，发作后遗忘是自动症的重要特征。

评估癫痫的临床表现时，需了解癫痫整个发作过程如发作方式、发病频率、发作持续时间，包括当时环境，发作时姿态、面色、声音、有无阵挛性抽搐和吐沫，有无自主神经症状、自动症或行为失常、精神失常及发作持续时间等。

癫痫每次发作及每种发作的短暂过程称为痫性发作。依据发作时的临床表现和脑电图特征可将癫痫发作分为不同临床类型（表 4-1）。

表 4-1　国际抗癫痫联盟癫痫发作分类

分类	发作形式
部分性发作	单纯部分性：无意识障碍
	复杂部分性：有意识障碍
	部分性继发全身发作：部分性发作起始发展为全面性发作

续表

分类	发作形式
全面性发作	失神发作
	强直性发作
	阵挛性发作
	强直性阵挛性发作
	肌阵挛发作
	失张力发作
不能分类的发作	起源不明

1.部分性发作

部分性发作包括单纯部分性发作、复杂部分性发作、部分性继发全身性发作3类。

(1)单纯部分性发作:除具有癫痫的共性外,发作时意识始终存在,发作后能复述发作的生动细节是单纯部分性发作的主要特征。①运动性发作:身体某一局部发生不自主抽动,多见于一侧眼睑、口角、手指或足趾也可波及一侧面部或肢体。②感觉性发作:一侧肢体麻木感和针刺感,多发生于口角、手指、足趾等部位,特殊感觉性发作可表现为视觉性(闪光、黑矇)、听觉性、嗅觉性和味觉性发作。③自主神经性发作:全身潮红、多汗、呕吐、腹痛、面色苍白、瞳孔散大等。④精神性发作:各种类型的记忆障碍(似曾相识、强迫思维)、情感障碍(无名恐惧、忧郁、愤怒等)、错觉(视物变形、声音变强或变弱)、复杂幻觉等。

(2)复杂部分性发作:占成人癫痫发作的50%以上,有意识障碍,发作时对外界刺激无反应,以精神症状及自动症为特征,病灶多在颞叶,故又称颞叶癫痫。①自动症:指在癫痫发作过程中或发作后意识模糊状态下出现的具有一定协调性和适应性的无意识活动。自动症均在意识障碍的基础上发生,表现为反复咀嚼、舔唇、反复搓手、不断穿衣、解衣扣,也可表现为游走、奔跑、乘车上船,还可以出现自言自语、唱歌或机械重复原来的动作。②仅有意识障碍。③先有单纯部分性发作,继之出现意识障碍。④先有单纯部分性发作,后出现自动症。

(3)部分性继发全身性发作:先出现部分性发作,随之出现全身性发作。

2.全面性发作

最初的症状学和脑电图提示发作起源于双侧脑部者,这种类型的发作多在发作初期就有意识丧失。

(1)强直-阵挛发作:意识丧失和全身抽搐为特征,表现全身骨骼肌持续性收缩,四肢强烈伸直,眼球上翻,呼吸暂停,喉部痉挛,发出叫声,牙关紧闭,意识丧失。持续10～20秒后出现细微的震颤,继而出现连续、短促、猛烈的全身屈曲性痉挛,阵挛的频率达到高峰后逐渐减慢至停止,一般持续30秒左右。阵挛停止后有5～8秒的肌肉弛缓期,呼吸先恢复,心率、血压、瞳孔等恢复正常,可发现大小便失禁,5～10分钟意识才完全恢复。

(2)强直性发作:表现为与强直-阵挛性发作中强直期的表现,常伴有明显的自主神经症状如面色苍白等。

(3)阵挛性发作:类似全身强直-阵挛性发作中阵挛期的表现。

(4)失神发作:儿童期起病,青春期前停止发作。发作时患者意识短暂丧失,停止正在进行的活动,呼之不应,两眼凝视不动,可伴咀嚼、吞咽等简单的不自主动作,或伴失张力如手中持物坠落等。发作过程持续5~10秒,清醒后无明显不适,继续原来的活动,对发作无记忆。每天发作数次至数百次不等。

(5)肌阵挛发作:表现为头、颈、躯干和四肢突然短暂单次或反复肌肉抽动,累及一侧或两侧肢体的某一肌肉的一部分或整块肌肉,甚至肌群。发作常不伴有意识障碍,睡眠初醒或入睡过程中易发作,还可呈成串发作。累及全身时常突然倒地或从椅子中弹出。

(6)失张力发作:部分或全身肌肉张力突然降低导致垂颈、张口、肢体下垂和跌倒。持续数秒至1分钟。

六、辅助检查

脑电图、脑电地形图、动态脑电图监测:可见明确病理波、棘波、尖波、棘-慢波或尖-慢波。如为继发性癫痫应进一步行头颅CT、头颅MRI、磁共振血管成像(MRA)、数字减影血管造影(DSA)、正电子发射断层显像(PET)等检查评估,发现相应的病灶。

脑电生理检查是诊断癫痫的首选检查,脑电图检查(EEG)是将脑细胞微弱的电活动放大10^6倍而记录下来,癫痫波常为高波幅的尖波、棘波、尖慢波或棘慢综合波。

应用视频脑电图系统可进行较长时间的脑电图记录和患者的临床状态记录,使医师能直接观察到脑电图上棘波发放的情况及患者临床发作的情况,可记录到多次睡眠EEG,尤其是在浅睡状态下发现异常波较清醒状态可提高80%,为癫痫的诊断、致痫灶的定位及癫痫的分型提供可靠的依据。

影像学检查是癫痫定位诊断的最佳手段。CT检查和MRI检查可以了解脑组织形态结构的变化,进而做出病变部位和性质的诊断。

七、治疗

(一)治疗原则

药物治疗为主,达到控制发作或最大限度地减少发作次数;没有或只有轻微的不良反应;尽可能不影响患者的生活质量。

(二)病因治疗

有明确病因者首先进行病因治疗,如手术切除颅内肿瘤、药物治疗寄生虫感染、纠正低血糖、低血钙等。

(三)发作时治疗

立即让患者就地平卧;保持呼吸道通畅,吸氧;防止外伤及其他并发症;应用地西泮或苯妥英钠预防再次发生。

发作间歇期服用抗癫痫药物治疗。

八、护理评估

(一)一般评估

1.生命体征

癫痫发作时心率增快,血压升高。由于患者意识障碍,牙关紧闭,呼吸道分泌物增多等因素影响,很可能导致呼吸减慢甚至暂停,引起缺氧。

2.患者主诉

(1)诱因:发病前有无疲劳、饥饿、便秘、经期、饮酒、感情冲动、一过性代谢紊乱和变态反应等因素影响;过去是否患有什么重要疾病,如颅脑损伤、脑炎、脑膜炎、心脏疾病;家族成员是否有癫痫患者或与之相关疾病者。

(2)发作症状:发作时有无意识障碍、时间和地点的定向障碍、记忆丧失,身体或局部的不自主抽动程度及持续时间。

(3)发病形式:发作的频率,持续时间及复发的时间,症状的部位、范围、性质、严重程度等。

(4)既往检查、治疗经过及效果,是否有遵医嘱治疗。目前情况包括使用药物的名称、剂量、用法和有无不良反应。

3.相关记录

患者年龄、性别、体重、体位、饮食、睡眠、皮肤、液体出入量、NIHSS 评分、GCS 评分、Norton评分、吞咽功能障碍评定、癫痫发作评估表等。

(二)身体评估

1.头颈部

患者意识是否清楚,是否存在感觉异常和幻觉现象。眼睑是否抬起,眼球是否上窜或向一侧偏转,两侧瞳孔是否散大、瞳孔对光反射是否消失;角膜反射是否正常。面部表情是否淡漠、颜色是否发绀,有无面肌抽动。有无牙关紧闭,口舌咬伤,吞咽困难、饮水呛咳,有无声音嘶哑或其他语言障碍。咽反射是否存在或消失。

2.胸部

肺部听诊是否异常,防止舌后缀或口鼻分泌物阻塞呼吸道。

3.腹部

患者有无腹胀,有无大、小便失禁,并观察大小便的颜色、量和性质,听诊肠鸣音有无减弱。

4.四肢

四肢有无震颤、抽搐、肌阵挛等不自主运动或瘫痪,四肢有无外伤等;四肢肌力及肌张力,痛刺激有无反应;抽搐后肢体有无脱白。

(三)心理-社会评估

癫痫是一种慢性疾病,且顽固性癫痫长期反复发作,严重影响日常工作学习,降低生活质量,加之担心随时可能发作,患者不但忍受着躯体的痛苦,还忍受着家庭的歧视、社会的偏见,而这一切深深地影响患者的身心健康。患者有时会感到恐惧、焦虑、紧张、情绪不稳等,因此对癫痫患者进行心理-社会评估,进行思想上的疏导,使其生活在一个良好的生活环境里,从而保持愉快的心情、良好的情绪以积极的态度面对疾病。

目前癫痫患者心理-社会评估主要包括语言能力测试、记忆能力测试、智力水平测试,以及生活质量评估。

(四)用药评估

癫痫患者用药评估包含以下几个方面:用药依从性(包括漏服情况和按时用药情况)、对药品知识的知晓程度、患者用药的合理性(包括平均用药品种数和按等间隔用药情况)、癫痫症状的控制情况,以治疗前 3 个月内患者的各种发作类型、发作频度记录为基线,与治疗后 6 个月的发作频度进行比较,以发作频度减少 50% 为有效标准、患者用药的安全性(包括出现药品不良反应和血药浓度监测)情况、患者的复诊率及对用药教育的满意度。

九、主要护理诊断/问题

(1)有窒息的危险:与癫痫发作时意识丧失、喉痉挛、口腔和气道分泌物增多有关。

(2)有受伤的危险:与癫痫发作时意识突然丧失,判断力失常有关。

(3)知识缺乏:缺乏长期、正确服药的知识。

(4)气体交换受损:与癫痫持续状态、喉头痉挛所致呼吸困难或肺部感染有关。

(5)潜在并发症:脑水肿,酸中毒,水、电解质紊乱。

十、护理措施

(一)保持呼吸道通畅

置患者于头低侧卧位或平卧位头偏向一侧;松开领带和衣扣,解开腰带;取下活动性义齿,及时清除口腔和鼻腔分泌物;立即放置压舌板,必要时用舌钳将舌拖出,防止舌后坠阻塞呼吸道;癫痫持续状态者插胃管鼻饲,防止误吸,必要时备好床旁吸引器和气管切开包。

(二)病情观察

密切观察生命体征及意识、瞳孔变化,注意发作过程中有无心率增快、血压升高、呼吸减慢或暂停、瞳孔散大、牙关紧闭、大小便失禁等;观察并记录发作的类型、发作频率与发作持续时间;观察发作停止后患者意识完全恢复的时间,有无头痛、疲乏及行为异常。

(三)发作期安全护理

告知患者有前驱症状时立即平卧;活动状态时发作,陪伴者应立即将患者缓慢置于平卧位,防止外伤,切忌用力按压患者抽搐肢体,以防骨折和脱臼;将压舌板或筷子、纱布、手绢、小布卷等置于患者口腔一侧上下臼齿之间,防止舌、口唇和颊部咬伤;用棉垫或软垫对跌倒时易擦伤的关节加以保护;癫痫持续状态、极度躁动或发作停止后意识恢复过程中有短时躁动的患者,应由专人守护,加保护性床栏,必要时约束带适当约束。遵医嘱立即缓慢静脉注射地西泮,快速静脉滴注甘露醇,注意观察用药效果和有无出现呼吸抑制,肾脏损害等不良反应。

(四)发作间期安全护理

给患者创造安全、安静的休息环境,保持室内光线柔和,无刺激;床两侧均安装带床栏套的床栏;床旁桌上不放置热水瓶,玻璃杯等危险物品。对于有癫痫发作病史并有外伤病史的患者,在病室内显著位置放置"谨防跌倒,小心舌咬伤"的警示牌,随时提醒患者、家属及医护人员做好防止发生意外的准备。

(五)心理护理

对癫痫患者心理问题疏导应从其原因入手,建立良好的沟通技巧,通过鼓励、疏导的方式解除其精神负担,进行情感交流,提高自尊和自信,以积极配合治疗。同时消除患者家属的偏见和歧视,使患者得到家庭的支持,以提高治疗效果。

(六)健康教育

1.服药指导

向患者家属讲解按医嘱规范用药的重要意义,特别强调按期限、按时间、按用量服药对病情控制的重要性,擅自停、换药物和私自减量对机体的危害,强化患者或家属重视疾病及服药的意识,使之积极配合治疗,如有漏服,一般在下一次服药时补上。定期检测血药浓度,并调整药物剂量。

2.生活指导

对患者和家属进行癫痫知识的宣教,如疾病的病因、发病机制、症状、治疗等,宣教中与患者建立良好的护患关系,进行全程健康教育、个体化教育。癫痫患者生活中要注意生活规律、注意休息、保持充足的睡眠、适当运动、增强机体抵抗力,避免剧烈运动,尽量避免疲劳和减少参加一些带电磁辐射的娱乐活动。不宜从事高空、水上作业、驾驶等带有危险性的工作。饮食宜清淡,不吃辛辣刺激性食物和兴奋性食品(如可乐、浓茶等),戒烟酒,保持大便通畅。告知患者外出时随身携带写有姓名、年龄、所患疾病、住址、家人联系方式的信息卡。在病情未得到良好控制时,室外活动或外出就诊时应有家属陪伴,佩戴安全帽。特发性癫痫且有家族史的女性患者,婚后不宜生育,双方均有癫痫,或一方有癫痫,另一方有家族史者不宜结婚。

3.就诊指标

患者出现意识障碍、精神障碍,某一局部如眼睑、口唇、面部甚至四肢肌肉不自主抽动,口吐白沫等症状时应立即就诊;服药期间应定期复诊,查血常规、肝功能和血药浓度,监控药物疗效及不良反应,调整用药。

十一、护理效果评估

(1)患者呼吸道通畅,无窒息发生。

(2)患者无跌倒、无损伤发生。

(3)患者癫痫控制良好,且无药物不良反应发生。

(李 晓)

第二节 偏 头 痛

偏头痛是一类发作性且常为单侧的搏动性头痛。发病率各家报告不一,有学者描述约 6% 的男性,18% 的女性患有偏头痛,男女之比为 1:3;Wilkinson 的数字为约 10% 的英国人口患有偏头痛;有报告在美国约有 2 300 万人患有偏头痛,其中男性占 6%,女性占 17%。偏头痛多开始于青春期或成年早期,约 25% 的患者于 10 岁以前发病,55% 的患者发生在 20 岁以前,90% 以上的患者发生于 40 岁以前。在美国,偏头痛造成的社会经济负担为 10 亿~17 亿美元。在我国也有大量患者因偏头痛而影响工作、学习和生活。多数患者有家庭史。

一、病因与发病机制

偏头痛的确切病因及发病机制仍处于讨论之中。很多因素可诱发、加重或缓解偏头痛的发作。通过物理或化学的方法,学者们也提出了一些学说。

(一)激发或加重因素

对于某些个体而言,很多外部或内部环境的变化可激发或加重偏头痛发作。

(1)激素变化:口服避孕药可增加偏头痛发作的频度;月经是偏头痛常见的触发或加重因素("周期性头痛");妊娠、性交可触发偏头痛发作("性交性头痛")。

(2)某些药物:某些易感个体服用硝苯地平、硝酸异山梨酯或硝酸甘油后可出现典型的偏头痛发作。

(3)天气变化:特别是天气转热、多云或天气潮湿。

(4)某些食物添加剂和饮料:最常见者是酒精性饮料,如某些红葡萄酒;奶制品,奶酪,特别是硬奶酪;咖啡;含亚硝酸盐的食物,如汤、热狗;某些水果,如柑橘类水果;巧克力("巧克力性头痛");某些蔬菜;酵母;人工甜食;发酵的腌制品如泡菜;味精。

(5)运动:头部的微小运动可诱发偏头痛发作或使之加重,有些患者因惧怕乘车引起偏头痛发作而不敢乘车;踢足球的人以头顶球可诱发头痛("足球运动员偏头痛");爬楼梯上楼可出现偏头痛。

(6)睡眠过多或过少。

(7)一顿饭漏吃或延后。

(8)抽烟或置身于烟中。

(9)闪光、灯光过强。

(10)紧张、生气、情绪低落、哭泣("哭泣性头痛")。很多女性逛商场或到人多的场合可致偏头痛发作;国外有人骑马时尽管拥挤不到一分钟,也可使偏头痛加重。

在激发因素中,剂量、联合作用及个体差异尚应考虑。如对于敏感个体,吃一片橘子可能不致引起头痛,而吃数枚橘子则可引起头痛。有些情况下,吃数枚橘子也不引起头痛发作,但如同时有月经的影响,这种联合作用就可引起偏头痛发作。有的个体在商场中待一会儿即出现发作,而有的个体仅于商场中久待才出现偏头痛发作。

偏头痛尚有很多改善因素。有人于偏头痛发作时静躺片刻,即可使头痛缓解。有人于光线较暗淡的房间闭目而使头痛缓解。有人于头痛发作时喜以双手压迫双颞侧,以期使头痛缓解,有人通过冷水洗头使头痛得以缓解。妇女绝经后及妊娠 3 个月后偏头痛趋于缓解。

(二)有关发病机制的几个学说

1.血管活性物质

在所有血管活性物质中,5-羟色胺(5-HT)学说是学者们提及最多的一个。人们发现偏头痛发作期血小板中5-HT浓度下降,而尿中 5-HT 代谢物 5-HT 羟吲哚乙酸增加。脑干中 5-HT 能神经元及去甲肾上腺素能神经元可调节颅内血管舒缩。很多 5-HT 受体拮抗剂治疗偏头痛有效。以利血平耗竭 5-HT 可加速偏头痛发生。

2.三叉神经血管脑膜反应

曾通过刺激啮齿动物的三叉神经,可使其脑膜产生炎性反应,而治疗偏头痛药物麦角胺,双氢麦角胺、舒马普坦(舒马普坦)等可阻止这种神经源性炎症。在偏头痛患者体内可检测到由三叉神经所释放的降钙素基因相关肽(CGRP),而降钙素基因相关肽为强烈的血管扩张剂。双氢麦角胺、舒马普坦既能缓解头痛,又能降低降钙素基因相关肽含量。因此,偏头痛的疼痛是由神经血管性炎症产生的无菌性脑膜炎。Wilkinson 认为三叉神经分布于涉痛区域,偏头痛可能就是一种神经源性炎症。Solomon 在复习儿童偏头痛的研究文献后指出,儿童眼肌瘫痪型偏头痛的复视源于海绵窦内颈内动脉的肿胀伴第Ⅲ对脑神经的损害。另一种解释是小脑上动脉和大脑后动脉肿胀造成的第Ⅲ对脑神经的损害,也可能为神经的炎症。

3.内源性疼痛控制系统障碍

中脑水管周围及第四脑室室底灰质含有大量与镇痛有关的内源性阿片肽类物质,如脑啡肽、β-内啡肽等。正常情况下,这些物质通过对疼痛传入的调节而起镇痛作用。虽然报告的结果不

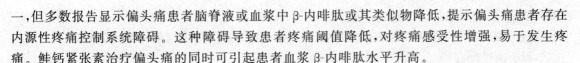

一,但多数报告显示偏头痛患者脑脊液或血浆中β-内啡肽或其类似物降低,提示偏头痛患者存在内源性疼痛控制系统障碍。这种障碍导致患者疼痛阈值降低,对疼痛感受性增强,易于发生疼痛。鲑钙紧张素治疗偏头痛的同时可引起患者血浆β-内啡肽水平升高。

4.自主功能障碍

自主功能障碍很早即引起了学者们的重视。瞬时心率变异及心血管反射研究显示,偏头痛患者存在交感功能低下。24小时动态心率变异研究提示,偏头痛患者存在交感、副交感功能平衡障碍。也有学者报道偏头痛患者存在瞳孔直径不均,提示这部分患者存在自主功能异常。有人认为在偏头痛患者中的猝死现象可能与自主功能障碍有关。

5.偏头痛的家族聚集性及基因研究

偏头痛患者具有肯定的家族聚集性倾向。遗传因素最明显,研究较多的是家族性偏瘫型偏头痛及基底型偏头痛。有先兆偏头痛比无先兆偏头痛具有更高的家族聚集性。有先兆偏头痛和偏瘫发作可在同一个体交替出现,并可同时出现于家族中,基于此,学者们认为家族性偏瘫型偏头痛和非复杂性偏头痛可能具有相同的病理生理和病因。有学者报告了数个家族,其家族中多个成员出现偏头痛性质的头痛,并有眩晕发作或原发性眼震,有的晚年继发进行性周围性前庭功能丧失,有的家族成员发病年龄趋于一致,如均于25岁前出现症状发作。

有报告,偏瘫型偏头痛家族基因缺陷与19号染色体标志点有关,但也有发现提示有的偏瘫型偏头痛家族与19号染色体无关,提示家族性偏瘫型偏头痛存在基因的变异。与19号染色体有关的家族性偏瘫型偏头痛患者出现发作性意识障碍的频度较高,这提示在各种与19号染色体有关的偏头痛发作的外部诱发阈值较低是由遗传决定的。也有报告34例与19号染色体有关的家族性偏瘫型偏头痛家族,在电压闸门性钙通道α_1亚单位基因代码功能区域存在4种不同的错义突变。

有一种伴有发作间期眼震的家族性发作性共济失调,其特征是共济失调。眩晕伴以发作间期眼震,为显性遗传性神经功能障碍,这类患者约有50%出现无先兆偏头痛,临床症状与家族性偏瘫型偏头痛有重叠,二者亦均与基底型偏头痛的典型状态有关,且均可有原发性眼震及进行性共济失调。Ophoff报告了2例伴有发作间期眼震的家族性共济失调家族,存在19号染色体电压依赖性钙通道基因的突变,这与在家族性偏瘫型偏头痛所探测到的一样。所不同的是其阅读框架被打断,并产生一种截断的α_1亚单位,这导致正常情况下可在小脑内大量表达的钙通道密度的减少,由此可能解释其发作性及进行性加重的共济失调。同样的错义突变如何导致家族性偏瘫型偏头痛中的偏瘫发作尚不明。

有学者报告了3个伴有双侧前庭病变的家族性偏头痛家族。家族中多个成员经历偏头痛性头痛、眩晕发作(数分钟)、晚年继发前庭功能丧失。晚期,当眩晕发作停止,由于双侧前庭功能丧失导致平衡障碍及走路摆动。

6.血管痉挛学说

颅外血管扩张可伴有典型的偏头痛性头痛发作。偏头痛患者是否存在颅内血管的痉挛尚有争议。以往认为偏头痛的视觉先兆是由血管痉挛引起的,现在有确切的证据表明,这种先兆是由于皮层神经元活动由枕叶向额叶的扩布抑制(3 mm/min)造成的。血管痉挛更像是视网膜性偏头痛的始动原因,一些患者经历短暂的单眼失明,于发作期检查,可发现视网膜动脉的痉挛。另外,这些患者对抗血管痉挛剂有反应。与偏头痛相关的听力丧失和(或)眩晕可基于内听动脉耳蜗和(或)前庭分支的血管痉挛来解释。血管痉挛可导致内淋巴管或囊的缺血性损害,引起淋巴

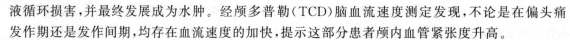

液循环损害,并最终发展成为水肿。经颅多普勒(TCD)脑血流速度测定发现,不论是在偏头痛发作期还是发作间期,均存在血流速度的加快,提示这部分患者颅内血管紧张度升高。

7.离子通道障碍

很多偏头痛综合征所共有的临床特征与遗传性离子通道障碍有关。偏头痛患者内耳存在局部细胞外钾的积聚。当钙进入神经元时钾退出。因为内耳的离子通道在维持富含钾的内淋巴和神经元兴奋功能方面是至关重要的,脑和内耳离子通道的缺陷可导致可逆性毛细胞除极及听觉和前庭症状。偏头痛中的头痛则是继发现象,这是细胞外钾浓度增加的结果。偏头痛综合征的很多诱发因素,包括紧张、月经,可能是激素对有缺陷的钙通道影响的结果。

8.其他学说

有学者发现偏头痛于发作期存在血小板自发聚集和黏度增加。另有人发现偏头痛患者存在 TXA_2、PGI_2 平衡障碍、P 物质及神经激肽的改变。

二、临床表现

(一)偏头痛发作

有学者在描述偏头痛发作时将其分为 5 期来叙述。需要指出的是,这 5 期并非每次发作所必备的,有的患者可能只表现其中的数期,大多数患者的发作表现为两期或两期以上,有的仅表现其中的一期。另外,每期特征可以存在很大不同,同一个体的发作也可不同。

1.前驱期

60%的偏头痛患者在头痛开始前数小时至数天出现前驱症状。前驱症状并非先兆,不论是有先兆偏头痛还是无先兆偏头痛均可出现前驱症状。可表现为精神、心理改变,如精神抑郁、疲乏无力、懒散、昏昏欲睡,也可情绪激动、易激惹、焦虑、心烦或欣快感等。尚可表现为自主神经症状,如面色苍白、发冷、厌食或明显的饥饿感、口渴、尿少、尿频、排尿费力、打哈欠、颈项发硬、恶心、肠蠕动增加、腹痛、腹泻、心慌、气短、心率加快,对气味过度敏感等,不同患者前驱症状具有很大的差异,但每例患者每次发作的前驱症状具有相对稳定性。这些前驱症状可在前驱期出现,也可于头痛发作中、甚至持续到头痛发作后成为后续症状。

2.先兆

约有 20%的偏头痛患者出现先兆症状。先兆多为局灶性神经症状,偶为全面性神经功能障碍。典型的先兆应符合下列 4 条特征中的 3 条,即重复出现,逐渐发展、持续时间不多于1小时,并跟随出现头痛。大多数病例先兆持续 5～20 分钟。极少数情况下先兆可突然发作,也有的患者于头痛期间出现先兆性症状,尚有伴迁延性先兆的偏头痛,其先兆不仅始于头痛之前,尚可持续到头痛后数小时至 7 天。

先兆可为视觉性的、运动性的、感觉性的,也可表现为脑干或小脑性功能障碍。最常见的先兆为视觉性先兆,约占先兆的 90%。如闪电、暗点、单眼黑矇、双眼黑矇、视物变形、视野外空白等。闪光可为锯齿样或闪电样闪光、城垛样闪光。视网膜动脉型偏头痛患者眼底可见视网膜水肿,偶可见樱红色黄斑。仅次于视觉现象的常见先兆为麻痹。典型的是影响一侧手和面部,也可出现偏瘫。如果优势半球受累,可出现失语。数十分钟后出现对侧或同侧头痛,多在儿童期发病。这称为偏瘫型偏头痛。偏瘫型偏头痛患者的局灶性体征可持续 7 天以上,甚至在影像学上发现脑梗死。偏头痛伴迁延性先兆和偏头痛性偏瘫以前曾被划入"复杂性偏头痛"。偏头痛反复发作后出现眼球运动障碍称为眼肌瘫痪型偏头痛。多为动眼神经麻痹所致,其次为滑车神经和展神经麻痹。多有无先兆偏头痛病史,反复发作者麻痹可经久不愈。如果先兆涉及脑干或小脑,则这种状况被称为基底型偏头痛,又称基底动脉型偏头痛。可出现头昏、眩晕、耳鸣、听力障碍、共济失调、复视,视觉症状包括闪光、暗点、黑矇、视野缺损、视物变形。双侧损害可出现意识抑制,后者尤见于儿童。尚可出现感觉迟钝,偏侧感觉障碍等。

偏头痛先兆可不伴头痛出现,称为偏头痛等位症。多见于儿童偏头痛。有时见于中年以后,先兆可为偏头痛发作的主要临床表现而头痛很轻或无头痛。也可与头痛发作交替出现,可表现为闪光、暗点、腹痛、腹泻、恶心、呕吐、复发性眩晕、偏瘫、偏身麻木及精神心理改变。如儿童良性发作性眩晕、前庭性美尼尔氏病、成人良性复发性眩晕。有跟踪研究显示,为数不少的以往诊断为美尼尔氏病的患者,其症状大多数与偏头痛有关。有报告描述了一组成人良性复发性眩晕患者,年龄在 7～55 岁,晨起发病症状表现为反复发作的头晕、恶心、呕吐及大汗,持续数分钟至 4 天不等。发作开始及末期表现为位置性眩晕,发作期间无听觉症状。发作间期几乎所有患者均无症状,这些患者眩晕发作与偏头痛有着几个共同的特征,包括可因乙醇、睡眠不足、情绪紧张造成及加重,女性多发,常见于经期。

3.头痛

头痛可出现于围绕头或颈部的任何部位,可位颞侧、额部、眶部。多为单侧痛,也可为双侧痛,甚至发展为全头痛,其中单侧痛者约占 2/3。头痛性质往往为搏动性痛,但也有的患者描述为钻痛。疼痛程度往往为中、重度痛,甚至难以忍受。往往是晨起后发病,逐渐发展,达高峰后逐渐缓解。也有的患者于下午或晚上起病,成人头痛大多历时 4 小时至 3 天,而儿童头痛多历时 2 小时至 2 天。尚有持续时间更长者,可持续数周。有人将发作持续 3 天以上的偏头痛称为偏头痛持续状态。

头痛期间不少患者伴随出现恶心、呕吐、视物不清、畏光、畏声等,喜独居。恶心为最常见伴随症状,达一半,且常为中、重度恶心。恶心可先于头痛发作,也可于头痛发作中或发作后出现。近一半的患者出现呕吐,有些患者的经验是呕吐后发作即明显缓解。其他自主功能障碍也可出现,如尿频、排尿障碍、鼻塞、心慌、高血压、低血压,甚至可出现心律失常。发作累及脑干或小脑者可出现眩晕、共济失调、复视、听力下降、耳鸣、意识障碍。

4.头痛终末期

此期为头痛开始减轻至最终停止这一阶段。

5.后续症状期

为数不少的患者于头痛缓解后出现一系列后续症状。表现怠倦、困钝、昏昏欲睡。有的感到精疲力竭、饥饿感或厌食、多尿、头皮压痛、肌肉酸痛。也可出现精神心理改变,如烦躁、易怒、心境高涨或情绪低落、少语、少动等。

(二)儿童偏头痛

儿童偏头痛是儿童期头痛的常见类型。儿童偏头痛与成人偏头痛在一些方面有所不同。性别方面,发生于青春期以前的偏头痛,男女患者比例大致相等,而成人期偏头痛,女性比例大大增加,约为男性的 3 倍。

儿童偏头痛的诱发及加重因素有很多与成人偏头痛一致,如劳累和情绪紧张可诱发或加重头痛,为数不少的儿童可因运动而诱发头痛,儿童偏头痛患者可有睡眠障碍,而上呼吸道感染及其他发热性疾病在儿童比成人更易使头痛加重。

在症状方面,儿童偏头痛与成人偏头痛亦有区别。儿童偏头痛持续时间常较成人短。偏瘫型偏头痛多在儿童期发病,成年期停止,偏瘫发作可从一侧到另一侧,这种类型的偏头痛常较难控制。反复的偏瘫发作可造成永久性神经功能缺损,并可出现病理征,也可造成认知障碍。基底动脉型偏头痛,在儿童也比成人常见,表现闪光、暗点、视物模糊、视野缺损,也可出现脑干、小脑及耳症状,如眩晕、耳鸣、耳聋、眼球震颤。在儿童出现意识恍惚者比成人多,尚可出现跌倒发作。有些偏头痛儿童尚可仅出现反复发作性眩晕,而无头痛发作。一个平时表现完全正常的儿童可突然恐惧、大叫、面色苍白、大汗、步态蹒跚、眩晕、旋转感,并出现眼球震颤,数分钟后可完全缓解,恢复如常,称之为儿童良性发作性眩晕,属于一种偏头痛等位症。这种眩晕发作典型地始于4岁以前,可每天数次发作,其后发作次数逐渐减少,多数于7~8岁以后不再发作。与成人不同,儿童偏头痛的前驱症状常为腹痛,有时可无偏头痛发作而代之以腹痛、恶心、呕吐、腹泻,称为腹型偏头痛等位症。在偏头痛的伴随症状中,儿童偏头痛出现呕吐较成人更加常见。

儿童偏头痛的预后较成人偏头痛好。6年后约有一半儿童不再经历偏头痛,约 1/3 的偏头痛得到改善。而始于青春期以后的成人偏头痛常持续几十年。

三、诊断与鉴别诊断

(一)诊断

偏头痛的诊断应根据详细的病史做出,特别是头痛的性质及相关的症状非常重要。如头痛的部位、性质、持续时间、疼痛严重程度、伴随症状及体征、既往发作的病史、诱发或加重因素等。

对于偏头痛患者应进行细致的一般内科查体及神经科检查,以除外症状与偏头痛有重叠、类似或同时存在的情况。诊断偏头痛虽然没有特异性的实验室指标,但有时给予患者必要的实验室检查非常重要,如血、尿、脑脊液及影像学检查,以排除器质性病变。特别是中年或老年期出现的头痛,更应排除器质性病变。当出现严重的先兆或先兆时间延长时,有学者建议行颅脑 CT 或MRI 检查。也有学者提议当偏头痛发作每月超过 2 次时,应警惕偏头痛的原因。

国际头痛协会(IHS)头痛分类委员会于制定了一套头痛分类和诊断标准,这个旧的分类与诊断标准在世界范围内应用了很多年,至今我国尚有部分学术专著仍在沿用或参考这个分类。之后国际头痛协会头痛分类委员会制定了新的关于头痛、脑神经痛及面部痛的分类和诊断标准。目前临床及科研多采用这个标准。本标准将头痛分为 13 个主要类型,包括了总数 129 个头痛亚型。其中常见的头痛类型为偏头痛、紧张型头痛、丛集性头痛和慢性发作性偏头痛,而偏头痛又被分为 7 个亚型(表 4-2～表 4-5)。这 7 个亚型中,最主要的两个亚型是无先兆偏头痛和有先兆偏头痛,其中最常见的是无先兆偏头痛。

表 4-2　偏头痛分类

分类
无先兆偏头痛
有先兆偏头痛
偏头痛伴典型先兆
偏头痛伴迁延性先兆
家族性偏瘫型偏头痛
基底动脉型偏头痛
偏头痛伴急性先兆发作

分类
眼肌瘫痪型偏头痛
视网膜型偏头痛
可能为偏头痛前驱或与偏头痛相关联的儿童期综合征
儿童良性发作性眩晕
儿童交替性偏瘫
偏头痛并发症
偏头痛持续状态
偏头痛性偏瘫
不符合上述标准的偏头痛性障碍

表 4-3　国际头痛协会关于无先兆偏头痛的诊断标准

无先兆偏头痛的诊断标准
1.至少 5 次发作符合第 2～4 项标准
2.头痛持续 4～72 小时(未治疗或没有成功治疗)
3.头痛至少具备下列特征中的 2 条
(1)位于单侧
(2)搏动性质
(3)中度或重度(妨碍或不敢从事每天活动)
(4)因上楼梯或类似的日常体力活动而加重
4.头痛期间至少具备下列 1 条
(1)恶心和(或)呕吐
(2)畏光和畏声
5.至少具备下列 1 条
(1)病史、体格检查和神经科检查不提示器质性障碍
(2)病史和(或)体格检查和(或)神经检查确实提示这种障碍(器质性障碍),但被适当的观察排除
(3)这种障碍存在,但偏头痛发作并非在与这种障碍有密切的时间关系上首次出现

表 4-4　国际头痛协会关于有先兆偏头痛的诊断标准

有先兆偏头痛的诊断标准
1.至少 2 次发作符合第 2 项标准
2.至少符合下列 4 条特征中的 3 条
(1)一个或一个以上提示局灶大脑皮质或脑干功能障碍的完全可逆性先兆症状
(2)至少一个先兆症状逐渐发展超过 4 分钟,或 2 个或 2 个以上的症状接着发生
(3)先兆症状持续时间不超过 60 分钟,如果出现 1 个以上先兆症状,持续时间可相应增加
(4)继先兆出现的头痛间隔期在 60 分钟之内(头痛尚可在先兆前或与先兆同时开始)
3.至少具备下列 1 条
(1)病史:体格检查及神经科检查不提示器质性障碍

续表

有先兆偏头痛的诊断标准
(2)病史和(或)体格检查和(或)神经科检查确实提示这障碍,但通过适当的观察被排除
(3)这种障碍存在,但偏头痛发作并非在与这种障碍有密切的时间关系上首次出现
4.有典型先兆的偏头痛应符合有先兆偏头痛诊断标准,包括第2项全部4条标准
5.有典型先兆的偏头痛应有一条或一条以上下列类型的先兆症状
(1)视觉障碍
(2)单侧偏身感觉障碍和(或)麻木
(3)单侧力弱
(4)失语或非典型言语困难

表 4-5　国际头痛协会关于儿童偏头痛的诊断标准

儿童偏头痛的诊断标准
1.至少5次发作符合第(1)、(2)项标准
(1)每次头痛发作持续2～48小时
(2)头痛至少具备下列特征中的2条
①位于单侧
②搏动性质
③中度或重度
④可因常规的体育活动而加重
2.头痛期间内至少具备下列1条
(1)恶心和(或)呕吐
(2)畏光和畏声

国际头痛协会的诊断标准为偏头痛的诊断提供了一个可靠的、可量化的诊断标准,对于临床和科研的意义是显而易见的,有学者特别提到其对于临床试验及流行病学调查有重要意义。但临床上有时遇到患者并不能完全符合这个标准,对这种情况学者们建议随访及复查,以确定诊断。

由于国际头痛协会的诊断标准掌握起来比较复杂,为了便于临床应用,国际上一些知名的学者一直在探讨一种简单化的诊断标准。其中 Solomon 介绍了一套简单标准,符合这个标准的患者99%符合国际头痛协会关于无先兆偏头痛的诊断标准。这套标准较易掌握,供参考。

(1)具备下列4条特征中的任何2条,即可诊断无先兆偏头痛:①疼痛位于单侧。②搏动性痛。③恶心。④畏光或畏声。

(2)另有2条附加说明:①首次发作者不应诊断;②应无器质性疾病的证据。

在临床工作中尚能遇到患者有时表现为紧张型头痛,有时表现为偏头痛性质的头痛,为此有学者查阅了国际上一些临床研究文献后得到的答案是,紧张型头痛和偏头痛并非是截然分开的,其临床上确实存在着重叠,故有学者提出二者可能是一个连续的统一体。有时遇到有先兆偏头痛患者可表现为无先兆偏头痛,同样,学者们认为二型之间既可能有不同的病理生理,又可能是一个连续的统一体。

(二)鉴别诊断

偏头痛应与下列疼痛相鉴别。

1.紧张型头痛

紧张型头痛又称肌收缩型头痛。其临床特点:头痛部位较弥散,可位于前额、双颞、顶、枕及颈部。头痛性质常呈钝痛,头部压迫感、紧箍感,患者常述犹如戴着一个帽子。头痛常呈持续性,可时轻时重。多有头皮、颈部压痛点,按摩头颈部可使头痛缓解,多有额、颈部肌肉紧张。多少伴有恶心、呕吐。

2.丛集性头痛

丛集性头痛又称组胺性头痛、Horton 综合征,表现为一系列密集的、短暂的、严重的单侧钻痛。与偏头痛不同,头痛部位多局限并固定于一侧眶部、球后和额颞部。发病时间常在夜间,并使患者痛醒。发病时间固定,起病突然而无先兆,开始可为一侧鼻部烧灼感或球后压迫感,继之出现特定部位的疼痛,常疼痛难忍,并出现面部潮红,结膜充血、流泪、流涕、鼻塞。为数不少的患者出现 Horner 征,可出现畏光,不伴恶心、呕吐。诱因可为发作群集期饮酒、兴奋或服用扩血管药引起。发病年龄常较偏头痛晚,平均 25 岁,男女之比约 4:1。罕见家族史。治疗包括:非甾体抗炎止痛剂;激素治疗;睾丸素治疗;吸氧疗法(国外介绍为 100％氧,8～10 L/min,共 10～15 分钟,仅供参考);麦角胺咖啡因或双氢麦角碱睡前应用,对夜间头痛特别有效;碳酸锂疗效尚有争议,但多数介绍其有效,但中毒剂量有时与治疗剂量很接近,曾有老年患者(精神患者)服一片致昏迷者,建议有条件者监测血锂水平,不良反应有胃肠道症状、肾功能改变、内分泌改变、震颤、眼球震颤、抽搐等;其他药物尚有钙通道阻滞剂、舒马普坦等。

3.痛性眼肌麻痹

痛性眼肌麻痹又称 Tolosa-Hunt 综合征,是一种以头痛和眼肌麻痹为特征,涉及特发性眼眶和海绵窦的炎性疾病。病因可为颅内颈内动脉的非特异性炎症,也可能涉及海绵窦。常表现为球后及眶周的顽固性胀痛、刺痛,数天或数周后出现复视,并可有第Ⅲ、Ⅳ、Ⅵ对脑神经受累表现,间隔数月数年后复发,需行血管造影以排除颈内动脉瘤。皮质类固醇治疗有效。

4.颅内占位所致头痛

占位早期,头痛可为间断性或晨起为重,但随着病情的发展,多成为持续性头痛,进行性加重,可出现颅内高压的症状与体征,如头痛、恶心、呕吐、视盘水肿,并可出现局灶症状与体征,如精神改变、偏瘫、失语、偏身感觉障碍、抽搐、偏盲、共济失调、眼球震颤等,典型者鉴别不难。但需注意,也有表现为十几年的偏头痛,最后被确诊为巨大血管瘤者。

四、防治

(一)一般原则

偏头痛的治疗策略包括两个方面:对症治疗及预防性治疗。对症治疗的目的在于消除、抑制或减轻疼痛及伴随症状。预防性治疗用来减少头痛发作的频度及减轻头痛严重性。对偏头痛患者是单用对症治疗还是同时采取对症治疗及预防性治疗,要具体分析。一般来说,如果头痛发作频度较小,疼痛程度较轻,持续时间较短,可考虑单纯选用对症治疗。如果头痛发作频度较大,疼痛程度较重,持续时间较长,对工作、学习、生活影响较明显,则在给予对症治疗的同时,给予适当的预防性治疗。总之,既要考虑到疼痛对患者的影响,又要考虑到药物不良反应对患者的影响,有时还要参考患者个人的意见。Saper 的建议是每周发作 2 次以下者单独给予药物性对症治疗,而发作频繁者应给予预防性治疗。

不论是对症治疗还是预防性治疗均包括两个方面,即药物干预及非药物干预。非药物干预方面,强调患者自助。嘱患者详细记录前驱症状、头痛发作与持续时间及伴随症状,找出头痛诱发及缓解的因素,并尽可能避免。如避免某些食物,保持规律的作息时间、规律饮食。不论是在工作日,还是周末抑或假期,坚持这些方案对于减轻头痛发作非常重要,接受这些建议对 30% 患者有帮助。另有人倡导有规律的锻炼,如长跑等,可能有效地减少头痛发作。认知和行为治疗,如生物反馈治疗等,已被证明有效,另有患者于头痛时进行痛点压迫,于凉爽、安静、暗淡的环境中独处,或以冰块冷敷均有一定效果。

(二)药物对症治疗

偏头痛对症治疗可选用非特异性药物治疗,包括简单的止痛药,非甾体抗炎药及麻醉剂。对于轻、中度头痛,简单的镇痛药及非甾体抗炎药常可缓解头痛的发作。常用的药物有脑清片、对乙酰氨基酚、阿司匹林、萘普生、吲哚美辛、布洛芬、罗通定等。麻醉药的应用是严格限制的,Saper 提议主要用于严重发作,其他治疗不能缓解,或对偏头痛特异性治疗有禁忌或不能忍受的情况下应用。偏头痛特异性 5-HT 受体拮抗剂主要用于中、重度偏头痛。偏头痛特异性 5-HT 受体拮抗剂结合简单的止痛剂,大多数头痛可得到有效的治疗。

5-HT 受体拮抗剂治疗偏头痛的疗效是肯定的。麦角胺咖啡因既能抑制去甲肾上腺素的再摄取,又能拮抗其与 β-肾上腺素受体的结合,于先兆期或头痛开始后服用 1 片,常可使头痛发作终止或减轻。如效不显,于数小时后加服 1 片,每天不超过 4 片,每周用量不超过 10 片。该药缺点是不良反应较多,并且有成瘾性,有时剂量会越来越大。常见不良反应为消化道症状、心血管症状,如恶心、呕吐、胸闷、气短等。孕妇、心肌缺血、高血压、肝肾疾病等忌用。

麦角碱衍生物酒石酸麦角胺,舒马普坦和双氢麦角胺为偏头痛特异性药物,均为 5-HT 受体拮抗剂。这些药物作用于中枢神经系统和三叉神经中受体介导的神经通路,通过阻断神经源性炎症而起到抗偏头痛作用。

酒石酸麦角胺主要用于中、重度偏头痛,特别是当简单的镇痛治疗效果不足或不能耐受时。其有多项作用:既是 5-HT$_{1A}$、5-HT$_{1B}$、5-HT$_{1D}$ 和 5-HT$_{1F}$ 受体拮抗剂,又是 α-肾上腺素受体拮抗剂,通过刺激动脉平滑肌细胞 5-HT 受体而产生血管收缩作用;它可收缩静脉容量性血管、抑制交感神经末端去甲肾上腺素再摄取。作为 5-HT$_1$ 受体拮抗剂,它可抑制三叉神经血管系统神经源性炎症,其抗偏头痛活性中最基础的机制可能在此,而非其血管收缩作用。其对中枢神经递质的作用对缓解偏头痛发作亦是重要的。给药途径有口服、舌下及直肠给药。生物利用度与给药途径关系密切。口服及舌下含化吸收不稳定,直肠给药起效快,吸收可靠。为了减少过多应用导致麦角胺依赖性或反跳性头痛,一般每周应用不超过 2 次,应避免大剂量连续用药。

有学者总结酒石酸麦角胺在下列情况下慎用或禁用:年龄 55～60 岁(相对禁忌);妊娠或哺乳;心动过缓(中至重度);心室疾病(中至重度);胶原-肌肉病;心肌炎;冠心病,包括血管痉挛性心绞痛;高血压(中至重度);肝、肾损害(中至重度);感染或高热/败血症;消化性溃疡性疾病;周围血管病;严重瘙痒。另外,该药可加重偏头痛造成的恶心、呕吐。

舒马普坦亦适用于中、重度偏头痛发作。作用于神经血管系统和中枢神经系统,通过抑制或减轻神经源性炎症而发挥作用。曾有人称舒马普坦为偏头痛治疗的里程碑。皮下用药 2 小时,约 80% 的急性偏头痛有效。尽管 24～48 小时 40% 的患者重新出现头痛,这时给予第 2 剂仍可达到同样的有效率。口服制剂的疗效稍低于皮下给药,起效亦稍慢,通常在 4 小时内起效。皮下

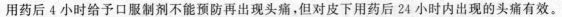

用药后 4 小时给予口服制剂不能预防再出现头痛,但对皮下用药后 24 小时内出现的头痛有效。

舒马普坦具有良好的耐受性,其不良反应通常较轻和短暂,持续时间常在 45 分钟以内。包括注射部位的疼痛、耳鸣、面红、烧灼感、热感、头昏、体重增加、颈痛及发音困难。少数患者于首剂时出现非心源性胸部压迫感,仅有很少患者于后续用药时再出现这些症状。罕见引起与其相关的心肌缺血。

应用舒马普坦注意事项及禁忌证:年龄超过 60 岁(相对禁忌证);妊娠或哺乳;缺血性心肌病(心绞痛、心肌梗死病史、记录到的无症状性缺血);不稳定型心绞痛;高血压(未控制);基底型或偏瘫型偏头痛;未识别的冠心病(绝经期妇女,男性>40 岁,心脏病危险因素如高血压、高脂血症、肥胖、糖尿病、严重吸烟及强阳性家族史);肝、肾功能损害(重度);同时应用单胺氧化酶抑制剂或单胺氧化酶抑制剂治疗终止后 2 周内;同时应用含麦角胺或麦角类制剂(24 小时内),首次剂量可能需要在医师监护下应用。

酒石酸双氢麦角胺的效果超过酒石酸麦角胺。大多数患者起效迅速,在中、重度发作特别有用,也可用于难治性偏头痛。与酒石酸麦角胺有共同的机制,但其动脉血管收缩作用较弱,有选择性收缩静脉血管的特性,可静脉注射、肌内注射及鼻腔吸入。静脉注射途径给药起效迅速。肌内注射生物利用度达 100%。鼻腔吸入的绝对生物利用度 40%,应用酒石酸双氢麦角胺后再出现头痛的频率较其他现有的抗偏头痛剂小,这可能与其半衰期长有关。

酒石酸双氢麦角胺较酒石酸麦角胺具有较好的耐受性、恶心和呕吐的发生率及程度非常低,静脉注射最高,肌内注射及鼻吸入给药低。极少成瘾和引起反跳性头痛。通常的不良反应包括胸痛、轻度肌痛、短暂的血压上升。不应给予有血管痉挛反应倾向的患者,包括已知的周围性动脉疾病,冠状动脉疾病(特别是不稳定性心绞痛或血管痉挛性心绞痛)或未控制的高血压。注意事项和禁忌证同酒石酸麦角胺。

(三)药物预防性治疗

偏头痛的预防性治疗应个体化,特别是剂量的个体化。可根据患者体重,一般身体情况、既往用药体验等选择初始剂量,逐渐加量,如无明显不良反应,可连续用药 2～3 天,无效时再用其他药物。

1.抗组织胺药物

苯噻啶为一有效的偏头痛预防性药物。可每天 2 次,每次 0.5 mg 起,逐渐加量,一般可增加至每天 3 次,每次 1.0 mg,最大量不超过 6 mg/d。不良反应为嗜睡、头昏、体重增加等。

2.钙通道阻滞剂

氟桂利嗪,每晚 1 次,每次 5～10 mg,不良反应有嗜睡、锥体外系反应、体重增加、抑郁等。

3.β受体阻滞剂

普萘洛尔,开始剂量 3 次/天,每次 10 mg,逐渐增加至 60 mg/d,也有介绍 120 mg/d,心率<60 次/分者停用。哮喘、严重房室传导阻滞者禁用。

4.抗抑郁剂

阿米替林每天 3 次,每次 25 mg,逐渐加量。可有嗜睡等不良反应,加量后不良反应明显。氟西汀(我国商品名百优解)每片 20 mg,每晨 1 片,饭后服,该药初始剂量及有效剂量相同,服用方便,不良反应有睡眠障碍、胃肠道症状等,常较轻。

5.其他

非甾体抗炎药,如萘普生;抗惊厥药,如卡马西平、丙戊酸钠等;舒必剂、硫必利;中医中药(辨

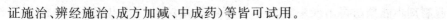

证施治、辨经施治、成方加减、中成药)等皆可试用。

(四)关于特殊类型偏头痛

与偏头痛相关的先兆是否需要治疗及如何治疗,目前尚无定论。通常先兆为自限性的、短暂的,大多数患者于治疗尚未发挥作用时可自行缓解。如果患者经历复发性、严重的、明显的先兆,考虑舌下含化尼非地平,但头痛有可能加重,且疗效亦不肯定。给予舒马普坦及酒石酸麦角胺的疗效亦尚处观察之中。

(五)关于难治性、严重偏头痛性头痛

这类头痛主要涉及偏头痛持续状态,头痛常不能为一般的门诊治疗所缓解。患者除持续的进展性头痛外尚有一系列生理及情感症状,如恶心、呕吐、腹泻、脱水、抑郁、绝望,甚至自杀倾向。用药过度及反跳性依赖、戒断症状常促发这些障碍。这类患者常需收入急症室观察或住院,以纠正患者存在的生理障碍,如脱水等;排除伴随偏头痛出现的严重的神经内科或内科疾病;治疗纠正药物依赖;预防患者于家中自杀等。应注意患者的生命体征,可做心电图检查。药物可选用酒石酸双氢麦角胺、舒马普坦、鸦片类及止吐药,必要时亦可谨慎给予氯丙嗪等。可选用非肠道途径给药,如静脉或肌内注射给药。一旦发作控制,可逐渐加入预防性药物治疗。

(六)关于妊娠妇女的治疗

给予地美罗注射剂或片剂,并应限制剂量。还可应用泼尼松,其不易穿过胎盘,在妊娠早期不损害胎儿,但不宜应用太频。如欲怀孕,最好尽最大可能不用预防性药物并避免应用麦角类制剂。

(七)关于儿童偏头痛

儿童偏头痛用药的选择与成人有很多重叠,如止痛药物、钙通道阻滞剂、抗组织胺药物等,但也有人质疑酒石酸麦角胺药物的疗效。如能确诊,重要的是对儿童及其家长进行安慰,使其对本病有一个全面的认识,以缓解由此带来的焦虑,对治疗当属有益。

五、护理

(一)护理评估

1.健康史

(1)了解头痛的部位、性质和程度:询问是全头痛还是局部头痛;是搏动性头痛还是胀痛、钻痛;是轻微痛、剧烈痛还是无法忍受的疼痛。偏头痛常描述为双侧颞部的搏动性疼痛。

(2)头痛的规律:询问头痛发病的急缓,是持续性还是发作性,起始与持续时间,发作频率,激发或缓解的因素,与季节、气候、体位、饮食、情绪、睡眠、疲劳等的关系。

(3)有无先兆及伴发症状:如头晕、恶心、呕吐、面色苍白、潮红、视物不清、闪光、畏光、复视、耳鸣、失语、偏瘫、嗜睡、发热、晕厥等。典型偏头痛发作常有视觉先兆和伴有恶心、呕吐、畏光。

(4)既往史与心理社会状况:询问患者的情绪、睡眠、职业情况以及服药史,了解头痛对日常生活、工作和社交的影响,患者是否因长期反复头痛而出现恐惧、忧郁或焦虑心理。大部分偏头痛患者有家族史。

2.身体状况

检查意识是否清楚,瞳孔是否等大等圆、对光反射是否灵敏;体温、脉搏、呼吸、血压是否正常;面部表情是否痛苦,精神状态怎样;眼睑是否下垂、有无脑膜刺激征。

3.主要护理问题及相关因素

(1)偏头痛：与发作性神经血管功能障碍有关。

(2)焦虑：与偏头痛长期、反复发作有关。

(3)睡眠形态紊乱：与头痛长期反复发作和(或)焦虑等情绪改变有关。

(二)护理措施

1.避免诱因

告知患者可能诱发或加重头痛的因素，如情绪紧张、进食某些食物、饮酒、月经来潮、用力性动作等；保持环境安静、舒适、光线柔和。

2.指导减轻头痛的方法

如指导患者缓慢深呼吸，听音乐、练气功、生物反馈治疗，引导式想象，冷、热敷以及理疗、按摩、指压止痛法等。

3.用药护理

告知止痛药物的作用与不良反应，让患者了解药物依赖性或成瘾性的特点，如大量使用止痛剂，滥用麦角胺咖啡因可致药物依赖。指导患者遵医嘱正确服药。

（李 晓）

第三节 病毒性脑膜炎

病毒性脑膜炎是一组由各种病毒感染引起的脑膜急性炎症性疾病，临床以发热、头痛和脑膜刺激征为主要表现。本病大多呈良性过程。

一、病因及发病机制

多数的病毒性脑膜炎由肠道病毒引起。该病毒属于微小核糖核酸病毒科，有60多个不同亚型，包括脊髓灰质炎病毒、柯萨奇病毒 A 和 B、埃可病毒等，其次为流行性腮腺炎、单纯疱疹病毒和腺病毒。

肠道病毒主要经粪-口途径传播，少数通过呼吸道分泌物传播；大部分病毒在下消化道发生最初的感染，肠道细胞上有与肠道病毒结合的特殊受体，病毒经肠道入血，产生病毒血症，再经脉络丛侵犯脑膜，引发脑膜炎症改变。

二、临床表现

(1)本病以夏秋季为高发季节，在热带和亚热带地区可终年发病。儿童多见，成人也可罹患。多为急性起病，出现病毒感染的全身中毒症状如发热、头痛、畏光、肌痛、恶心、呕吐、食欲减退、腹泻和全身乏力等，并可有脑膜刺激征。病程在儿童常超过1周，成人病程可持续2周或更长时间。

(2)临床表现可因患者的年龄、免疫状态和病毒种类不同而异，如幼儿可出现发热、呕吐、皮疹等症状，而脑膜刺激征轻微甚至缺如；手-足-口综合征常发生于肠道病毒71型脑膜炎，非特异性皮疹常见于埃可病毒9型脑膜炎。

三、辅助检查

脑脊液压力正常或增高,白细胞数正常或增高,可达$(10\sim100)\times10^6/L$,早期可以多形核细胞为主,$8\sim48$小时以淋巴细胞为主。蛋白质可轻度增高,糖和氯化物含量正常。

四、治疗

本病是一种自限性疾病,主要是对症治疗、支持治疗和防治并发症。对症治疗,如头痛严重者可用止痛药,癫痫发作可选用卡马西平或苯妥英钠等,脑水肿在病毒性脑膜炎不常见,可适当应用甘露醇。对于疱疹病毒引起的脑膜炎,应用阿昔洛韦抗病毒治疗可明显缩短病程和缓解症状,目前针对肠道病毒感染临床上使用或试验性使用的药物有人免疫球蛋白和抗微小核糖核酸病毒药物普来可那利。

五、护理评估

(一)健康史

发病前有无发热及感染史(呼吸道、消化道)。

(二)症状

发热、头痛、呕吐、食欲减退、腹泻、乏力、皮疹等。

(三)身体状况

(1)生命体征及意识,尤其是体温及意识状态。

(2)头痛:头痛部位、性质、有无逐渐加重及突然加重,脑膜刺激征是否阳性。

(3)呕吐:呕吐物性质、量、频率,是否为喷射样呕吐。

(4)其他症状:有无人格改变、共济失调、偏瘫、偏盲、皮疹。

(四)心理状况

(1)有无焦虑、恐惧等情绪。

(2)疾病对生活、工作有无影响。

六、护理诊断/问题

(一)体温过高

与感染的病原体有关。

(二)意识障碍

与高热、颅内压升高引起的脑膜刺激征及脑疝形成有关。

(三)有误吸的危险

与脑部病变引起的脑膜刺激征及吞咽困难有关。

(四)有受伤的危险

与脑部皮质损伤引起的癫痫发作有关。

(五)营养失调:低于机体需要量

与高热、吞咽困难、脑膜刺激征所致的入量不足有关。

(六)生活自理能力缺陷

与昏迷有关。

(七)有皮肤完整性受损的危险

与昏迷抽搐有关。

(八)语言沟通障碍

与脑部病变引起的失语、精神障碍有关。

(九)思维过程改变

与脑部损伤所致的智能改变、精神障碍有关。

七、护理措施

(一)高热的护理

(1)注意观察患者发热的热型及相伴的全身中毒症状的程度,根据体温高低定时监测其变化,并给予相应的护理。

(2)患者在寒战期及时给予增加衣被保暖;在高热期则给予减少衣被,增加其散热。患者的内衣以棉制品为宜,且不宜过紧,应勤洗勤换。

(3)在患者头、颈、腋窝、腹股沟等大血管走行处放置冰袋,及时给予物理降温,30分钟后测量降温后的效果。

(4)当物理降温无效,患者持续高热时,遵医嘱给予降温药物。给予药物降温后特别是有昏迷的患者,要观察其神志、瞳孔、呼吸、血压的变化。

(5)做好基础护理,使患者身体舒适;做好皮肤护理,防止降温后大量出汗带来的不适;给予患者口腔护理,以减少高热导致口腔分泌物减少引起的口唇干裂、口干、舌苔,以及呕吐、口腔残留食物引起的口臭带来的不适感及舌尖、牙龈炎等感染;给予会阴部护理,保持其清洁,防止卧床所致的泌尿系统感染;床单位清洁、干燥、无异味。

(6)患者的饮食应以清淡为宜,给予细软、易消化、高热量、高维生素、高蛋白、低脂肪饮食。鼓励患者多饮水、多吃水果和蔬菜。意识障碍不能经口进食者及时给予鼻饲,并计算患者每千克体重所需的热量,配置合适的鼻饲饮食。

(7)保持病室安静舒适,空气清新,室温 18～22 ℃,湿度 50％～60％适宜。避免噪声,以免加重患者因发热引起的躁动不安、头痛及精神方面的不适感。降低室内光线亮度或给患者戴眼罩,减轻因光线刺激引起的燥热感。

(二)病情观察

(1)严密观察患者的意识状态,维持患者的最佳意识水平。严密观察病情变化,包括意识、瞳孔、血压、呼吸、体温等生命体征的变化,结合其伴随症状,正确判断、准确识别因智能障碍引起的表情呆滞、反应迟钝,或因失语造成的不能应答,或因高热引起的精神萎靡,或因颅内压高所致脑疝引起的嗜睡、昏睡、昏迷,应及时并准确地反馈给医师,以利于患者得到恰当的救治。

(2)按时给予脱水降颅内压的药物,以减轻脑水肿引起的头痛、恶心、呕吐等脑膜刺激征,防止脑疝的发生。

(3)注意补充液体,准确记录 24 小时出入量,防止低血容量性休克而加重脑缺氧。

(4)定时翻身、叩背、吸痰,及时清理口鼻呼吸道分泌物,保持呼吸道通畅,防止肺部感染。

(5)给予鼻导管吸氧或储氧面罩吸氧,保证脑组织氧的供给,降低脑组织氧代谢。

(6)避免噪声、强光刺激,减少癫痫发作,减少脑组织损伤,维护患者意识的最佳状态。

(7)癫痫发作及癫痫持续状态的护理详见癫痫患者的护理。

(三)精神症状的护理

(1)密切观察患者的行为,每天主动与患者交谈,关心其情绪,及时发现有无暴力行为和自杀倾向。

(2)减少环境刺激,避免引起患者恐惧。

(3)注意与患者沟通交流和护理操作技巧,减少不良语言和护理行为的刺激,避免患者意外事件的发生。①在与患者接触时保持安全距离,以防有暴力行为患者的伤害。②在与患者交流时注意表情,声音要低,语速要慢,避免使患者感到恐惧,从而增加患者对护士的信任。③运用顺应性语言劝解患者接受治疗护理,当患者焦虑或拒绝时,除特殊情况外,可等其情绪稳定后再处理。④每天集中进行护理操作,避免反复的操作引起患者的反感或激惹患者的情绪。⑤当遇到患者有暴力行为的倾向时,要保持沉着、冷静的态度,切勿大叫,以免使患者受到惊吓后产生恐惧,引发攻击行为而伤害他人。

(4)当患者烦躁不安或暴力行为不可控时,及时给予适当约束,以协助患者缓和情绪,减轻或避免意外事件的发生。约束患者时应注意以下几点:①约束患者前一定要向患者家属讲明约束的必要性,医师病程和护理记录要详细记录,必要时签知情同意书,在患者情绪稳定的情况下也应向家属讲明约束原因。②约束带应固定在患者手不可触及的地方。约束时注意患者肢体的姿势,维持肢体功能性位置,约束带松紧度适宜,注意观察被约束肢体的肤色和活动度。③长时间约束至少每 2 小时松解约束 5 分钟。必要时改变患者体位,协助肢体被动运动。若患者情况不允许,则每隔一段时间轮流松绑肢体。④患者在约束期间家属或专人陪伴,定时巡视病房,并保证患者在护理人员的视线之内。

(四)用药护理

(1)遵医嘱使用抗病毒药物,静脉给药注意保持静脉通路通畅,做好药物不良反应宣教,注意观察患者有无谵妄、震颤、皮疹、血尿,定期抽血监测肝肾功能。

(2)使用甘露醇等脱水降颅内压的药物,应保证输液快速滴注,并观察皮肤情况,药液有无外渗,准确记录出入量。

(3)使用镇静、抗癫痫药物,要观察药效及药物不良反应,定期抽血,监测血药浓度。

(4)使用退热药物,注意及时补充水分,观察血压情况,预防休克。

(五)心理护理

(1)要做好患者心理护理,介绍有关疾病知识,鼓励患者配合医护人员的治疗,树立战胜疾病的信心,减轻恐惧、焦虑、抑郁等不良情绪,以促进疾病康复。

(2)对有精神症状的患者,给予家属帮助,做好患者生活护理,减少家属的焦虑。

(六)健康教育

(1)指导患者和家属养成良好的卫生习惯。

(2)加强体质锻炼,增强抵抗疾病的能力。

(3)注意休息,避免感冒,定期复查。

(4)指导患者服药。

(李 晓)

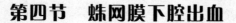

第四节 蛛网膜下腔出血

一、疾病概述

(一)概念和特点

蛛网膜下腔出血指各种原因致脑底部或脑表面的血管破裂,血液直接流入蛛网膜下腔引起的一种临床综合征,又称为原发性蛛网膜下腔出血。还可见因脑实质内、脑室出血、硬膜外或硬膜下血管破裂,血液穿破脑组织流入蛛网膜下腔,称为继发性蛛网膜下腔出血。约占急性脑卒中的10%,是一种非常严重的常见疾病。世界卫生组织调查显示中国发病率约为2.0/10万人年,也有报道为每年6~20/10万人。

(二)相关病理生理

血液进入蛛网膜下腔后,血性脑脊液刺激血管、脑膜和神经根等脑组织,引起无菌性脑膜炎反应。脑表面常有薄层凝块掩盖,其中有时可找到破裂的动脉瘤或血管。随时间推移,大量红细胞开始溶解,释放出含铁血黄素,使软脑膜有不同程度的粘连。如脑沟中的红细胞溶解,蛛网膜绒毛细胞间小沟再开道,则脑脊液的回吸收可以恢复。

(三)病因与诱因

凡能引起脑出血的病因都能引起本病,但以颅内动脉瘤、动静脉畸形、高血压动脉硬化症、脑底异常血管网和血液病等为最常见。本病多在情绪激动或过度用力时发病(如排便)。

(四)临床表现

(1)突然发生的剧烈头痛、恶心、呕吐和脑膜刺激征,以颈项强直最为典型,伴或不伴局灶体征。

(2)部分患者,尤其是老年患者头痛、脑膜刺激征等临床表现常不典型,而精神症状较明显。

(3)原发性中脑出血的患者症状较轻,CT表现为中脑或脑桥周围脑池积血,血管造影未发现动脉瘤或其他异常,一般不发生再出血或迟发型血管痉挛等情况,临床预后良好。

(五)辅助检查

1.头颅影像学检查

(1)CT:是诊断蛛网膜下腔出血的首选方法,CT显示蛛网膜下腔内高密度影可以确诊蛛网膜下腔出血。

(2)MRI:当病后数天CT的敏感性降低时,MRI可发挥较大作用。4天后T_1像能清楚地显示外渗的血液,血液高信号可持续至少2周,在FLAIR像则持续更长时间。因此,当病后1~2周,CT不能提供蛛网膜下腔出血的证据时,MRI可作为诊断蛛网膜下腔出血和了解破裂动脉瘤部位的一种重要方法。

2.脑血管影像学检查

(1)数字减影血管造影:是诊断颅内动脉瘤最有价值的方法,阳性率达95%,可以清楚显示动脉瘤的位置、大小、与载瘤动脉的关系、有无血管痉挛等,血管畸形和烟雾病也能清楚显示。但以出血3天内或3~4周后进行为宜。

(2)CT 血管成像(CTA)和 MR 血管成像(MRA):CTA 和 MRA 是无创性的脑血管显影方法,但敏感性、准确性不如数字减影血管造影。主要用于动脉瘤患者的随访以及急性期不能耐受数字减影血管造影检查的患者。

(3)其他:经颅超声多普勒(TCD)。

3.实验室检查

血常规、凝血功能、肝功能及免疫学检查有助于寻找出血的其他原因。

(六)治疗原则

制止继续出血,防止血管痉挛及复发,以降低病死率。

二、护理评估

(一)一般评估

1.生命体征

患者的血压、脉搏、呼吸、体温有无异常。

2.患者主诉

患者发病时间、方式,有无明显诱因,有无头晕、剧烈头痛、恶心、呕吐等症状出现。患者既往有无高血压,动脉粥样硬化,血液病和家族脑卒中病史。患者的平时生活方式和饮食情况,患者的性格特点。

3.相关记录

体重、身高、上臂围、皮肤、饮食等记录结果。

(二)身体评估

1.头颈部

患者意识是否清楚,睁眼运动是否正常。两侧瞳孔是否等大等圆、瞳孔对光反射是否灵敏,角膜反射是否正常。有无面色苍白、口唇发绀、皮肤湿冷、烦躁不安,是否存在吞咽困难和饮水呛咳,咽反射是否存在或消失,有无声音嘶哑或其他语言障碍。注意头颅有无局部肿块或压痛,头痛是否为爆炸样。有无头部活动受限、不自主活动及抬头无力。脑膜刺激征是否阳性,颈椎、脊柱、肌肉有无压痛。颈动脉听诊是否闻及血管杂音。

2.胸部

脊柱有无畸形,心脏及肺部听诊是否异常。

3.腹部

上腹部有无疼痛、饱胀,肠鸣音是否正常。有无大、小便失禁,并观察大小便的颜色、量和性质。

4.四肢

有无肢体活动障碍或感觉缺失,四肢肌力及肌张力等情况。

(三)心理-社会评估

了解患者及其家属对疾病的了解程度,经济状况,对患者的支持关心程度等。

(四)辅助检查结果评估

评估血液检查、影像学检查、脑血管影像学检查等结果。

(五)常用药物治疗效果的评估

对意识清醒者给予适量的止痛剂和镇静剂,如罗通定,苯巴比妥等,禁用吗啡以免抑制呼吸。

患有高血压的蛛网膜下腔出血患者,可有一过性反应性血压升高,注意监测,必要时使用降压药,血压过低可导致脑组织灌注不足,过高则有再出血的危险,降血压控制在正常范围内。预防和缓解血管痉挛的药物,在静脉滴注过程中,应注意滴速,定时测血压及观察患者的意识状态。用20%甘露醇降低颅内压时,应按时给药,以保持颅内压的稳定性。

三、主要护理诊断/问题

(一)疼痛
与脑水肿、颅内高压、血液刺激脑膜或继发出血有关。

(二)潜在并发症
(1)再出血:与病情变化有关。

(2)肺部感染:与长期卧床有关。

(三)焦虑
与担心疾病预后有关。

(四)生活自理缺陷
与医源性限制有关。

四、护理措施

(一)一般护理
绝对卧床休息,卧床时间应在4周以上,尽量减少搬动,减少人员探视,避免精神刺激,亲属探望过多,会引起情绪激动,身体劳累诱发再出血。

(二)严密观察病情变化
注意脑血管痉挛发生:脑血管痉挛是蛛网膜下腔出血的主要并发症,继发于出血后4～5天,这是出血后患者死亡和致残的主要原因。因此除观察体温,脉搏,呼吸,血压外,应特别观察瞳孔,头痛,呕吐和抽搐等情况的变化。

(三)保持呼吸道通畅预防肺部感染
保持呼吸道通畅,预防肺部感染并发症,对昏迷患者尤为重要,因为昏迷患者咳嗽及吞咽反射减弱或消失。口腔呼吸道分泌物及呕吐物误吸或坠积于肺部而发生肺部感染,此外也可引起窒息,患者应取侧卧位,头部略抬高稍后仰,吸痰时,吸痰管从鼻腔或口腔内插入,轻轻地吸出,避免损伤黏膜。

(四)保持大便通畅
患者因长期卧床,肠蠕动减少,或不习惯于床上排便,常常引起便秘,用力排便可使血压突然升高,再次出血。因此,应培养患者良好的生活习惯,多吃高维生素,粗纤维饮食,锻炼床上大小便能力,防止便秘及尿潴留,对便秘者可用开塞露,液状石蜡或缓泻剂昏迷者可留置导尿管。切忌灌肠,以免腹压突然增加,患者烦躁不安,加重出血。

(五)再出血的护理
蛛网膜下腔再出血是病情变化的重要因素,一般在病后2～3周发生,发生率及病死率均较高。如患者经治疗后出现剧烈头痛,意识障碍进行性加重,频繁呕吐,瞳孔不等大应高度怀疑再出血的发生。预防再出血要做到:①绝对卧床休息8周以上,饮食,大小便均不能下床;②保持大便通畅,排便时不能用力过猛;③避免情绪激动以免引起再出血。

(六)心理护理

护士要细心观察患者的心理反应,及时做好心理疏导工作,耐心安慰患者,向其介绍疾病的特点和病程转归,使他对疾病有正确的认识,取得合作,同时指导患者学会自我调节,保持情绪稳定,避免情绪激动和突然用力,对于合并肢体瘫痪患者,帮助其进行功能锻炼。

(七)健康教育

1.饮食指导

指导患者了解肥胖,吸烟,酗酒及饮食因素与脑血管病的关系,改变不合理的饮食习惯和饮食结构。选择低盐,低脂,充足蛋白质和丰富维生素的饮食,如多食谷类和鱼类,新鲜蔬菜水果,少吃糖类和甜食。限制钠盐和动物油的摄入及辛辣、油炸食物和暴饮暴食;注意粗细搭配,荤素搭配,戒烟限酒,控制食物热量,保持理想体重。

2.避免诱因

指导患者尽量避免使血压骤然升高的各种因素。如保持情绪稳定和心态平衡,避免过分喜悦、愤怒、焦虑、恐惧和悲伤等不良心理和惊吓等刺激;建立健康的生活方式,保证充足睡眠,适当运动,避免体力和脑力的过度劳累和突然用力过猛;养成定时排便的习惯,保持大便通畅,避免用力排便,戒烟酒。

3.检查指导

蛛网膜下腔出血患者一般在首次出血3周后进行数字减影血管造影检查,应告知脑血管造影的相关知识,指导患者积极配合,已明确病因,尽早手术,解除隐患或危险。

4.照顾者指导

家属应关心体贴患者,为其创造良好的修养环境,督促尽早检查和手术,发现再出血征象及时就诊。

5.就诊指标

患者出现意识障碍、肢体麻木、无力、头痛、头晕、视物模糊等症状及时就诊;定期门诊复查。

五、护理效果评估

(1)患者头痛得到减轻。

(2)患者没有出现再次出血或能及时发现再次出血并得到很好控制。

(3)患者心理得到很好的疏导,能很好配合治疗。

(4)患者无其他并发症发生。

(李 晓)

第五节 脑 梗 死

一、疾病概述

(一)概念和特点

脑梗死又称缺血性脑卒中,是由于脑组织局部供血动脉血流的突然减少或停止,造成该血管供血区的脑组织缺血、缺氧导致脑组织坏死、软化，并伴有相应部位的临床症状和体征，如偏瘫、失语等神经功能缺失的症候。

脑梗死发病率、患病率和病死率随年龄增加，45岁后均呈明显增加，65岁以上人群增加最明显，75岁以上者发病率是45～54岁组的5～8倍。男性发病率高于女性，男：女为(1.3～1.7)：1。

(二)相关病理生理

动脉内膜损伤、破裂，随后胆固醇沉积于内膜下，形成粥样斑块，管壁变性增厚，使管腔狭窄，动脉变硬弯曲，最终动脉完全闭塞，导致供血区形成缺血性梗死。梗死区伴有脑水肿及毛细血管周围点状出血，后期病变组织萎缩，坏死组织被格子细胞清除，留下瘢痕组织及空腔，通常称为缺血性坏死。脑栓塞引起的梗死发生快，可产生红色充血性梗死或白色缺血性或混合性梗死。红色充血性梗死，常由较大栓子阻塞血管所引起，在梗死基础上导致梗死区血管破裂和脑内出血。大脑的神经细胞对缺血的耐受性最低，3～4分钟的缺血即引起梗死。

(三)病因与诱因

脑血管病是神经科最常见的疾病，病因复杂，受多种因素的影响，一般根据常规把脑血管病按病因分类分为血管壁病变，血液成分改变和血流动力学改变。

流行病学研究证实，高血脂和高血压是动脉粥样硬化的两个主要危险因素，吸烟、饮酒、糖尿病、肥胖、高密度脂蛋白胆固醇降低、血清脂蛋白增高均为脑血管病的危险因素，尤其是缺血性脑血管病的危险因素。

(四)临床表现

临床表现因梗死的部位和梗死面积而有所不同，常见的临床表现如下。

(1)起病突然，常于安静休息或睡眠时发病。起病在数小时或1～2天达到高峰。

(2)头痛、眩晕、耳鸣、半身不遂，可以是单个肢体或一侧肢体，也可以是上肢比下肢重或下肢比上肢重，并出现吞咽困难，说话不清，伴有恶心、呕吐等多种情况，严重者很快昏迷不醒。

(3)腔隙性脑梗死患者可以无症状或症状轻微，因其他病而行脑CT检查发现此病，有的已属于陈旧性病灶。这种情况以老年人多见，患者常伴有高血压病、动脉硬化、高脂血症、冠心病、糖尿病等慢性病。腔隙性脑梗死可以反复发作，有的患者最终发展为有症状的脑梗死，有的患者病情稳定，多年不变。故对老年人"无症状性脑卒中"应引起重视，在预防上持积极态度。

(五)治疗原则

1.急性期治疗

(1)溶栓治疗：发病后6小时之内，常用药物有尿激酶、链激酶、重组组织型纤溶酶原激活剂等。

(2)脱水剂：对较大面积的梗死应及时应用脱水治疗。

(3)抗血小板聚集药：右旋糖酐-40，有心、肾疾病者慎用。此外，可口服小剂量阿司匹林，有出血倾向或溃疡病患者禁用。

(4)钙通道阻滞剂：可选用桂利嗪、盐酸氟桂利嗪。

(5)血管扩张剂。

2.恢复期治疗

继续口服抗血小板聚集药、钙通道阻滞剂等，但主要应加强功能锻炼，进行康复治疗，经过3～6个月即可生活自理。

3.手术治疗

大面积梗死引起急性颅内压增高,除用脱水药以外,必要时可进行外科手术减压,以缓解症状。

4.其他治疗

中医、中药、针灸、按摩方法对本病防治和康复有较好疗效,一般应辨证施治,使用活血化瘀、通络等方药治疗,针灸、按摩对功能恢复十分有利。

二、护理评估

(一)一般评估

1.生命体征

监测患者的血压、脉搏、呼吸、体温有无异常。脑梗死的患者一般会出现血压升高。

2.患者主诉

询问患者发病时间及发病前有无头晕、头痛、恶心、呕吐等症状出现。

3.相关记录

体重、身高、上臂围、皮肤、饮食等记录结果。

(二)身体评估

1.头颈部

脑梗死的患者一般都会出现不同程度的意识障碍,要注意观察患者意识障碍的类型;注意有无眼球运动受限、结膜有无水肿及眼睑闭合不全;观察瞳孔的大小以及对光反射情况;观察有无口角㖞斜及鼻唇沟有无变浅,评估患者吞咽功能。

2.胸部

评估患者肺部呼吸音情况(肺部感染是脑梗死患者一个重要并发症)。

3.腹部

上腹部有无疼痛、饱胀,肠鸣音是否正常。有无大、小便失禁,并观察大小便的颜色、量和性质。

4.四肢

评估患者四肢肌力,腱反射情况,以及有无出现患者反射(如巴宾斯基征)、脑膜刺激征(如颈强直、凯尔尼格征和布鲁津斯基征)。

(三)心理-社会评估

评估患者及其照顾者对疾病的认知程度,心理反应与需求,家庭及社会支持情况,正确引导患者及家属配合治疗与护理。

(四)辅助检查评估

(1)血液检查:血脂、血糖、血流动力学和凝血功能有无异常。

(2)头部 CT 及 MRI 有无异常。

(3)数字减影血管造影、MRA 及 TCD 检查结果有无异常。

三、主要护理诊断/问题

(一)脑血流灌注不足

与脑血流不足、颅内压增高、组织缺血缺氧有关。

(二)躯体移动障碍

与意识障碍、肌力异常有关。

(三)言语沟通障碍

与意识障碍或相应言语功能区受损有关。

(四)焦虑

与担心疾病预后差有关。

(五)有发生压疮的可能

与长期卧床有关。

(六)有误吸的危险

与吞咽功能差有关。

(七)潜在并发症

肺部感染、泌尿系统感染。

四、护理措施

(一)一般护理

(1)严密观察病情,监测生命体征。备齐各种急救药品、仪器。

(2)保持呼吸道通畅,及时吸痰,防止窒息。

(3)多功能监护,氧气吸入。

(4)躁动的患者给予安全措施,必要时用约束带。

(5)保证呼吸机正常工作,观察血氧、血气结果,遵医嘱对症处理。

(6)保持各种管道通畅,并妥善固定,观察引流液的色、量、性状,做好记录。

(7)做好鼻饲喂养的护理。口腔护理 2 次/天。

(8)导尿管护理 2 次/天。

(9)保持肢体功能位,按时翻身,叩背,预防压疮发生。

(10)准确测量 24 小时出入量并记录。

(11)护理记录客观、及时、准确、真实、完整。严格按计划实施护理措施。

(12)患者病情变化时,及时报告医师。

(13)脑血管造影术后,穿刺侧肢体制动,观察足背动脉、血压,有病情变化及时报告医师。

(14)做好晨晚间护理,做到两短六洁。

(二)健康教育

1.疾病知识指导

脑梗死患者康复时间比较长,患者出院后要教会患者及家属必要的护理方法。教会患者药物的名称、用法、疗效及变态反应。介绍脑梗死的症状及体征。并与患者及其家属共同制定包括饮食、锻炼在内的康复计划,告知其危险因素。

2.就诊指标

出现肢体麻木、无力、头痛、头晕、视物模糊等症状及时就诊,定期门诊复查,积极治疗高血压、高血脂、糖尿病等疾病。

五、护理效果评估

(1)患者脑血流得到改善。

（2）患者呼吸顺畅，无误吸发生。

（3）患者躯体活动得到显著提高。

（4）患者言语功能恢复或部分恢复。

（5）患者无压疮发生。

（6）患者生活基本能够自理。

（7）患者无肺部及尿路感染或发生感染后得到及时处理。

（李　晓）

第六节　阿尔茨海默病

一、疾病概述

阿尔茨海默病是发生于老年和老年前期，以进行性认知功能障碍和行为损害为特征的中枢神经系统退行性病变，是老年期痴呆的最常见类型，临床上表现为记忆障碍、失语、失用、认知障碍、视空间能力损害、抽象思维和计算力损害、人格和行为的改变等。

（一）病因

阿尔茨海默病可分为家族性和散发性，家族性阿尔茨海默病呈常染色体显性遗传，多于65岁前起病。

（二）临床表现

阿尔茨海默病通常是隐匿起病，病程为持续进行性，无缓解，停止进展的平稳期即使有，也极罕见。阿尔茨海默病的临床症状可分为两方面，即认知功能减退及其伴随的生活能力减退症状和非认知性神经精神症状。其病程演变大致可以分为轻、中、重三个阶段。

1.轻度

主要表现是记忆障碍。

2.中度

除记忆障碍继续加重外，可出现思维和判断力障碍、性格改变和情感障碍。患者的工作、学习以及社会接触能力减退，特别是原已掌握的知识和技巧出现明显的衰退。

3.重度

除上述各项症状逐渐加重外，还有情感淡漠、哭笑无常、言语能力丧失，以致不能完成日常简单的生活事项，如穿衣、进食。终日无语而卧床，与外界（包括亲友）逐渐丧失接触能力。晚期并发全身系统疾病衰竭而死亡。

（三）治疗原则

查清原因、及时治疗、越早越好。做好生活护理可有效延长患者的生命，改善其生活质量。药物治疗以改善认知功能、控制精神症状为主，重度晚期患者应加强支持和对症治疗，可采取非药物治疗包括职业训练、音乐治疗和群体治疗等。

(四)护理要点

1.病情观察

评估患者认知能力、生活能力;观察有无并发症发生。

2.药物护理

按医嘱正确应用改善智能、营养脑神经药物,告知患者应用药物注意事项,观察药物变态反应。

3.安全护理

采取有效安全防措施,防止走失、跌倒、坠床、烫伤等意外。

二、健康教育

(一)住院期间健康教育

1.休息与运动

根据病情适当参加体力劳动或户外活动。生活不能自理者要专人看护,切勿让老人单独活动;对思维活跃的老年人,应改变话题,转移思维,使情绪平静。

2.饮食护理

多食鸡蛋、鱼、肉,可以增加血液中有助于记忆的神经递质;多食豆类、麦芽、牛奶、绿色蔬菜、坚果等有助于核糖核酸注入脑内提高记忆,保证足够热量。

3.用药指导

多奈哌齐可出现恶心、呕吐、腹泻、头晕、失眠、肌肉痉挛、疲乏等不良反应,要睡前服用。美金刚多数不良反应是短暂、轻微和一过性的幻觉瘙痒、皮疹、恶心、胃痛等,停药后可自行消退。氟西汀不良反应为恶心、意识混沌、头晕、头痛和疲倦。奥拉西坦不良反应较少,可有焦虑不安、皮肤。奥氮平变态反应为嗜睡和体重增加。

4.生活护理

生活护理包括:①不能自理的患者协助做好生活护理,包括饮食、穿衣、大小便、个人卫生等;②定时定量协助患者进食,保证营养供给;③餐后协助刷牙、漱口;④每周洗澡、洗头,及时更换衣服;⑤大小便失禁者,护理人员要掌握患者的排便规律,及时清理排泄物,并拭净肛周皮肤,保持局部干燥。

(二)出院健康教育

1.并发症的预防及护理

(1)压疮:每2小时翻身1次,保持床铺平整干燥;如已发生压疮,应根据分期及时清创、换药,避免感染,加强全身营养,促进愈合。

(2)泌尿系统感染:尿潴留者需留置导尿管,间断夹管,每2~3小时放尿一次,以训练膀胱功能;鼓励多饮水每天不少于2 000 mL,经常坐起活动锻炼,利于膀胱功能恢复,预防膀胱结石;注意尿色、尿量及性质。大便失禁者,要保持会阴部及肛周清洁。

(3)呼吸系统感染:经常叩背,鼓励并帮助患者咳痰;进食时注意观察患者的吞咽功能,防止误吸。

(4)失用性萎缩:每天至少2次,每次至少30分钟肢体被动主动活动,延缓肢体功能衰退。

2.遵医嘱服药

根据医嘱按时按量正确服药;要专人给予服用药物,以防误服。

3.做好安全管理

有专人看护,避免走失。可随身携带有姓名、年龄、诊断、家庭住址、家属联系方式的卡片或手腕带,以便于协助。

4.康复指导

(1)要预防老年人卧床不起。对老年性痴呆患者,家人易产生过度保护倾向,这是造成患者卧床不起的最大原因。患者一旦卧床不起,可出现许多并发症,这将会加重痴呆症状,加快缩短其寿命。因此,对早期痴呆患者,应该在家人看护和指导下,做一些力所能及的事情。

(2)对安排的活动做好提示,例如在抽屉上标记好里面应装的东西,这样患者更有可能放对地方。

(3)要保持日常卫生习惯。对早期痴呆症患者要尽可能帮助其保持日常生活习惯和卫生习惯,如起居、穿衣、刷牙、洗脸等,即使做得不规范,也要尽可能让他自己去做,这也是防止疾病进一步发展所不可忽视的环节。

(4)提示患者远离危险,保持周围环境安全。

5.心理护理

调节老人情绪,寻求老人感兴趣的话题交谈,多给信息和语言刺激;对老人要关爱体贴,帮助患者树立战胜疾病信心,取得家属配合与支持。

6.复诊须知

出院3周后门诊复诊,不适随诊。

（李　晓）

第七节　重症肌无力

重症肌无力是乙酰胆碱受体抗体介导的,细胞免疫依赖及补体参与者的神经-肌肉接头处传递障碍的自身免疫性疾病。病变主要累及神经-肌肉接头突触后膜上乙酰胆碱受体。临床特征为部分或全身骨骼肌易疲劳,通常在活动后加重、休息后减轻,具有晨轻暮重等特点。重症肌无力在一般人群中发病率为8/10万～20/10万,患病率约为50/10万。

一、病因

(1)重症肌无力确切的发病机制目前仍不明确,但是有关该病的研究还是很多的,其中,研究最多的是有关重症肌无力与胸腺的关系,以及乙酰胆碱受体抗体在重症肌无力中的作用。大量的研究发现,重症肌无力患者神经-肌肉接头处突触后膜上的乙酰胆碱受体数目减少,受体部位存在抗乙酰胆碱受体抗体,且突触后膜上有 IgG 和 C_3 复合物的沉积。

(2)血清中的抗乙酰胆碱受体抗体的增高和突触后膜上的沉积所引起的有效的乙酰胆碱受体数目的减少,是本病发生的主要原因。而胸腺是乙酰胆碱受体抗体产生的主要场所,因此,本病的发生一般与胸腺有密切的关系。所以,调节人体乙酰胆碱受体,使之数目增多,化解突触后膜上的沉积,抑制抗乙酰胆碱受体抗体的产生是治愈本病的关键。

(3)很多临床现象也提示本病和免疫机制紊乱有关。

二、诊断要点

（一）临床表现

本病根据临床特征诊断不难。起病隐袭,主要表现受累肌肉病态疲劳,肌肉连续收缩后出现严重肌无力甚至瘫痪,经短暂休息后可见症状减轻或暂时好转。肌无力多于下午或傍晚劳累后加重,晨起或休息后减轻,称之为"晨轻暮重"。首发症状常为眼外肌麻痹,出现非对称性眼肌麻痹和上睑下垂,斜视和复视,严重者眼球运动明显受限,甚至眼球固定,瞳孔光反射不受影响。面肌受累表现皱纹减少,表情困难,闭眼和示齿无力;咀嚼肌受累使连续咀嚼困难,进食经常中断;延髓肌受累导致饮水呛咳、吞咽困难、声音嘶哑或讲话鼻音;颈肌受损时抬头困难。严重时出现肢体无力,上肢重于下肢,近端重于远端。呼吸肌、膈肌受累,出现咳嗽无力、呼吸困难,重症可因呼吸肌麻痹继发吸入性肺炎可导致死亡。偶有心肌受累可突然死亡,平滑肌和膀胱括约肌一般不受累。感染、妊娠、月经前常导致病情恶化,精神创伤、过度疲劳等可为诱因。

（二）临床试验

肌疲劳试验,如反复睁闭眼、握拳或两上肢平举,可使肌无力更加明显,有助诊断。

（三）药物试验

1.新斯的明试验

以甲基硫酸新斯的明 0.5 mg 肌内注射或皮下注射。如肌力在 0.5～1 小时明显改善时可以确诊,如无反应,可次日用 1 mg、1.5 mg,直至 2 mg 再试,如 2 mg 仍无反应,一般可排除本病。为防止新期的明的毒碱样反应,需同时肌内注射阿托品 0.5～1.0 mg。

2.依酚氯铵试验

该试验适用于病情危重、有延髓性麻痹或肌无力危象者。用 10 mg 溶于 10 mg 生理盐水中缓慢静脉注射,至 2 mg 后稍停 20 秒,若无反应可注射 8 mg,症状改善者可确诊。

（四）辅助检查

1.电生理检查

常用感应电持续刺激,受损肌反应及迅速消失。此外,也可行肌电图重复频率刺激试验,低频刺激波幅递减超过 10%,高频刺激波幅递增超过 30% 为阳性。单纤维肌电图出现颤抖现象延长,延长超过 50 μs 者也属阳性。

2.其他

血清中抗乙酰胆碱受体抗体测定约 85% 患者增高。胸部 X 线摄片或胸腺 CT 检查显示胸腺增生或伴有胸腺肿瘤,也有辅助诊断价值。

三、鉴别要点

(1)本病眼肌型需与癔症、动眼神经麻痹、甲状腺毒症、眼肌型营养不良、眼睑痉挛鉴别。

(2)延髓肌型者,需与延髓性麻痹鉴别。

(3)四肢无力者需与神经衰弱、周期性瘫痪、感染性多发性神经炎、进行性脊肌萎缩症、多发性肌炎和癌性肌无力等鉴别。特别由支气管小细胞肺癌所引起的肌无力综合征与本病十分相似,但药物试验阴性。肌电图有特征异常,静息电位低于正常,低频重复电刺激活动电位渐次减小,高频重复电刺激活动电位渐次增大。

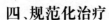

四、规范化治疗

(一)胆碱酯酶抑制剂

主要药物是溴吡斯的明,剂量为 60 mg,每天 3 次,口服。可根据患者症状确定个体化剂量,若患者吞咽困难,可在餐前 30 分钟服药;如晨起行走无力,可起床前服长效溴吡斯的明 180 mg。

(二)皮质激素

皮质激素适用于胆碱酯酶抑制药反应较差并已行胸腺切除的患者。由于用药早期肌无力症状可能加重,患者最初用药时应住院治疗,用药剂量及疗程应根据患者具体情况做个体化处理。

1.大剂量泼尼松

开始剂量为 60～80 mg/d,口服,当症状好转时可逐渐减量至相对低的维持量,隔天服 5～15 mg/d,隔天用药可减轻不良反应发生。通常1个月内症状改善,常于数月后疗效达到高峰。

2.甲泼尼龙冲击疗法

反复发生危象或大剂量泼尼松不能缓解,住院危重患者、已用气管插管或呼吸机者可用,每天 1 g,口服,连用 3～5 天。如1个疗程不能取得满意疗效,隔 2 周可再重复1个疗程,共治疗2～3 个疗程。

(三)免疫抑制剂

严重的或进展型病例必须做胸腺切除术,并用胆碱酯酶抑制药。症状改善不明显者可试用硫唑嘌呤;小剂量皮质激素未见持续疗效的患者也可用硫唑嘌呤替代大剂量皮质激素,常用剂量为 2～3 mg/(kg·d),最初自小剂量 1 mg/(kg·d) 开始,应定期检查血常规和肝、肾功能。白细胞低于 $3×10^9$/L 应停用;可选择性抑制 T 细胞和 B 细胞增生,每次 1 g,每天 2 次,口服。

(四)血浆置换

血浆置换用于病情急骤恶化或肌无力危象患者,可暂时改善症状,或于胸腺切除术前处理,避免或改善术后呼吸危象,疗效持续数天或数月,该法安全,但费用昂贵。

(五)免疫球蛋白

通常剂量为 0.4 g/(kg·d),静脉滴注,连用 3～5 天,用于各种类型危象。

(六)胸腺切除

60 岁以下的重症肌无力患者可行胸腺切除术,适用于全身型重症肌无力患者,通常可使症状改善或缓解,但疗效常在数月或数年后显现。

(七)危象的处理

1.肌无力危象

肌无力危象最常见,常因胆碱酯酶抑制药剂量不足引起,注射依酚氯铵或新斯的明后症状减轻,应加大胆碱酯酶抑制药的剂量。

2.胆碱能危象

胆碱酯酶抑制药过量可导致肌无力加重,出现肌束震颤及毒蕈碱样反应,依酚氯铵静脉注射无效或加重,应立即停用胆碱酯酶抑制药,待药物排出后重新调整剂量或改用其他疗法。

3.反拗危象

胆碱酯酶抑制药不敏感所致。依酚氯铵试验无反应。应停用胆碱酯酶抑制药,输液维持或改用其他疗法。

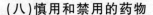

（八）慎用和禁用的药物

奎宁、吗啡及氨基糖苷类抗生素、新霉素、多黏菌素、巴龙霉素等应禁用，地西泮、苯巴比妥等应慎用。

五、护理

（一）护理诊断

1.活动无耐力

与神经-肌肉联结点传递障碍，肌肉萎缩、活动能力下降，呼吸困难、氧供需失衡有关。

2.失用综合征

与神经肌肉障碍导致活动减少有关。

3.吞咽障碍

与神经肌肉障碍（呕吐反射减弱或消失；咀嚼肌肌力减弱；感知障碍）有关。

4.生活自理缺陷

与眼外肌麻痹、眼睑下垂或四肢无力、运动障碍有关。

5.营养不足，低于机体需要量

与咀嚼无力、吞咽困难致摄入减少有关。

（二）护理措施

（1）轻症者适当休息，避免劳累、受凉、感染、创伤、激怒。病情进行性加重者须卧床休息。

（2）急性期鼓励患者充分卧床休息。将患者经常使用的日常生活用品（如便器、卫生纸、茶杯等）放在患者容易拿取的地方。根据病情或患者的需要协助其日常生活活动，以减少能量消耗。

（3）指导患者使用床挡、扶手、浴室椅等辅助设施，以节省体力和避免摔伤。鼓励患者在能耐受的活动范围内，坚持身体活动。患者活动时，注意保持周围环境安全，无障碍物，以防跌倒，路面防滑，防止滑倒。

（4）给患者和家属讲解活动的重要性，指导患者和家属对受累肌肉进行按摩和被动/主动运动，防止肌肉萎缩。

（5）选择软饭或半流质饮食，避免粗糙干硬、辛辣等刺激性食物。根据患者需要供给高蛋白、高热量、高维生素饮食。吃饭或饮水时保持端坐、头稍微前倾的姿势。给患者提供充足的进餐时间，喂饭速度要慢，少量多餐，交替喂液体和固体食物，让患者充分咀嚼，吞咽后再继续喂。把药片碾碎后制成糊状再喂药。

（6）注意保持进餐环境安静、舒适；进餐时，避免讲话或进行护理活动等干扰因素。进食宜在口服胆碱酯酶抑制药后30～60分钟，以防呛咳。如果有食物滞留，鼓励患者把头转向健侧，并控制舌头向受累的一侧清除残留的食物或喂食数口汤，让食物咽下。如果误吸液体，让患者上身稍前倾，头稍微低于胸口，便于分泌物引流，并擦去分泌物。在床旁备吸引器，必要时吸引。患者不能由口进食时，遵医嘱给予营养支持或鼻饲。

（7）注意观察胆碱酯酶抑制药的疗效和不良反应，严格执行用药时间和剂量，以防因用量不足或过量导致危象的发生。

（三）应急措施

（1）一旦出现重症肌无力危象，应迅速通知医师；立即给予吸痰、吸氧、简易呼吸器辅助呼吸，做好气管插管或切开、人工呼吸机的准备工作；备好新斯的明等药物，按医嘱给药，尽快解除危象。

(2)避免应用一切加重神经肌肉传导障碍的药物,如吗啡、利多卡因、链霉素、卡那霉素、庆大霉素和磺胺类药物。

(四)健康指导

1.入院教育

(1)给患者讲解疾病的名称及病情的现状、进展及转归。

(2)根据患者需要,给患者和家属讲解饮食营养的重要性,取得他们的积极配合。

2.住院教育

(1)仔细向患者解释治疗药物的名称、药物的用法、作用和不良反应。

(2)告知患者常用药治疗方法、不良反应、服药注意事项,避免因服药不当而诱发肌无力危象。

(3)肌无力症状明显时,协助做好患者的生活护理,保持口腔清洁,防止外伤和感染等并发症。

3.出院指导

(1)保持乐观情绪、生活规律、饮食合理、睡眠充足,避免疲劳、感染、情绪抑郁和精神创伤等诱因。

(2)注意根据季节、气候适当增减衣服,避免受凉、感冒。

(3)按医嘱正确服药,避免漏服、自行停服和更改药量。

(4)患者出院后应随身带有卡片,包括姓名、年龄、住址、诊断证明,以及目前所用药物及剂量,以便在抢救时参考。

(5)病情加重时及时就诊。

(李 晓)

第八节 多系统萎缩

多系统萎缩(MSA)是一种中枢神经系统变性病,累及锥体外系、小脑、自主神经和锥体束。根据不同的临床表现,以前分别称作黑质纹状体变性、橄榄脑桥小脑萎缩和 Shy-Drager 综合征。多系统萎缩共有三方面的临床表现——帕金森症状、小脑性共济失调和自主神经功能障碍。在疾病的早期,患者的临床表现可能各有侧重,随病程进展,各种临床表现可以重叠组合,最终呈现全部的临床症状。如呼吸困难、饮水呛咳,头晕、视物模糊、跌倒等。

一、护理措施

(一)安全防护

1.密切观察患者呼吸情况

患者喉环状构肌的萎缩致声带不能外展和声带狭窄,造成睡眠呼吸暂停,严重时窒息死亡。注意观察患者睡眠时的呼吸次数以及有无睡眠呼吸暂停发生,必要时给予气管插管或切开。MSA 患者慎用或不用镇静药物,以免引起或加重呼吸障碍。

2.注意体位变换

体位性症状的患者在体位变化和活动中可发生头晕、视物模糊、跌倒,应给予安全护理,防跌倒。这种体位性症状在清晨、进食后、排尿时、活动时、发热时易发生,要求 24 小时陪护。指导患者变换体位时动作缓慢,循序渐进地完成坐起、离床、站立、行走,加强保护措施,防止头部和四肢发生外伤、骨折。

3.预防呛咳

对出现饮水呛咳、吞咽困难的患者,积极预防饮水呛咳和吞咽困难导致的误吸。指导患者饮水前吸足气、吞咽时憋住气,使声带闭合,喉部封闭后再吞咽,并将床头抬高 30°,用汤匙将水少量分次喂入,避免发生呛咳。

(二)心理护理

患者常有情绪低落、淡漠或发展为抑郁,因此应鼓励患者,多做心理护理,消除患者的顾虑,取得其信任与配合。

(三)健康指导

1.加强疾病知识的宣教

告知患者及家属预防直立性低血压诱发因素。

2.避免外界刺激

指导患者避免环境温度过高、饱餐、饮酒、紧张刺激,保持平和的心态。

3.饮食护理

对于有直立性低血压的患者,适当进食咸肉、咸菜、虾米等高钠食品,辅以香蕉、橘子、榨菜等高钾饮食,并记录出入量。

二、主要护理问题

(一)有误吸的危险

与饮水呛咳、吞咽困难有关。

(二)有感染的危险

与饮水呛咳有关。

(三)有受伤的危险

与头晕、视物模糊有关。

(四)生活自理能力缺陷

与头晕、视物模糊有关。

(张雅昕)

第五章

呼吸内科疾病护理

第一节　急性上呼吸道感染

一、概述

(一)疾病概述

急性上呼吸道感染简称上感,为外鼻孔至环状软骨下缘包括鼻腔、咽或喉部急性炎症的概称。主要病原体是病毒,少数是细菌,免疫功能低下者易感。通常病情较轻、病程短、可自愈,预后良好。但由于发病率高,不仅影响工作和生活,有时还可伴有严重并发症,并具有一定的传染性,应积极防治。

多发于冬春季节,多为散发,且可在气候突变时小规模流行。主要通过患者喷嚏和含有病毒的飞沫经空气传播,或经污染的手和用具接触传播。可引起上感的病原体大多为自然界中广泛存在的多种类型病毒,同时健康人群也可携带,且人体对其感染后产生的免疫力较弱、短暂,病毒间也无交叉免疫,故可反复发病。

(二)相关病理生理

组织学上可无明显病理改变,也可出现上皮细胞的破坏。可有炎症因子参与发病,使上呼吸道黏膜血管充血和分泌物增多,伴单核细胞浸润,浆液性及黏液性炎性渗出。继发细菌感染者可有中性粒细胞浸润及脓性分泌物。

(三)急性上呼吸道感染的病因与诱因

1.基本病因

急性上感有 $70\%\sim80\%$ 由病毒引起,包括鼻病毒、冠状病毒、腺病毒、流感和副流感病毒,以及呼吸道合胞病毒、埃可病毒和柯萨奇病毒等。另有 $20\%\sim30\%$ 的上感为细菌引起,可单纯发生或继发于病毒感染之后发生,以口腔定植菌溶血性链球菌为多见,其次为流感嗜血杆菌、肺炎链球菌和葡萄球菌等,偶见革兰阴性杆菌。

2.常见诱因

淋雨、受凉、气候突变、过度劳累等可降低呼吸道局部防御功能,致使原存的病毒或细菌迅速繁殖,或者直接接触含有病原体的患者喷嚏、空气、污染的手和用具诱发本病。老幼体弱,免疫功能低下或有慢性呼吸道疾病如鼻窦炎、扁桃体炎者更易发病。

(四)临床表现

临床表现有以下几种类型。

1.普通感冒

普通感冒俗称"伤风",又称急性鼻炎或上呼吸道卡他,为病毒感染引起。起病较急,主要表现为鼻部症状,如打喷嚏、鼻塞、流清水样鼻涕,也可表现为咳嗽、咽干、咽痒或烧灼感甚至鼻后滴漏感。咽干、咳嗽和鼻后滴漏与病毒诱发的炎症介质导致的上呼吸道传入神经高敏状态有关。2～3天后鼻涕变稠,可伴咽痛、头痛、流泪、味觉迟钝、呼吸不畅、声嘶等,有时由于咽鼓管炎致听力减退。严重者有发热、轻度畏寒和头痛等。体检可见鼻腔黏膜充血、水肿、有分泌物,咽部可为轻度充血。一般经5～7天痊愈,伴并发症者可致病程迁延。

2.急性病毒性咽炎和喉炎

急性病毒性咽炎和喉炎由鼻病毒、腺病毒、流感病毒、副流感病毒及肠病毒、呼吸道合胞病毒等引起。临床表现为咽痒和灼热感,咽痛不明显,咳嗽少见。急性喉炎多为流感病毒、副流感病毒及腺病毒等引起,临床表现为明显声嘶、讲话困难,可有发热、咽痛或咳嗽,咳嗽时咽喉疼痛加重。体检可见喉部充血、水肿,局部淋巴结轻度肿大和触痛,有时可闻及喉部的喘息声。

3.急性疱疹性咽峡炎

急性疱疹性咽峡炎多由柯萨奇病毒A引起,表现为明显咽痛、发热,病程约为一周。查体可见咽部充血,软腭、腭垂、咽及扁桃体表面有灰白色疱疹及浅表溃疡,周围伴红晕。多发于夏季,多见于儿童,偶见于成人。

4.急性咽结膜炎

急性咽结膜炎主要由腺病毒、柯萨奇病毒等引起。表现为发热、咽痛、畏光、流泪、咽及结膜明显充血。病程4～6天,多发于夏季,由游泳传播,儿童多见。

5.急性咽扁桃体炎

病原体多为溶血性链球菌,其次为流感嗜血杆菌、肺炎链球菌、葡萄球菌等。起病急,咽痛明显,伴发热、畏寒,体温可达39℃。查体可发现咽部明显充血,扁桃体肿大、充血,表面有黄色脓性分泌物。有时伴有颌下淋巴结肿大、压痛,而肺部查体无异常体征。

(五)辅助检查

1.血液学检查

因多为病毒性感染,白细胞计数常正常或偏低,伴淋巴细胞比例升高。细菌感染者可有白细胞计数与中性粒细胞增多和核左移现象。

2.病原学检查

因病毒类型繁多,且明确类型对治疗无明显帮助,一般无须明确病原学检查。需要时可用免疫荧光法、酶联免疫吸附法、血清学诊断或病毒分离鉴定等方法确定病毒的类型。细菌培养可判断细菌类型并做药物敏感试验以指导临床用药。

(六)主要治疗原则

由于目前尚无特效抗病毒药物,以对症处理为主,同时戒烟、注意休息、多饮水、保持室内空气流通和防治继发细菌感染。对有急性咳嗽、鼻后滴漏和咽干的患者应给予伪麻黄碱治疗以减轻鼻部充血,也可局部滴鼻应用。必要时适当加用解热镇痛类药物。

(七)药物治疗

1.抗菌药物治疗

目前已明确普通感冒无须使用抗菌药物。除非有白细胞计数升高、咽部脓苔、咯黄痰和流鼻涕等细菌感染证据,可根据当地流行病学史和经验用药,可选口服青霉素、第一代头孢菌素、大环内酯类或喹诺酮类。

2.抗病毒药物治疗

由于目前有滥用造成流感病毒耐药现象,所以如无发热,免疫功能正常,发病超过 2 天一般无须应用。对于免疫缺陷患者,可早期常规使用。利巴韦林和奥司他韦有较广的抗病毒谱,对流感病毒、副流感病毒和呼吸道合胞病毒等有较强的抑制作用,可缩短病程。

二、护理评估

(一)病因评估

主要评估患者健康史和发病史,是否有受凉感冒史。对流行性感冒者,应详细询问患者及家属的流行病史,以有效控制疾病进展。

(二)一般评估

1.生命体征

患者体温可正常或发热;有无呼吸频率加快或节律异常。

2.患者主诉

有无鼻塞、流涕、咽干、咽痒、咽痛、畏寒、发热、咳嗽、咳痰、声嘶、畏光、流泪、眼痛等症状。

3.相关记录

体温,痰液颜色、性状和量等记录结果。

(三)身体评估

1.视诊

咽喉部有无充血;鼻腔黏膜有无充血、水肿及分泌物情况;扁桃体有无充血、肿大(肿大扁桃体的分度),有无黄色脓性分泌物;眼结膜有无充血等情况。

2.触诊

有无颌下、耳后等头颈部部位浅表淋巴结肿大,肿大淋巴结有无触痛。

3.听诊

有无异常呼吸音;双肺有无干、湿啰音。

(四)心理-社会评估

患者在疾病治疗过程中的心理反应与需求,家庭及社会支持情况,引导患者正确配合疾病的治疗与护理。

(五)辅助检查结果评估

1.血常规检查

有无白细胞计数降低或升高、有无淋巴细胞比值升高、有无中性粒细胞增多及核左移等。

2.胸部 X 线检查

有无肺纹理增粗、炎性浸润影等。

3.痰培养

有无细菌生长,药物敏感试验结果如何。

（六）治疗常用药效果的评估

对于呼吸道病毒感染,尚无特异的治疗药物。一般以对症处理为主,辅以中医治疗,并防治继发细菌感染。

三、主要护理诊断/问题

（一）舒适受损

鼻塞、流涕、咽痛、头痛与病毒、细菌感染有关。

（二）体温过高

体温过高与病毒、细菌感染有关。

四、护理措施

（一）病情观察

观察生命体征及主要症状,尤其是体温、咽痛、咳嗽等的变化。高热者联合使用物理降温与药物降温,并及时更换汗湿衣物。

（二）环境与休息

保持室内温、湿度适宜和空气流通,症状轻者应适当休息,病情重者或年老者卧床休息为主。

（三）饮食

选择清淡、富含维生素、易消化的食物,并保证足够热量。发热者应适当增加饮水量。

（四）口腔护理

进食后漱口或按时给予口腔护理,防止口腔感染。

（五）防止交叉感染

注意隔离患者,减少探视,以避免交叉感染。指导患者咳嗽时应避免对着他人。患者使用过的餐具、痰盂等用品应按规定及时消毒。

（六）用药护理

遵医嘱用药且注意观察药物的不良反应。为减轻马来酸氯苯那敏或苯海拉明等抗过敏药的头晕、嗜睡等不良反应,宜指导患者在临睡前服用,并告知驾驶员和高空作业者应避免使用。

（七）健康教育

1.疾病预防指导

生活规律、劳逸结合、坚持规律且适当的体育运动,以增强体质,提高抗寒能力和机体的抵抗力。保持室内空气流通,避免受凉、过度疲劳等感染的诱发因素。在高发季节少去人群密集的公共场所。

2.疾病知识指导

指导患者采取适当的措施避免疾病传播,防止交叉感染。患病期间注意休息,多饮水并遵医嘱用药。

3.预防感染的措施

注意保暖,防止受凉,尤其是要避免呼吸道感染。

4.就诊的指标

告诉患者如果出现下列情况应及时到医院就诊。

（1）经药物治疗症状不缓解。

（2）出现耳鸣、耳痛、外耳道流脓等中耳炎症状。

（3）恢复期出现胸闷、心悸、眼睑水肿、腰酸或关节疼痛。

五、护理效果评估

（1）患者自觉症状好转（鼻塞、流涕、咽部不适感、发热、咳嗽咳痰等症状减轻）。

（2）患者体温恢复正常。

（3）身体评估：①视诊，患者咽喉部充血减轻；鼻腔黏膜充血、水肿减轻情况；扁桃体无充血、肿大程度减轻，无脓性分泌物；眼结膜无充血等情况。②听诊，患者无异常呼吸音；双肺无干、湿啰音。

（赵利娜）

第二节　急性气管-支气管炎

一、概述

（一）疾病概述

急性气管-支气管炎是由生物、物理、化学刺激或过敏等因素引起的急性气管-支气管黏膜炎症。多为散发，无流行倾向，年老体弱者易感。临床症状主要为咳嗽和咳痰。常发生于寒冷季节或气候突变时，也可由急性上呼吸道感染迁延不愈所致。

（二）相关病理生理

由病原体、吸入冷空气、粉尘、刺激性气体或因吸入致敏原引起气管-支气管急性炎症反应。其共同的病理表现为气管、支气管黏膜充血水肿，淋巴细胞和中性粒细胞浸润；同时可伴纤毛上皮细胞损伤，脱落；黏液腺体肥大增生。合并细菌感染时，分泌物呈脓性。

（三）急性气管-支气管炎的病因与诱因

病原体导致的感染是最主要病因，过度劳累、受凉、年老体弱是常见诱因。

1.病原体

病原体与上呼吸道感染类似。常见病毒为腺病毒、流感病毒（甲、乙）、冠状病毒、鼻病毒、单纯疱疹病毒、呼吸道合胞病毒和副流感病毒。常见细菌为流感嗜血杆菌、肺炎链球菌、卡他莫拉菌等，近年来衣原体和支原体感染明显增加，在病毒感染的基础上继发细菌感染也较多见。

2.物理、化学因素

冷空气、粉尘、刺激性气体或烟雾（如二氧化硫、二氧化氮、氨气、氯气等）的吸入，均可刺激气管-支气管黏膜引起急性损伤和炎症反应。

3.变态反应

常见的吸入致敏原包括花粉、有机粉尘、真菌孢子、动物毛皮排泄物；或对细菌蛋白质的过敏，钩虫、蛔虫的幼虫在肺内的移行均可引起气管-支气管急性炎症反应。

（四）临床表现

临床主要表现为咳嗽咳痰。一般起病较急，通常全身症状较轻，可有发热。初为干咳或少量黏液痰,随后痰量增多,咳嗽加剧,偶伴血痰。咳嗽、咳痰可延续 2～3 周,如迁延不愈,可演变成慢性支气管炎。伴支气管痉挛时,可出现程度不等的胸闷气促。

(五)辅助检查

1.血液检查

病毒感染时,血常规检查白细胞计数多正常;细菌感染较重时,白细胞计数和中性粒细胞计数增高。血沉检查可有血沉快。

2.胸部 X 线检查

多无异常,或仅有肺纹理的增粗。

3.痰培养

细菌或支原体、衣原体感染时,可明确病原体;药物敏感试验可指导临床用药。

(六)治疗要点

1.对症治疗

咳嗽无痰或少痰,可用右美沙芬、喷托维林(咳必清)镇咳。咳嗽有痰而不易咳出,可选用盐酸氨溴索、溴己新(必嗽平),桃金娘油提取物化痰,也可雾化帮助祛痰。较为常用的为兼顾止咳和化痰的棕色合剂,也可选用中成药止咳祛痰。发生支气管痉挛时,可用平喘药如茶碱类、β_2 受体激动剂等。发热可用解热镇痛药对症处理。

2.抗菌药物治疗

有细菌感染证据时应及时使用。可以首选新大环内酯类、青霉素类,也可选用头孢菌素类或喹诺酮类等药物。多数患者口服抗菌药物即可,症状较重者可经肌内注射或静脉滴注给药,少数患者需要根据病原体培养结果指导用药。

3.一般治疗

多休息,多饮水,避免劳累。

二、护理评估

(一)病因评估

主要评估患者健康史和发病史,近期是否有受凉、劳累,是否有粉尘过敏史,是否有吸入冷空气或刺激性气体史。

(二)一般评估

1.生命体征

患者体温可正常或发热;有无呼吸频率加快或节律异常。

2.患者主诉

有无发热、咳嗽、咳痰、喘息等症状。

3.相关记录

体温,痰液颜色、性状和量等情况。

(三)身体评估

听诊有无异常呼吸音;有无双肺呼吸音变粗,两肺可否闻及散在的干、湿啰音,湿啰音部位是否固定,咳嗽后湿啰音是否减少或消失。有无闻及哮鸣音。

(四)心理-社会评估

患者在疾病治疗过程中的心理反应与需求,家庭及社会支持情况,引导患者正确配合疾病的治疗与护理。

(五)辅助检查结果评估

1.血液检查

有无白细胞总数和中性粒细胞百分比升高,有无血沉加快。

2.胸部 X 线检查

有无肺纹理增粗。

3.痰培养

有无致病菌生长,药物敏感试验结果如何。

(六)治疗常用药效果的评估

1.应用抗生素的评估要点

(1)记录每次给药的时间与次数,评估有无按时、按量给药,是否足疗程。

(2)评估用药后患者发热、咳嗽、咳痰等症状有否缓解。

(3)评估用药后患者是否出现皮疹、呼吸困难等变态反应。

(4)评估用药后患者有无较明显的恶心、呕吐、腹泻等不良反应。

2.应用止咳祛痰剂效果的评估

(1)记录每次给药的时间与药量。

(2)评估用祛痰剂后患者痰液是否变稀,是否较易咳出。

(3)评估用止咳药后,患者咳嗽频繁是否减轻,夜间睡眠是否改善。

3.应用平喘药后效果的评估

(1)记录每次给药的时间与量。

(2)评估用药后,患者呼吸困难是否减轻,听诊哮鸣音有否消失。

(3)如应用氨茶碱时间较长,需评估有无茶碱中毒表现。

三、主要护理诊断/问题

(一)清理呼吸道无效

清理呼吸道无效与呼吸道感染、痰液黏稠有关。

(二)气体交换受损

气体交换受损与过敏、炎症引起支气管痉挛有关。

四、护理措施

(一)病情观察

观察生命体征及主要症状,尤其咳嗽,痰液的颜色、性质、量等的变化;有无呼吸困难与喘息等表现;监测体温情况。

(二)休息与保暖

急性期应减少活动,增加休息时间,室内空气新鲜,保持适宜的温度和湿度。

(三)保证充足的水分及营养

鼓励患者多饮水,必要时由静脉补充。给予易消化营养丰富的饮食,发热期间进食流质或半流质食物为宜。

（四）保持口腔清洁

由于患者发热、咳嗽、痰多且黏稠，咳嗽剧烈时可引起呕吐，故要保持口腔卫生，以增加舒适感，增进食欲，促进毒素的排泄。

（五）发热护理

热度不高不需特殊处理，高热时要采取物理降温或药物降温措施。

（六）保持呼吸道通畅

观察呼吸道分泌物的性质及能否有效地咳出痰液，指导并鼓励患者有效咳嗽；若为细菌感染所致，按医嘱使用敏感的抗生素。若痰液黏稠，可采用超声雾化吸入或蒸气吸入稀释分泌物；对于咳嗽无力的患者，宜经常更换体位，叩背，使呼吸道分泌物易于排出，促进炎症消散。

（七）给氧与解痉平喘

有咳喘症状者可给予氧气吸入或按医嘱采用雾化吸入平喘解痉剂，严重者可口服。

（八）健康教育

1.疾病预防指导

预防急性上呼吸道感染的诱发因素。增强体质，可选择合适的体育活动，如跳健康操、打太极拳、跑步等，可进行耐寒训练，如冷水洗脸、冬泳等。

2.疾病知识指导

患病期间增加休息时间，避免劳累；饮食宜清淡、富含营养；按医嘱用药。

3.就诊指标

如 2 周后症状仍持续应及时就诊。

五、护理效果评估

（1）患者自觉症状好转（咳嗽咳痰、喘息、发热等症状减轻）。

（2）患者体温恢复正常。

（3）患者听诊时双肺有无闻及干、湿啰音。

（赵利娜）

第三节　慢性支气管炎

慢性支气管炎是由于感染或非感染因素引起气管、支气管黏膜及其周围组织的慢性非特异性炎症。临床以咳嗽、咳痰或伴有喘息反复发作为特征，每年持续 3 个月以上，且连续 2 年以上。

一、病因和发病机制

慢性支气管炎的病因极为复杂，迄今尚有许多因素还不够明确，往往是多种因素长期相互作用的综合结果。

（一）感染

病毒、支原体和细菌感染是本病急性发作的主要原因。病毒感染以流感病毒、鼻病毒、腺病

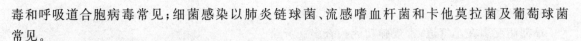

毒和呼吸道合胞病毒常见；细菌感染以肺炎链球菌、流感嗜血杆菌和卡他莫拉菌及葡萄球菌常见。

(二)大气污染

化学气体如氯气、二氧化氮、二氧化硫等刺激性烟雾,空气中的粉尘等均可刺激支气管黏膜,使呼吸道清除功能受损,为细菌入侵创造条件。

(三)吸烟

吸烟为本病发病的主要因素。吸烟时间的长短与吸烟量决定发病率的高低,吸烟者的患病率较不吸烟者高 2～8 倍。

(四)过敏因素

喘息型支气管患者多有过敏史。患者痰中嗜酸性粒细胞和组胺的含量及血中 IgE 明显高于正常。此类患者实际上应属慢性支气管炎合并哮喘。

(五)其他因素

气候变化,特别是寒冷空气对慢性支气管炎的病情加重有密切关系。自主神经功能失调,副交感神经功能亢进,老年人肾上腺皮质功能减退,慢性支气管炎的发病率增加。维生素 C 缺乏,维生素 A 缺乏,易患慢性支气管炎。

二、临床表现

(一)症状

患者常在寒冷季节发病,出现咳嗽、咳痰,尤以晨起显著,白天多于夜间。病毒感染痰液为白色黏液泡沫状,继发细菌感染,痰液转为黄色或黄绿色黏液脓性,偶可带血。慢性支气管炎反复发作后,支气管黏膜的迷走神经感受器反应性增高,副交感神经功能亢进,可出现过敏现象而发生喘息。

(二)体征

早期多无体征。急性发作期可有肺底部闻及干、湿啰音。喘息型支气管炎在咳嗽或深吸气后可闻及哮鸣音,发作时,有广泛哮鸣音。

(三)并发症

(1)阻塞性肺气肿:为慢性支气管炎最常见的并发症。

(2)支气管肺炎:慢性支气管炎蔓延至支气管周围肺组织中,患者表现寒战、发热、咳嗽加剧、痰量增多且呈脓性;白细胞总数及中性粒细胞增多;X 线胸片显示双下肺野有斑点状或小片阴影。

(3)支气管扩张症。

三、诊断

(一)辅助检查

1.血常规检查

白细胞总数及中性粒细胞数可升高。

2.胸部 X 线检查

单纯型慢性支气管炎,X 线片检查阴性或仅见双下肺纹理增多、增粗、模糊、呈条索状或网状。继发感染时为支气管周围炎症改变,表现为不规则斑点状阴影,重叠于肺纹理之上。

3.肺功能检查

早期病变多在小气道,常规肺功能检查多无异常。

(二)诊断要点

凡咳嗽、咳痰或伴有喘息,每年发作持续 3 个月,连续 2 年或 2 年以上者,并排除其他心、肺疾病(如肺结核、肺尘埃沉着病、支气管哮喘、支气管扩张症、肺癌、肺脓肿、心脏病、心功能不全等)、慢性鼻咽疾病后,即可诊断。如每年发病不足 3 个月,但有明确的客观检查依据(如胸部 X 线片、肺功能等)也可诊断。

(三)鉴别诊断

1.支气管扩张

多于儿童或青年期发病,常继发于麻疹、肺炎或百日咳后,并有咳嗽、咳痰反复发作的病史,合并感染时痰量增多,并呈脓性或伴有发热,病程中常反复咯血。在肺下部周围可闻及不易消散的湿啰音。晚期重症患者可出现杵状指(趾)。胸部 X 线上可见双肺下野纹理粗乱或呈卷发状。薄层高分辨 CT(HRCT)检查有助于确诊。

2.肺结核

活动性肺结核患者多有午后低热、消瘦、乏力、盗汗等中毒症状。咳嗽痰量不多,常有咯血。老年肺结核的中毒症状多不明显,常被慢性支气管炎的症状所掩盖而误诊。胸部 X 线上可发现结核病灶,部分患者痰结核菌检查可获阳性。

3.支气管哮喘

支气管哮喘常为特质性患者或有过敏性疾病家族史,多于幼年发病。一般无慢性咳嗽、咳痰史。哮喘多突然发作,且有季节性,血和痰中嗜酸性粒细胞常增多,治疗后可迅速缓解。发作时双肺布满哮鸣音,呼气延长,缓解后可消失,且无症状,但气道反应性仍增高。慢性支气管炎合并哮喘的患者,病史中咳嗽、咳痰多发生在喘息之前,迁延不愈较长时间后伴有喘息,且咳嗽、咳痰的症状多较喘息更为突出,平喘药物疗效不如哮喘等可资鉴别。

4.肺癌

肺癌多发生于 40 岁以上男性,并有多年吸烟史的患者,刺激性咳嗽常伴痰中带血和胸痛。X 线胸片检查肺部常有块影或反复发作的阻塞性肺炎。痰脱落细胞及支气管镜等检查,可明确诊断。

5.慢性肺间质纤维化

慢性咳嗽,咳少量黏液性非脓性痰,进行性呼吸困难,双肺底可闻及爆裂音(Velcro 啰音),严重者发绀并有杵状指。X 线胸片见中下肺野及肺周边部纹理增多紊乱呈网状结构,其间见弥漫性细小斑点阴影。肺功能检查呈限制性通气功能障碍,弥散功能减低,动脉血氧分压(PaO_2)下降。肺活检是确诊的手段。

四、治疗

(一)急性发作期及慢性迁延期的治疗

以控制感染、祛痰、镇咳为主,同时解痉平喘。

1.抗感染药物

及时、有效、足量,感染控制后及时停用,以免产生细菌耐药或二重感染。一般患者可按常见致病菌用药。可选用青霉素 G $80×10^4$ U 肌内注射;复方磺胺甲噁唑,每次 2 片,2 次/天;阿莫西林 2~4 g/d,3~4 次口服;氨苄西林 2~4 g/d,分 4 次口服;头孢氨苄 2~4 g/d 或头孢拉定 1~2 g/d,分 4 次口服;头孢呋辛 2 g/d 或头孢克洛 0.5~1 g/d,分 2~3 次口服。也可选择新一代大环内酯类抗生素,如罗红霉素,0.3 g/d,2 次口服。抗菌治疗疗程一般 7~10 天,反复感染病例可适当延长。严重感染时,可选用氨苄西林、环丙沙星、氧氟沙星、阿米卡星、奈替米星或头孢菌素类联合静脉滴注给药。

2.祛痰镇咳药

刺激性干咳者不宜单用镇咳药物,否则痰液不易咳出。可给盐酸溴环己胺醇 30 mg 或羧甲基半胱氨酸 500 mg,3 次/天,口服。乙酰半胱氨酸(富露施)及氯化铵甘草合剂均有一定的疗效。α-糜蛋白酶雾化吸入也有消炎祛痰的作用。

3.解痉平喘

解痉平喘主要为解除支气管痉挛,利于痰液排出。常用药物为氨茶碱 0.1~0.2 g,8 次/小时口服;丙卡特罗 50 mg,2 次/天;特布他林 2.5 mg,2~3 次/天。慢性支气管炎有可逆性气道阻塞者应常规应用支气管舒张剂,如异丙托溴铵(异丙阿托品)气雾剂、特布他林等吸入治疗。阵发性咳嗽常伴不同程度的支气管痉挛,应用支气管扩张药后可改善症状,并有利于痰液的排出。

(二)缓解期的治疗

应以增强体质,提高机体抗病能力和预防发作为主。

(三)中药治疗

采取扶正固本原则,按肺、脾、肾的虚实辨证施治。

五、护理措施

(一)常规护理

1.环境

保持室内空气新鲜、流通,安静,舒适,温湿度适宜。

2.休息

急性发作期应卧床休息,取半卧位。

3.给氧

持续低流量吸氧。

4.饮食

给予高热量、高蛋白、高维生素易消化饮食。

(二)专科护理

(1)解除气道阻塞,改善肺泡通气:及时清除痰液,神志清醒患者应鼓励咳嗽,痰稠不易咯出时,给予雾化吸入或雾化泵药物喷入,减少局部淤血水肿,以利痰液排出。危重体弱患者,定时更换体位,叩击背部,使痰易于咯出,餐前应给予胸部叩击或胸壁震荡。方法为患者取侧卧位,护士两手手指并拢,手背隆起,指关节微屈,自肺底由下向上,由外向内叩拍胸壁,震动气管,边拍边鼓励患者咳嗽,以促进痰液的排出,每侧肺叶叩击 3~5 分钟。对神志不清者,可进行机械吸痰,需注意无菌操作,抽吸压力要适当,动作轻柔,每次抽吸时间不超过 15 秒,以免加重缺氧。

(2)合理用氧,减轻呼吸困难:根据缺氧和二氧化碳潴留的程度不同,合理用氧,一般给予低流量、低浓度、持续吸氧,如病情需要提高氧浓度,应辅以呼吸兴奋剂刺激通气或使用呼吸机改善通气,吸氧后如呼吸困难缓解、呼吸频率减慢、节律正常、血压上升、心率减慢、心律正常、发绀减轻、皮肤转暖、神志转清、尿量增加等,表示氧疗有效。若呼吸过缓,意识障碍加深,需考虑二氧化碳潴留加重,必要时采取增加通气量措施。

(赵利娜)

第四节　支气管扩张症

一、疾病概述

(一)概念和特点

支气管扩张症是由于急、慢性呼吸道感染和支气管阻塞后,反复发生支气管炎症,致使支气管组织结构病理性破坏,引起的支气管异常和持久性扩张。临床上以慢性咳嗽、大量脓痰和(或)反复咯血为特征,患者多有童年麻疹、百日咳或支气管肺炎等病史。

(二)相关病理生理

支气管扩张的主要病因是支气管-肺组织感染和支气管阻塞,两者相互影响,促使支气管扩张的发生和发展。支气管扩张发生于有软骨的支气管近端分支,主要分为柱状、囊状和不规则扩张 3 种类型,腔内含有多量分泌物并容易积存。呼吸道相关疾病损伤气道清除机制和防御功能,使其清除分泌物的能力下降,易发生感染和炎症;细菌反复感染使气道内因充满包含炎性介质和病原菌的黏稠液体而逐渐扩大、形成瘢痕和扭曲;炎症可导致支气管壁血管增生,并伴有支气管动脉和肺动脉终末支的扩张和吻合,形成小血管瘤而易导致咯血。病变支气管反复炎症,使周围结缔组织和肺组织纤维化,最终引起肺的通气和换气功能障碍。继发于支气管肺组织感染病变的支气管扩张多见于下肺,尤以左下肺多见。继发于肺结核则多见于上肺叶。

(三)病因与诱因

1.支气管-肺组织感染

支气管扩张与扁桃体炎、鼻窦炎、百日咳、麻疹、支气管肺炎、肺结核等呼吸道感染密切相关,引起感染的常见病原体为铜绿假单胞菌、流感嗜血杆菌、卡他莫拉菌、肺炎克雷伯杆菌、金黄色葡萄球菌、非结核分枝杆菌、腺病毒和流感病毒等。婴幼儿期支气管-肺组织感染是支气管扩张最常见的病因。

2.支气管阻塞

异物、肿瘤、外源性压迫等可使支气管阻塞导致肺不张,胸腔负压直接牵拉支气管管壁导致支气管扩张。

3.支气管先天性发育缺损与遗传因素

支气管先天性发育缺损与遗传因素也可形成支气管扩张,可能与软骨发育不全或弹性纤维不足导致局部管壁薄弱或弹性较差有关。部分遗传性 α-抗胰蛋白酶缺乏者也可伴有支气管扩张。

4.其他全身性疾病

支气管扩张可能与机体免疫功能失调有关,目前已发现类风湿关节炎、溃疡性结肠炎、克罗恩病、系统性红斑狼疮等疾病同时伴有支气管扩张。

(四)临床表现

1.症状

(1)慢性咳嗽、大量脓痰:咳嗽多为阵发性,与体位改变有关,晨起及晚上临睡时咳嗽和咳痰尤多。严重程度可用痰量估计,轻度每天少于 10 mL,中度每天 10～150 mL,重度每天多于150 mL。感染急性发作时,黄绿色脓痰量每天可达数百毫升,将痰液放置后可出现分层的特征,即上层为泡沫,下悬脓性成分;中层为浑浊黏液;下层为坏死组织沉淀物。合并厌氧菌感染时,痰和呼气具有臭味。

(2)咯血:反复咯血为本病的特点,可为痰中带血或大量咯血。少量咯血每天少于 100 mL,中量咯血每天 100～500 mL,大量咯血每天多于 500 mL 或一次咯血量多于 300 mL。咯血量有时与病情严重程度、病变范围不一致。部分病变发生在上叶的"干性支气管扩张"患者以反复咯血为唯一症状。

(3)反复肺部感染:由于扩张的支气管清除分泌物的功能丧失,引流差,易反复发生感染,其特点是同一肺段反复发生肺炎并迁延不愈。

(4)慢性感染中毒症状:可出现发热、乏力、食欲减退、消瘦、贫血等,儿童可影响发育。

2.体征

早期或病变轻者无异常肺部体征,病变严重或继发感染时,可在病变部位尤其下肺部闻及固定而持久的局限性粗湿啰音,有时可闻及哮鸣音,部分患者伴有杵状指(趾)。

(五)辅助检查

1.影像学检查

(1)胸部 X 线检查:囊状支气管扩张的气道表现为显著的囊腔,腔内可存在气液平面,纵切面可显示"双轨征",横切面显示"环形阴影",并可见气道壁增厚。

(2)胸部 CT 检查:可在横截面上清楚地显示扩张的支气管。高分辨 CT 进一步提高了诊断敏感性,成为支气管扩张症的主要诊断方法。

2.纤维支气管镜检查

纤维支气管镜检查有助于发现患者的出血部位或阻塞原因。还可局部灌洗,取灌洗液做细菌学和细胞学检查。

(六)治疗原则

保持引流通畅,处理咯血,控制感染,必要时手术治疗。

1.保持引流通畅、改善气流受限

清除气道分泌物保持气道通畅能减少继发感染和减轻全身中毒症状,如应用祛痰药物(盐酸氨溴索、溴己新、α-糜蛋白酶)等稀释痰液,痰液黏稠时可加用雾化吸入。应用振动、拍背、体位引流等方法促进气道分泌物的清除。应用支气管舒张剂可改善气流受限,伴有气道高反应及可逆性气流受限的患者疗效明显。如体位引流排痰效果不理想,可用纤维支气管镜吸痰法以保持呼吸道通畅。

2.控制感染

急性感染期的主要治疗措施。应根据症状、体征、痰液性状,必要时根据痰培养及药物敏感试验选择有效的抗生素。常用阿莫西林、头孢类抗生素、氨基糖苷类等药物,重症患者,尤其是铜绿假单胞菌感染者,常需第三代头孢菌素加氨基糖苷类药联合静脉用药。如有厌氧菌混合感染,加用甲硝唑或替硝唑等。

3.外科治疗

保守治疗不能缓解的反复大咯血且病变局限者,可考虑手术治疗。经充分的内科治疗后仍反复发作且病变为局限性支气管扩张,可通过外科手术切除病变组织。

二、护理评估

(一)一般评估

1.患者的主诉

有无胸闷、气促、心悸、疲倦、乏力等症状。

2.生命体征

严密观察呼吸的频率、节律、深浅和音响,患者呼吸可正常或增快,感染严重时或合并咯血可伴随不同程度的呼吸困难和发绀。患者体温正常或偏高,感染严重时可为高热。

3.咳嗽咳痰情况

观察咳嗽咳痰的发作时间、频率、持续时间、伴随的症状和影响因素等,患者反复继发肺部感染,支气管引流不畅,痰不易咳出时可导致咳嗽加剧,大量脓痰咳出后,患者感觉轻松,体温下降,精神改善。重点观察痰液的量、颜色、性质、气味和与体位的关系,痰液静置后的分层现象,记录24小时痰液排出量。注意患者是否出现面色苍白、出冷汗、烦躁不安等出血的症状,观察咯血的颜色、性质及量。

4.其他

血气分析、血氧饱和度、体重、体位等记录结果。

(二)身体评估

1.头颈部

患者的意识状态,面部颜色(贫血),皮肤黏膜有无脱水、是否粗糙干燥;呼吸困难和缺氧的程度(有无气促、口唇有无发绀、血氧饱和度数值等)。

2.胸部

检查胸廓的弹性,有无胸廓的挤压痛,两肺呼吸运动是否一致。病变部位可闻及固定而持久的局限性粗湿啰音或哮鸣音。

3.其他

患者有无杵状指(趾)。

(三)心理-社会评估

询问健康史、发病原因、病程进展时间及以往所患疾病对支气管扩张的影响,评估患者对支气管扩张的认识;另外,患者常因慢性咳嗽、咳痰或痰量多、有异味等症状产生恐惧或焦虑的心理,并对疾病治疗缺乏治愈的自信。

(四)辅助检查阳性结果评估

血氧饱和度的数值;血气分析结果报告;胸部CT检查明确的病变部位。

(五)常用药物治疗效果的评估

抗生素使用后咳嗽咳痰症状有无减轻,原有增高的血白细胞计数有无回降至正常范围,核左移情况有无得到纠正。

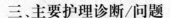

三、主要护理诊断/问题

(一)清理呼吸道无效

清理呼吸道无效与大量脓痰滞留呼吸道有关。

(二)有窒息的危险

有窒息的危险与大咯血有关。

(三)营养失调

低于机体需要量与慢性感染导致机体消耗有关。

(四)焦虑

焦虑与疾病迁延、个体健康受到威胁有关。

(五)活动无耐力

活动无耐力与营养不良、贫血等有关。

四、护理措施

(一)环境

保持室内空气新鲜、无臭味,定期开窗换气使空气流通,维持适宜的温湿度,注意保暖。

(二)休息和活动

休息能减少肺活动度,避免因活动诱发咯血。小量咯血者以静卧休息为主,大量咯血患者应绝对卧床休息,尽量避免搬动。取患侧卧位,可减少患侧胸部的活动度,既防止病灶向健侧扩散,同时有利于健侧肺的通气功能。缓解期患者可适当进行户外活动,但要避免过度劳累。

(三)饮食护理

提供高热量、高蛋白质、富含维生素易消化的饮食,多进食含铁食物有利于纠正贫血,饮食中富含维生素 A、维生素 C、维生素 E 等(如新鲜蔬菜、水果),以提高支气管黏膜的抗病能力。大量咯血者应禁食,小量咯血者宜进少量温、凉流质饮食,避免冰冷食物诱发咳嗽或加重咯血,少食多餐。为痰液稀释利于排痰,鼓励患者多饮水,每天 1 500～2 000 mL。指导患者在咳痰后及进食前后漱口,以祛除口臭,促进食欲。

(四)病情观察

严密观察病情,正确记录每天痰量及痰的性质,留好痰标本。有咯血者备好吸痰和吸氧设备。

(五)用药护理

遵医嘱使用抗生素、祛痰剂和支气管舒张剂,指导患者进行有效咳嗽,辅以叩背及时排出痰液。指导患者掌握药物的疗效、剂量、用法和不良反应。

(六)体位引流的护理

体位引流是利用重力作用促使呼吸道分泌物流入气管、支气管排出体外的方法,其效果与需引流部位所对应的体位有关。体位引流的护理措施如下。

(1)体位引流由康复科医师执行,引流前向患者说明体位引流的目的、操作过程和注意事项,消除顾虑取得合作。

(2)操作前测量生命体征,听诊肺部明确病变部位。引流前 15 分钟遵医嘱给予支气管舒张剂(有条件可使用雾化器或手按定量吸入器)。备好排痰用纸巾或一次性容器。

（3）根据病变部位、病情和患者经验选择合适体位（自觉有利于咳痰的体位）。引流体位的选择取决于分泌物潴留的部位和患者的耐受程度，原则上抬高病灶部位的位置，使引流支气管开口向下，有利于潴留的分泌物随重力作用流入支气管和气管排出。首先引流上叶，然后引流下叶后基底段。如果患者不能耐受，应及时调整姿势。头部外伤、胸部创伤、咯血、严重心血管疾病和病情状况不稳定者，不宜采用头低位进行体位引流。

（4）引流时鼓励患者做腹式深呼吸，辅以胸部叩击或震荡，指导患者进行有效咳嗽等措施，以提高引流效果。

（5）引流时间视病变部位、病情和患者身体状况而定，一般每天1～3次，每次15～20分钟。在空腹或饭前一个半小时前进行，早晨清醒后立即进行效果最好。咯血时不宜进行体位引流。

（6）引流过程应有护士或家人协助，注意观察患者反应，如出现咯血、面色苍白、出冷汗、头晕、发绀、脉搏细弱、呼吸困难等情况，应立即停止引流。

（7）体位引流结束后，协助患者采取舒适体位休息，给予清水或漱口液漱口。记录痰液的性质、量及颜色，复查生命体征和肺部呼吸音及啰音的变化，评价体位引流的效果。

（七）窒息的抢救配合

（1）对大咯血及意识不清的患者，应在病床旁备好急救器械。

（2）一旦患者出现窒息征象，应立即取头低脚高45°俯卧位，面向一侧，轻拍背部，迅速排出气道和口咽部的血块，或直接刺激咽部以咳出血块。嘱患者不要屏气，以免诱发喉头痉挛。必要时用吸痰管进行负压吸引，以解除呼吸道阻塞。

（3）给予高浓度吸氧，做好气管插管或气管切开的准备与配合工作。

（4）咯血后为患者漱口，擦净血迹，防止因口咽部异物刺激引起剧烈咳嗽而诱发咯血，及时清理患者咯出的血块及污染的衣物、被褥，安慰患者，以助于稳定情绪，增加安全感，避免因精神过度紧张而加重病情。对精神极度紧张、咳嗽剧烈的患者，可按医嘱给予小剂量镇静剂或镇咳剂。

（5）密切观察咯血的量、颜色、性质及出血的速度，观察生命体征及意识状态的变化，有无胸闷、气促、呼吸困难、发绀、面色苍白、出冷汗、烦躁不安等窒息征象；有无阻塞性肺不张、肺部感染及休克等并发症的表现。

（6）用药护理：①垂体后叶素可收缩小动脉，减少肺血流量，从而减轻咯血。但也能引起子宫、肠道平滑肌收缩和冠状动脉收缩，故冠心病、高血压患者及孕妇忌用。静脉滴注时速度勿过快，以免引起恶心、便意、心悸、面色苍白等不良反应。②年老体弱、肺功能不全者在应用镇静剂和镇咳药后，应注意观察呼吸中枢和咳嗽反射受抑制情况，以早期发现因呼吸抑制导致的呼吸衰竭和不能咯出血块而发生窒息。

（八）心理护理

护士应以亲切的态度多与患者交谈，讲明支气管扩张反复发作的原因和治疗进展，帮助患者树立战胜疾病的信心，解除焦虑不安心理。呼吸困难患者应根据其病情采用恰当的沟通方式，及时了解病情，安慰患者。

（九）健康教育

（1）预防感冒等呼吸道感染，吸烟患者戒烟。不要滥用抗生素和止咳药。

（2）疾病知识指导：帮助患者和家属正确认识和对待疾病，了解疾病的发生、发展与治疗、护理过程，与患者及家属共同制订长期防治计划。

（3）保健知识的宣教：学会自我监测病情，一旦发现症状加重，应及时就诊。指导掌握有效咳嗽、胸部叩击、雾化吸入及体位引流的排痰方法,长期坚持,以控制病情的发展。

（4）生活指导：讲明加强营养对机体康复的作用,使患者能主动摄取必需的营养素,以增加机体抗病能力。鼓励患者参加体育锻炼,建立良好的生活习惯,劳逸结合,消除紧张心理,防止病情进一步恶化。

（5）及时到医院就诊的指标：体温过高,痰量明显增加；出现胸闷、气促、呼吸困难、发绀、面色苍白、出冷汗、烦躁不安等症状；咯血。

五、护理效果评估

（1）呼吸道保持通畅,痰易咳出,痰量减少或消失,血氧饱和度、动脉血气分析值在正常范围。

（2）肺部湿啰音或哮鸣音减轻或消失。

（3）患者体重增加,无并发症（咯血等）发生。

（赵利娜）

第五节　支气管哮喘

支气管哮喘是由多种细胞（如嗜酸性粒细胞、肥大细胞、T淋巴细胞、中性粒细胞等）和细胞组分参与的气道慢性炎症性疾病,这种慢性炎症与气道高反应性相关,通常出现广泛而多变的可逆性气流受限,并引起反复发作的喘息、气急、胸闷或咳嗽等症状,多数患者可自行缓解或经治疗缓解。

典型表现为发作性呼气性呼吸困难或发作性胸闷和咳嗽,伴哮鸣音,症状可在数分钟内发生,并持续数小时至数天,夜间及凌晨发作或加重是哮喘的重要临床特征。目前尚无特效的根治办法,糖皮质激素可以有效控制气道炎症,β_2肾上腺素受体激动剂是控制哮喘急性发作的首选药物。经过长期规范化治疗和管理,80％以上的患者可以达到哮喘的临床控制。

一、一般护理

（1）执行内科一般护理常规。

（2）室内环境舒适、安静、冷暖适宜。保持室内空气流通,避免患者接触变应原,如花草、尘螨、花露水、香水等,扫地和整理床单位时可请患者室外等候,或采取湿式清洁方法,避免尘埃飞扬。病室避免使用皮毛、羽绒或蚕丝织物等。

（3）卧位与休息：急性发作时协助患者取坐位或半卧位,以增加舒适度,利于膈肌的运动,缓解呼气性呼吸困难。端坐呼吸的患者为其提供床旁桌支撑,以减少体力消耗。

二、饮食护理

大约20％的成年患者和50％的患儿是因不适当饮食而诱发或加重哮喘,因此应给予患者营养丰富、清淡、易消化、无刺激的食物。若能找出与哮喘发作有关的食物,如鱼、虾、蟹、蛋类、牛奶等应避免食用。某些食物添加剂如酒石黄和亚硝酸盐可诱发哮喘发作,应引起注意。

三、用药护理

治疗哮喘的药物分为控制性药物和缓解性药物。控制性药物是指需要长期每天规律使用，主要用于治疗气道慢性炎症，达到哮喘临床控制目的；缓解性药物指按需使用的药物，能迅速解除支气管痉挛，从而缓解哮喘症状。哮喘发作时禁用吗啡和大量镇静剂，以免抑制呼吸。

(一)糖皮质激素

糖皮质激素简称激素，是目前控制哮喘最有效的药物。激素给药途径包括吸入、口服、静脉应用等。吸入性糖皮质激素由于其局部抗感染作用强、起效快、全身不良反应少(黏膜吸收、少量进入血液)，是目前哮喘长期治疗的首选药物。常用药物有布地奈德、倍氯米松等。通常需规律吸入 1～2 周方能控制。吸药后嘱患者清水含漱口咽部，可减少不良反应的发生。长期吸入较大剂量激素者，应注意预防全身性不良反应。布地奈德雾化用混悬液制剂，经压缩空气泵雾化吸入，起效快，适用于轻、中度哮喘急性发作的治疗。吸入激素无效或需要短期加强治疗的患者可采用泼尼松和泼尼松龙等口服制剂，症状缓解后逐渐减量，然后停用或改用吸入剂。不主张长期口服激素用于维持哮喘控制的治疗。口服用药宜在饭后服用，以减少对胃肠道黏膜的刺激。重度或严重哮喘发作时应及早静脉给予激素，可选择琥珀酸氢化可的松或甲泼尼龙。无激素依赖倾向者，可在 3～5 天停药；有激素依赖倾向者应适当延长给药时间，症状缓解后逐渐减量，然后改口服或吸入剂维持。

(二)β₂肾上腺素受体激动剂

短效 β_2 肾上腺素受体激动剂为治疗哮喘急性发作的首选药物。有吸入、口服和静脉三种制剂，首选吸入给药。常用药物有沙丁胺醇和特布他林。吸入剂包括定量气雾剂、干粉剂和雾化溶液。短效 β_2 肾上腺素受体激动剂应按需间歇使用，不宜长期、单一大剂量使用，因为长期应用可引起 β_2 受体功能下降和气道反应性增高，出现耐药性。主要不良反应有心悸、骨骼肌震颤、低钾血症等。长效 β_2 肾上腺素受体激动剂与吸入性糖皮质激素(ICS)联合是目前最常用的哮喘控制性药物。常用的有布地奈德吸入剂、舒利迭(氟替卡松/沙美特罗干粉吸入剂)。

(三)茶碱类

具有增强呼吸肌的力量及增强气道纤毛清除功能等，从而起到舒张支气管和气道抗感染作用，并具有强心、利尿、扩张冠状动脉、兴奋呼吸中枢等作用，是目前治疗哮喘的有效药物之一。氨茶碱和缓释茶碱是常用的口服制剂，尤其后者适用于夜间哮喘症状的控制。静脉给药主要用于重症和危重症哮喘。注射茶碱类药物应限制注射浓度，速度不超过 0.25 mg/(kg·min)，以防不良反应发生。其主要不良反应包括恶心、呕吐、心律失常、血压下降及尿多，偶可兴奋呼吸中枢，严重者可引起抽搐乃至死亡。由于茶碱的"治疗窗"窄及茶碱代谢存在较大个体差异，有条件的应在用药期间监测其血药浓度。发热、妊娠、小儿或老年，患有肝、心、肾功能障碍及甲状腺功能亢进者尤须慎用。合用西咪替丁、喹诺酮类、大环内酯类药物等可影响茶碱代谢而使其排泄减慢，尤应观察其不良反应的发生。

(四)胆碱 M 受体拮抗剂

胆碱 M 受体拮抗剂分为短效(维持 4～6 小时)和长效(维持 24 小时)两种制剂。异丙托溴铵是常用的短效制剂，常与 β_2 受体激动剂联合雾化应用，代表药可比特(异丙托溴铵/沙丁胺醇)。少数患者可有口苦或口干等不良反应。噻托溴铵是长效选择性 M_1、M_2 受体拮抗剂，目前主要用于哮喘合并慢性阻塞性肺疾病及慢性阻塞性肺疾病患者的长期治疗。

(五)白三烯拮抗剂

通过调节白三烯的生物活性而发挥抗感染作用,同时舒张支气管平滑肌,是目前除吸入性糖皮质激素外唯一可单独应用的哮喘控制性药物,尤其适用于阿司匹林哮喘、运动性哮喘和伴有过敏性鼻炎哮喘患者的治疗。常用药物为孟鲁司特和扎鲁司特。不良反应通常较轻微,主要是胃肠道症状,少数有皮疹、血管性水肿、转氨酶升高,停药后可恢复正常。

四、病情观察

(1)哮喘发作时,协助取舒适卧位,监测生命体征、呼吸频率、血氧饱和度等指标,观察患者喘息、气急、胸闷或咳嗽等症状,是否出现三凹征,辅助呼吸肌参与呼吸运动,语言沟通困难,大汗淋漓等中重度哮喘的表现。当患者不能讲话,嗜睡或意识模糊,胸腹矛盾运动,哮鸣音减弱甚至消失,脉率变慢或不规则,严重低氧血症和高碳酸血症时,需转入重症加强护理病房(重症监护室)行机械通气治疗。

(2)注意患者有无鼻咽痒、咳嗽、打喷嚏、流涕、胸闷等哮喘早期发作症状,对于夜间或凌晨反复发作的哮喘患者,应注意是否存在睡眠低氧表现,睡眠低氧可以诱发喘息、胸闷等症状。

五、健康指导

(1)对哮喘患者进行哮喘知识教育,寻找变应原,有效改变环境,避免诱发因素,要贯穿整个哮喘治疗全过程。

(2)指导患者定期复诊、检测肺功能,做好病情自我监测,掌握峰流速仪的使用方法,记哮喘日记。与医师、护士共同制订防止复发、保持长期稳定的方案。

(3)掌握正确吸入技术,如沙丁胺醇气雾剂、布地奈德/福莫特罗吸入剂、舒利迭的使用方法。知晓药物的作用和不良反应的预防。

(4)帮助患者养成规律生活习惯,保持乐观情绪,避免精神紧张、剧烈运动、持续的喊叫等过度换气动作。

(5)熟悉哮喘发作的先兆表现,如打喷嚏、咳嗽、胸闷、喉结发痒等,学会在家中自行监测病情变化并进行评定。以及哮喘急性发作时进行简单的紧急自我处理方法,如吸入沙丁胺醇气雾剂1～2喷、布地奈德1～2吸,缓解喘憋症状,尽快到医院就诊。

(赵利娜)

第六节　肺　　炎

一、概述

(一)疾病概述

肺炎是指终末气道、肺泡和肺间质的炎症,可由病原微生物、理化因素、免疫损伤、过敏及药物所致。细菌性肺炎是最常见的肺炎,也是最常见的感染性疾病之一。在抗菌药物应用以前,细菌性肺炎对儿童及老年人的健康威胁极大;抗菌药物的出现及发展曾一度使肺炎病死率明显下降。但近年来,尽管应用强力的抗菌药物和有效的疫苗,肺炎总的病死率却不再降低,甚至有所上升。

(二)肺炎分类

肺炎可按解剖、病因或患病环境加以分类。

1.解剖分类

(1)大叶性(肺泡性):肺炎病原体先在肺泡引起炎症,经肺泡间孔(Cohn 孔)向其他肺泡扩散,致使部分肺段或整个肺段、肺叶发生炎症改变。典型者表现为肺实质炎症,通常并不累及支气管。致病菌多为肺炎链球菌。X 线胸片显示肺叶或肺段的实变阴影。

(2)小叶性(支气管性):肺炎病原体经支气管入侵,引起细支气管、终末细支气管及肺泡的炎症,常继发于其他疾病,如支气管炎、支气管扩张、上呼吸道病毒感染及长期卧床的危重患者。其病原体有肺炎链球菌、葡萄球菌、病毒、肺炎支原体及军团菌等。支气管腔内有分泌物,故常可闻及湿啰音,无实变的体征。X 线显示为沿肺纹理分布的不规则斑片状阴影,边缘密度浅而模糊,无实变征象,肺下叶常受累。

(3)间质性肺炎:以肺间质为主的炎症,可由细菌、支原体、衣原体、病毒或肺孢子菌等引起。累及支气管壁及支气管周围,有肺泡壁增生及间质水肿,因病变仅在肺间质,故呼吸道症状较轻,异常体征较少。X 线通常表现为一侧或双侧肺下部的不规则条索状阴影,从肺门向外伸展,可呈网状,其间可有小片肺不张阴影。

2.病因分类

(1)细菌性肺炎:如肺炎链球菌、金黄色葡萄球菌、甲型溶血性链球菌、肺炎克雷伯杆菌、流感嗜血杆菌、铜绿假单胞菌肺炎等。

(2)非典型病原体所致肺炎:如军团菌、支原体和衣原体肺炎等。

(3)病毒性肺炎:如冠状病毒、腺病毒、呼吸道合胞病毒、流感病毒、麻疹病毒、巨细胞病毒、单纯疱疹病毒肺炎等。

(4)肺真菌病:如白念珠菌、曲霉菌、隐球菌、肺孢子菌肺炎等。

(5)其他病原体所致肺炎:如立克次体(如 Q 热立克次体)、弓形体(如鼠弓形体)、寄生虫(如肺包虫、肺吸虫、肺血吸虫)肺炎等。

(6)理化因素所致的肺炎:如放射性损伤引起的放射性肺炎,胃酸吸入引起的化学性肺炎,或对吸入或内源性脂类物质产生炎症反应的类脂性肺炎等。

3.患病环境分类

由于细菌学检查阳性率低,培养结果滞后,病因分类在临床上应用较为困难,目前多按肺炎的获得环境分成两类,有利于指导经验治疗。

(1)社区获得性肺炎是指在医院外罹患的感染性肺实质炎症,包括具有明确潜伏期的病原体感染而在入院后平均潜伏期内发病的肺炎。其临床诊断依据如下:①新近出现的咳嗽、咳痰或原有呼吸道疾病症状加重,并出现脓性痰,伴或不伴胸痛。②发热。③肺实变体征和(或)闻及湿啰音。④白细胞计数大于 $10×10^9/L$ 或小于 $4×10^9/L$,伴或不伴中性粒细胞核左移。⑤胸部 X 线检查显示片状、斑片状浸润性阴影或间质性改变,伴或不伴胸腔积液。以上①~④项中任何 1 项加第⑤项,除外非感染性疾病可做出诊断。CAP 常见病原体为肺炎链球菌、支原体、衣原体、流感嗜血杆菌和呼吸道病毒(甲、乙型流感病毒,腺病毒,呼吸合胞病毒和副流感病毒)等。

(2)医院获得性肺炎也称医院内肺炎,是指患者入院时不存在,也不处于潜伏期,而于入院

48 小时后在医院(包括老年护理院、康复院等)内发生的肺炎。HAP 还包括呼吸机相关性肺炎和卫生保健相关性肺炎。其临床诊断依据是 X 线检查出现新的或进展的肺部浸润影加上下列三个临床征候中的两个或以上即可诊断为肺炎:①发热超过 38 ℃。②血白细胞计数增多或减少。③脓性气道分泌物。但 HAP 的临床表现、实验室和影像学检查特异性低,应注意与肺不张、心力衰竭和肺水肿、基础疾病肺侵犯、药物性肺损伤、肺栓塞和急性呼吸窘迫综合征等相鉴别。无感染高危因素患者的常见病原体依次为肺炎链球菌、流感嗜血杆菌、金黄色葡萄球菌、大肠埃希菌、肺炎克雷伯杆菌、不动杆菌属等;有感染高危因素患者为铜绿假单胞菌、肠杆菌属、肺炎克雷伯杆菌等,金黄色葡萄球菌的感染有明显增加的趋势。

(三)肺炎发病机制

正常的呼吸道免疫防御机制(支气管内黏液-纤毛运载系统、肺泡巨噬细胞等细胞防御的完整性等)使气管隆凸以下的呼吸道保持无菌。是否发生肺炎取决于两个因素:病原体和宿主因素。如果病原体数量多,毒力强和(或)宿主呼吸道局部和全身免疫防御系统损害,即可发生肺炎。病原体可通过下列途径引起肺炎:①空气吸入;②血行播散;③邻近感染部位蔓延;④上呼吸道定植菌的误吸。肺炎还可通过误吸胃肠道的定植菌(胃食管反流)和通过人工气道吸入环境中的致病菌引起。病原体直接抵达下呼吸道后,滋生繁殖,引起肺泡毛细血管充血、水肿,肺泡内纤维蛋白渗出及细胞浸润。除了金黄色葡萄球菌、铜绿假单胞菌和肺炎克雷伯杆菌等可引起肺组织的坏死性病变易形成空洞外,肺炎治愈后多不遗留瘢痕,肺的结构与功能均可恢复。

二、几种常见病原体所致肺炎

不同病原体所致肺炎在临床表现、辅助检查及治疗要点等方面均有差异。

(一)肺炎链球菌肺炎

肺炎链球菌肺炎是由肺炎链球菌或称肺炎球菌所引起的肺炎,占社区获得性肺炎的半数。

1.临床表现

(1)症状:发病前常有受凉、淋雨、疲劳、醉酒、病毒感染史,多有上呼吸道感染的前驱症状。起病多急骤,高热、寒战,全身肌肉酸痛,体温通常在数小时内升至 39～40 ℃,高峰在下午或傍晚,或呈稽留热,脉率随之增速。可有患侧胸部疼痛,放射到肩部或腹部,咳嗽或深呼吸时加剧。痰少,可带血或呈铁锈色,胃纳锐减,偶有恶心、呕吐、腹痛或腹泻,易被误诊为急腹症。

(2)体征:患者呈急性热病容,面颊绯红,鼻翼翕动,皮肤灼热、干燥,口角及鼻周有单纯疱疹;病变广泛时可出现发绀。有败血症者,可出现皮肤、黏膜出血点,巩膜黄染。早期肺部体征无明显异常,仅有胸廓呼吸运动幅度减小,叩诊稍浊,听诊可有呼吸音减低及胸膜摩擦音。肺实变时叩诊浊音、触觉语颤增强并可闻及支气管呼吸音。消散期可闻及湿啰音。心率增快,有时心律不齐。重症患者有肠胀气,上腹部压痛多与炎症累及膈胸膜有关。重症感染时可伴休克、急性呼吸窘迫综合征及神经精神症状,表现为神志模糊、烦躁、呼吸困难、嗜睡、谵妄、昏迷等。累及脑膜时,有颈抵抗及出现病理性反射。

本病自然病程为 1～2 周。发病 5～10 天,体温可自行骤降或逐渐消退;使用有效的抗菌药物后可使体温在 1～3 天恢复正常。患者的其他症状与体征也随之逐渐消失。

(3)并发症:肺炎链球菌肺炎的并发症近年来已很少见。严重败血症或毒血症患者易发生感染性休克,尤其是老年人。表现为血压降低、四肢厥冷、多汗、发热、心动过速、心律失常等,而高热、胸痛、咳嗽等症状并不突出。其他并发症有胸膜炎、脓胸、心包炎、脑膜炎和关节炎等。

2.辅助检查

(1)血液检查:血白细胞计数$(10\sim20)\times10^9/L$,中性粒细胞多在 80% 以上,并有核左移,细胞内可见中毒颗粒。年老体弱、酗酒、免疫功能低下者的白细胞计数可不增高,但中性粒细胞的百分比仍增高。

(2)细菌学检查:痰直接涂片做革兰染色及荚膜染色镜检,如发现典型的革兰染色阳性、带荚膜的双球菌或链球菌,即可初步做出病原诊断。痰培养 $24\sim48$ 小时可以确定病原体。聚合酶链反应检测及荧光标记抗体检测可提高病原学诊断率。痰标本送检应注意器皿洁净无菌,在抗菌药物应用之前漱口后采集,取深部咳出的脓性或铁锈色痰。$10\%\sim20\%$ 患者合并菌血症,故重症肺炎应做血培养。

(3)X 线检查:早期仅见肺纹理增粗,或受累的肺段、肺叶稍模糊。随着病情进展,肺泡内充满炎性渗出物,表现为大片炎症浸润阴影或实变影,在实变阴影中可见支气管充气征,肋膈角可有少量胸腔积液。在消散期,X 线显示炎性浸润逐渐吸收,可有片状区域吸收较快,呈现"假空洞"征,多数患者在起病 $3\sim4$ 周后才完全消散。老年患者肺炎病灶消散较慢,容易出现吸收不完全而成为机化性肺炎。

3.治疗要点

(1)抗菌药物治疗:一经诊断即应给予抗菌药物治疗,不必等待细菌培养结果。首选青霉素 G,用药途径及剂量视病情轻重及有无并发症而定:对于成年轻症患者,可用 24×10^5 U/d,分 3 次肌内注射,或用普鲁卡因青霉素每 12 小时肌内注射 60×10^4 U。病情稍重者,宜用青霉素 G $24\times10^5\sim48\times10^5$ U/d,分次静脉滴注,每 $6\sim8$ 小时 1 次;重症及并发脑膜炎者,可增至 $10\times10^6\sim30\times10^6$ U/d,分 4 次静脉滴注。对青霉素过敏者,或耐青霉素或多重耐药菌株感染者,可用呼吸氟喹诺酮类、头孢噻肟或头孢曲松等药物,多重耐药菌株感染者可用万古霉素、替考拉宁等。

(2)支持疗法:患者应卧床休息,注意补充足够蛋白质、热量及维生素。密切监测病情变化,注意防止休克。剧烈胸痛者,可酌用少量镇痛药,如可待因 15 mg。不用阿司匹林或其他解热药,以免过度出汗、脱水及干扰真实热型,导致临床判断错误。鼓励饮水每天 $1\sim2$ L,轻症患者不需常规静脉输液,确有失水者可输液,保持尿比重在 1.020 以下,血清钠保持在 145 mmol/L 以下。中等或重症患者[$PaO_2<8.0$ kPa(60 mmHg)或有发绀]应给氧。若有明显麻痹性肠梗阻或胃扩张,应暂时禁食、禁饮和胃肠减压,直至肠蠕动恢复。烦躁不安、谵妄、失眠者酌用地西泮 5 mg 或水合氯醛 $1.0\sim1.5$ g,禁用抑制呼吸的镇静药。

(3)并发症的处理:经抗菌药物治疗后,高热常在 24 小时内消退,或数天内逐渐下降。若体温降而复升或 3 天后仍不降者,应考虑肺炎链球菌的肺外感染,如脓胸、心包炎或关节炎等。持续发热的其他原因尚有耐青霉素的肺炎链球菌(PRSP)或混合细菌感染、药物热或并存其他疾病。肿瘤或异物阻塞支气管时,经治疗后肺炎虽可消散,但阻塞因素未除,肺炎可再次出现。$10\%\sim20\%$ 肺炎链球菌肺炎伴发胸腔积液者,应酌情取胸液检查及培养以确定其性质。若治疗不当,约 5% 并发脓胸,应积极排脓引流。

(二)葡萄球菌肺炎

葡萄球菌肺炎是由葡萄球菌引起的急性肺化脓性炎症。常发生于有基础疾病如糖尿病、血液病、艾滋病、肝病、营养不良、酒精中毒、静脉吸毒或原有支气管肺疾病者。儿童患流感或麻疹时也易罹患。多急骤起病,高热、寒战、胸痛,痰脓性,可早期出现循环衰竭。X 线表现为坏死性肺炎,如肺脓肿、肺气囊肿和脓胸。若治疗不及时或不当,病死率甚高。

1.临床表现

(1)症状:本病起病多急骤,寒战、高热,体温多为 39～40 ℃,胸痛,痰脓性,量多,带血丝或呈脓血状。毒血症状明显,全身肌肉、关节酸痛,体质衰弱,精神萎靡,病情严重者可早期出现周围循环衰竭。院内感染者通常起病较隐袭,体温逐渐上升。老年人症状可不典型。血源性葡萄球菌肺炎常有皮肤伤口、疖痈和中心静脉导管置入等,或静脉吸毒史,咳脓性痰较少见。

(2)体征:早期可无体征,常与严重的中毒症状和呼吸道症状不平行,其后可出现两肺散在性湿啰音。病变较大或融合时可有肺实变体征,气胸或脓气胸则有相应体征。血源性葡萄球菌肺炎应注意肺外病灶,静脉吸毒者多有皮肤针口和三尖瓣赘生物,可闻及心脏杂音。

2.辅助检查

(1)血液检查:外周血白细胞计数明显升高,中性粒细胞比例增加,核左移。

(2)X 线检查:胸部 X 线显示肺段或肺叶实变,可形成空洞,或呈小叶状浸润,其中有单个或多发的液气囊腔。另一特征是 X 线阴影的易变性,表现为一处炎性浸润消失而在另一处出现新的病灶,或很小的单一病灶发展为大片阴影。治疗有效时,病变消散,阴影密度逐渐减低,2～4 周后病变完全消失,偶可遗留少许条索状阴影或肺纹理增多等。

3.治疗要点

强调应早期清除引流原发病灶,选用敏感的抗菌药物。近年来,金黄色葡萄球菌对青霉素 G 的耐药率已高达 90%,因此可选用耐青霉素酶的半合成青霉素或头孢菌素,如苯唑西林钠、氯唑西林、头孢呋辛钠等,联合氨基糖苷类如阿米卡星等,也有较好疗效。阿莫西林、氨苄西林与酶抑制剂组成的复方制剂对产酶金黄色葡萄球菌有效,也可选用。对于抗甲氧西林金黄色葡萄球菌,则应选用万古霉素、替考拉宁等,近年来国外还应用链阳霉素和噁唑烷酮类药物(如利奈唑胺)。万古霉素 1～2 g/d 静脉滴注,或替考拉宁首日 0.8 g 静脉滴注,以后 0.4 g/d,偶有药物热、皮疹、静脉炎等不良反应。临床选择抗菌药物时可参考细菌培养的药物敏感试验。

(三)肺炎支原体肺炎

肺炎支原体肺炎是由肺炎支原体引起的呼吸道和肺部的急性炎症改变,常同时有咽炎、支气管炎和肺炎。支原体肺炎占非细菌性肺炎的 1/3 以上,或各种原因引起的肺炎的 10%。秋冬季节发病较多,但季节性差异并不显著。

1.临床表现

潜伏期 2～3 周,通常起病较缓慢。症状主要为乏力、咽痛、头痛、咳嗽、发热、食欲缺乏、腹泻、肌痛、耳痛等。咳嗽多为阵发性刺激性呛咳,咳少量黏液。发热可持续 2～3 周,体温恢复正常后可能仍有咳嗽。偶伴有胸骨后疼痛。肺外表现更为常见,如皮炎(斑丘疹和多形红斑)等。体格检查可见咽部充血,儿童偶可并发鼓膜炎或中耳炎,颈淋巴结肿大。胸部体格检查与肺部病变程度常不相称,可无明显体征。

2.辅助检查

(1)X 线检查:X 线显示肺部多种形态的浸润影,呈节段性分布,以肺下野多见,有的从肺门附近向外伸展。病变常经 3～4 周后自行消散。部分患者出现少量胸腔积液。

(2)血常规检查:血白细胞总数正常或略增高,以中性粒细胞为主。

(3)病原体检查:起病 2 周后,约 2/3 的患者冷凝集试验阳性,滴度大于 1∶32,如果滴度逐步升高,更有诊断价值。约半数患者对链球菌 MG 凝集试验阳性。凝集试验为诊断肺炎支原体感染的传统实验方法,但其敏感性与特异性均不理想。血清支原体 IgM 抗体的测定(酶联免疫吸附试验最敏感,免疫荧光法特异性强,间接血凝法较实用)可进一步确诊。直接检测标本中肺炎支原体抗原,可用于临床早期快速诊断。单克隆抗体免疫印迹法、核酸杂交技术及聚合酶链反应技术等具有高效、特异而敏感等优点,易于推广,对诊断肺炎支原体感染有重要价值。

3.治疗要点

早期使用适当抗菌药物可减轻症状及缩短病程。本病有自限性,多数病例不经治疗可自愈。大环内酯类抗菌药物为首选,如红霉素、罗红霉素和阿奇霉素。氟喹诺酮类如左氧氟沙星、加替沙星和莫西沙星等,四环素类也用于肺炎支原体肺炎的治疗。疗程一般 2～3 周。因肺炎支原体无细胞壁,青霉素或头孢菌素类等抗菌药物无效。对剧烈呛咳者,应适当给予镇咳药。若继发细菌感染,可根据痰病原学检查,选用针对性的抗菌药物治疗。

(四)肺炎衣原体肺炎

肺炎衣原体肺炎是由肺炎衣原体引起的急性肺部炎症,常累及上下呼吸道,可引起咽炎、喉炎、扁桃体炎、鼻窦炎、支气管炎和肺炎。常在聚居场所的人群中流行,如军队、学校、家庭,通常感染所有的家庭成员,但 3 岁以下的儿童患病较少。

1.临床表现

起病多隐袭,早期表现为上呼吸道感染症状。临床上与支原体肺炎颇为相似。通常症状较轻,发热、寒战、肌痛、干咳,非胸膜炎性胸痛,头痛、不适和乏力。少有咯血。发生咽喉炎者表现为咽喉痛、声音嘶哑,有些患者可表现为双阶段病程:开始表现为咽炎,经对症处理好转,1～3 周后又发生肺炎或支气管炎,咳嗽加重。少数患者可无症状。肺炎衣原体感染时也可伴有肺外表现,如中耳炎,关节炎,甲状腺炎,脑炎,吉兰-巴雷综合征等。体格检查肺部偶可闻及湿啰音,随肺炎病变加重湿啰音可变得明显。

2.辅助检查

(1)血常规检查:血白细胞计数正常或稍高,血沉加快。

(2)病原体检查:可从痰、咽拭子、咽喉分泌物、支气管肺泡灌洗液中直接分离肺炎衣原体。也可用聚合酶链反应方法对呼吸道标本进行 DNA 扩增。原发感染者,早期可检测血清 IgM,急性期血清标本如 IgM 抗体滴度多 1∶16 或急性期和恢复期的双份血清 IgM 或 IgG 抗体有 4 倍以上的升高。再感染者 IgG 滴度 1∶512 或 4 倍增高,或恢复期 IgM 有较大的升高。咽拭子分离出肺炎衣原体是诊断的金标准。

(3)X 线检查:X 线胸片表现以单侧、下叶肺泡渗出为主。可有少到中量的胸腔积液,多在疾病的早期出现。肺炎衣原体肺炎常可发展成双侧,表现为肺间质和肺泡渗出混合存在,病变可持续几周。原发感染的患者胸片表现多为肺泡渗出,再感染者则为肺泡渗出和间质病变混合型。

3.治疗要点

肺炎衣原体肺炎首选红霉素,也可选用多西环素或克拉霉素,疗程均为 14～21 天。阿奇霉素 0.5 g/d,连用 5 天。氟喹诺酮类也可选用。对发热、干咳、头痛等可对症治疗。

(五)病毒性肺炎

病毒性肺炎是由上呼吸道病毒感染,向下蔓延所致的肺部炎症。可发生在免疫功能正常或抑制的儿童和成人。本病大多发生于冬春季节,暴发或散发流行。密切接触的人群或有心肺疾病者容易罹患。社区获得性肺炎住院患者约 8% 为病毒性肺炎。婴幼儿、老人、原有慢性心肺疾病者或妊娠妇女,病情较重,甚至导致死亡。

1.临床表现

好发于病毒疾病流行季节,临床症状通常较轻,与支原体肺炎的症状相似,但起病较急,发热、头痛、全身酸痛、倦怠等较突出,常在急性流感症状尚未消退时,即出现咳嗽、少痰或白色黏液痰、咽痛等呼吸道症状。小儿或老年人易发生重症病毒性肺炎,表现为呼吸困难、发绀、嗜睡、精神萎靡,甚至发生休克、心力衰竭和呼吸衰竭等并发症,也可发生急性呼吸窘迫综合征。本病常无显著的胸部体征,病情严重者有呼吸浅速,心率增快,发绀,肺部干、湿啰音。

2.辅助检查

(1)血常规检查:白细胞计数正常、稍高或偏低,血沉通常在正常范围。

(2)病原体检查:痰涂片所见的白细胞以单核细胞居多,痰培养常无致病细菌生长。

(3)X线检查:胸部X线检查可见肺纹理增多,小片状浸润或广泛浸润,病情严重者显示双肺弥漫性结节性浸润,但大叶实变及胸腔积液者均不多见。病毒性肺炎的致病源不同,其X线征象也有不同的特征。

3.治疗要点

以对症为主,卧床休息,居室保持空气流通,注意隔离消毒,预防交叉感染。给予足量维生素及蛋白质,多饮水及少量多次进软食,酌情静脉输液及吸氧。保持呼吸道通畅,及时消除上呼吸道分泌物等。

原则上不宜应用抗菌药物预防继发性细菌感染,一旦明确已合并细菌感染,应及时选用敏感的抗菌药物。

目前已证实较有效的病毒抑制药物如下:①利巴韦林具有广谱抗病毒活性,包括呼吸道合胞病毒、腺病毒、副流感病毒和流感病毒。0.8~1.0 g/d,分3或4次服用;静脉滴注或肌内注射每天10~15 mg/kg,分2次。也可用雾化吸入,每次10~30 mg,加蒸馏水30 mL,每天2次,连续5~7天。②阿昔洛韦具有广谱、强效和起效快的特点。临床用于疱疹病毒、水痘病毒感染。尤其对免疫缺陷或应用免疫抑制剂者应尽早应用。每次5 mg/kg,静脉滴注,每天3次,连续给药7天。③更昔洛韦可抑制DNA合成。主要用于巨细胞病毒感染,7.5~15.0 mg/(kg·d),连用10~15天。④奥司他韦为神经氨酸酶抑制剂,对甲、乙型流感病毒均有很好作用,耐药发生率低,75 mg,每天2次,连用5天。⑤阿糖腺苷具有广泛的抗病毒作用。多用于治疗免疫缺陷患者的疱疹病毒与水痘病毒感染,5~15 mg/(kg·d),静脉滴注,每10~14天为1个疗程。⑥金刚烷胺有阻止某些病毒进入人体细胞及退热作用。临床用于流感病毒等感染。成人量每次100 mg,晨晚各1次,连用3~5天。

(六)肺真菌病

肺真菌病是最常见的深部真菌病。近年来由于广谱抗菌药物、糖皮质激素、细胞毒药物及免疫抑制剂的广泛使用,器官移植的开展,以及免疫缺陷病如艾滋病增多,肺真菌病有增多的趋势。真菌多在土壤中生长,孢子飞扬于空气中,被吸入到肺部引起肺真菌病(外源性)。有些真菌为寄生菌,当机体免疫力下降时可引起感染。体内其他部位真菌感染也可沿淋巴或血液到肺部,为继发性肺真菌病。

1.临床表现

临床上表现为持续发热、咳嗽、咳痰(黏液痰或乳白色、棕黄色痰,也可有血痰)、胸痛、消瘦、乏力等症状。肺部体征无特异性改变。

2.辅助检查

肺真菌病的病理改变可有过敏、化脓性炎症反应或形成慢性肉芽肿。X线表现无特征性可为支气管肺炎、大叶性肺炎、单发或多发结节,乃至肿块状阴影和空洞。病理学诊断仍是肺真菌病的"金标准"。

3.治疗要点

轻症患者经去除诱因后病情常能逐渐好转,念珠菌感染常使用氟康唑、氟胞嘧啶治疗,肺曲霉素病首选两性霉素B。肺真菌病重在预防,合理使用抗生素、糖皮质激素,改善营养状况加强口鼻腔的清洁护理,是减少肺真菌病的主要措施。

三、护理评估

(一)病因评估

主要评估患者发病史与健康史,询问与本病发生相关的因素,如有无受凉、淋雨、劳累等诱因;有无上呼吸道感染史;有无性阻塞性肺疾病、糖尿病等慢性基础疾病;是否吸烟及吸烟量;是否长期使用激素、免疫抑制剂等。

(二)一般评估

1.生命体征

有无心率加快、脉搏细速、血压下降、脉压变小、体温不升、高热、呼吸困难等。

2.患者主诉

有无畏寒、发热、咳嗽、咳痰、胸痛、呼吸困难等症状。

3.精神和意识状态

有无精神萎靡、表情淡漠、烦躁不安、神志模糊等。

4.皮肤黏膜

有无发绀、肢端湿冷。

5.尿量

疑有休克者,测每小时尿量。

6.相关记录

体温、呼吸、血压、心率、意识、尿量(必要时记录出入量),痰液颜色、性状和量等情况。

(三)身体评估

1.视诊

观察患者有无急性面容和鼻翼翕动等表现;有无面颊绯红、口唇发绀、有无唇周疱疹、有无皮肤黏膜出血判断患者意识是否清楚,有无烦躁、嗜睡、惊厥和表情淡漠等意识障碍;患者呼吸时双侧呼吸运动是否对称,有无一侧胸式呼吸运动的增强或减弱;有无三凹征,有无呼吸频率加快或节律异常。

2.触诊

有无头颈部浅表淋巴结肿大与压痛,气管是否居中,双肺触觉语颤是否对称;有无胸膜摩擦感。

3.听诊

有无闻及肺泡呼吸音减弱或消失,异常支气管呼吸音,胸膜摩擦音和干、湿啰音等。

（四）心理-社会评估

患者在疾病治疗过程中的心理反应与需求，家庭及社会支持情况，引导患者正确配合疾病的治疗与护理。

（五）辅助检查结果评估

1.血常规检查

有无白细胞计数和中性粒细胞比例增高及核左移、淋巴细胞增多。

2.胸部 X 线检查

有无肺纹理增粗、炎性浸润影等。

3.痰培养

有无致病菌生长，药物敏感试验结果如何。

4.血气分析

是否有 PaO_2 减低和（或）动脉血二氧化碳分压（$PaCO_2$）升高。

（六）治疗常用药效果的评估

（1）应用抗生素的评估要点：①记录每次给药的时间与次数，评估有无按时、按量给药，是否足疗程。②评估用药后患者症状有否缓解。③评估用药后患者是否出现皮疹、呼吸困难等变态反应。④评估用药后患者有无胃肠道不适，使用氨基糖苷类抗生素注意有无肾、耳等不良反应。老年人或肾功能减退者应特别注意有无耳鸣、头晕、唇舌发麻等不良反应。⑤使用抗真菌药后，评估患者有无肝功能受损。

（2）使用血管活性药时，需密切监测与评估患者血压、心率情况及外周循环改善情况。评估药液有无外渗等。

四、主要护理诊断/问题

（一）体温过高

体温过高与肺部感染有关。

（二）清理呼吸道无效

清理呼吸道无效与气道分泌物多、痰液黏稠、胸痛、咳嗽无力等有关。

（三）潜在并发症

感染性休克。

五、护理措施

（一）体温过高

1.休息和环境

患者应卧床休息。环境应保持安静、阳光充足、空气清新，室温为 18～20 ℃，湿度 55%～60%。

2.饮食

提供足够热量、蛋白质和维生素的流质或半流质饮食，以补充高热引起的营养物质消耗。鼓励患者足量饮水（2～3 L/d）。

3.口腔护理

做好口腔护理，鼓励患者经常漱口；口唇疱疹者局部涂液体石蜡或抗病毒软膏。

4.病情观察

监测患者神志、体温、呼吸、脉搏、血压和尿量,做好记录,观察热型。重症肺炎不一定有高热,应重点观察儿童、老年人、久病体弱者的病情变化。

5.高热护理

寒战时注意保暖,及时添加被褥,给予热水袋时防止烫伤。高热时采用温水擦浴、冰袋、冰帽等物理降温措施,以逐渐降温为宜,防止虚脱。患者大汗时,及时协助擦汗和更换衣物,避免受凉。必要时遵医嘱使用退烧药。必要时遵医嘱静脉补液,补充因发热丢失的水分和盐,加快毒素排泄的热量散发。心脏病或老年人应注意补液速度,避免过快导致急性肺水肿。

6.用药护理

遵医嘱及时使用抗生素,观察疗效和不良反应。如头孢唑啉钠(先锋 V)可有发热、皮疹、胃肠道不适,偶见白细胞计数减少和丙氨酸氨基转移酶增高。喹诺酮类药(氧氟沙星、环丙沙星)偶见皮疹、恶心等。注意氨基糖苷类抗生素有肾、耳毒性的不良反应,老年人或肾功能减退者应慎用或适当减量。

(二)清理呼吸道无效

1.痰液观察

观察痰液颜色、性质、气味和量,如肺炎球菌肺炎呈铁锈色痰,克雷伯杆菌肺炎典型痰液为砖红色胶冻状,厌氧菌感染者痰液多有恶臭味等。最好在用抗生素前留取痰标本,痰液采集后应在10 分钟内接种培养。

2.鼓励患者有效咳嗽,清除呼吸道分泌物

痰液黏稠不易咳出、年老体弱者,可给予翻身、叩背、雾化吸入、机械吸痰等协助排痰。

(三)潜在并发症(感染性休克)

1.密切观察病情

一旦出现休克先兆,应及时通知医师,准备药品,配合抢救。

2.体位

将患者安置在监护室,仰卧中凹位,抬高头胸部 20°,抬高下肢约 30°,有利于呼吸和静脉血回流,尽量减少搬动。

3.吸氧

迅速给予高流量吸氧。

4.尽快建立两条静脉通道

遵医嘱补液,以维持有效血容量,输液速度个体化,以中心静脉压作为调整补液速度的指标,中心静脉压低于 0.5 kPa(5.0 cmH$_2$O)可适当加快输液速度,中心静脉压不低于 1.0 kPa(10 cmH$_2$O)时,输液速度则不宜过快,以免诱发急性左心衰竭。

5.纠正水、电解质和酸碱失衡

监测和纠正钾、钠、氯和酸碱失衡。纠正酸中毒常用 5% 的碳酸氢钠静脉滴注,但输液不宜过多过快。

6.血管活性药物

在输入多巴胺、间羟胺(阿拉明)等血管活性药物时,应根据血压随时调整滴速,维持收缩压在 12.0～13.3 kPa(90～100 mmHg),保证重要器官的血液供应,改善微循环。注意防止液体溢出血管外引起局部组织坏死。

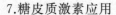

7.糖皮质激素应用

激素有抗炎抗休克,增强人体对有害刺激的耐受力的作用,有利于缓解症状,改善病情,及回升血压,可在有效抗生素使用的情况下短期应用,如氢化可的松 100～200 mg 或地塞米松 5～10 mg静脉滴注,重症休克可加大剂量。

8.控制感染

联合使用广谱抗生素时,注意观察药物疗效和不良反应。

9.健康指导

(1)疾病预防指导:避免上呼吸道感染、受凉、淋雨、吸烟、酗酒,防止过度疲劳。尤其是免疫功能低下者(糖尿病、血液病、艾滋病、肝病、营养不良等)和慢性支气管炎、支气管扩张者。易感染人群如年老体弱者,慢性病患者可接种流感疫苗、肺炎疫苗等,以预防发病。

(2)疾病知识指导:对患者与家属进行有关肺炎知识的教育,使其了解肺炎的病因和诱因。指导患者遵医嘱按疗程用药,出院后定期随访。慢性病、长期卧床、年老体弱者,应注意经常改变体位、翻身、拍背、咳出气道痰液。

(3)就诊指标:出现高热、心率增快、咳嗽、咳痰、胸痛等症状及时就诊。

(赵利娜)

第七节　慢性阻塞性肺疾病

一、概述

(一)疾病概念

慢性阻塞性肺疾病(chronic obstructive pulmonary disease,COPD)是一组气流受限为特征的肺部疾病,气流受限不完全可逆,呈进行性发展,但是可以预防和治疗的疾病。慢性阻塞性肺疾病主要累及肺部,但也可以引起肺外各器官的损害。

慢性阻塞性肺疾病是呼吸系统疾病中的常见病和多发病,患病率和病死率均居高不下。近年来对我国 7 个地区 20 245 名成年人进行调查,慢性阻塞性肺疾病的患病率占 40 岁以上人群的 8.2%。因肺功能进行性减退,严重影响患者的劳动力和生活质量。

(二)相关病理生理

慢性支气管炎并发肺气肿时,视其严重程度可引起一系列病理生理改变。早期病变局限于细小气道,仅闭合容积增大,反映肺组织弹性阻力及小气道阻力的动态肺顺应性降低。病变累及大气道时,肺通气功能障碍,最大通气量降低。随着病情的发展,肺组织弹性日益减退,肺泡持续扩大,回缩障碍,则残气量及残气量占肺总量的百分比增加。肺气肿加重导致大量肺泡周围的毛细血管受膨胀肺泡的挤压而退化,致使肺毛细血管大量减少,肺泡间的血流量减少,此时肺泡虽有通气,但肺泡壁无血液灌流,导致生理无效腔气量增大;也有部分肺区虽有血液灌流,但肺泡通气不良,不能参与气体交换。如此,肺泡及毛细血管大量丧失,弥散面积减少,产生通气与血流比例失调,导致换气功能发生障碍。通气和换气功能障碍可引起缺氧和二氧化碳潴留,发生不同程度的低氧血症和高碳酸血症,最终出现呼吸功能衰竭。

（三）病因与诱因

确切的病因不清楚。但认为与肺部对香烟烟雾等有害气体或有害颗粒的异常炎症反应有关。这些反应存在个体易感因素和环境因素的互相作用。

（1）吸烟：为重要的发病因素，吸烟者慢性支气管炎的患病率比不吸烟者高 2～8 倍，烟龄越长，吸烟量越大，慢性阻塞性肺疾病患病率越高。

（2）职业粉尘和化学物质：接触职业粉尘及化学物质，如烟雾、变应原、工业废气及室内空气污染等，浓度过高或时间过长时，均可能产生与吸烟类似的慢性阻塞性肺疾病。

（3）空气污染：大气中的有害气体如二氧化硫、二氧化氮、氯气等可损伤气道黏膜上皮，使纤毛清除功能下降，黏液分泌增加，为细菌感染增加条件。

（4）感染因素：与慢性支气管炎类似，感染也是慢性阻塞性肺疾病发生发展的重要因素之一。

（5）蛋白酶-抗蛋白酶失衡。

（6）炎症机制。

（7）其他：自主神经功能失调、营养不良、气温变化等都有可能参与慢性阻塞性肺疾病的发生、发展。

（四）临床表现

起病缓慢、病程较长。主要症状如下。

1.慢性咳嗽

随病程发展可终身不愈。常晨间咳嗽明显，夜间有阵咳或排痰。

2.咳痰

一般为白色黏液或浆液性泡沫性痰，偶可带血丝，清晨排痰较多。急性发作期痰量增多，可有脓性痰。

3.气短或呼吸困难

早期在劳力时出现，后逐渐加重，以致在日常活动甚至休息时也感到气短，是慢性阻塞性肺疾病的标志性症状。

4.喘息和胸闷

部分患者特别是重度患者或急性加重时出现喘息。

5.其他

晚期患者有体重下降，食欲减退等。

6.慢性阻塞性肺疾病病程分期

慢性阻塞性肺疾病的病程可以根据患者的症状和体征的变化分为如下两期：①急性加重期是指在疾病发展过程中，短期内出现咳嗽、咳痰、气促和（或）喘息加重，痰量增多，呈脓性或黏液脓性痰，可伴发热等症状。②稳定期指患者咳嗽、咳痰、气促等症状稳定或较轻。

7.并发症

（1）慢性呼吸衰竭：常在慢性阻塞性肺疾病急性加重时发生，其症状明显加重，发生低氧血症和（或）高碳酸血症，可具有缺氧和二氧化碳潴留的临床表现。

（2）自发性气胸：如有突然加重的呼吸困难，并伴有明显的发绀，患侧肺部叩诊为鼓音，听诊呼吸音减弱或消失，应考虑并发自发性气胸，通过 X 线检查可以确诊。

（3）慢性肺源性心脏病：由于慢性阻塞性肺疾病、肺病变引起肺血管床减少及缺氧致肺动脉痉挛、血管重塑，导致肺动脉高压、右心室肥厚扩大，最终发生右心功能不全。

（五）辅助检验

1.肺功能检查

肺功能检查是判断气流受限的主要客观指标,对慢性阻塞性肺疾病诊断、严重程度评价、疾病进展、预后及治疗反应等有重要意义。

(1)第一秒用力呼气容积占用力肺活量百分比(FEV_1/FVC)是评价气流受限的一项敏感指标。

(2)第一秒用力呼气容积占预计值百分比(FEV_1％预计值),是评估慢性阻塞性肺疾病严重程度的良好指标,其变异性小,易于操作。

(3)吸入支气管舒张药后 $FEV_1/FVC<70$％及 $FEV_1<80$％预计值者,可确定为不能完全可逆的气流受限。

2.胸部 X 线检查

慢性阻塞性肺疾病早期胸片可无变化,以后可出现肺纹理增粗、紊乱等非特异性改变,也可出现肺气肿改变。X 线胸片改变对慢性阻塞性肺疾病诊断特异性不高,主要作为确定肺部并发症及与其他肺疾病鉴别之用。

3.胸部 CT 检查

CT 检查不应作为慢性阻塞性肺疾病的常规检查。高分辨 CT 对有疑问病例的鉴别诊断有一定意义。

4.血气分析

血气分析对确定发生低氧血症、高碳酸血症、酸碱平衡失调及判断呼吸衰竭的类型有重要价值。

5.其他

慢性阻塞性肺疾病合并细菌感染时,外周血白细胞计数增高,核左移。痰培养可能查出病原菌;常见病原菌为肺炎链球菌、流感嗜血杆菌、卡他莫拉菌、肺炎克雷伯杆菌等。

（六）治疗原则

1.缓解期治疗原则

减轻症状,阻止慢性阻塞性肺疾病病情发展,缓解或阻止肺功能下降,改善慢性阻塞性肺疾病患者的活动能力,提高其生活质量,降低病死率。

2.急性加重期治疗原则

控制感染、抗炎、平喘、解痉,纠正呼吸衰竭与右心衰竭。

（七）缓解期药物治疗

1.支气管舒张药

短期按需应用以暂时缓解症状,长期规律应用以减轻症状。

(1)β_2肾上腺素受体激动剂:主要有沙丁胺醇气雾剂,每次 $100\sim200~\mu g$(1～2 喷),定量吸入,疗效持续 4～5 小时,每 24 小时 8～12 喷。特布他林气雾剂也有同样作用。可缓解症状,尚有沙美特罗、福莫特罗等长效 β_2肾上腺素受体激动剂,每天仅需吸入 2 次。

(2)抗胆碱能药:是慢性阻塞性肺疾病常用的药物,主要品种为异丙托溴铵气雾剂,定量吸入,起效较沙丁胺醇慢,持续 6～8 小时,每次 40～80 mg,每天 3～4 次。长效抗胆碱药有噻托溴铵选择性作用于 M_1、M_3受体,每次吸入 18 μg,每天 1 次。

(3)茶碱类:茶碱缓释或控释片 0.2 g,每 12 小时 1 次;氨茶碱 0.1 g,每天 3 次。

2.祛痰药

对痰不易咳出者可应用。常用药物有盐酸氨溴索 30 mg,每天 3 次,N-乙酰半胱氨酸 0.2 g,每天3次,或羧甲司坦 0.5 g,每天 3 次。

3.糖皮质激素

对重度和极重度患者(Ⅲ级和Ⅳ级),反复加重的患者,长期吸入糖皮质激素与长效 β_2 肾上腺素受体激动剂联合制剂,可增加运动耐量、减少急性加重发作频率、提高生活质量,甚至有些患者的肺功能得到改善。

4.长期家庭氧疗(LTOT)

对慢性阻塞性肺疾病、慢性呼吸衰竭者可提高生活质量和生存率。对血流动力学、运动能力、肺生理和精神状态均会产生有益的影响。LTOT 指征:①$PaO_2 \leqslant 7.3$ kPa(55 mmHg)或 $SaO_2 \leqslant 88\%$,有或没有高碳酸血症。②$PaO_2\ 7.3 \sim 8.0$ kPa(55~60 mmHg),或 $SaO_2 < 89\%$,并有肺动脉高压、心力衰竭水肿或红细胞增多症(血细胞比容大于 0.55)。一般用鼻导管吸氧,氧流量为 $1.0 \sim 2.0$ L/min,吸氧时间 $10 \sim 15$ h/d。目的是使患者在静息状态下,达到 $PaO_2 \geqslant 8.0$ kPa(60 mmHg)和(或)使 SaO_2 升至 90%。

(八)急性发作期药物治疗

1.支气管舒张药

药物同稳定期。有严重喘息症状者可给予较大剂量雾化吸入治疗,如应用沙丁胺醇 500 μg 或异丙托溴铵 500 μg,或沙丁胺醇 1 000 μg 加异丙托溴铵 250~500 μg,通过小型雾化器给患者吸入治疗以缓解症状。

2.抗生素

应根据患者所在地常见病原菌类型及药物敏感情况积极选用抗生素治疗。如给予 β 内酰胺类/β 内酰胺酶抑制剂;第二代头孢菌素、大环内酯类或喹诺酮类。如果找到确切的病原菌,根据药敏结果选用抗生素。

3.糖皮质激素

对需住院治疗的急性加重期患者可考虑口服泼尼松龙 30~40 mg/d,也可静脉给予甲泼尼龙 40~80 mg,每天 1 次。连续 5~7 天。

4.祛痰剂

溴己新 8~16 mg,每天 3 次;盐酸氨溴索 30 mg,每天 3 次酌情选用。

5.吸氧

持续低流量吸氧。

二、护理评估

(一)一般评估

1.生命体征

急性加重期时合并感染患者可有体温升高;呼吸频率常每分钟 30~40 次。

2.患者主诉

有无慢性咳嗽、咳痰、气短、喘息和胸闷等症状。

3.相关记录

体温、呼吸、心率、皮肤、饮食、出入量、体重等记录结果。

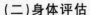

(二)身体评估

1.视诊

胸廓前后径增大,肋间隙增宽,剑突下胸骨下角增宽,称为桶状胸。部分患者呼吸变浅,频率增快,严重者可有缩唇呼吸等。

2.触诊

双侧语颤减弱。

3.叩诊

肺部过清音,心浊音界缩小,肺下界和肝浊音界下降。

4.听诊

两肺呼吸音减弱,呼气延长,部分患者可闻及湿啰音和(或)干啰音。

(三)心理-社会评估

患者在疾病治疗过程中的心理反应与需求,家庭及社会支持情况,引导患者正确配合疾病的治疗与护理。

(四)辅助检查结果评估

1.肺功能检查

吸入支气管舒张药后 $FEV_1/FVC<70\%$ 及 $FEV_1<80\%$ 预计值者,可确定为不能完全可逆的气流受限。

2.血气分析

对确定发生低氧血症、高碳酸血症、酸碱平衡失调及判断呼吸衰竭的类型有重要价值。

3.痰培养

痰培养可能查出病原菌。

(五)慢性阻塞性肺疾病常用药效果的评估

(1)每天用药剂量、用药的方法(雾化吸入法、口服、静脉滴注)的评估与记录。

(2)评估急性发作时,是否能正确使用定量吸入器(MDI),用药后呼吸困难是否得到缓解。

(3)评估患者是否掌握常用三种雾化吸器的正确使用方法:定量吸入器(MDI)、都保干粉吸入器、准纳器。并注意用后漱口。

三、主要护理诊断/问题

(一)气体交换受损

气体交换受损与气道阻塞、通气不足、呼吸肌疲劳、分泌物过多和肺泡呼吸面积减少有关。

(二)清理呼吸道无效

清理呼吸道无效与分泌物增多而黏稠、气道湿度减低和无效咳嗽有关。

(三)焦虑

焦虑与健康状况改变、病情危重、经济状况有关。

四、护理措施

(一)休息与活动

中度以上慢性阻塞性肺疾病急性加重期患者应卧床休息,协助患者采取舒适体位,极重度患者宜采取身体前倾坐位,视病情增加适当的活动,以患者不感到疲劳,不加重病情为宜。

(二)病情观察

观察咳嗽、咳痰及呼吸困难的程度,观察血压、心率,监测动脉血气和水、电解质、酸碱平衡情况。

(三)控制感染

遵医嘱给予抗感染治疗,有效地控制呼吸道感染

(四)合理用氧

采用低流量持续给氧,流量 1～2 L/min。提倡长期家庭氧疗,每天氧疗时间在 15 小时以上。

(五)用药护理

遵医嘱应用抗生素、支气管舒张药和祛痰药,注意观察不良反应。

(六)呼吸功能训练

指导患者正确进行缩唇呼吸和腹式呼吸训练。

1.缩唇呼吸

呼气时将口唇缩成吹笛子状,气体经缩窄的口唇缓慢呼出(图 5-1)。提高支气管内压,防止呼气时小气道过早陷闭,以利肺泡气体排出。

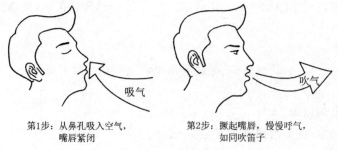

第1步:从鼻孔吸入空气,嘴唇紧闭　　　第2步:撅起嘴唇,慢慢呼气,如同吹笛子

图 5-1　缩唇呼吸

2.腹式呼吸

患者可取立位、平卧位、半卧位,两手分别放于前胸部和上腹部。用鼻缓慢吸气,膈肌最大程度下降,腹部松弛,腹部凸出,手感到腹部向上抬起;经口呼气,呼气时腹肌收缩,膈肌松弛,膈肌因腹部腔内压增加而上抬,推动肺部气体排出,手感到下降(图 5-2)。

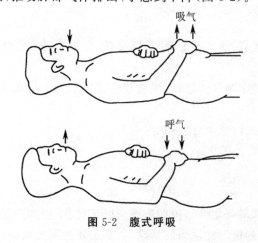

图 5-2　腹式呼吸

3.缩唇呼吸和腹式呼吸训练

每天训练 3~4 次,每次重复 8~10 次。

(七)保持呼吸道通畅

(1)痰多黏稠、难以咳出的患者需要多饮水,以达到稀释痰液的目的。

(2)遵医嘱每天进行氧气或超声雾化吸入。

(3)护士或家属协助给予胸部叩击和体位引流。

(4)指导有效咳嗽。尽可能加深吸气,以增加或达到必要的吸气容量;吸气后要有短暂的闭气,以使气体在肺内得到最大的分布,稍后关闭声门,可进一步增强气道中的压力,而后增加胸膜腔内压即增高肺泡内压力,这是使呼气时产生高气流的重要措施;最后声门开放,肺内冲出的高速气流,使分泌物从口中喷出。

(5)必要时给予机械吸痰或纤支镜吸痰。

(八)减轻焦虑

护士与家属共同帮助患者去除焦虑产生的原因;与家属、患者共同制订和实施康复计划;指导患者放松技巧。但要向家属与患者强调镇静安眠药对该病的危害,会抑制呼吸中枢,加重低氧血症和高碳酸血症,需慎用或不用。

(九)健康指导

1.疾病预防指导

戒烟是预防慢性阻塞性肺疾病的重要措施,避免粉尘和刺激性气体的吸入;避免和呼吸道感染患者接触,在呼吸道传染病流行期间,尽量避免去人群密集的公共场所;指导患者要根据气候变化,及时增减衣物,避免受凉感冒。

制订个体化锻炼计划:增强体质,按患者情况坚持全身有氧运动;坚持进行腹式呼吸及缩唇呼吸训练。

2.饮食指导

重视缓解期营养摄入,改善营养状况。应制订高热量、高蛋白、高维生素饮食计划。

3.家庭氧疗的指导

护士应指导患者和家属做到:①了解氧疗的目的、必要性及注意事项;②注意安全,供氧装置周围严禁烟火,防止氧气燃烧爆炸;③氧疗装置定期更换、清洁、消毒。

4.就诊指标

(1)患者咳嗽、咳痰症状加重。

(2)原有的喘息症状加重,或出现呼吸困难伴或不伴皮肤、口唇、甲床发绀。

(3)咳出脓性或黏液脓性痰,伴发热。

(4)突发明显的胸痛,咳嗽时明显加重。

(5)出现下垂部位水肿,如下肢等。

五、护理效果评估

(1)患者自觉症状好转(咳嗽、咳痰、呼吸困难减轻)。

(2)患者体温降至正常,生命体征稳定。

(3)患者能学会缩唇呼吸与腹式呼吸,学会有效咳嗽。

(4)患者能独立操作 3 种常用支气管扩张剂气雾剂的使用方法和注意事项。

（5）患者能掌握家属氧疗的方法与使用注意事项。

（6）患者情绪稳定。

（赵利娜）

第八节　肺结核合并硅沉着病

一、概述

硅沉着病（旧称矽肺），是因长期吸入生产性粉尘而引起的以肺组织弥漫性纤维化为主的全身性疾病。硅沉着病患者是肺结核的高发人群，两病并存，多数是在硅沉着病的基础上并发结核病，由于受这两种疾病病理过程和结核分枝杆菌生物学特性的影响，二氧化硅和结核分枝杆菌互为佐剂，互相促进结核病和硅沉着病病变的发展，加速病情恶化。

二、护理评估

（一）健康史评估

（1）评估患者的职业，是否长期接触粉尘。

（2）评估患者的生活习惯，是否长期吸烟、酗酒。

（3）评估患者既往健康状况，是否易患感冒和呼吸道感染。

（4）评估患者有无与结核患者的密切接触史。

（二）身体状况评估

1.症状

（1）咳嗽、咳痰：咳嗽是硅沉着病患者最常见的症状，早期尘肺患者可无咳嗽，咳痰，仅有胸闷或胸痛。长时间咳灰黑色脓痰，提示肺结核合并硅沉着病患者病情进展，由于肺结核合并硅沉着病患者存在不同程度的粉尘性支气管炎，纤毛上皮细胞被破坏，故亦可表现为干咳或有痰不易咳出。

（2）呼吸困难：当合并感染、肺源性心脏病（肺心病）、气胸等时，呼吸困难可突然加剧，甚至危及患者生命。

（3）发热：肺结核合并硅沉着病患者无其他细菌感染时，热型与肺结核热型一致，表现为午后低热，体温不超过 38 ℃。如同时合并普通细菌感染，可表现为高热，热型不定。

（4）胸痛：肺结核合并硅沉着病患者胸痛症状突出，由胸膜增厚粘连所致，大多数为钝痛，持续时间长，深呼吸和咳嗽时加重。

（5）咯血：是肺结核合并硅沉着病患者病情恶化的症状之一。

（6）结核中毒症状：可有盗汗、乏力、食欲缺乏等结核中毒症状。

2.体征

轻症患者临床上可无阳性体征，重症患者肺部可闻及湿啰音，出现并发症，如气胸、纵隔气肿、肺大疱等，可出现相应的体征。

(三)辅助检查

1.实验室检查

痰涂片、痰培养阳性是确诊肺结核合并硅沉着病的可靠依据。

2.影像学检查

(1)X线检查特点:①硅沉着病与肺结核好发部位相似,一般多发于两肺上叶尖后段。基本影像表现也与肺结核一样,主要以结节状、斑片状、纤维条索状、大小不等空洞为基本形态。②肺结核合并硅沉着病时,结节影略大于单纯尘肺结节和结核点状结节,直径大约5 mm,因尘肺结节与结核干酪物融合,周边境界模糊,其内可有小空腔。③肺结核合并硅沉着病呈大块融合病灶时,表现为密度较高但不均匀的实变影,由于病灶增大和发生不同程度干酪化,可迅速出现空洞,周边可有卫星灶。④多见大空洞,也可为大小空洞相互交错穿通所致,故空洞壁厚薄不均,内壁不规则。

(2)CT检查:可弥补X线胸片的一些不足,尤其对一些诊断比较困难的病例,可以作为一种补充的手段。

3.纤维支气管镜检查

广泛应用于菌阴肺结核合并硅沉着病的诊断。

4.其他

如超声检查。

(四)心理-社会状况

硅沉着病属于慢性病,病程长,有时治疗效果不明显,再加上合并肺结核,患者长期受疾病的折磨,容易出现焦虑、烦躁、恐惧心理。

三、常见护理诊断/问题

(一)气体交换受损

与肺组织纤维化有关。

(二)清理呼吸道无效

与肺部炎症、痰液黏稠、无力咳嗽有关。

(三)活动无耐力

与肺结核,硅沉着病导致供氧系统受损有关。

(四)焦虑

与结核病程长及治疗预后不确定有关。

(五)有传播感染的危险

与暴露于空气传播的结核菌有关。

(六)知识缺乏

缺乏疾病发生、发展、治疗等相关知识。

(七)潜在并发症

感染、肺心病、气胸等。

四、计划与实施

硅沉着病合并肺结核的患者,往往病情重,病程长,复治患者多,并发症多,早期诊断,规范治疗,精心护理,完成全程治疗对患者预后至关重要。

(一)一般护理

1.合理休息与锻炼

在结核中毒症状明显如低热、乏力、食欲减退、盗汗疲劳的情况下,鼓励患者练呼吸操、打太极拳、散步等,调节身心,以增强体质,提高机体免疫力。

2.科学饮食

肺结核是慢性消耗性疾病,饮食和药物同样重要,营养的供给与消耗应保持平衡,才能维持良好的健康状况。鼓励少量多餐,进食高热量、高蛋白、多种维生素易消化饮食,如牛奶、豆浆、鸡蛋、鱼肉、新鲜蔬菜、水果等。

(二)预防重复感染

(1)加强病区管理,减少陪护及探视人员,避免互串病房,以免引起交叉感染。

(2)注意环境清洁,定时开门窗通风,紫外线消毒病室1~2次/天,物体表面、地面用有效消毒剂擦拭。

(3)吸氧装置定期更换,使用一次性吸氧管,每周更换湿化瓶。

(4)不随地吐痰,患者的痰液、分泌物、餐具严格消毒。

(三)病情观察及护理

硅沉着病合并肺结核患者胸闷、气喘明显,有时难以平卧;胸痛咳嗽的患者夜间不能入睡;咯血患者会产生焦虑、恐惧心理,有时会有窒息的危险,需及时巡视病房,观察病情变化,若发现问题,及时处理,避免意外发生。

1.注意观察体温、脉搏、呼吸变化

硅沉着病合并肺结核患者常有午后低热,体温在 37~38 ℃,如出现高热、咳嗽加剧,应注意是否有结核病灶播散。

2.注意观察咳嗽、咳痰情况

痰液量、色、性状变化提示病情转归,如咳大量脓痰表示有金黄色葡萄球菌感染;咳黄绿痰表示铜绿假单胞菌感染;而痰中带血或咯血,提示感染严重或结核空洞的存在,侵蚀了毛细血管及大血管,需报告医师及时处理。

3.氧疗护理

给予低流量吸氧 1~2 L/min,向患者或家属讲清吸氧的目的及注意事项。夜间吸氧时,因夜间迷走神经兴奋性增高,呼吸运动减弱,二氧化碳排出量减少,易加重高碳酸血症。呼吸困难时,可给予短时间高流量吸氧。

4.注意观察药物的不良反应

硅沉着病合并肺结核患者需长期服用药物,要注意药物的不良反应,给患者介绍服药过程中可能发生的不良反应,使他们有思想准备,如用异烟肼后可引起肝脏的损害及外周神经炎,可以通过观察及定期复查,及时发现,采取相应措施,避免给患者带来不必要的痛苦。

(四)心理护理

硅沉着病属于慢性病,病程长,有时治疗效果不明显,再加上合并肺结核,患者长期受疾病的折磨,容易出现焦虑、烦躁、恐惧心理。护理上要帮助他们认识病情,介绍治疗方法及治疗效果,增强患者的信心,减轻患者的焦虑及恐惧心理。经常与患者交谈,生活上多关心,多使用鼓励性、安慰性、解释性、指导性语言。

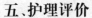

五、护理评价

经过治疗和护理后,患者是否达到以下标准。

(1)能进行有效咳嗽,有效排出气道内分泌物,保持呼吸道通畅。

(2)有良好的心理状态,正确面对疾病。

(3)患者主动配合治疗和护理,遵医嘱服药。

(4)增进饮食,保证必要的营养摄入。

（杨　鸽）

第九节　肺结核合并肺癌

一、概述

肺癌是指原发于支气管黏膜和肺泡的恶性肿瘤。肺癌是当今世界上最常见的恶性肿瘤之一,也是对人类健康与生命危害最大的恶性肿瘤。近年来,肺结核及肺癌患病率均呈上升趋势,两病并存也日渐增多,临床研究表明结核病患者患肺癌的危险性是一般人群的 1.5～2.5 倍。两者在临床表现及 X 线片上均有许多相似之处,给诊断带来一定困难,常造成漏诊、误诊。随着两病并存发病率的增加,两病之间发病有无因果关系也引起了人们的警惕。

肺结核与肺癌并存之间的关系,学术界有 3 种不同的观点。

(一)肺结核与肺癌的发生有关论

持该种观点者多,很多国内外学者报告,结核性瘢痕易患肺腺癌。

(二)肺结核与肺癌无关论

此观点认为二者并存增多,是由于抗结核新药的不断出现,致结核患者的病程及寿命延长,加之中老年人抵抗力下降,肺癌和肺结核的发病率均增高,两者并存是一种机遇或巧合。

(三)肺结核与肺癌具有对抗性

认为结核灶破坏或阻塞血管交通与淋巴引流,限制癌的发生与扩散,肺结核合并肺癌多在静止期或治愈时才发生癌变。

二、护理评估

(一)健康史评估

(1)评估患者的职业及有无长期致癌物质接触史。

(2)评估患者的工作环境、居住地空气污染情况。

(3)评估患者有无吸烟史、被动吸烟史。

(4)评估患者的饮食情况。

(5)评估患者的家族史。

(二)身体状况评估

1.症状

肺结核合并肺癌主要临床症状如下。

(1)咳嗽、咳痰、低热、盗汗、乏力、气喘、消瘦、痰中带血或咯血、声嘶、胸痛等,咳嗽常为刺激性干咳;咯血时血液往往与痰混合在一起,呈间歇或断续出现,不易控制。

(2)胸痛常与呼吸、胸腔积液量、抗结核治疗有关,而合并肺癌后,侵犯胸膜的胸痛,表现为与呼吸无关的局限性、剧烈持续性胸痛。

(3)呼吸困难明显。

(4)癌痛包括治疗引起的疼痛、肿瘤导致的疼痛及与肿瘤无关的疼痛,严重影响患者的生活质量。

2.体征

取决于病变性质、部位、范围、程度。早期多无明显体征,若病变范围较大,患侧肺部呼吸运动减弱,叩诊呈浊音,听诊时呼吸音降低。晚期患者肿瘤压迫附近脏器时可产生相应的体征,如患侧肺不张、胸腔积液、上腔静脉压迫综合征、颈交感神经麻痹综合征或骨转移等体征。浅表淋巴结以颈部、锁骨上和腋窝淋巴结肿大最为常见。体重下降,呈现恶病质。

(三)辅助检查评估

1.影像学检查

若肺结核患者在病变过程中 X 线检查出现以下情况,应引起足够重视:①在高效抗结核治疗下,病灶增大或增多。②在抗结核药物治疗过程中出现纵隔阴影增宽,肺叶或全肺不张。③单侧肺门区或肺叶内出现直径大于 3 cm 孤立块状或球形阴影,典型者边缘呈短毛刺或脐状凹陷或分叶征。④除肺结核病变外,并有不规则偏心的厚壁空洞,内壁不规则或有岛屿样突起,痰菌反复检查均呈阴性。⑤在抗结核药物治疗下,出现胸腔积液征,反复抽液处理,症状未见好转,胸腔积液增长迅速,经 X 线检查在大量胸腔积液中或能见到浓密块状阴影,纵隔无明显向对侧移位。⑥病变在抗结核药物治疗下未见吸收,或大部分病变已有吸收而某一阴影反而增大,或出现新病灶。

2.实验室检查

(1)痰液检查:应进行痰抗酸菌及癌细胞检查。

(2)胸腔积液检查:①在胸腔积液中查找癌细胞和抗酸杆菌。②胸腔积液腺苷脱氨酶(ADA)和癌胚抗原(CEA)的测定:ADA 主要存在于 T 细胞中,当 ADA 水平大于 50 U/L,胸腔积液 ADA 与血清 ADA 比值大于 1,有利于结核性胸腔积液的诊断;如 ADA 水平小于 50 U/L,胸腔积液 ADA 与血清 ADA 比值小于 1,则提示恶性肿瘤或其他非结核性疾病。CEA 值在腺癌性癌性胸腔积液中明显增高,有作者提出胸腔积液中 CEA 含量大于 10 ng/mL 可作为诊断癌性胸腔积液的标准。若胸腔积液中 CEA 水平增高的同时,血清 CEA 也相应增高,诊断意义更大。③其他生物学检查:如溶菌酶(LZM)、乳酸脱氢酶(LDH)、血管紧张素转换酶(ACE)。④染色体检查:在癌性胸腔积液中可发现非二倍体细胞,并可有明显的染色体异常,有助于癌性胸腔积液的诊断。⑤PPD 实验:可疑肺结核或可疑肺癌病例做 PPD 皮肤试验,对两病的鉴别诊断有一定意义。

3.纤维支气管镜检查

对有肺不张、阻塞性肺炎、支气管结核、弥漫性阴影的肺癌、肺结核或粟粒型肺结核等病例,

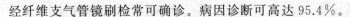

经纤维支气管镜刷检常可确诊。病因诊断可高达 95.4%。

4.经胸壁肺穿刺活检

对肺野孤立性阴影、外围型肺癌患者,经痰菌或细胞学检验仍未确诊时,可进行胸壁肺穿刺活检辅助诊断。病变部位难确定,可在 X 线、B 超或 CT 引导下进行活检。

5.胸腔镜检查

胸腔积液诊断困难时,可做胸腔镜检查进行胸膜活检以明确组织学诊断,诊断率为 93%～96%。胸腔镜检查的特点:①取活检标本的部位准确;②取检物大,创伤小;③合并气胸机会小;④未能明确病因的胸腔诊断的病例,经胸腔镜检查大部分可以确诊。

6.正电子发射计算机体层扫描(PET)检查

在肺癌诊疗中具有重要作用。可用于肺癌的诊断、鉴别诊断、分期和远处转移的发现,用于治疗后判断复发或癌残留,用于判断预后。

(四)心理-社会状况

患者刚得知自己患病后会有震惊、不知所措、极度忧虑、恐惧、焦躁等情绪,又因病情严重、迁延不愈、疗效不佳而产生悲观、抑郁、多疑、难以与人沟通等心理,甚至会有自杀倾向。此外,还应了解患者家庭经济状况和社会支持情况,患者所能得到的社区保健和服务情况等。

三、常见护理诊断/问题

(一)气体交换受损
与气道梗阻、感染有关。

(二)清理呼吸道无效
与肿瘤阻塞及支气管分泌物增多,咳嗽无效或不能、不敢咳嗽有关。

(三)疼痛与肿瘤
压迫周围结构及组织浸润有关。

(四)焦虑
与缺乏肺癌、结核病治疗及预后相关知识有关。

(五)营养失调
与疾病导致机体消耗增加有关。

(六)知识缺乏
表达了自己对健康状态的不正确的知识并要求获取信息,缺乏疾病的发生、发展、治疗等信息。

四、计划与实施

(一)促进有效气体交换

1.环境与休息

保持室内空气清新,温湿度适宜。病室环境安静、清洁、舒适,保持患者足够的休息。

2.体位

指导或协助患者采取合适体位,可取半卧位,增加肺通气量,或侧卧位,以预防或减少分泌物吸入肺内。

3.氧疗护理

患者憋气或呼吸困难,动脉血气分析氧分压偏低,给予氧气吸入,氧流量一般为 2～

3 L/min,以提高血氧饱和度,减轻缺氧症状,增加患者舒适度。注意观察患者呼吸频率、节律、深度的变化,有无皮肤色泽和意识状态改变,监测动脉血气分析值,如果病情恶化,准备气管插管和呼吸机辅助通气。

(二)保持呼吸道通畅

1.痰液观察

观察痰液颜色、性状、气味和量。

2.咳嗽、咳痰的护理

刺激性干咳的患者,要鼓励患者饮水,当咳嗽影响休息时可以遵医嘱给予镇咳平喘药;患者痰液黏稠不易咳出者,应鼓励患者多饮水,协调患者有效咳嗽、咳痰,如拍背排痰等;及时清除口腔和呼吸道内痰液、呕吐物;遵医嘱应用祛痰药,如口服药、超声雾化吸入等,稀释痰液,促进痰液的排出;必要时给予电动吸痰器吸痰,预防窒息。

3.消毒隔离

注意预防医院内感染,严格执行消毒隔离制度。患者痰液用含消毒液的容器盛装或卫生纸收集放人黄色塑料袋统一处理。

(三)化疗用药护理

非活动性肺结核患者,以治疗肺癌为主,并及时观察化疗药物不良反应,监测心率、心律、血常规等,注意骨髓抑制程度,预防感染;加强口腔、皮肤护理;注意保护血管。

活动性肺结核或排菌患者则应进行抗结核治疗,可按初始、复治化疗方案给予治疗,以改善患者机体抵抗力,有利于治疗肺癌各项措施的落实,减轻患者痛苦,提高疗效及生活质量,延长生存期。

(四)疼痛的护理

(1)疼痛会使患者的睡眠、进食、活动等日常生活受到影响,护士及时评估疼痛的程度。

(2)与患者共同寻找减轻疼痛的方法,给予舒适的体位,如患侧卧位。避免剧烈咳嗽。有意识地控制呼吸。提供一个安静的环境,保证患者得到充足的休息。

(3)评估和记录患者疼痛的水平,需要时遵医嘱给予镇痛剂,使用后观察可能出现的呼吸窘迫症状,记录患者对于疼痛治疗的效果,根据需要适当调整。疼痛时使用镇痛剂,遵循三阶梯镇痛治疗原则,轻度疼痛首选第一阶梯:非阿片镇痛药物(阿司匹林、芬必得等);如果达不到镇痛效果,或疼痛继续加剧为中度疼痛,则选用第二阶梯:弱阿片类镇痛药物(可待因、曲马多等);对于重度疼痛的患者选用第三阶梯:强阿片类镇痛药物(美施康定、奥施康定等)。

(五)心理护理

有效的心理护理可消除或减轻癌症患者的心理障碍,提高患者的生存质量。

1.消除患者的恐惧心理

应了解患者的需求,富有同情心,善于发现其内心活动,给予热情关怀和疏导,建立良好的护患关系,为患者创造一个安全舒适、清洁的环境,使患者感到温暖。消除焦虑、恐惧心理,积极配合治疗。

2.消除患者的绝望心理

针对患者特点与需求采取内容、形式更丰富的健康宣教方式,解决患者的认识问题,使之认识到心理作用的重要性,教导他们转变观念,坚定战胜病魔的信心,珍惜生活中的每一天,重新认识自我,适应新的生活模式,积极地去应对,通过帮助患者建立健康信念模式,以健康教育、干预、

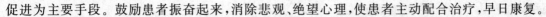

促进为主要手段。鼓励患者振奋起来,消除悲观、绝望心理,使患者主动配合治疗,早日康复。

3.消除患者的依赖心理

让患者正确认识治疗的目的性,不要盲目服药,不要擅自加大药物剂量,尊重医师的治疗方案,多考虑一些综合治疗的方法,同时鼓励患者说出自己的想法,积极主动进行医患沟通,同时注意自己生活应该努力自理,做力所能及之事,进行必要的锻炼,努力营造一个和谐、乐观的气氛。

4.消除患者的抑郁心理

到了疾病的晚期阶段,护士应具有高度的责任感、理解和亲情感,为患者提供人道主义服务,语言亲切,态度温和,也可以采取非语言性的交流,如真诚的眼神、亲切的握手等,也可提供独处发泄的机会,使他们的情绪得到合理的宣泄,对忧郁过重的患者密切观察,精心护理。防止其出现绝望、无望甚至自杀的问题。指导家属做好患者的心理安抚,不要在患者面前过度悲伤。

5.其他护理疗法

(1)暗示治疗:正面暗示可使患者处于幻想的希望中,培养患者的乐观情绪及积极的生活态度,使其乐于配合治疗,提高自身生活质量。

(2)音乐疗法:音乐能影响大脑半球,并使垂体分泌具有镇痛作用的内啡肽,使儿茶酚胺水平降低,从而导致血压和心率下降。

(3)认知行为治疗:现代医学多主张对癌症患者进行综合治疗,让患者掌握一些病理和护理知识,可提高其自我护理能力,有助于控制某些不良反应。

(4)家属心理指导:现代护理学的服务对象已经从单纯的人转变为患者家属模式,因此,护理人员应该给家属及患者提供个性化的专业护理服务,有利于癌症患者的身心,社会功能的恢复。

(六)饮食指导

大量临床资料证实肿瘤患者癌细胞增长较快,代谢增高,再加上放、化疗因素影响,恶性肿瘤患者营养不良发生率在 $40\%\sim75\%$,是患者恶病质的重要原因之一。肺结核亦为慢性消耗性疾病,两者并存,消耗加剧,更应该通过饮食指导,来改善患者营养状况,增强免疫力。鼓励患者进食高营养、高蛋白,高维生素饮食;化疗期间可选择患者喜欢的食物或少食多餐,增加每天的总摄入量,需要化疗时,应在患者进食前用药,以减轻患者恶心、呕吐等胃肠道反应,必要时按医嘱给予甲氧氯普胺,预防胃肠道反应;对不良反应严重、长期营养摄入障碍的患者可考虑用胃肠外营养支持来改善患者的营养状况。

(七)健康教育

1.介绍疾病相关知识

向患者介绍肺结核和肺癌的治疗、护理和康复相关知识。

2.介绍用药相关知识

向患者介绍用药相关知识,如抗结核药物和抗肿瘤药物的作用、不良反应及注意事项。

3.保持心理健康

嘱患者保持心理健康,保持乐观的情绪,提高患者的生存质量。

4.饮食指导

鼓励患者进食高营养、高蛋白、高维生素饮食等,以加强营养。

5.生活指导

保持良好的心态,提倡健康的生活方式。保持室内空气新鲜,定时开窗通风,避免接触煤烟、油烟污染,避免易产生致癌因素的环境及食物。合理地安排休息及活动,适当进行体育运动,以增强机体抵抗力,注意预防呼吸道感染。

6.运动与休息指导

结核病合并肺癌患者由于疾病本身、化疗、心理因素,营养失调等原因,更容易感到疲劳。而运动有减轻疲劳和抑郁的作用,在保证充足休息及病情许可的情况下,做一些自己喜欢的活动或运动,如散步、打太极拳等。

7.其他

戒烟、戒酒,避免被动吸烟。

五、护理评价

经过治疗和护理后,患者是否达到以下标准。

(1)能进行有效咳嗽,有效排出气道内分泌物,保持呼吸道通畅。

(2)患者主诉舒适感增加,疼痛减轻或缓解。

(3)有良好的心理状态,正确面对疾病。

(4)患者能积极配合,增进饮食,保证必要的营养摄入。

(5)主动配合治疗和护理,按照化疗原则遵医嘱服药。

(王　柴)

第十节　肺结核合并艾滋病

一、护理评估

(一)健康史

大部分结核病合并艾滋病(TB/HIV)患者是由于 HIV/AIS 机体免疫力降低时,感染结核杆菌或原有结核杆菌潜伏感染发展为活动性结核病(先 HIV 后结核病)。少部分 TB/HIV 患者是由于结核病患者有高危行为而感染 HIV(先结核病后 HIV)。

1.HIV/AIDS 者有下列情况应考虑合并结核病

(1)PPD 反应阳性者。

(2)不能用其他原因解释的长期发热、盗汗、食欲缺乏、倦怠或原因不明的头痛、嗜睡等。

(3)肺部出现"非典型"异常阴影时。

(4)肺部病变短期内变化不大或对正规抗生素治疗无效。

(5)肺内或体表淋巴结肿大,对胸内淋巴结肿大应多考虑结核所致。

2.结核病患者有下列情况应想到伴有 HIV/AIDS

(1)有与结核病不相符的症状如鹅口疮、全身淋巴结明显肿大、淋巴细胞减少、呼吸困难等。

(2)多发的肺外结核、肺结核进展很快并伴有血-淋巴播散。

(3)反复并发其他条件致病菌感染如真菌、原虫等。

(二)身体状况

AIDS 合并结核病由于常有其他细菌、真菌、病毒等混合感染,可表现为发热、盗汗、咳嗽、体重下降或不适、腹泻、皮疹、全身淋巴结肿大等。

(1)在 HIV 感染的任何阶段都可以出现结核病症状、任何阶段都可以发展成活动性结核病,结核病可以是肺部的也可以是肺外的;肺结核是最常见的表现形式,与免疫抑制的程度有关,持续咳嗽超过 3 周,对一般的抗菌治疗无效,脓痰,有时痰中带血、午后或夜间发热、盗汗、体重减轻等;在严重的 HIV 感染者中,肺外结核很常见,因为免疫系统不能阻止结核杆菌的繁殖和扩散,CD4 计数较低的患者中 1/3～2/3 会出现肺外结核,单侧或双侧肺下叶的渗出比肺上叶的受损或空洞更常见,肺外结核最常见的是血液和肺外淋巴结结核,其次是骨髓结核,泌尿生殖道和中枢神经系统;HIV/IDS 合并结核病与一般结核病患者比较有以下特点。①结核病多先被发现:50%～60%的患者先发现有结核病,而后诊断 HIV。②播散型结核病及肺外结核病多。③X 线检查表现不典型,以中下肺病变为多。④痰结核杆菌检查阳性率低。⑤PPD 阳性率较低:一般人群 PPD 的阳性率在 90%以上,HIV/AIDS 患者由于细胞免疫及变态反应均受到抑制,PPD 阳性率仅有 15%～40%。

(2)结核病患者感染艾滋病的特点:结核病患者感染艾滋病毒后,症状会变得明显而快速且比单纯感染艾滋病病毒者症状多。①主要表现:体重下降,超过平时体重的 10%;1 个月以上的慢性腹泻;长期发热超过 1 个月。②次要表现:持续咳嗽超过 1 个月;反复性带状疱疹;白色念珠菌感染;全身性皮肤瘙痒、皮炎;慢性进行性或全身性单纯疱疹;全身淋巴结肿大;进展急剧并伴有淋巴播散者,有卡波西肉瘤或隐球菌性脑膜炎者也应考虑艾滋病的诊断。

(3)艾滋病结核病双重感染的特点:①症状不典型。②肺部 X 线表现不典型:肺内病灶广泛,空洞形成相对较少,肺结核的 X 线表现为弥漫性浸润或粟粒性阴影多于非合并艾滋病患者。③痰结核杆菌检查阳性率低。④结核菌素纯蛋白衍化物(PPD)试验多为阴性。⑤肺外结核较多见,常发生淋巴结结核,全身播散性结核病的发病率高。⑥易发生多种机会性感染,如细菌、病毒、真菌感染等。⑦艾滋病并发肺结核患者病死率较高。

(三)辅助检查

1.X 线检查

HIV/AIDS 合并结核病患者,肺结核的 X 线表现不典型,尤其是 CD4 计数低于 300 者,缺乏一般人群肺结核的典型 X 线表现,以中下肺叶为多,尖段与后段较少,表现为局限或弥漫性浸润影、粟粒状病变、肺门或纵隔淋巴结肿大、多浆膜腔积液,但空洞较少见。

2.痰结核杆菌检查

因吞噬于巨噬细胞内的结核杆菌抗酸性减弱甚或消失,以致结核杆菌检查阳性率较低。涂片法阳性率为 30%;培养法阳性率为 50%;必要时可做聚合酶链反应检查。

3.结核菌素试验

HIV(+)者合并结核病,OT 或 PPD 试验阳性率只有 76%,AIDS 合并结核病患者 OT 或 PPD 试验阳性率只有 10%～33%,HIV(+)和 AIDS 患者结核菌素试验阳性,提示已发生或可能发生结核病,应定期摄 X 线胸片和痰菌检查。

(四)心理-社会状况

患者一经确诊多有否认、敌对、焦虑、悲观、绝望等心理反应。护理人员应平等待人,不歧视AIDS 患者,平时注意多关心体贴患者,做好家属的思想工作,实行保护性治疗。由于艾滋病和结核病都是慢性消耗性疾病,治疗用药时间长,艾滋病则需终身服药治疗。患者会出现惧怕打针、讨厌服药等现象,导致正常治疗不能顺利进行,严重者影响治疗方案的实施。患者普遍会有被社会遗弃的感觉。患者常常会自我孤立、远离社会群体甚至有自杀倾向。

二、常见护理诊断/问题

(一)低效性呼吸形态
与痰多或咯血有关。

(二)营养失调
与疾病消耗增加、摄入不足有关。

(三)恐惧
与疾病恶化有关。

(四)焦虑
与疾病病程长有关。

(五)遵守治疗方案无效
与长期化疗及药物的不良反应有关。

三、护理措施

(一)一般护理
保持环境安静、整洁,保证患者有足够的睡眠,将衣被整理舒适,注意保暖,保持室温在18～22 ℃,相对湿度55%～60%为宜。

1.口腔护理

艾滋病合并肺结核感染患者常伴有口腔白色念珠菌感染,易加重病情,为防止感染可采用3%碳酸氢钠溶液30 mL漱口每天4次,同时注意观察口腔黏膜及舌面有无溃疡,有无白色脓性分泌物及假膜形成,进食时避免食物过热,以防口腔黏膜创伤。

2.皮肤护理

(1)艾滋病合并结核病患者因长期发热、消瘦、营养差、抵抗力下降等原因,易并发皮肤感染,所以要做好患者的皮肤护理,定时翻身,保持皮肤清洁,防止发生皮肤感染及压疮等并发症。皮肤干燥者可涂抹润肤露或液状石蜡保持湿润。

(2)观察皮疹的大小、分布、数量,做好基础护理,保持皮肤清洁、干燥,注意修剪指甲,防止患者指甲过长抓伤皮肤加重感染,当瘙痒难忍时给予止痒处理。

3.咳嗽、咳痰护理

(1)病房应保持适宜的温度和湿度,空气洁净、清新。室温维持在18～20 ℃,湿度在50%～60%。

(2)让患者采取舒适的坐位或半卧位,并注意脊柱尽量挺直以利于肺部扩张。有剧烈、频繁咳嗽时应该让患者适当休息。

(3)保持气道通畅,遵医嘱予以患者消炎、化痰、镇咳、雾化等治疗。帮助患者进行有效咳嗽,将痰液排出。护士应指导患者定时(每2～4小时)进行数次随意的深呼吸(腹式呼吸),吸气末屏气片刻,然后进行咳嗽。也可定时进行胸部叩击,方法为两手并拢成空杯状,腕部放松,迅速而规律地叩击胸部各肺叶,每一叶要反复叩击1～3分钟。力度要适中,以不使患者感到疼痛为宜。

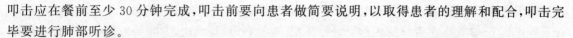

叩击应在餐前至少 30 分钟完成,叩击前要向患者做简要说明,以取得患者的理解和配合,叩击完毕要进行肺部听诊。

(4)每 2 小时评估呼吸的状态,尤其是呼吸的次数和呼吸的质量。注意咳嗽的频率和皮肤颜色的变化,注意有无呼吸困难,口唇有无发绀等异常情况发生。如有异常应及时通知医师做相应处理,必要时给予低流量氧气吸入(2 L/min)。

(5)呼吸困难时让患者尽量放松,减少焦虑并给予吸氧。可协助患者垫高枕头,或者把床头抬高,采取半卧位,鼓励患者进行深呼吸及咳嗽练习。

4.腹泻的护理

(1)观察患者肛门周围是否有表皮脱落或发炎。患者排便后,应用温肥皂水清洗肛周皮肤,用软纱布轻轻拍干,防止皮肤破裂,并涂以凡士林保护。

(2)鼓励患者尽量饮用肉汤、果汁等以补充丢失的水分和电解质。③腹泻频繁者可遵医嘱给予止泻药。

5.发热的护理

(1)密切观察病情变化,每 30 分钟至 2 小时监测体温 1 次。

(2)根据医嘱及时给予退热处理,一般可给予物理或药物降温。体温在 38.5 ℃以上时应进行降温。物理降温方法有冰袋、冰帽、温水擦浴、乙醇擦浴、室内通风等。应根据病情加以选择,同时应避免患者着凉感冒和冻伤。30 分钟后再次测量体温,并将结果记录于体温单上。

6.乏力和虚弱的护理

(1)鼓励患者动静结合,适当地休息和活动。与患者一起制订活动计划,根据患者目前的活动耐力,决定患者的活动量。活动与休息应交替进行,活动中出现心慌、气短及过度疲劳感应立即停止活动。

(2)帮助患者的日常生活,如上厕所、上下床、在床上变换体位及吃饭喝水等。

(3)指导或督导家庭成员给患者提供心理的、饮食上的、活动的、卫生等方面的帮助。如指导患者家属多与患者交谈并认真倾听,给予他们更多的关爱;在饮食上尽量满足患者的口味;协助患者进行锻炼;照顾好患者的日常生活等。

(二)饮食护理

艾滋病和结核病都是慢性消耗性疾病。为满足患者抗结核病、抗细菌感染引起的高代谢要求,以获得更好的疗效,应根据患者身体情况,指导患者家属给予合理饮食。

(1)进食高蛋白、高热量、高维生素、低脂肪饮食,注意少食多餐。每天进食适量的水果和蔬菜,提供多种维生素和矿物质,以增强身体的抵抗力,维持机体的正常功能。嘱患者进食适量的肉、鱼、蛋、奶及豆制品等满足人体代谢所需的物质。

(2)避免酸辣等刺激性食物,少食多餐,满足体内组织最需要的各种营养物质,并保持排便通畅。

(3)鼓励患者多饮水,出汗多时注意补充含盐饮料,必要时遵医嘱静脉补液,以保证入量。发热时每天入液量应在 3 000 mL 左右。适当增加蛋白质和维生素,尤其是维生素 C 和维生素 E 的摄入。

(三)医源性感染的控制及个人防护

1.病房的消毒

病房内备有专用清洁用具,每天清洁病房,拖把、水桶、椅子等都用热水和去污剂洗净。拖把必须每天清洗,不得移出病房。墙壁、地板、桌椅沾有血液、体液时用含有效氯 2 000 mg/L 消毒液进行擦拭 1～2 次。患者房间内的桌、椅、床栏、地板和门,每天用 2 000 mg/L 有效氯消毒液擦拭消毒 2 次。门内外把手包有浸有消毒液(1% 84 消毒液)的布套。

2.物品的消毒

(1)温度计及其盛放容器放在患者床边,每次使用后放入该容器内,容器内加入 70%～75% 乙醇,并加盖。

(2)分泌物、排泄物、医用敷料放一次性医用垃圾袋内双层包扎放置明显标识,直接焚烧处理。

(3)污染被服应置于污衣袋内,并有明显的"隔离"标识,高压消毒处理,严重污染时,可直接焚烧处理。

(4)使用过后的一次性注射器、输液器、棉签、手套、胶布等置于专用、耐刺的容器中并放置明显标识,直接焚烧处理。

(5)血压计、听诊器患者专用,除被患者血液、体液污染外,一般不做特殊消毒。如被污染,去除污迹后用含有效氯 2 000 mg/L 的消毒液进行 1～2 次擦拭,待患者离开后做 1 次终末消毒。

(6)护理人员的自身防护:因为艾滋病是致命性的传染病,因此,在护理艾滋病患者的过程中应注意自身防护。护理人员应根据情况选择手套、隔离衣、护目镜等;直接接触患者的血液、体液及不完整皮肤及黏膜时都应当戴手套。当处理的血液、体液、分泌物、排泄物有可能溅出时都应当戴口罩和护目镜。必要时穿隔离衣。对于用过的针头及锐器,处理时应十分小心,用后针头不再套回护针帽内也不要拔掉针头,应直接放入锐器盒内焚烧处理。采血时要用安全的蝶形真空针具,以降低直接接触血液的危险性。

(四)用药护理

(1)AIDS 患者感染了结核分枝杆菌,两病互相影响,互为因果。抗结核治疗及抗 HIV 治疗可提高患者生活质量及延长生命。护士应注意做好用药指导,用药过程中注意有无胃肠道反应、肝肾毒性、神经系统毒性等,出现反应及时报告医师并配合处理。

(2)观察结核药物不良反应,由于抗结核药物需要长期应用,许多药物具有明显的不良反应,护理人员要认真观察有无药物反应;随着时间的推移患者的服药依从性会变差,所以要取得家属的协助和配合,提高患者抗结核药服用的积极性,促进抗结核药规律服用。要告诉患者及家属抗结核药物常见的不良反应的表现,如异烟肼用药后患者手指、足趾易发生末梢神经炎,像戴手套、穿袜子的感觉,有时可导致精神兴奋,甚至损害肝功能等,如出现上述症状及时通知医护人员,给予相应处理。

(五)心理护理

心理护理在艾滋病患者中尤为重要,由于艾滋病和结核病都是慢性消耗性疾病,治疗用药时间长,患者逐渐会惧怕打针、讨厌服药等,导致正常治疗不能顺利进行,严重者影响整个治疗方案。患者会感到受歧视,被社会抛弃,甚至被家庭抛弃,因而孤独厌世,不配合治疗。护理人员应提供心理支持,创造良好的治疗氛围,针对患者不同的心理、文化背景、社会状况及不同个性,提供不同层次的人性化的心理支持。护理人员要耐心向患者及家属介绍病情及用药情况,了解其心理状态,对存在的问题给予及时的解答和疏通,使他们消除顾虑,树立战胜疾病的信心。

(1)鼓励患者说出自己的感觉和想法,给予解释和安慰,禁用不良的语言、歧视的态度及给患者悲观的评价,以免加重患者的心理负担。

（2）尽量掌握患者的详细病史和目前的病情、心理状态、家庭和社会背景，并保护患者的隐私。

（3）做好患者思想工作，多关心、体贴患者，主动与患者聊天，热情为他们解决实际问题，最大限度地满足他们的心愿，建立良好的护患关系，取得患者的信任。

（4）详细讲解药物治疗的不良反应和应对方法，使患者密切配合治疗及护理。

（六）健康指导

（1）生活、饮食指导：注意个人卫生，避免到公共场所，不要接触有传染性疾病的患者，尽量减少紫外线照射，给予合理平衡的膳食，颈部淋巴结肿大、有皮疹者，不要穿高领、紧身衣服及用手搔抓，以免擦破皮肤导致感染。教会患者家属掌握自身防护的知识和方法。直接参与护理者应注意皮肤有破损时不能接触患者，孕妇、儿童应尽量避免接触患者。

（2）预防疾病传播的指导：要控制 AIDS 传播，必须做好预防疾病传播的指导。根据患者受感染的途径，有针对性地帮助和指导他们戒除不良行为，如静脉吸毒患者尽量劝其戒毒，节制性生活，进行性生活时使用双层避孕套，包括双方均为 HIV 感染者，可防止其他致病菌交叉感染，注意避孕，禁止哺乳、献血、供组织和器官，生活中发现皮肤、黏膜损伤要妥善包扎，防止血液污染物品。由于 AIDS 合并肺结核患者排菌率比较高，所以接触患者要戴口罩，告诉患者不要随地吐痰，防止结核病传播。

（3）用通俗易懂的方式向患者讲授疾病的治疗方法、用药知识，帮助患者主动参与治疗。

（4）鼓励患者保持良好的心态，树立战胜疾病的信心，坚信生存的信念。鼓励患者动静结合，适当休息和活动。帮助患者进行日常生活，鼓励患者戒烟，调整生活态度。

（5）教给患者自我观察，了解感染的症状、体征和急危症状，学会必要时采取应急措施和恰当的护理。指导患者家属给患者提供心理、饮食、活动、卫生等方面的帮助。告诉患者家属感染的症状和体征，为患者及时提供支持。

（6）定期随访指导：从开始治疗即与患者讨论随访的安排，随访时间为化疗开始后至少每月1次。艾滋病合并结核病治疗时间长，服药数量较多，药物引起胃肠道反应如上腹部不适、恶心、呕吐，患者通过减少服药量来降低不良反应或停止治疗；对不按时取药或治疗依从性差的患者应增加随访的次数，为患者提供上门送药。在随访的过程中，通过医患沟通，患者可以从护理人员处获得疾病相关的信息和心理支持。在随访过程中应注意患者因情绪低落、心理失衡而采取报复性的行为。因此，随访时强调护理人员的人身安全问题。

四、护理评价

艾滋病和结核病治疗是一个漫长的过程，艾滋病则需终身服药治疗。服药过程中药物不良反应随时可能发生，通过积极治疗，观察患者是否可达到以下标准。

（1）定时遵医嘱按量服药并观察有无药物不良反应，如有不适应及时就诊。

（2）定时到医院进行 X 线、B 超、肝功能、肾功能、血 CD4、T 淋巴细胞及痰菌检查。

（3）有良好的心理状态，能够正确面对疾病。

（4）科学膳食、规律生活。

（王　秦）

第十一节　肺结核合并糖尿病

一、护理评估

(一)健康史

1.糖尿病患者有下列情况应考虑合并结核病

(1)糖尿病患者体重明显下降,排尿次数增多,尿糖或血糖增高,不能用饮食和治疗不当或其他原因解释。

(2)近期 PPD 试验转阳者,应密切追踪观察。

(3)肺部出现病灶,抗感染效果不佳者。

2.结核病患者有下列情况应考虑合并糖尿病

(1)肺结核患者有明确的糖尿病家族史。

(2)用 INH、PZA、EMB 或 PAS 治疗出现尿糖或血糖波动。

(3)结核病辅以肾上腺皮质激素治疗出现血糖波动。

(4)经抗结核化疗,病灶经久不愈,甚至进展恶化或痰菌持续阳性。糖尿病与肺结核均属于常见病、多发病,两病可互相并发,临床上以肺结核较多,且糖尿病患者的肺结核患病率比非糖尿病患者高 10 倍。一般认为与免疫力低下、易受结核杆菌感染有关。

(二)身体状况

糖尿病代谢紊乱可促使结核病迅速恶化,结核病进展又可加重糖尿病的代谢紊乱,两病之间相互存在着不利影响,必须两病同治。糖尿病对肺结核的影响大于肺结核对糖尿病的影响,首先要积极控制糖尿病,抗结核治疗才能有效,同时,对肺结核必须进行有效的化疗,才有利于糖代谢的控制。

1.症状

多尿、多饮和体重减轻。由于高血糖及末梢神经病变导致皮肤干燥和感觉异常,患者常有皮肤瘙痒,女性患者可因尿糖刺激局部皮肤出现外阴瘙痒。

2.其他症状

有四肢酸痛、麻木、腰痛、性欲减退、阳痿不育、月经失调、便秘等。

(三)辅助检查

1.尿糖测定

尿糖阳性是发现和诊断糖尿病的重要线索,但受肾糖阈的影响尿糖不能准确反映血糖的变化情况。

2.血糖测定

血糖升高是诊断糖尿病的主要依据,也是监测糖尿病病情变化和治疗效果的主要指标。糖尿病诊断需要依据静脉血浆葡萄糖测定,毛细血管血糖测定仅用于糖尿病的监测。空腹血糖值正常范围为 3.9～6.0 mmol/L(70～108 mg/dL),≥7.0 mmol/L(126 mg/dL)为糖尿病;糖尿病酮症酸中毒(DKA)时血糖多为 16.7～33.3 mmol/L(300～600 mg/dL),有时可达 55.5 mmol/L

（1 000 mg/dL）；糖尿病高渗性昏迷血糖常高至 33.3 mmol/L（600 mg/dL）以上，一般为33.3～66.6 mmol/L（600～1 200 mg/dL）。

3.葡萄糖耐量试验

试验前 3 天正常饮食，糖类每天不低于 150 g。试验前需空腹（禁食 8～12 小时，可适量饮水），测空腹血浆葡萄糖。用 75 g 无水葡萄糖（普通葡萄糖粉为 83 g 溶于 300 mL 水中，5 分钟内喝完，喝第一口时记时间。服糖后 30 分钟、1 小时、2 小时及 3 小时取血（用于诊断可仅取空腹及 2 小时后血样）。

4.X 线检查

糖尿病并发肺结核 X 线片特征为病变显示短期渗出浸润后趋向于干酪样坏死、液化，呈现广泛支气管炎及空洞。增殖性病变、肺部纤维化及胸膜粘连少见。有关资料证实了 X 线片上病变以干酪样变最为多见，渗出浸润次之，纯渗出性病变及纤维增生性病变均少见。有空洞者占75％。空洞多呈多发性。X 线片上多表现为双肺或一肺占 1～2 个肺叶，或肺段为主的干酪病灶及不规则的液化区域。糖尿病患者发生肺结核，在 X 线片上所见以侵犯肺门部开始，向肺中、下部扩展的渗出性浸润病灶为主。

（四）心理-社会状况

糖尿病为终身性疾病，漫长的病程、严格控制饮食及多器官、多组织结构功能障碍易使患者产生焦虑、抑郁等心理反应，对治疗缺乏信心，不能有效应对，治疗的依从性较差。

二、常见护理诊断/问题

（一）营养失调

与胰岛素分泌或作用缺陷引起糖、蛋白质、脂肪代谢紊乱有关。

（二）潜在并发症

糖尿病足、低血糖、酮症酸中毒，与糖尿病病情恶化及治疗不当有关。

（三）有体液不足的危险

与血糖升高、尿渗透压增高有关。

（四）活动无耐力

与严重代谢紊乱、蛋白质分解增加有关。

（五）焦虑

与糖尿病、结核并发症、长期治疗导致经济负担增加有关。

（六）患者依从性下降

与长期服药有关。

三、护理措施

（一）一般护理

糖尿病合并急性活动性肺结核的患者，应卧床休息，呼吸道隔离，病室内阳光充足，空气流通，并保持适宜的湿度。

1.皮肤护理

由于糖尿病的病理、生理改变，皮肤微循环障碍，使皮肤屏障防御能力下降，加上结核病慢性消耗，容易发生感染，做好皮肤护理至关重要。应保持皮肤清洁，床单、被褥整洁、干燥、平整、无渣屑,勤更换床单、被套,被胎、床褥应经常行日光暴晒;患者应穿着宽松、透气性能良好的衣物,内衣裤及袜子应着纯棉制品,鞋子的选择应以透气性能好、防潮及保暖为宜,尽量减少对皮肤的刺激;患者应特别注意口腔卫生,经常洗温水浴,每天用温水泡足,以减少感染,促进全身皮肤及足部血液循环,改善机体营养状况;勤沐浴、更衣,保持皮肤清洁,禁止搔抓皮肤,防止皮肤破损引起感染。长期卧床患者应协助翻身,防止发生压疮。

2.饮食护理

饮食治疗是糖尿病患者最基本的治疗措施,饮食治疗对控制糖尿病和促进结核病康复有重要意义。糖尿病为慢性代谢性疾病,治疗上需严格控制饮食;结核病为慢性消耗性疾病,往往表现为消瘦、贫血,甚至低蛋白血症等营养不良症状,故单纯糖尿病与糖尿病合并肺结核两者之间存在着饮食要求上的差异,既要解决严格控制饮食与保证足量营养供给之间的矛盾,使之既能有效控制血糖,又要适当增加营养,以利于结核病康复合理地控制饮食,可以减轻胰岛 β 细胞的负荷,有利于血糖水平的控制。所以,针对糖尿病合并肺结核患者,要合理配制膳食,选择易消化吸收,富含足够的热量、蛋白质及维生素的营养物质,如优质蛋白以乳类、豆制品、鱼类和瘦肉为主,在控制饮食方面不必过于严格,总热量的摄取应较单纯糖尿病患者增加 10% 左右,才能既控制好血糖水平又有利于肺结核康复。糖尿病合并肺结核的患者应在医师的指导下采取正确的血糖控制措施,并密切监测血糖变化,为改善饮食和治疗提供依据。

糖尿病合并肺结核的饮食原则:①当两病并存时应适当放宽饮食限制:食物成分所占比例为糖类 50%~60%,蛋白质占 20%~30%,脂肪占 15%~20%。给予高蛋白、高维生素饮食。首选优质蛋白、含糖量低、高纤维素、高维生素的蔬果、粗粮及乳类食品;禁止使用或限制食用对肺结核合并糖尿病病情及治疗有负面影响的食物,如甜食、糖果、糖水、含糖糕点等;脂肪的摄入不宜过高,荤素搭配适当,不要过于油腻,以免影响消化。长期进食高糖、高脂饮食可诱发胰岛素抵抗;建议挑选下类饮食进行搭配,如粳米、大豆、豆腐、豆浆、排骨、鸡肉、鸭肉、鱼肉、猪肉、猪肝、兔肉、牛奶、酸奶黄豆面、玉米、荞麦、燕麦、芹菜、紫薯、韭菜、山药、黄瓜、南瓜、胡萝卜、白萝卜、香菇、蘑菇、黑木耳、银耳、银杏、百合、莲子、枸杞子,各色蔬菜及苹果、梨、桃、草莓、番茄等低糖水果,花生油、植物油;少选或不选用的食物有肥肉、无鳞鱼(如带鱼)、油炸食物、辛辣刺激食品、动物油等。②两病并存时,饮食上应注意求同存异,合理调控胰岛素抵抗,过度消瘦又会因营养不良而加重代谢紊乱,导致并发症的发生和加重病情。因此,糖尿病营养治疗的原则之一是维持理想体重,避免消瘦和肥胖。当两病合并存在时,总热量的控制应在糖尿病营养治疗原则的基础上,适当地供给优质蛋白质,可改善患者的营养状况。因蛋白质在体内转化为葡萄糖的速度慢,有利于预防低血糖的发生,故睡前加餐可食用牛奶、鸡蛋等蛋白质丰富的食品。③补充膳食纤维:膳食纤维可有效控制餐后血糖上升幅度,并可控制脂类代谢紊乱,微量元素和维生素对胰岛素的合成、分泌、储存、活性及能量底物代谢起着重要作用。同时,微量元素和维生素对肺结核的治疗、康复也起着重要作用。④补充微量元素和维生素:微量元素和维生素对于缓解糖尿病和肺结核病情,增强患者抵抗力和免疫力都是非常重要的。⑤饮食安排应注意以下几点。热量:轻体力劳动者,按 126~147 kJ/(kg·d)供给蛋白质:摄入量占总热量的 15%~20%,按 1.2 g/(kg·d)蛋白质计算,并且优质蛋白质占 50% 以上。一般糖尿病患者每天摄入肉、蛋、鱼 150 g 左右,在合并肺结核时可增到 200~250 g 动物蛋白。最好每天 500 mL 牛奶,也可摄入一些钙元素补充剂。另外进行补充铁,进食一些动物肝脏或铁剂。

注意多吃新鲜绿叶蔬菜,血糖控制理想水平可以补充水果。保证维生素 A、B 族维生素、维

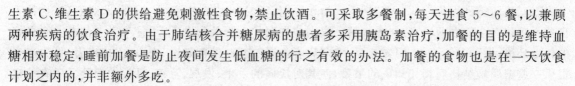

生素 C、维生素 D 的供给避免刺激性食物,禁止饮酒。可采取多餐制,每天进食 5～6 餐,以兼顾两种疾病的饮食治疗。由于肺结核合并糖尿病的患者多采用胰岛素治疗,加餐的目的是维持血糖相对稳定,睡前加餐是防止夜间发生低血糖的行之有效的办法。加餐的食物也是在一天饮食计划之内的,并非额外多吃。

糖尿病合并肺结核患者血糖控制标准。①理想控制:治疗后,糖尿病症状消失,空腹血糖低于 7.2 mmol/L,餐后 2 小时血糖 9.9 mmol/L。②较好控制:治疗后,糖尿病症状基本消失,空腹血糖低于 8.3 mmol/L,餐后 2 小时血糖 11.1 mmol/L。③控制不良:治疗后糖尿病症状仍然存在,空腹血糖高于 8.3 mmol/L,餐后 2 小时血糖高于 13.8 mmol/L。

(二)对症护理

(1)低血糖反应的观察和护理:①密切观察注射胰岛素后患者有无软弱无力、心悸、头晕、出汗、昏迷、抽搐等低血糖反应。若出现以上反应,遵医嘱应立即给予口服或静脉注射 50% 高渗葡萄糖溶液,继续给予 10% 葡萄糖溶液静脉滴注,必要时给予吸氧。②严密监测血糖变化,血糖值异常时应立即通知医师,以便给予及时处理。③根据血糖情况,遵医嘱及时、准确注射胰岛素,合理安排胰岛素的注射时间和进餐时间。如果患者食欲缺乏明显,应及时报告医师,适当调整胰岛素剂量。

(2)入院后连续留取痰标本 3 次,查结核杆菌。咳嗽剧烈者可用镇咳药;发热或咯血时对症处理;盗汗者睡前注意室内通风,严重盗汗者多饮热水。

(3)糖尿病合并痰结核杆菌阳性的患者,进行呼吸道隔离,开放性结核应住单间,如条件有限,可将同一病种安置在一起。

(三)用药护理

(1)按医嘱注射胰岛素,严格遵守时间,剂量准确,注射后 15 分钟进食,如出现低血糖反应,及时报告医师予相应处理,注射部位应经常更换,防止皮下脂肪萎缩和纤维增生。

(2)应用抗结核药物要了解患者服药情况,询问患者用药后的不良反应,发现异常及时与医师联系。

(3)抗结核病药物治疗的原则是早期、联合、适量、规律、全程,具体来说就是早发现、早用药、多药联合使用、剂量适中、规律用药、疗程足。抗结核病治疗方案是由结核病专科医师制订,患者在抗结核病治疗期间不可随意停药、加药、减药或改药,即使症状减轻或消失,也并不代表结核病灶已痊愈,须经复诊后确定病灶已经完全稳定,达到规定的抗结核病治疗疗程,方能停药。由于抗结核药有一定不良反应,以及结核病和糖尿病的相互影响,故在抗结核病治疗期间应注意定期到结核病及糖尿病专科门诊随访,定期检查血常规、肝功能、肾功能、X 线胸片、痰菌、尿常规,自我检测血糖及尿糖变化。

(4)注意观察降糖药物反应:肺结核患者多对降糖药物较敏感,特别是在强化治疗时更要注意低血糖的出现,应及时监测血糖,根据血糖情况及时调整胰岛素用量。另外,在胰岛素治疗及口服降糖药后要及时就餐,以防低血糖的发生。低血糖是可以预防的,患者应随身携带糖果、饼干等食物,如出现上述情况时随时进食,以防低血糖发生。

(四)心理护理

肺结核是传染性疾病,虽能够治愈,但是糖尿病是终身疾病,需要终身用药,且糖尿病可使肺结核的好转率降低,因糖尿病患者长期高血糖造成的酸性环境有利于结核杆菌的生长,而结核病又促使糖尿病的症状加重,从而造成患者的思想负担过重,有些患者知道自己的疾病后,面对社会、家庭、生活感到无所适从,入院后需要给予隔离,容易产生焦虑、孤独、抑郁、悲观心理,这种不良的心理状态会使血糖增高,加重病情。家属应在医护人员的帮助下,尽量为患者创造一个良好的休养环境,做到空气清新、阳光充足,多与患者沟通、交流,经常鼓励、安慰、支持患者,可为患者提供一些糖尿病结核病相关知识的书籍,使其对疾病的发生、发展、治疗、日常护理及预后有一定的了解,使患者认识到全程治疗的重要性,明白糖尿病并发结核病并不可怕,正确掌握治疗原则和方法,及时与医师沟通,在医师的指导下合理治疗,接受治疗,就能取得很好的治疗效果。

(五)健康指导

(1)加强糖尿病及结核病患者的教育,使患者能够严格控制饮食,规律生活,适当运动锻炼,合理用药,以稳定的情绪和愉悦的心情正确对待疾病。

(2)饮食控制是糖尿病治疗的基本措施,应限制动物脂肪的摄入,食盐每天不超过 6 g,高血压者少于 3 g。多使用纤维素量较高的食物,可延缓食物的吸收,降低餐后血糖的高峰。

(3)口服降糖药物,注意有无变态反应及不良反应。告知患者结核病合并糖尿病服抗结核药的时间比较长,在血糖控制不好的情况下,治疗效果不明显。

(4)加强患者的心理护理,主动向患者介绍环境,消除患者的陌生感和紧张感,保持环境安静,减少不良刺激。糖尿病患者中老年患者较多,护理患者时应保持冷静和耐心,说话速度要慢,尽量解答患者提出的问题,耐心向患者解释病情,使之能积极配合治疗,并得到充分休息。

(5)休息与运动:鼓励患者参加适当的文娱活动、体育锻炼,可促进糖的利用,减轻胰岛负担,可根据患者的病情选择合适的运动方式,如散步、做操、打太极拳等。运动可在饭后 1 小时进行,每天 30~60 分钟,每天 1 次或每周 4~5 次,但应避免可引起过度疲劳、神经紧张的体育活动,以免引起兴奋交感神经及胰岛 A 细胞等糖原分解和糖异生,导致血糖升高。肺结核合并糖尿病患者,在肺结核急性阶段合理休息可减少体力消耗,同时也有利于延长药物在病变部位存留时间,有利于病灶组织的修复,促进疾病的愈合。在肺结核急性进展阶段,结核中毒症状明显或合并咯血等并发症时,应指导患者绝对卧床休息至缓解期,病情稳定后再适当活动,以散步为主。

四、护理评价

(1)患者多饮、多食、多尿症状得到控制,血糖控制理想或较好,无低血糖情况发生,体重恢复或接近正常。

(2)足部无破损、感染等发生,局部血液循环良好。

(3)无糖尿病急性并发症或发生时得到及时纠正和控制。

(禹 静)

第十二节 肺结核合并肝炎

一、护理评估

(一)健康史

大部分抗结核药都可引起不同程度的肝损害,联合用药的情况下更容易发生。因此,结核病患者在抗结核治疗过程中应警惕肝损害的发生；肝功能异常者，如乙型病毒性肝炎、酒精中毒性肝炎和营养不良的患者，在抗结核治疗后更易发生肝损害。

（二）身体状况

除结核病相对应的临床表现外，还具有以下临床特征。

1.症状

食欲缺乏，消化功能差，进食后腹胀，没有饥饿感；厌吃油腻食物，如果进食便会引起恶心、呕吐，活动后易感疲倦。

2.体征

（1）巩膜或皮肤黄染，或出现"三黄"症状。黄疸型肝炎患者都有尿黄的症状。初起尿色淡黄，逐日加深，浓如茶色或豆油状，继而皮肤及巩膜发黄。

（2）出现肝区隐痛、肝区肿胀。肝炎患者常常诉说肝区痛，涉及右上腹或右背部，疼痛程度不一，有的胀痛、钝痛或针刺样痛，活动时加剧，且时间不一；有时左侧卧位时疼痛减轻。

（3）少数重型肝出现蜘蛛痣和肝掌症状。蜘蛛痣是一种特殊的毛细血管扩张症，多出现于面部、颈部及胸部，亦有其他部位出现者。表现为中心部直径 2 mm 以下的圆形小血管瘤，向四周伸出许多毛细血管，且有分支，看上去像一只红色的蜘蛛趴在皮肤上。若用铅笔尖压迫中心部，蜘蛛痣就会消失，因为蜘蛛痣的血流方向是从中心点流向周围毛细血管分支，若中心部受压则血流阻断，蜘蛛痣因缺血而消失。

（三）辅助检查

1.血常规

急性肝炎初期白细胞总数正常或略高，一般不超过 $10 \times 10^9/L$，黄疸期白细胞总数正常或稍低，淋巴细胞相对增多，偶可见异形淋巴细胞。重型肝炎时白细胞可升高，红细胞下降，血红蛋白下降。肝炎肝硬化伴脾功能亢进者可有血小板、红细胞、白细胞减少的"三少"现象。

2.尿常规

尿胆红素和尿胆原的检测是早期发现肝炎的简易有效方法，同时有助于黄疸的鉴别诊断。肝细胞性黄疸时两者均阳性，溶血性黄疸时以尿胆原为主，梗阻性黄疸以尿胆红素为主。深度黄疸或发热患者，尿中除胆红素阳性外，还可出现尿白质、红、白细胞或管型。

3.肝功能检查、血清酶测定

（1）丙氨酸转氨酶（ALT，曾称为谷丙氨酶 GPT）：是目前临床上反映肝细胞功能最常用指标。ALT 在肝细胞损伤时释放入血。血清 ALT 升高，对肝病诊断的特异性比天冬氨酸氨酶（AST）高，因为其他脏器中 ALT 含量比 AST 低得多。急性肝炎时 ALT 明显升高，AST/ALT 常小于 1，黄疸出现后 ALT 开始下降。慢性肝炎和肝硬化时 ALT 轻度或中度升高或反复异常，AST/ALT 常大于 1。比值越高，则预后越差，病程中 AST/ALT 比值降低，提示未损及肝细胞线粒体，预后较佳。重型肝炎患者可出现 ALT 快速下降伴胆红素不断升高——"酶胆红离"现象，提示肝细胞大量坏死。

（2）天冬氨酸转酶（AST，曾称为谷草转氨酶 GOT）：此酶在心肌含量最高，之后依次为肝、骨骼肌、肾、胰。在肝脏，AST 80％存在于肝细胞线粒体中，仅 20％在胞质。在肝病时，血清 AST 升高的程度与肝病严重程度呈正相关。当病变持久且较严重时，线粒体中 AST 释放入血流，其值可明显升高。急性肝炎时，若 AST 持续保持在高水平，有转为慢性肝炎的可能，以及其他脏器细胞受损时，AST 亦升高，应予以鉴别，以免此类疾病被肝炎症状所掩盖。

（3）乳酸脱氢酶（LDH）：肝病时可显著升高，但肌病时亦可升高，须配合临床加以鉴别。

（4）γ谷氨酰胺酶（γGT）：肝炎和肝癌患者可显著升高，在胆管阻塞的情况下更明显，γGT的活性变化与肝病病理改变有良好的一致性。

（5）胆碱酯酶：由肝细胞合成，其活性降低提示肝细胞已有较明显损伤，其值越低，提示病情越愈重。

（6）碱性磷酸酶（ALP或AKP）：正常人血清中ALT主要来源于肝和骨组织，ALP测定主要用于肝病和骨病的临床诊断。当肝内或肝外胆汁排泄受阻时，组织表达的ALP不能排出体外而回流入血，导致血清ALP活性升高。

（四）心理-社会状况

由于肺结核与肝炎均有传染性，治疗期长，费用高，对痰抗酸杆菌阳性患者实行结核杆菌隔离，亲朋好友来探视受到限制，与他人交流沟通不易，使患者普遍感到受到冷落，产生孤独感，常表现为感情脆弱、消沉、抑郁。随着治疗费用的增加，患者认为自己成为家庭的累赘，给家庭、经济及工作带来不良影响，进而产生悲观甚至厌世情绪。

二、常见护理诊断/问题

（一）低效性呼吸形态
与痰多或咯血有关。

（二）活动无耐力
与肝炎所致的能量消耗增加有关。

（三）营养失调
与食欲缺乏摄入量减少有关。

（四）焦虑
与环境改变、知识缺乏及担心预后有关。

（五）知识缺乏
缺乏相关的疾病知识。

（六）皮肤完整性受损的危险
与营养不良及长期卧床有关。

（七）潜在并发症
肝性脑病、电解质紊乱和酸碱平衡失调、肝肾综合征、感染、脑水肿等。

三、护理措施

（一）一般护理

1.休息与卧床

绝对卧床休息，结核病合并肝炎患者因为肝的代谢能力差，患者常有疲乏、失眠等表现，因此，要求患者绝对卧床休息，保持病房舒适安静，严格探视制度，保证患者得到充分休息，有利于受损肝的修复。护理人员应勤巡视病房，严密观察病情，有病情变化及时报告医师。待症状稍缓解后，可在床边活动，但掌握好适度，以不出房间为界，以不疲劳为宜。

2.皮肤护理

注意皮肤的清洁及舒适，每天用温水擦身。注意保暖，瘙痒严重时可涂止痒药，严防抓伤而引起皮肤感染。保持床铺及内衣的干燥平整,内衣使用柔软的棉内衣,勤更换。

3.生活护理

鼓励患者咳嗽,多饮水,以防尿路感染。对昏迷患者应做好口腔护理,定时用生理盐水或用漱口液清洁口腔,防止口腔溃疡及口臭。指导患者合理饮食,少食多餐,进食富含维生素、低脂、低盐易消化清淡饮食,对便秘患者应及时用甘油灌肠,或遵医嘱使用缓泻药,帮助排便,保持排便通畅。

(二)病情观察

1.观察黄疸的变化

患者黄疸的深浅变化,是病情好转或恶化的标志。通过患者的巩膜、皮肤和小便颜色的深浅变化,可以观察到黄疸的增长与消退情况,从而预测病情的发展趋势。

2.观察肝肾综合征的发生

肝肾综合征是继发于肝功能不全的肾功能不全。临床上主要表现为患者少尿(24小时尿量小于500 mL)、无尿(24小时尿量小于100 mL)和氮质血症等,所以记录患者的24小时尿量极为重要。

3.观察腹水情况

腹水是重症肝炎的表现之一。一般少量腹水不易被发现,腹水量增多时,表现腹部膨隆,大量腹水时,可见脐外凸,腹壁静脉曲张,可伴有全身水肿,尿量减少。护理腹水患者,每天要定时测量体重、腹围,准确记录出入量,以便调整利尿药剂量。

4.抗结核治疗期间的观察

结核病合并肝炎的患者临床治疗比较困难。结核的治疗必须使用四联抗结核药,由于抗结核药物必须通过肝代谢,对肝的损害特别大,一般结核病患者经抗结核治疗后肝功能损害的比率较高,特别是四联抗结核治疗的强化治疗期,疗程比较长。为使病情尽快控制,避免复发,临床直接采用督导的短程化疗(DOTS),在治疗中密切观察化疗药物的不良反应。抗结核药物不良反应大,在治疗中观察患者对药物的敏感性,如果对症治疗不敏感应及时换药,以达到治疗效果。如服用利福平(RFP)应观察肝功能有无改变,皮肤有无黄染、恶心、呕吐症状;服用吡嗪酰胺(PZA)应观察周身关节有无疼痛感觉;在临床治疗期内严格监测病情变化,给予综合护理。

(三)对症护理

1.发热的护理

发热的高低与病情呈正相关。如午后低热是结核的毒性症状之一,当肺部病灶急剧进展播散时,可出现高热。肝损伤后,患者仍持续低热,提示有持续肝细胞坏死。此外发热也往往提示有感染的存在。嘱患者多卧床休息,每30分钟至2小时测量1次体温并做好记录,及时给予物理降温,必要时给予药物降温,降温过程中要注意防止出汗过多引起虚脱,出汗较多者及时更换衣服和床单,避免受凉,注意保暖,鼓励患者多饮水并适当补液。

2.腹痛、腹泻的护理

观察腹痛的程度、规律及伴随症状;腹泻者注意观察排便的次数、性状及颜色,准确记录排便量,监测排便常规、电解质,寻找腹泻的原因,做好饮食宣教。腹泻严重者适当禁食,准确记录24小时出入量。肛周皮肤潮红的患者,每次排便后用温水清洗干净再涂爽身粉,穿柔软舒适的衣裤。

3.肝性脑病的护理

昏迷患者取仰卧位,头偏向一侧,痰多者予以吸痰,保持呼吸道通畅,以防吸入性肺炎和窒息。加强安全措施,躁动患者可予以约束和床护栏保护患者,必要时用镇静药,加强巡视。

(四)用药护理

结核病合并肝炎患者在用药过程中一定要注意有无消化道症状、发热、皮疹,应定期监测肝功能和血常规等,以便早期停用可疑药物及进行相应治疗;避免滥用药物及长期大量用药,选择药物时,尽量选用对肝损害小的药物;对有肝肾疾病、营养不良、老年人、儿童、药物过敏或过敏性体质患者,在药物的选择及剂量上应慎重考虑;对有药物性肝损害病史的患者,应避免再度给予相同的药物。

(五)饮食护理

(1)主要以适应肺结核患者饮食为主:指导患者增加营养,进食富含动物蛋白的鸡、鱼、瘦肉、蛋、奶、豆制品和新鲜蔬菜、水果,优质的动物蛋白食品占进食蛋白量的50%,合理的饮食既能保证结核患者康复的需要,又可避免因营养物质的过量摄入,增加肝负担。对因抗结核药物的不良反应致药物性肝病患者,指导其应避免进食过高热量的食品,如煎、炸食物、巧克力等妨碍肝细胞的修复。进食量少的患者则给予静脉补充适量清蛋白、氨基酸、葡萄糖和维生素。

(2)少食多餐,经常更换食物品种;注意食物色、香、味和添加调味品等方法增加患者食欲不能进食者按医嘱予以补液。保护肝细胞,促进其修复。蛋白质是肝修复和再生的材料,糖可以提供能量,维生素可以促进细胞的正常物质代谢的进行,低脂肪则是减少脂肪代谢对肝带来的负担。

(六)心理护理

(1)结核病合并肝炎的患者,在治疗过程中抗结核药物极易加重肝损害,发展为重型肝炎患者往往会恐惧、紧张,尤其易自卑、绝望、丧失治疗的信心,严重者甚至会厌世轻生。所以对待患者要热情耐心、生活上多关心照顾,精神上多予以安慰,言行上尊重患者。

(2)耐心向患者解释病情,讲解肺结核和肝炎的一般知识,如病因、症状、治疗、预后及消毒隔离措施等,使患者对自己的疾病有较全面正确的认识,理解隔离措施的重要性,消除思想顾虑,保持心境平稳,树立信心,积极配合各项治疗、护理,取得更好的治疗效果,缩短住院日,节省费用。

(3)护理人员在与患者的交往中必须态度热情,言行谨慎,对患者过激的语言和行为要给予充分的理解,尊重患者的心理感受,维护患者的自尊心,给予患者精神上的安慰和鼓励,使患者重新认识自身存在的价值,鼓励患者投入家庭和社会,做力所能及的事情,满足其受尊重及自我实现的需要。

(4)针对不同的心理特点进行护理:焦虑恐惧型患者,医护人员要开导他们,使其增强战胜疾病的信心,要耐心倾听患者的各种主诉,及时处理患者的各种不适,尽量满足患者的要求。针对悲观忧郁型患者,需要家庭的情感支持,嘱家属多关心患者,要帮助患者树立战胜疾病的信心,学会自我调节控制情绪,积极配合治疗。针对孤单寂寞型患者,应该主动接近他们,温和热情地开导,关心他们的饮食起居,帮助他们解决生活上的实际困难,让他们得到心理上的安慰和寄托。

(七)健康指导

(1)向患者、家属、探视者讲解肺结核和肝炎防治的一般知识。对肺结核痰菌阳性患者,重点宣传结核病隔离的必要性,如到室外走动应戴口罩,痰液吐到专用有盖杯或纸巾上,收集于专用污物袋中焚烧;与他人说话时应保持1 m距离,咳嗽时不可面对他人,用纸巾捂口,以防止带菌唾沫传播结核杆菌。保持居室通风,勤翻晒床上用品,适度运动,增强体质,做力所能及的工作。

（2）保证休息:休息是治疗结核和肝炎的一项重要措施,应当根据肝损害的不同程度指导患者休息。肝功能轻中度损害者,可适当活动,以患者不感到疲乏为度;重度受损者,必须严格卧床休息,以减轻肝脏负担。因为安静卧位时可使肝血流量增加30%,利于肝细胞的恢复。

（3）戒烟禁酒:吸烟伤肺,饮酒伤肝。吸烟、酗酒导致营养不良、空气污染、抵抗力下降是结核病家庭传染的重要因素,并且是抗结核药物损害肝的高危因素。用耐心教育患者不吸烟、不饮酒,讲解其危害性,使他们能自愿戒烟禁酒,积极配合治疗。

（4）康复过程中注意检查服药,定期复查,加强营养。如出现乏力、食欲缺乏、呕吐、巩膜黄染应及时就诊,在医师的指导下完成全程抗结核治疗。如无特殊,每月到医院复查肝功能、肾功能、血常规、X线胸片等。完成全疗程后根据医嘱停药。

四、护理评价

（1）患者能够正确对待疾病,保持乐观情绪。

（2）生活规律,劳逸结合,恢复期可参加散步、练体操等体育运动。

（3）加强营养,适当增加蛋白质摄入,避免长期高热量、高脂肪饮食,戒烟酒。

（4）实施适当的家庭隔离,餐具用具洗漱用品专用,排泄物、分泌物用3‰含氯石灰（漂白粉）消毒后弃去。

（5）定期复查。

（朱晓艳）

第十三节　肺结核合并精神疾病

一、概述

精神疾病病程较长,导致患者抵抗力降低,容易合并传染病,以肺结核居多。精神疾病患者是结核病防治的一种特殊人群。有资料显示,结核病合并精神疾病发病率为0.93%～18.00%,明显高于正常人群。由于两者均是严重危害人类身心健康又各具特殊性质的疾病,若同时患有此两种疾病,会互相影响,促进病情发展,不但给患者及其家属带来巨大的精神压力,同时也增加了治疗和护理的工作难度。对于结核病合并精神疾病患者的护理,既要重视躯体护理,也要重视精神护理,要针对患者的病情和心理特点,因人制宜开展护理干预,为患者提供优质的服务,促使患者早日康复,回归社会。

二、护理评估

(一)健康史

（1）询问患者有无与肺结核患者的密切接触史、疫苗接种史以及既往结核病、精神疾病病史。

（2）患者父母双亲三代是否有精神疾病病史。

（3）有无精神异常的诱发因素,如所受教育、生活方式、个性特点、职业背景和工作经历、近期重大生活事件、人际关系变化、情绪情感变化、身体发生的变化、处理压力的方式,以及是否长期服用可能诱发精神异常的药物,如异烟肼等抗结核药物。

(4)了解患者生活环境、居住条件和家庭经济状况。

(二)身体状况

(1)肺结核合并精神疾病患者具有结核病的临床表现,如发热、疲乏、盗汗、消瘦等慢性结核中毒症状及所累及脏器的相关表现。

(2)精神、行为的改变,如焦虑、抑郁、幻觉、妄想、情感活动不协调或情感淡漠、兴奋、冲动、伤人或行为被动、退缩、情感活动高涨或易激惹、夸大自我能力、话多、精力旺盛、睡眠量减少等。

(3)可伴有全身倦息无力、头痛、胸闷、心悸、呼吸困难、口干、食欲减退、尿频、尿急、出汗、震颤和运动不安等躯体症状。但由于其早期的精神行为异常症状不典型,易被家属忽略。

(三)辅助检查

1.精神状态检查

通过与患者及家属谈话,进行病史采集和全面的精神状况检查,了解患者的外表与行为、言谈与思维、情绪状态、感知、认知功能及自知力情况。但在某些特殊情况下,如对不合作的患者,需要通过细心观察其外貌、言语、面部表情、动作行为等进行评估;对伴有意识障碍者,应从定向力、即刻记忆、注意力等几个方面评估。有时还需做出紧急风险评估,即对患者伤人行为和自伤的危险进行评估。

2.躯体与神经系统检查

许多躯体疾病会伴发精神症状,精神障碍患者也会发生躯体疾病。因此,无论是在门诊还是急诊,都应对患者进行全面的躯体及神经系统检查。

3.实验室检查

在躯体疾病所致的精神障碍、精神活性物质所致的精神障碍及中毒所致的精神障碍中,实验室检查可以提供确诊的依据。很多过去被认为是"功能性"的精神疾病都发现存在有可以被客观手段检测到的病理改变。而这些实验室检查结果将有可能在不远的将来成为精神疾病诊断标准的一部分。如新颁布的阿尔兹海默病研究用诊断标准中,已经将脑脊液中 Aβ-42、T-tau、P-tau 水平列为诊断标准之一。

4.脑影像学检查

CT、MRI 等可以了解大脑的结构改变,功能性磁共振成像(fMRI)、单光子发射计算机断层成像(SPECT)、正电子发射断层成像(PET)可以使我们对脑组织的功能水平进行定性甚至定量分析。这都有助于我们进一步了解神经障碍的神经生理基础。

5.神经心理学评估

需要由经过专门训练的神经心理学专家完成。评估内容包括对怀疑存在智能障碍的患者进行的智能检查,对学习困难儿童进行的阅读、书写方面的评估,以及对人格的评估。

(四)心理-社会状况

由于肺结核患者往往需要采取隔离措施,且治疗周期长,在用餐、活动范围、探视人员及用具使用方面均受到限制,失去了与家人的密切接触。而精神疾病患者普遍存在着对外部环境刺激的易受伤害性,当同时罹患结核病时会加重患者心理障碍,出现一系列的心理问题和心理反应。其中,焦虑、恐惧、抑郁是最常见的情绪反应,这些负性情绪可严重妨碍患者康复。

三、常见护理诊断/问题

(一)气体交换受损

与肺部病变有关。

(二)营养失调

与患者进食减少、机体吸收不良及疾病消耗增加有关。

(三)有自伤的危险

与患者的恶劣情绪有关。

(四)有暴力行为的危险

与受幻觉、妄想支配所致或恶劣情绪有关。

(五)生活自理能力缺陷

与患者存在精神障碍有关。

(六)急性意识障碍

与患者酒瘾、药瘾、个体严重中毒和极度兴奋有关。

(七)自我认同紊乱

与患者自我发展迟缓、家庭系统功能不良、缺乏正向反馈有关。

(八)睡眠形态紊乱

与疾病所致中枢神经系统长期损害有关。

(九)焦虑

与担心疾病预后、调试机构发生严重功能障碍、需要未满足等有关。

(十)知识缺乏

缺乏肺结核与精神疾病的治疗及消毒隔离等知识。

四、计划与实施

肺结核合并精神疾病不同于结核病合并其他躯体疾病。其主要原因为精神疾病患者本身缺乏主诉,不能主动、客观地反映病情;其次精神疾病患者患病后个人生活自理能力差,不注意个人卫生,饮食起居不规律等因素造成机体抵抗力下降,容易感染疾病;精神疾病患者长期住院和服用抗精神疾病药物,在相对封闭的病房环境中生活,活动减少,是院内感染的易感人群,且病程越长,其患肺结核的比率越高。精神疾病患者合并肺结核后,由于受到精神症状的影响,不主动服药、不配合治疗,甚至拒绝治疗,容易成为新的传染源,所以要有医护人员或监护人监督患者服药,才能保证疾病的治疗。肺结核合并精神疾病患者的护理具有特殊性,以呼吸道护理为主,同时兼顾一般生活、精神、心理等综合护理,方可有效地控制结核病症状,加速疾病的痊愈。

通过治疗和护理,患者将能够缓解心慌气短等症状;改善营养状况;未发生自伤或伤人的情况;基本生活需要得到满足;睡眠质量有所提高;正确对待疾病,保持稳定的情绪;掌握疾病的相关知识。

(一)安全护理

精神疾病患者由于精神行为异常,尤其在症状活跃期的患者,危险性行为发生率很高。因此,加强病区安全管理,创造一个安全、舒适整洁的休养环境,是保证精神疾病患者治疗首要的工作。病区的药品、危险物品要妥善保管,定期检查安全设施、门窗损坏及时维修。各班按要求严格交接班,严查危险物品。对于症状期患者,要安排单独的房间,给予一级护理,清除危险物品,患者的一切活动要置于护士观察视线内。由于肺结核合并精神疾病的患者大多为中青年,且有些肺结核患者外观上与正常人无明显差别,因此很多都是无陪护患者,所以护理人员要经常巡视病房,密切观察患者的病情变化,多与患者有效沟通,使患者对所患疾病的知识及转归有所了解。对患者的危险行为要有充分的预见性,并采取有效的安全预防措施,防止患者给自己和他人带来伤害以及对环境造成破坏。同时和家属取得联系,尽快予以处理,杜绝不良后果及纠纷发生。

(二)用药护理

抗精神疾病治疗原则:足剂量、足疗程、全病程治疗。一般从低剂量开始,逐渐滴定到有效治疗剂量。至少要服用两种药物,大多是两种或两种以上的药物。有些抗精神疾病药物对肝、肾功能和心血管有不同程度的影响,所以在合并药物治疗时,首先要选择不良反应相对小的药物。由于抗精神疾病药物也需严格遵医嘱长期用药,因此,对于肺结核合并精神疾病的患者必须由护士协助监督患者服药,可给患者服药卡,卡上温馨提示患者所服的药名、用法、不良反应及注意事项,并注意向患者及家属进行口头宣教,以取得配合,提高治疗效果。护士可把每餐药物放在患者感兴趣的彩色药杯中,服后检查口中有无未吞服的药物,真正做到发药到手、看服到口、服后再走。

近年来,有关抗精神疾病药物与抗结核药物之间相互作用方面的研究表明:抗结核药物利福平可显著降低氯氮平血药浓度和疗效,两类药物合用时,氯氮平的抗精神疾病作用减弱,导致精神分裂症阳性症状加重,或原有稳定的精神疾病性症状波动。使抗结核疗程和疗效受到影响。异烟肼和利福平合用后肝功能受损机会明显增多,有些抗精神疾病药对肝脏有不同程度影响,会导致肝功能升高,两类药物合用时,会加重肝脏损害。异烟肼是单胺氧化酶抑制剂,在合并抗抑郁剂治疗抑郁焦虑障碍时可能会引起 5-羟色胺综合征。应禁止与三环类抗抑郁药(TCAs)和选择性 5-羟色胺再摄取抑制剂(SSRIs)抗抑郁剂合用。因此,抗结核药物合并抗精神疾病药物时,要充分了解两类药物之间可能出现的相互作用,使抗精神疾病药与抗结核药物形成最佳组合,以确保临床疗效及用药安全。药物治疗期间要定期检查肝功能、血常规、心电图等。

(三)病情观察

肺结核合并精神疾病患者常常存在自知力障碍,有躯体症状时没有主诉,有时又把精神症状所致的内感性不适误诉为躯体症状。因此,要严密观察并仔细辨认患者的躯体症状和精神症状,特别要注意危险征兆,如咯血、气促和自杀、自伤及伤人毁物行为,一旦出现要立即处置。同时,要注意观察治疗效果和不良反应。抗结核药大多存在较重的不良反应,尤其是对重要器官的毒性,与抗精神疾病药物联用时更为显著,个别的抗结核药还可能引起或加重精神症状。因此,要密切观察并采取有效措施预防和缓解药物不良反应。

(四)基础护理

结核病是一种消耗性疾病,疾病过程中大多数患者会出现疲乏无力,导致生活能力下降,而精神疾病大多会造成患者生活自理能力缺陷,因此,加强基础护理对肺结核合并精神疾病患者显得极为重要。要特别关注患者的饮食、作息和个人卫生。

1.在饮食方面

按照少量多餐进食原则,给予患者易消化、高热量、高维生素、高蛋白饮食,使自身抵抗力得到增加。同时由于发热、发汗,水分丢失,还应鼓励患者多饮水。若有可能让家属为患者调配及送餐。康复阶段患者饮食量会逐渐增加,故要加强对食物的调配以保证患者有充足的营养供给,从而使体质得到增进,康复加快。除了改善伙食、加强营养外,要注意精神疾病患者拒食的护理,分析拒食原因,采取相应的对策保证患者进食。另外,还要防止患者抢食和进食安全,个别患者可能因为暴食或药物不良反应引起噎食,要予以高度重视。

2.在作息方面

病情允许情况下要督促患者活动,如散步、做体操等。精神疾病患者生活懒散,要为患者安排好作息制度,创造舒适安静的环境,并督促患者按时作息,保证患者有充足的休息和睡眠时间,对于失眠患者,要分析失眠原因采取针对性措施进行护理,并安排适量的活动,以改善患者的机体状态,增加机体的抵抗力。

3.在个人卫生方面

大部分精神患者自知力缺乏或不完整,常常会不讲卫生、随地吐痰,医护人员对此不能露出嫌恶的态度,应当耐心、细致地对他们进行教育,并加以督促和协助,勤洗漱、勤换衣,保持床铺干净整洁。盗汗常浸湿衣被,要及时拭干汗渍,更换衣被,防止受凉。

(五)消毒隔离

结核病是一种传染性疾病,而精神科住院病房采取的是封闭式管理,同时症状期精神疾病患者往往丧失理智,无自我和集体保健意识,加上患者的群体性生活极易造成结核病的传播,因此,消毒隔离显得尤为重要。要为患者配备专用的生活用品和用物,并定期消毒。食具、药杯等使用后煮沸 15 分钟,然后洗净备用。被褥(正反面)、衣服等可采取强烈阳光下暴晒至少 6 小时、消毒液浸泡和煮沸的方法进行消毒。指导患者咳嗽、打喷嚏时,用卫生纸掩住口鼻,将痰吐在有盖容器中,去固定地点焚烧。保持室内通风,并定期进行空气消毒。对兴奋不合作、生活不能自理的患者,要加强护理,耐心劝说,指导和训练患者遵守隔离制度。

(六)心理护理

患者由于缺乏有关医学知识,认为某些抗结核药物可诱发和加重精神疾病,同时担心停止服用抗结核药会对结核病治疗不利,往往会产生恐惧和害怕心理。护士应和主管医师配合,遵照"共情、真诚、尊重、个体性"原则,充分运用沟通技巧,与患者和家属进行直接的、诚恳的心灵交流,建立起相互信赖的治疗性关系,可列举成功病例,消减心理因素,增强信心。此外,结核病和精神疾病均会影响患者及家属的社会活动。传统的观念常导致正常人和这个群体隔离起来,我们要加强健康宣教,在患者精神症状缓解期,通过加强自知力教育,引导患者领悟治疗带来的好处,提高治疗依从性,促进患者早日康复,回归社会,同时告诉家属正确服药完全可以治愈疾病,护士在工作中应以饱满的工作热情给予重点关注和照顾,用真诚的态度影响患者和家属,消除疑虑,维护患者和家属的自尊感,避免受到心理伤害。同时在对外大型活动时,也将此类疾病向大众宣传,让社会了解相关知识,消除患者及家属的隔离感。

(七)健康指导

(1)向患者、家属、探视者讲解结核病防治的一般知识,对肺结核痰菌阳性患者,重点宣传肺结核隔离的必要性。如到室外走动应戴口罩,痰液吐到专用有盖杯或纸巾上,收集于专用污物袋中焚烧;与他人说话时应保持 1 m 距离,咳嗽时不可面对他人,应用纸巾捂口,以防止带菌唾沫传播结核菌。保持居室通风,勤翻晒床上用品,适度运动,增强体质,做力所能及的工作。

(2)要求患者戒烟禁酒。吸烟伤肺,饮酒伤肝。吸烟、酗酒导致营养不良、空气污染、抵抗力下降是结核病家庭传染的重要因素。耐心教育患者肺结核合并精神疾病必须禁烟酒,讲解其危害性,使他们能自愿戒烟禁酒,积极配合治疗。

（3）向患者及家属解释病情,坚持正确服药。介绍服药方法、药物的剂量和不良反应;详细说明坚持规律用药、全程用药的重要性,以取得患者及家属的主动配合。

（4）指导患者合理安排生活、保证充足的睡眠和休息时间。注意营养搭配和饮食调理,增加机体抗病能力,避免复发。

（5）对患者及家属提供心理咨询和社会支持,预防并及时处理焦虑、抑郁等负面不良情绪,使患者保持平稳的情绪和心态。出院后家属要看护好患者防止意外发生。

（6）康复过程中注意检查服药,定期复查。如出现精神症状应及时就诊,在医师的指导下完成全程抗结核治疗。如无特殊,每月到医院复查肝功能、肾功能、血常规、胸部 X 线检查等,完成全疗程后根据医嘱停药。

五、护理评价

通过治疗与护理,患者是否达到以下标准。

（1）心慌、气短等症状有所缓解。

（2）营养状况得到改善。

（3）未发生暴力事件。

（4）基本生活需要得以满足。

（5）睡眠质量有所提高。

（6）能保持稳定的情绪、良好的心态。

（7）掌握疾病的基本知识。

（许　燕）

第六章

内分泌科疾病护理

第一节 痛 风

痛风是由于单钠尿酸盐沉积在骨关节、肾脏和皮下等部位,引发的急、慢性炎症与组织损伤,与嘌呤代谢紊乱和(或)尿酸排泄减少所导致的高尿酸血症直接相关。其临床特点为高尿酸血症、反复发作的痛风性急性关节炎、间质性肾炎和痛风石形成,严重者可导致关节畸形及功能障碍,常伴有尿酸性尿路结石。根据病因可分为原发性及继发性两大类,其中原发性痛风占绝大多数。

一、病因与发病机制

由于地域、民族、饮食习惯的不同,高尿酸血症的发病率也明显不同。其中原发性痛风属于遗传性疾病,由先天性嘌呤代谢障碍所致,多数有阳性家族史。继发性痛风可由肾病、血液病、药物及高嘌呤食物等多种原因引起。

(一)高尿酸血症的形成

痛风的生化标志是高尿酸血症。尿酸是嘌呤代谢的终产物,血尿酸的平衡取决于嘌呤的生成和排泄。高尿酸血症的形成原因如下所示。①尿酸生成过多:当嘌呤核苷酸代谢酶缺陷和(或)功能异常时,引起嘌呤合成增加,尿酸升高,这类患者在原发性痛风中不足20%。②肾对尿酸排泄减少:这是引起高尿酸血症的重要因素,在原发性痛风中80%~90%的个体有尿酸排泄障碍。事实上尿酸的排泄减少和生成增加常是伴发的。

(二)痛风的发生

高尿酸血症只有5%~15%发生痛风,部分患者的高尿酸血症可持续终身但却无痛风性关节炎发作。当血尿酸浓度过高或在酸性环境下,尿酸可析出结晶,沉积在骨关节、肾脏及皮下组织等,引起痛风性关节炎、痛风肾及痛风石等。

二、临床表现

痛风多见于40岁以上的男性,女性多在绝经期后发病,近年发病有年轻化趋势,常有家族遗传史。

(一)无症状期

本期突出的特点为仅有血尿酸持续性或波动性升高,无任何临床表现。一般从无症状的高尿酸血症发展至临床痛风需要数年,有些甚至可以终身不出现症状。

(二)急性关节炎期

此常于夜间突然起病,并可因疼痛而惊醒。初次发病往往为单一关节受累,继而累及多个关节。以第一跖趾关节为好发部位,其次为足、踝、跟、膝、腕、指和肘。症状一般在数小时内进展至高峰,受累关节及周围软组织呈暗红色,明显肿胀,局部发热,疼痛剧烈,常有关节活动受限,大关节受累时伴有关节腔积液。可伴有体温升高、头痛等症状。

(三)痛风石及慢性关节炎期

痛风石是痛风的特征性临床表现,典型部位在耳郭,也可见于反复发作的关节周围。外观为大小不一、隆起的黄白色赘生物,表面菲薄,破溃后排出白色豆渣样尿酸盐结晶,很少引起继发性感染。关节内大量沉积的痛风石可导致骨质破坏、关节周围组织纤维化及继发退行性改变等,临床表现为持续的关节肿痛、畸形、关节功能障碍等。

(四)肾脏改变

肾脏改变主要表现在两个方面。①痛风性肾病:早期表现为尿浓缩功能下降,可出现夜尿增多、低分子蛋白尿和镜下血尿等。晚期发展为慢性肾功能不全、高血压、水肿、贫血等。少数患者表现为急性肾衰竭,出现少尿甚至无尿,尿中可见大量尿酸晶体。②尿酸性肾石病:有 10%～25% 的痛风患者出现肾尿酸结石。较小者呈细小泥沙样结石并可随尿液排出,较大的结石常引起肾绞痛、血尿、排尿困难及肾盂肾炎等。

三、辅助检查

(一)尿尿酸测定

经过 5 天限制嘌呤饮食后,24 小时尿酸排泄量超过 3.57 mmol(600 mg),即可认为尿酸生成增多。

(二)血尿酸测定

男性血尿酸正常值为 208～416 μmol/L;女性为 149～358 μmol/L,绝经后接近男性。男性及绝经后的女性血尿酸高于 420 μmol/L,绝经前女性高于 350 μmol/L,可诊断为高尿酸血症。

(三)滑囊液或痛风石内容物检查

偏振光显微镜下可见双折光的针形尿酸盐结晶。

(四)X 线检查

急性关节炎期可见非特异性软组织肿胀;慢性关节炎期可见软骨缘破坏,关节面不规则,特征性变化为穿凿样、虫蚀样圆形或弧形的骨质透亮缺损。

(五)CT 与 MRI

CT 扫描受损部位可见不均匀的斑点状高密度痛风石影像;MRI 的 T_1 和 T_2 加权图像呈斑点状低信号。

四、治疗要点

痛风防治原则:控制高尿酸血症,预防尿酸盐沉积;控制急性关节炎发作;预防尿酸结石形成和肾功能损害。

(一)无症状期的处理

无症状期一般无须药物治疗,积极寻找病因及相关因素。如一些利尿剂、体重增加、饮酒、高血压、血脂异常等。适当调整生活方式,以减低血尿酸水平。此期的患者需定期监测血尿酸水平。

(二)急性关节炎期的治疗

此期治疗目的是迅速终止关节炎发作。①非甾体抗炎药:为急性痛风关节炎的一线药物,代表药物有吲哚美辛、双氯芬酸、依托考昔。②秋水仙碱:为痛风急性关节炎期治疗的传统药物,其机制是抑制致炎因子释放,对控制痛风急性发作具有非常显著的疗效,但不良反应较大。③糖皮质激素:上述两类药无效或禁忌时用,一般尽量不用。

(三)间歇期及慢性关节炎期的治疗

间歇期及慢性关节炎期主要治疗目的是降低血尿酸水平。抑制尿酸合成的药物有别嘌醇;促进尿酸排泄的药物有丙磺舒、磺吡酮、苯溴马隆等;碱性药物有碳酸氢钠,目的是碱化尿液。

(四)继发性痛风的治疗

除治疗原发病外,对于痛风的治疗原则同前面阐述。

五、护理措施

(一)一般护理

改变生活方式,饮食应以低嘌呤食物为主,鼓励多饮水,每天饮水量至少在1 500 mL,最好超过2 000 mL。限制烟酒,坚持运动和控制体重等。

(二)病情观察

观察关节疼痛的部位、性质、间隔时间等。观察受累关节红肿热痛的变化和功能障碍。观察有无过度疲劳、受凉、潮湿、饮酒、饱餐、精神紧张、关节扭伤等诱发因素。观察有无痛风石体征,结石的部位,有无溃破,有无症状。观察药物的疗效及不良反应,及时反馈给医师,调整用药。卧床患者做好口腔、皮肤护理,预防压疮发生。观察患者体温的变化,有无发热。监测患者血尿酸、尿尿酸、肾功能的变化。

(三)关节疼痛的护理

急性发作时应卧床休息,抬高患肢,避免受累关节负重。也可在病床上安放支架支托盖被,减少患部受压。也可给予25%硫酸镁于受累关节处湿敷,消除关节的肿胀和疼痛。如痛风石溃破,则要注意保持受损部位的清洁,避免发生感染。

(四)用药护理

指导患者正确用药,观察药物的疗效,及时发现不良反应并反馈给医师,给予处理。

1.秋水仙碱

口服给药常有胃肠道反应,若患者一开始口服即出现恶心、呕吐、水样腹泻等严重的消化道反应,可静脉给药。但是静脉给药可能发生严重的不良反应,如肝损害、骨髓抑制、弥散性血管内凝血、脱发、肾衰竭、癫痫样发作甚至死亡。应用时要密切观察患者状态,一旦出现不良反应应立即停药。此外静脉给药时要特别注意切勿外漏,以免引起组织坏死。

2.非甾体抗炎药

应用非甾体抗炎药要注意有无活动性消化道溃疡或消化道出血的发生。

3.别嘌醇

除有可能出现皮疹、发热、胃肠道反应外,还可能出现肝损害、骨髓抑制等,要密切关注。对于肾功能不全者,使用别嘌醇宜减量。

4.丙磺舒、磺吡酮、苯溴马隆

应用丙磺舒、磺吡酮、苯溴马隆可能出现皮疹、发热、胃肠道反应等。

5.糖皮质激素

要观察其疗效,是否出现"反跳"现象。

(五)健康指导

给予患者健康指导及心理指导,向其讲解疾病相关知识,提高患者防病治病的意识,提高治疗依从性。

(1)培养良好的生活习惯,肥胖的患者要减轻体重,避免劳累、受凉、感染、外伤等诱发因素。

(2)限制进食高嘌呤食物,多饮水,尤其是碱性水,多食碱性食物,有助于尿酸的排出。

(3)适度活动与保护关节:急性期避免运动。运动后疼痛超过1小时,则暂时停止此项运动。不要长时间持续进行重体力劳动或工作,可选择交替完成轻、重不同的工作。不时改变姿势,使受累关节保持舒适,若局部红肿,应尽可能避免活动。

(4)促进局部血液循环,可通过局部按摩、泡热水澡等促进局部血液循环,避免尿酸盐结晶形成。

(5)学会自我观察病情,如经常用手触摸耳郭及手足关节,检查是否有痛风石形成。

(6)定期复查血尿酸及门诊随访。

(王风荣)

第二节 甲状腺功能亢进症

甲状腺功能亢进症(简称甲亢)指由多种病因导致的甲状腺激素(TH)分泌过多,引起各系统兴奋性增高和代谢亢进为主要表现的一组临床综合征。其中以毒性弥漫性甲状腺肿(Graves病)最多见。

一、病因

(一)遗传因素
弥漫性毒性甲状腺肿是器官特异性自身免疫性疾病之一,有显著的遗传倾向。

(二)免疫因素
弥漫性毒性甲状腺肿的体液免疫研究较为深入。最明显的体液免疫特征为血清中存在甲状腺细胞促甲状腺激素(TSH)受体抗体,即甲状腺细胞增生,TH合成及分泌增加。

(三)环境因素
环境因素对本病的发生、发展有重要影响,如细菌感染、性激素、应激等,可能是该病发生和恶化的重要诱因。

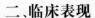

二、临床表现

(一)一般临床表现

1.甲状腺激素分泌过多综合征

(1)高代谢综合征:多汗怕热、疲乏无力、体重锐减、低热和皮肤温暖潮湿。

(2)精神神经系统:焦躁易怒、神经过敏、紧张忧虑、多言好动、失眠不安、思想不集中和记忆力减退等。

(3)心血管系统:心悸、胸闷、气短,严重者可发生甲亢性心脏病。

(4)消化系统:常表现为食欲亢进,多食消瘦。重者可有肝功能异常,偶有黄疸。

(5)肌肉骨骼系统:部分患者有甲亢性肌病、肌无力和周期性瘫痪。

(6)生殖系统:女性常有月经减少或闭经;男性有勃起功能障碍,偶有乳腺发育。

(7)内分泌系统:早期血促肾上腺皮质激素(ACTH)及 24 小时尿 17-羟皮质类固醇升高,继而受过高的 T_3、T_4 抑制而下降。

(8)造血系统:血淋巴细胞计数升高,白细胞计数偏低,血容量增大,可伴紫癜或贫血,血小板寿命缩短。

2.甲状腺肿

(1)弥漫性、对称性甲状腺肿大。

(2)质地不等、无压痛。

(3)肿大程度与甲亢轻重无明显关系。

(4)甲状腺上下可触及震颤,闻及血管杂音,为诊断本病的重要体征。

3.眼征

(1)单纯性突眼:眼球轻度突出,瞬目减少,眼裂增宽。

(2)浸润性突眼:眼球突出明显,眼睑肿胀,眼球活动受限,结膜充血水肿,严重者眼睑闭合不全、眼球固定、角膜外露而形成角膜溃疡、全眼炎,甚至失明。

(二)特殊临床表现

(1)甲亢危象:①高热(40 ℃以上);②心率快(超过 140 次/分);③烦躁不安、呼吸急促、大汗、恶心、呕吐和腹泻等,严重者可出现心力衰竭、休克及昏迷。

(2)甲状腺毒症性心脏病主要表现为心排血量增加、心动过速、心房颤动和心力衰竭。

(3)淡漠型甲状腺功能亢进症:①多见于老年患者,起病隐袭;②明显消瘦、乏力、头晕、淡漠、昏厥等;③厌食、腹泻等消化系统症状。

(4)T_3 型甲状腺毒症多见于碘缺乏地区和老年人,实验室检查:血清总三碘甲腺原氨酸(TT$_3$)与游离三碘甲腺原氨酸(FT$_3$)均增高,而血清总甲状腺素(TT$_4$)、血清游离甲状腺素(FT$_4$)正常。

(5)亚临床型甲状腺功能亢进症血清 FT$_3$、FT$_4$ 正常,促甲状腺激素(TSH)降低。

(6)妊娠期甲状腺功能亢进症:①妊娠期甲状腺激素结合球蛋白增高,引起 TT$_4$ 和 TT$_3$ 增高。②一过性甲状腺毒症。③新生儿甲状腺功能亢进症。④产后由于免疫抑制的解除,弥漫性毒性甲状腺肿易于发生,称为产后弥漫性毒性甲状腺肿。

(7)胫前黏液性水肿多发生在胫骨前下 1/3 部位,也见于足背、踝关节、肩部、手背或手术瘢痕处,偶见于面部,皮损大多为对称性。

(8)Graves 眼病(甲状腺相关性眼病)。

三、辅助检查

(一)实验室检查

检测血清游离甲状腺素(FT_4)、游离三碘甲腺原氨酸(FT_3)和促甲状腺激素(TSH)。

(二)影像学及其他检查

放射性核素扫描、CT 检查、B 超检查、MRI 检查等有助于异位甲状腺肿和球后病变性质的诊断,可根据需要选用。

四、处理原则和治疗要点

(一)抗甲状腺药物

口服抗甲状腺药物是治疗甲亢的基础措施,也是手术和[131]I 治疗前的准备阶段。常用的抗甲状腺药物包括硫脲类(丙硫氧嘧啶、甲硫氧嘧啶等)和咪唑类(甲巯咪唑、卡比马唑等)。

(二)[131]I 治疗甲亢

[131]I 治疗甲亢的目的是破坏甲状腺组织,减少甲状腺激素产生。该方法简单、经济,治愈率高,尚无致畸、致癌、不良反应增加的报道。

(三)手术治疗

通常采取甲状腺次全切术,两侧各留下 2～3 g 甲状腺组织。

五、护理评估

(一)病史

详细询问患者过去健康情况,有无甲亢家族史,有无病毒感染、应激因素、诱发因素,生活方式,饮食习惯,排便情况;查询上次住院的情况,药物使用情况,以及出院后病情控制情况;询问最近有无疲乏无力、怕热多汗、大量进食却容易饥饿、甲状腺肿大、眼部不适、高热的症状。

(二)身体状况

评估患者生命体征的变化,包括体温是否升高,脉搏是否加快,脉压是否增大等;情绪是否发生变化;有无体重下降,是否贫血。观察和测量突眼度;观察甲状腺肿大的程度,是否对称,有无血管杂音等。

(三)心理-社会评估

询问患者对甲状腺疾病知识的了解情况,患病后对日常生活的影响,是否有情绪上的变化,如急躁易怒,易与身边的人发生冲突或矛盾;了解所在社区的医疗保健服务情况。

六、护理措施

(一)饮食护理

(1)给予高蛋白、高维生素、矿物质丰富、高热量饮食。

(2)适量增加奶类、蛋类、瘦肉类等优质蛋白以纠正体内的负氮平衡,多摄取新鲜蔬菜和水果。

(3)多饮水,保证每天 2 000～3 000 mL,以补充腹泻、出汗等所丢失的水分。若患者并发心脏疾病应避免大量饮水,以预防水肿和心力衰竭的发生。

（4）为避免引起患者精神兴奋,不宜摄入刺激性的食物及饮料,如浓茶、咖啡等。

（5）为减少排便次数,不宜摄入过多的粗纤维食物。

（6）限制食用含碘丰富的食物,不宜食海带、紫菜等海产品,慎食卷心菜、甘蓝等易致甲状腺肿的食物。

（二）用药护理

（1）指导患者正确用药,不可自行减量或停药。

（2）观察药物不良反应:①粒细胞缺乏症多发生在用药后 2～3 个月。定期复查血常规,如血白细胞计数小于 $3\times10^9/L$ 或中性粒细胞计数小于 $1.5\times10^9/L$,应考虑停药,并给予升白药物。②如伴咽痛、发热、皮疹等症状须立即停药。③药疹较常见,可用抗组胺药控制,不必停药,发生严重皮疹时应立即停药,以免发生剥脱性皮炎。④发生肝坏死、中毒性肝炎、精神疾病、狼疮样综合征、胆汁淤滞综合征、味觉丧失等应立即停药并进行治疗。

（三）休息与活动

评估患者目前的活动情况,与患者共同制订日常活动计划。不宜剧烈活动,活动时以不感疲劳为好,适当休息,保证充足睡眠,防止病情加重。如有心力衰竭或严重感染者应严格卧床休息。

（四）环境

保持病室安静,避免嘈杂,限制探视时间,告知家属不宜提供兴奋、刺激的信息,以减少患者激动、易怒的精神症状。甲亢患者因怕热多汗,应安排通风良好的环境,夏天使用空调,保持室温凉爽而恒定。

（五）生活护理

协助患者完成日常的生活护理,如洗漱、进餐、如厕等。对大量出汗的患者,加强皮肤护理,应随时更换浸湿的衣服及床单,防止受凉。

（六）心理护理

耐心细致地向患者解释病情,提高患者对疾病的认知水平,让患者及其家属了解其情绪、性格改变是暂时的,可因治疗而得到改善,鼓励患者表达内心感受,理解和同情患者,建立互信关系。与患者共同探讨控制情绪和减轻压力的方法,指导和帮助患者正确处理生活中的突发事件。

（七）病情观察

观察患者精神状态和手指震颤情况,注意有无焦虑、烦躁、心悸等甲亢加重的表现,必要时使用镇静剂。

（八）眼部护理

采取保护措施,预防眼睛受到刺激和伤害。外出戴深色眼镜,减少光线、灰尘和异物的侵害。经常用眼药水湿润眼睛,避免过度干燥;睡前涂抗生素眼膏,眼睑不能闭合者用无菌纱布或眼罩覆盖双眼。指导患者当眼睛有异物感、刺痛或流泪时,勿用手直接揉眼睛。睡眠或休息时,抬高头部,使眶内液回流减少,减轻球后水肿。

七、健康指导

（一）疾病知识指导

为患者讲解有关甲亢的疾病知识,指导患者注意加强自我保护,上衣领宜宽松,避免压迫甲状腺,严禁用手挤压甲状腺以免 TH 分泌过多,加重病情。对有生育需要的女性患者,应告知其妊娠可加重甲亢,宜治愈后再妊娠。育龄女性在 [131]I 治疗后的 6 个月内应当避孕。妊娠期间监测胎儿发育。鼓励患者保持身心愉快,避免精神刺激或过度劳累,建立和谐的人际关系和良好的社会支持系统。

(二)患者用药指导

坚持遵医嘱按剂量、按疗程服药,不可随意减量或停药。对妊娠期甲亢患者,应指导其避免各种对母亲及胎儿造成影响的因素,宜选用抗甲状腺药物治疗,禁用[131]I治疗,慎用普萘洛尔。产后如需继续服药,则不宜哺乳。

(三)定期监测及复查

指导患者服用抗甲状腺药物,开始3个月,每周检查血常规1次,每隔1~2个月做甲状腺功能测定,每天清晨卧床时自测脉搏,定期测量体重。脉搏减慢、体重增加是治疗有效的标志。若出现高热、恶心、呕吐、不明原因腹泻、突眼加重等症状,警惕甲状腺危象可能,应及时就诊。指导患者出院后定期复查甲状腺功能、做甲状腺彩超等。

(毕甜甜)

第七章

普外科疾病护理

第一节　脂肪性肝病

一、非酒精性脂肪性肝病

非酒精性脂肪性肝病是指排除了酒精和其他明确的损肝因素所致的肝细胞内脂肪过度沉积为主要特征的临床病理综合征,与胰岛素抵抗和遗传易感性密切相关的获得性代谢应激性肝损伤。它包括单纯性脂肪肝(SFL)、非酒精性脂肪性肝炎(NASH)及其相关肝硬化。随着肥胖及其相关代谢综合征全球化的流行趋势,非酒精性脂肪性肝病现已成为欧美等发达国家和我国富裕地区慢性肝病的重要病因,普通成人 NAFLD 患病率 $10\% \sim 30\%$,其中 $10\% \sim 20\%$ 为 NASH,后者 10 年内肝硬化发生率高达 25%。

非酒精性脂肪性肝病除可直接导致失代偿期肝硬化、肝细胞癌和移植肝复发外,还可影响其他慢性肝病的进展,并参与 2 型糖尿病和动脉粥样硬化的发病。代谢综合征相关恶性肿瘤、动脉硬化性心脑血管疾病及肝硬化是影响非酒精性脂肪性肝病患者生活质量和预期寿命的重要因素。

(一)临床表现

(1)脂肪肝的患者多无自觉症状,部分患者可有乏力、消化不良、肝区隐痛、肝脾大等非特异性症状及体征。

(2)可有体重超重和(或)内脏性肥胖、空腹血糖增高、血脂紊乱、高血压等代谢综合征相关症状。

(二)并发症

肝纤维化、肝硬化、肝癌。

(三)治疗

(1)基础治疗:制订合理的能量摄入及饮食结构、中等量有氧运动、纠正不良生活方式和行为。

(2)避免加重肝脏损害、体重急剧下降、滥用药物及其他可能诱发肝病恶化的因素。

(3)减肥:所有体重超重、内脏性肥胖及短期内体重增长迅速的非酒精性脂肪性肝病患者,都需通过改变生活方式、控制体重、减小腰围。

(4)胰岛素增敏剂:合并 2 型糖尿病、糖耐量损害、空腹血糖增高及内脏性肥胖者,可考虑应用二甲双胍和噻唑烷二酮类药物,以期改善胰岛素抵抗和控制血糖。

(5)降血脂药:血脂紊乱经基础治疗、减肥和应用降糖药物 3～6 个月,仍呈混合性高脂血症或高脂血症合并 2 个以上危险因素者,需考虑加用贝特类、他汀类或普罗布考等降血脂药。

(6)针对肝病的药物:非酒精性脂肪性肝病伴肝功能异常、代谢综合征、经基础治疗 3～6 个月仍无效,以及肝活体组织检查证实为 NASH 和病程呈慢性进展性者,可采用针对肝病的药物辅助治疗,但不宜同时应用多种药物。

(四)健康教育与管理

(1)树立信心,相信通过长期合理用药、控制生活习惯,可以有效地治疗脂肪性肝病。

(2)了解脂肪性肝病的发病因素及危险因素。

(3)掌握脂肪性肝病的治疗要点。

(4)矫正不良饮食习惯,少食高脂饮食,戒烟酒。

(5)建立合理的运动计划,控制体重,监测体重的变化。

(6)定期随访,与医师一起制定合理的健康计划。

(五)预后

绝大多数非酒精性脂肪性肝病预后良好,肝组织学进展缓慢甚至呈静止状态,预后相对良好。部分患者即使已并发脂肪性肝炎和肝纤维化,如能得到及时诊治,肝组织学改变仍可逆转,罕见脂肪囊肿破裂并发脂肪栓塞而死亡。少数脂肪性肝炎患者进展至肝硬化,一旦发生肝硬化则其预后不佳。对于大多数脂肪肝患者,有时通过节制饮食、坚持中等量的有氧运动等非药物治疗措施就可达到控制体重、血糖、降低血脂和促进肝组织学逆转的目的。

(六)护理

见表 7-1。

表 7-1　非酒精性脂肪性肝病的护理

日期	项目	护理内容
入院当天	评估	1.一般评估:生命体征、体重、皮肤等
		2.专科评估:脂肪厚度、有无胃肠道反应、出血点等
	治疗	根据病情避免诱因,调整饮食,根据情况使用保肝药
	检查	按医嘱行相关检查,如血常规、肝功能、B超、CT、肝穿刺等
	药物	按医嘱正确使用保肝药物,注意用药后的观察
	活动	嘱患者卧床休息为主,避免过度劳累
	饮食	1.低脂、高纤维、高维生素、少盐饮食
		2.禁止进食高脂肪、高胆固醇、高热量食物,如动物内脏、油炸食物
		3.戒烟酒,嘱多饮水
		2.制定相关的护理措施,如饮食护理、药物护理、皮肤护理、心理护理
		3.视病情做好各项监测记录
		4.密切观察病情,防止并发症的发生
		5.做好健康宣教
		6.根据病情留陪护人员,上床挡,确保安全

续表

日期	项目	护理内容
	健康宣教	向患者讲解疾病相关知识、安全知识、服药知识等,教会患者观察用药效果,指导各种检查的注意事项
第2天	评估	神志、生命体征及患者的心理状态,对疾病相关知识的了解等情况
	治疗	按医嘱执行治疗
	检查	继续完善检查
	药物	密切观察各种药物作用和不良反应
	活动	卧床休息,进行适当的有氧运动
	饮食	同前
	护理	1.进一步做好基础护理,如导管护理、饮食护理、药物护理、皮肤护理等
		2.视病情做好各项监测记录
		3.密切观察病情,防止并发症的发生
		4.做好健康宣教
	健康宣教	讲解药物的使用方法及注意事项,各项检查前后注意事项
第3~9天	活动	进行有氧运动,如打太极拳、散步、慢跑等
	健康宣教	讲解有氧运动的作用、运动的时间及如何根据自身情况调整运动量,派发健康教育宣传单
	其他	同前
出院前1天	健康宣教	出院宣教
		1.服药指导
		2.疾病相关知识指导
		3.调节饮食,控制体重
		4.保持良好的生活习惯和心理状态
		5.定时专科门诊复诊
出院随访		出院1周内电话随访第1次,3个月内随访第2次,6个月内随访第3次,以后1年随访1次

二、酒精性肝病

酒精性肝病是由于长期大量饮酒导致的肝脏疾病。初期通常表现为脂肪肝,进而可发展成酒精性肝炎、肝纤维化和肝硬化。其主要临床特征是恶心、呕吐、黄疸,可有肝脏肿大和压痛,并可并发肝衰竭和上消化道出血等。严重酗酒时可诱发广泛肝细胞坏死,甚至肝衰竭。酒精性肝病是我国常见的肝脏疾病之一,严重危害人民健康。

(一)临床表现

临床症状为非特异性,可无症状,或有右上腹胀痛、食欲缺乏、乏力、体质减轻、黄疸等;随着病情加重,可有神经精神症状和蜘蛛痣、肝掌等表现。

(二)并发症

肝性脑病、肝衰竭、上消化道出血。

(三)治疗

治疗酒精性肝病的原则是:戒酒和营养支持,减轻酒精性肝病的严重程度,改善已存在的继发性营养不良和对症治疗酒精性肝硬化及其并发症。

1.戒酒

戒酒是治疗酒精性肝病的最重要的措施,戒酒过程中应注意防治戒断综合征。

2.营养支持

酒精性肝病患者需良好的营养支持,应在戒酒的基础上提供高蛋白、低脂饮食,并注意补充B族维生素、维生素C、维生素K及叶酸。

3.药物治疗

糖皮质激素、保肝药等。

4.手术治疗

肝移植。

(四)健康教育与管理

(1)树立信心,坚持长期合理用药并严格控制生活习惯。

(2)了解酒精性肝病的发病因素及危险因素。

(3)掌握酒精性肝病的治疗要点。

(4)矫正不良饮食习惯,戒烟酒,合理饮食。

(5)遵医嘱服药,学会观察用药效果及注意事项。

(6)定期随访,与医师一起制定合理的健康计划。

(五)预后

一般预后良好,戒酒后可完全恢复。酒精性肝炎如能及时戒酒和治疗,大多可以恢复,主要死亡原因为肝衰竭。若不戒酒,酒精性脂肪肝可直接或经酒精性肝炎阶段发展为酒精性肝硬化。

(六)护理

见表 7-2。

表 7-2　酒精性脂肪性肝病的护理

日期	项目	护理内容
入院当天	评估	1.一般评估:神志、生命体征等
		2.专科评估:饮酒的量、有无胃肠道反应、出血点等
	治疗	根据医嘱使用保肝药
	检查	按医嘱行相关检查,如血常规、肝功能、B超、CT、肝穿刺等
	药物	按医嘱正确使用保肝药物,注意用药后的观察
	活动	嘱患者卧床休息为主,避免过度劳累
	饮食	1.低脂、高纤维、高维生素、少盐饮食
		2.禁食高脂肪、高胆固醇、高热量食物,如动物内脏、油炸食物
		3.戒烟酒,嘱多饮水
	护理	1.做好入院介绍,主管护士自我介绍
		2.制定相关的护理措施,如饮食护理、药物护理、皮肤护理、心理护理
		3.视病情做好各项监测记录

日期	项目	护理内容
		4.密切观察病情,防止并发症的发生
		5.做好健康宣教
		6.根据病情留陪护人员,上床挡,确保安全
	健康宣教	向患者讲解疾病相关知识、安全知识、服药知识等,教会患者观察用药效果,指导各种检查的注意事项
第2天	评估	神志、生命体征及患者的心理状态,对疾病相关知识的了解等情况
	治疗	按医嘱执行治疗
	检查	继续完善检查
	药物	密切观察各种药物作用和不良反应
	活动	卧床休息,可进行散步等活动
	饮食	同前
	护理	1.做好基础护理,如皮肤护理、导管护理等
		2.按照医嘱正确给药,并观察药物疗效及不良反应
		3.视病情做好各项监测记录
		4.密切观察病情,防止并发症的发生
		5.做好健康宣教
	健康宣教	讲解药物的使用方法及注意事项、各项检查前后注意事项
第3~10天	活动	同前
	健康宣教	讲解有氧运动的作用、运动的时间及如何根据自身情况调整运动量,派发健康教育宣传单
	其他	同前
出院前1天	健康宣教	出院宣教
		1.服药指导
		2.疾病相关知识指导
		3.戒酒,调整饮食
		4.保持良好的生活习惯和心理状态
		5.定时专科门诊复诊
出院随访		出院1周内电话随访第1次,3个月内随访第2次,6个月内随访第3次,以后1年随访1次。

（宋　瑄）

第二节　肝性脑病

　　肝性脑病又称肝昏迷,是严重肝病引起的、以代谢紊乱为基础的中枢神经系统功能失调的综合病症。其主要临床表现是意识障碍、行为失常和昏迷。有急性与慢性脑病之分,前者多因急性肝衰竭后肝脏的解毒功能发生严重障碍所致;而后者多见于慢性肝衰竭和门体侧支循环形成或分流术后,来自肠道的有害物质,如氨、硫醇、胺、芳香族氨基酸等直接进入体循环至脑部而发病。肝性脑病的发生机制尚未完全阐明,目前提出的假说主要有氨毒性学说、假性神经递质学说和γ-氨基丁酸(GABA)学说等。肝性昏迷是肝性脑病的最后阶段,是肝衰竭的最终临床表现。

一、临床表现

其临床表现因肝病的类型、肝细胞损害的程度、起病的急缓及诱因的不同而有所差异。由于导致肝性脑病的基础疾病不同,其临床表现也比较复杂、多变,早期症状的变异性是本病的特点。但也有其共性的表现,即反映为神经精神症状及体征,表现为性格、行为、智能改变和意识障碍。现主要就其脑病的临床表现分类简述如下。

(1)起病:可急可缓。急性肝性脑病起病急骤,前驱期极为短暂,可迅速进入昏迷,多在黄疸出现后发生昏迷,也有在黄疸出现前出现意识障碍而被误诊为精神疾病者。慢性肝性脑病起病隐匿或渐起,起初常不易发现,易误诊和漏诊。

(2)性格改变:常是本病最早出现的症状,主要是原属外向型性格者表现为抑郁,而原属内向型性格者表现为欣快多语。

(3)行为改变:最初可能仅限于一些"不拘小节"的行为,如乱写乱画,乱洒水,乱吐痰,随地便溺,房间内的桌椅随意乱拖乱放等毫无意义的动作。

(4)睡眠习惯改变:常表现为睡眠倒错,也有人称为近迫性昏迷,此现象提示患者中枢神经系统的兴奋与抑制处于紊乱状态,常预示肝性脑病即将来临。

(5)肝臭:是由于肝衰竭,机体内含硫氨基酸代谢中间产物(如甲硫醇、乙硫醇及二甲硫化物等)经肺呼出或经皮肤散发出的一种特征性气味。

(6)扑翼样震颤:是肝性脑病最具特征性的神经系统体征,具有早期诊断意义。检测方法是:嘱患者伸出前臂,展开五指,或腕部过度伸展并固定不动时,患者掌-指及腕关节可出现快速的屈曲及伸展运动,每秒钟常可出现1~2次,也有达每秒钟5~9次者,且常伴有手指的侧位动作。此时患者可同时伴有整个上肢、舌、下腭、颌部的细微震颤及步态的共济失调。或发于单侧,也可出现于双侧。这种震颤不具有特征性,也可见于心力衰竭、肾衰竭、肺衰竭等患者。震颤常于患者睡眠及昏迷后消失,苏醒后仍可出现。

(7)视力障碍:并不常见。

(8)智能障碍。

(9)意识障碍。

为便于早期诊断并指导治疗,常根据患者的临床表现对肝性脑病进行临床分期。目前多数学者赞同 Davidson 根据其临床表现把肝性脑病分为前驱期、昏迷前期、昏睡期、昏迷期 4 期。①Ⅰ期(前驱期):出现轻度性格改变和行为失常。表现为性格改变出现抑郁或欣快,行为改变出现无意识动作,睡眠时间改变出现睡眠颠倒。扑翼样震颤(一),正常反射存在,病理反射(一),脑电图多正常。②Ⅱ期(昏迷前期):以意识错乱、睡眠障碍、行为失常为主,表现为定向力障碍,定时障碍,计算力下降,书写缭乱,语言断续不清,人物概念模糊,扑翼样震颤(+),正常反射存在,病理反射(+),常见膝腱反射亢进,踝阵挛(+),肌张力可增强。可出现不随意运动及运动失调,脑电图出现对称性 θ 波(每秒 4~7 次)。③Ⅲ期(昏睡期):以昏睡和精神错乱为主,表现为患者大部分时间处于昏睡状态,反应存在(可被唤醒),或狂躁扰动,扑翼样震颤(+),肌张力明显增强。脑电图同Ⅱ期。④Ⅳ期(昏迷期):此期患者神志完全丧失,不能被唤醒。浅昏迷时,对痛觉刺激(如压眶反射阳性)和不适体位尚有反应,腱反射和肌张力仍亢进,扑翼样震颤由于患者查体不能合作而无法引出。深昏迷时,各种反射消失,肌张力降低,瞳孔常散大,可表现为阵发性抽搐,踝阵挛(+),换气过度,脑电图上出现极慢δ波(1.5～3.0 次/秒)。

但各期之间并无明确的界线,前后期可有重叠,其程度可因病情的发展或治疗好转而变化。少数慢性肝性脑病患者还因中枢神经系统不同部位有器质性损害而出现暂时性或永久性智能减退、共济失调、锥体束阳性或截瘫。

二、并发症

(1)脑水肿。

(2)消化道出血。

(3)肾功能不全。

(4)水电解质酸碱平衡失调。

(5)感染。

三、治疗

本病尚无特效药,常采用综合治疗措施。

(一)消除诱因

避免诱发和加重肝性脑病。慎用镇静剂,有躁狂症状可试用异丙嗪、氯苯那敏等抗组胺药物。

(二)减少肠内有毒物质的产生和吸收

1.饮食

严重的肝性脑病应严格限制甚至停止蛋白质摄入,饮食以碳水化合物为主,尚应补充足够的多种维生素。随着病情好转可给少量豆浆、牛奶、肉汤或蛋类,可隔天增加 10～20 g,直至每天 40～60 g,因植物蛋白质含蛋氨酸、芳香氨基酸较少,对肝性脑病患者较适用。

2.灌肠或导泻

灌肠或导泻以清除肠内积食或积血,口服或鼻饲 25％硫酸镁 30～60 mL 导泻,灌肠禁用碱性肥皂水,而用生理盐水或弱酸性溶液,如生理盐水 100 mL 加白醋 30 mL 作保留灌肠,保持肠道呈酸性环境。

3.抑制肠菌生

口服肠道不吸收的抗菌药物如新霉素、甲硝唑。有肾功能损害或忌用新霉素的患者,或需长期治疗者,乳果糖(经细菌分解为乳酸、乙酸,降 pH,减少 NH_3 吸收)为首选药物。乳梨醇经结肠细菌分解成乙酸、丙酸也可用于酸化肠道。乳酶生也有减少肠内产氨作用,但不能与抗菌药物同服。

(三)促进有毒物质的代谢,纠正氨基酸代谢紊乱

1.降氨药

(1)谷氨酸钾和谷氨酸钠,每次用 4 支,总量 23 g 左右,加入葡萄糖液中静脉滴注,每天 1～2 次。尿少时慎用钾剂,明显腹水和水肿时慎用钠剂。

(2)精氨酸,能促进肝内鸟氨酸循环,增加尿素的合成而降低血氨,适用于碱中毒。

（3）L-鸟氨酸-L-天门冬氨酸。

（4）γ-氨酪酸，每次 2～4 g，稀释后静脉滴注，对兴奋和躁动者治疗效果较好。

2.复方氨基酸溶液

口服或静脉输注以支链氨基酸为主的复方氨基酸溶液，可纠正体内氨基酸代谢的不平衡。

（四）对症治疗

保护脑细胞功能，防治脑水肿；保持呼吸道通畅；防治出血；积极防治各种感染；加强护理，防止压疮；保持大便通畅；注意口腔护理；严密观察病情等。

四、健康教育与管理

（一）疾病知识指导

向患者和家属介绍肝脏疾病和肝性脑病的相关知识，指导其认识肝性脑病的各种诱发因素，要求患者自觉避免诱发因素，如戒烟戒酒、避免感染、保持排便通畅等。

（二）用药指导

指导患者严格按照医嘱规定的剂量、用法服药，了解药物的主要不良反应，避免使用有损肝功能的药物，并定期门诊随访。

（三）照顾者指导

指导家属给予患者精神支持和生活照顾，帮助患者树立战胜疾病的信心。使患者家属了解肝性脑病的早期征象，指导家属学会观察患者的思想、性格、行为及睡眠等方面的改变，以便及时发现病情变化，及早治疗。

五、预后

肝性脑病的预后取决于肝细胞功能衰竭的程度，特别是肝细胞变性、坏死的程度及其发展速度，以及残余肝细胞数量及质量。对于肝细胞功能代谢尚可，或伴有门体分流的患者，诱因明确而又易于祛除者，预后较好。对于肝细胞功能差，伴有明显黄疸、腹水、低蛋白血症，同时并发严重感染、上消化道大出血、水电解质及酸碱平衡紊乱、肝肾综合征者预后极差。如临床上能够早发现、早治疗或在未出现肝性脑病前积极防治，患者预后相对较好。综合目前国内治疗效果，其病死率仍较高，生存率仍不足 30％。对于内科治疗无效而采用人工肝支持治疗后行肝移植者，预后较好，其 5 年生存率可达 70％，最长已达 13 年。

六、护理

见表 7-3。

表 7-3　肝性脑病的护理

日期	项目	护理内容
入院当天	评估	1.一般评估：患者的神志、生命体征和皮肤等
		2.专科评估：患者的性格、精神状态和行为表现
	治疗	根据病情对患者实施保护措施，建立静脉通道
	检查	按医嘱做相关检查，如脑电图、化验血标本等
	药物	按医嘱正确使用降血氨药物、保肝药物、抗炎药物，注意用药后的观察

续表

日期	项目	护理内容
	活动	以卧床休息为主。专人护理,防止意外的发生
	饮食	1.合理饮食
		2.禁止蛋白质的摄入,昏迷患者可以鼻饲葡萄糖供给热量
	护理	1.做好入院介绍,主管护士自我介绍
		2.制定相关的护理措施,如口腔护理、管道留置护理、皮肤、毛发、会阴、肛周护理措施
		3.视病情做好各项监测记录
		4.根据病情留陪护人员,上床挡,确保安全
	健康宣教	向患者讲解疾病相关知识、安全知识、服药知识等,各种检查注意事项
第2天	评估	神志、生命体征、精神状况及患者的心理状态,对疾病相关知识的了解等情况
	治疗	按医嘱执行治疗
	检查	继续完善检查
	药物	密切观察各种药物作用和不良反应
	活动	家属陪同下适当扩大活动范围,注意安全
	饮食	同前
	护理	1.基础护理、留置管道护理、皮肤、毛发、会阴、肛周护理
		2.加强病情观察,重视患者的异常表现,发现肝性脑病的先兆症状时,立即报告医师处理
		3.仔细询问病史,找出发病的诱因,通过避免和祛除诱因,减少该病的发作
		4.做好情志护理
		5.注意保护患者,防止意外的发生
	健康宣教	讲解该病的一般诱发因素及饮食指导,避免和去除病因
第3~10天	活动	正常下床活动
	健康宣教	讲解该病的有关知识,指导和认识肝性脑病的各种诱发因素,防止和减少肝性脑病的发生。告知家属肝性脑病发生时的早期征象,以便患者发病时能得到及时的救治
	其他	同前
出院前1天	健康宣教	出院宣教
		1.服药指导
		2.饮食指导
		3.避免肝性脑病发作的诱因
		4.注意保暖,防外感,节饮食,调情志
		5.定时专科门诊复诊
出院随访		出院1周内电话随访第1次,1个月内随访第2次,3个月内随访第3次

（宋　瑄）

第三节 肝囊肿

一、概述

肝囊肿总体可分非寄生虫性和寄生虫性囊肿,非寄生虫性肝囊肿是常见的良性肿瘤,又可分为先天性、创伤性、炎症性和肿瘤性囊肿,临床以潴留性囊肿和先天肿瘤性多囊肝为多见(图 7-1)。单发性肝囊肿可发生于任何年龄,女性多见,常位于肝右叶。多发性肝囊肿比单发性多见,可侵犯左、右肝叶。多发性肝囊肿 50% 左右可合并多囊肾。此病一般没有明显的症状,体检时发现。肝囊肿一般是良性单发或多发,与胆管相通或不通。肝实质单发的大囊肿非常少见。大部分囊肿以胆管上皮,有的是实质细胞,或其他细胞内衬。右叶多发,囊肿因基膜的改变,逐步形成憩室,或小上皮细胞代谢失常、脱落、异常增殖,或局部缺血、炎症反应、间质纤维化,最终小管梗阻形成囊肿。

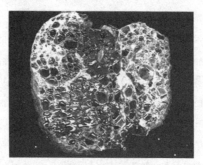

图 7-1　多囊肝

(一)病因

肝囊肿有遗传性,特别是多囊肝有家族化倾向。肝囊肿是在胚胎时期胆管发育异常造成的。囊肿壁是由胆管上皮伴炎性增生及胆管阻塞致管腔内容滞留而逐渐形成。

非寄生虫性肝囊肿是指肝脏局部组织呈囊性肿大而出现肝囊肿,最常见有两种情况。

(1)潴留性肝囊肿:为肝内某个胆小管由于炎症、水肿、瘢痕或结石阻塞引起分泌增多,或胆汁潴留引起,多为单个;也可因肝钝性挫伤致中心破裂而引起。病变囊内充满血液或胆汁,包膜为纤维组织,为单发性假性囊肿。

(2)先天性肝囊肿:由于肝内胆管和淋巴管胚胎时发育障碍,或胎儿期患胆管炎,肝内小胆管闭塞,近端呈囊性扩大及肝内胆管变性,局部增生阻塞而成,多为多发。

(二)病理

孤立性肝囊肿发生于右叶较左叶多 1 倍。囊肿大小不一,小者直径仅数毫米,大者直径达 20 cm,囊液量由数毫升至数千毫升。囊肿呈圆形或椭圆形,囊壁光滑,多数为单房性,也可为多房性。囊肿有完整的包膜,表面呈乳白色或灰蓝色,囊壁较薄,厚度为 0.5～5.0 mm,较厚的囊壁中有较大的胆管、血管及神经。囊液多数清亮、透明,有时含有胆汁,其比重为 1.010～1.022,呈中性或碱性,含有少量胆固醇、胆红素、葡萄糖、酪氨酸、胆汁、酶、清蛋白、IgG 和黏蛋白,显示囊壁上皮有分泌蛋白的能力。

多囊肝的囊肿大多散布及全肝,以右叶为多见。肝脏增大变形,表面可见大小不一的灰白色囊肿,小如针尖,大如儿头。肝切面呈蜂窝状。囊壁多菲薄,内层衬以立方上皮或扁平胆管上皮,外层为胶原组织。囊液多数为无色透明或微黄色。囊肿间一般为正常肝组织,晚期可出现纤维化和胆管增生,引起肝功能损害、肝硬化和门静脉高压。

创伤性肝囊肿多发生于肝右叶,囊壁无上皮细胞内衬,为假囊肿。囊内含有血液、胆汁等混合物,合并感染时可形成脓肿。

二、护理评估

(一)临床表现

先天性肝囊肿生长缓慢,小的囊肿可无任何症状,常偶发上腹无痛性肿块、腹围增加,临床上多数是在体检B超发现,当囊肿增大到一定程度时,可因压迫邻近脏器而出现症状。

(1)肝区胀痛伴消化道症状:如食欲缺乏、嗳气、恶心、呕吐、消瘦等。

(2)若囊肿增大压迫胆总管,则有黄疸。

(3)囊肿破裂可有囊内出血而出现急腹症。

(4)带蒂囊肿扭转可出现突然右上腹绞痛,肝大但无压痛,约半数患者有肾、脾、卵巢、肺等多囊性病变。

(5)囊内发生感染,则患者往往有畏寒、发热、白细胞计数升高等。

(6)体检时右上腹可触及肿块和肝大,肿块随呼吸上下移动,表面光滑,有囊性感,无明显压痛。

(二)辅助检查

(1)B超检查是首选的检查方法,是诊断肝囊肿经济、可靠而非侵入性的一种简单方法。超声显示肝大且无回声区,二维超声可直接显示囊肿大小和部位。

(2)CT检查:可发现直径1~2 cm的肝囊肿,可帮助临床医师准确定位病变,尤其是多发性囊肿的分布状态定位,从而有利于治疗。

(3)放射性核素肝扫描:显示肝区占位性病变,边界清楚,对囊肿定位诊断有价值。

(三)治疗原则

非寄生虫性肝囊肿治疗方法包括囊肿穿刺抽液术、囊肿开窗术、囊肿引流术或囊肿切除术等。

(宋 瑄)

第四节 胆 囊 结 石

胆囊结石是指原发于胆囊的结石,是胆石症中最多的一种疾病。近年来随着卫生条件的改善及饮食结构的变化,胆囊结石的发病率呈升高趋势,已高于胆管结石。胆囊结石以女性多见,男女之比为1:(3~4);其以胆固醇结石或以胆固醇为主要成分的混合性结石为主。少数结石可经胆囊管排入胆总管,大多数存留于胆囊内,且结石越聚越大,可呈多颗小米粒状,在胆囊内可存在数百粒小结石,也可呈单个巨大结石;有些终身无症状而在尸检中发现(静止性胆囊结石),大多数反复发作腹痛症状,一般小结石容易嵌入胆囊管发生阻塞引起胆绞痛症状,发生急性胆囊炎。

一、诊断

(一)症状

1.胆绞痛

胆绞痛是胆囊结石并发急性胆囊炎时的典型表现,多在进油腻食物后胆囊收缩,结合移位并嵌顿于胆囊颈部,胆囊压力升高后强力收缩而发生绞痛。小结石通过胆囊管或胆总管时可发生典型的胆绞痛,疼痛位于右上腹,呈阵发性,可向右肩背部放射,伴恶心、呕吐,呕吐物为胃内容物,吐后症状并不减轻。存留在胆囊内的大结石堵塞胆囊腔时并不引起典型的胆绞痛,故胆绞痛常反映结石在胆管内的移动。急性发作、特别是坏疽性胆囊炎时还可出现高热、畏寒等显著的感染症状,严重病例由于炎性渗出或胆囊穿孔可引起局限性腹膜炎,从而出现腹膜刺激症状。胆囊结石一般无黄疸,但30%的患者因伴有胆管炎或肿大的胆囊压迫胆管,肝细胞损害时也可有一过性黄疸。

2.胃肠道症状

大多数慢性胆囊炎患者有不同程度的胃肠道功能紊乱,表现为右上腹隐痛不适、厌油、进食后上腹饱胀感,常被误认为"胃病"。有近半数的患者早期无症状,称为静止性胆囊结石,此类患者在长期随访中仍有部分出现腹痛等症状。

(二)体征

1.一般情况

无症状期间患者大多一般情况良好,少数急性胆囊炎患者在发作期可有黄疸,症状重时可有感染中毒症状。

2.腹部情况

如无急性发作,患者腹部常无明显异常体征,部分患者右上腹可有深压痛;急性胆囊炎患者可有右上腹饱满、呼吸运动受限、右上腹触痛及肌紧张等局限性腹膜炎体征,Murphy征阳性。有1/3~1/2的急性胆囊炎患者,在右上腹可扪及肿大的胆囊或由胆囊与大网膜粘连形成的炎性肿块。

(三)检查

1.化验检查

胆囊结石合并急性胆囊炎有白细胞计数升高,少数患者谷丙转氨酶也升高。

2.B超检查

B超检查简单易行,价格低廉,且不受胆囊大小、功能、胆管梗阻或结石含钙多少的影响,诊断正确率可达96%,是首选的检查手段。典型声像特征是胆囊腔内有强回声光团并伴声影,改变体位时光团可移动。

3.胆囊造影

能显示胆囊的大小及形态并了解胆囊收缩功能,但易受胃肠道功能、肝功能及胆囊管梗阻的影响,应用很少。

4.X 线检查

腹部 X 线对胆囊结石的显示率为 10%～15%。

5.十二指肠引流

有无胆汁可确定是否有胆囊管梗阻,胆汁中出现胆固醇结晶提示结石存在,但此项检查目前已很少用。

6.CT、MRI、ERCP、PTC 检查

在 B 超不能确诊或者怀疑有肝内胆管、肝外胆管结石或胆囊结石术后多年复发又疑有胆管结石者,可酌情选用其中某一项或几项诊断方法。

(四)诊断要点

1.症状

20%～40%的胆囊结石可终身无症状,称"静止性胆囊结石"。有症状的胆囊结石的主要临床表现:进食后,特别是进油腻食物后,出现上腹部或右上腹部隐痛不适,饱胀,伴嗳气、呃逆等。

2.胆绞痛

胆囊结石的典型表现,疼痛位于上腹部或右上腹部,呈阵发性,可向肩胛部和背部放射,多伴恶心、呕吐。

3.Mirizzi 综合征

持续嵌顿和压迫胆囊壶腹部和颈部的较大结石,可引起肝总管狭窄或胆囊管瘘,以及反复发作的胆囊炎、胆管炎及梗阻性黄疸,称"Mirizzi 综合征"。

4.Murphy 征

右上腹部局限性压痛、肌紧张,阳性。

5.B 超检查

胆囊暗区有一个或多个强回声光团,并伴声影。

(五)鉴别诊断

1.肾绞痛

胆绞痛需与肾绞痛相鉴别,后者疼痛部位在腰部,疼痛向外生殖器放射,伴有血尿,可有尿路刺激症状。

2.胆囊非结石性疾病

胆囊良、恶性肿瘤、胆囊息肉样病变等,B 超、CT 等影像学检查可提供鉴别线索。

3.胆总管结石

可表现为高热、黄疸、腹痛,超声等影像学检查可以鉴别,但有时胆囊结石可与胆总管结石并存。

4.消化性溃疡穿孔

多有溃疡病史,腹痛发作突然并很快波及全腹,腹壁呈板状强直,腹部 X 线可见膈下游离气体。较小的十二指肠穿孔,或穿孔后很快被网膜包裹,形成一个局限性炎性病灶时,易与急性胆囊炎混淆。

5.内科疾病

一些内科疾病如肾盂肾炎、右侧胸膜炎、肺炎等,也可发生右上腹疼痛症状,若注意分析不难获得正确的诊断。

二、治疗

(一)一般治疗

饮食宜清淡,防止急性发作,对无症状的胆囊结石应定期 B 超随诊;伴急性炎症者宜进食,注意维持水、电解质平衡,并静脉应用抗生素。

(二)药物治疗

溶石疗法服用鹅去氧胆酸或熊去氧胆酸对胆固醇结石有一定溶解效果,主要用于胆固醇结石。但此种药物有肝毒性,服药时间长,反应大,价格贵,停药后结石易复发。其适应证为胆囊结石直径在 2 cm 以下;结石为含钙少的 X 线能够透过的结石;胆囊管通畅;患者的肝脏功能正常,无明显的慢性腹泻史。目前多主张采取熊去氧胆酸单用或与鹅去氧胆酸合用,不主张单用鹅去氧胆酸。鹅去氧胆酸总量为15 mg/(kg·d),分次口服。熊去氧胆酸为 8～10 mg/(kg·d),分餐后或晚餐后 2 次口服。疗程1～2 年。

(三)手术治疗

对于无症状的静止胆囊结石,一般认为无须施行手术切除胆囊。但有下列情况时,应进行手术治疗:①胆囊造影胆囊不显影;②结石直径超过 2～3 cm;③并发糖尿病且在糖尿病已控制时;④老年人或有心肺功能障碍者。

腹腔镜胆囊切除术适于无上腹创伤及手术史者,无急性胆管炎、胰腺炎和腹膜炎及腹腔脓肿的患者。对并发胆总管结石的患者应同时行胆总管探查术。

1.术前准备

择期胆囊切除术后引起死亡的最常见原因是心血管疾病。这强调了详细询问病史发现心绞痛和仔细进行心电图检查注意有无心肌缺血或以往心肌梗死证据的重要性。此外还应寻找脑血管疾病特别是一过性缺血发作的症状。若病史阳性或有问题时应做非侵入性颈动脉血流检查。此时对择期胆囊切除术应当延期,按照指征在冠状动脉架桥或颈动脉重新恢复血管流通后施行。除心血管病外,引起择期胆囊切除术后第二位的死亡原因是肝胆疾病,主要是肝硬化。除术中出血外,还可发生肝衰竭和败血症。自从在特别挑选的患者中应用预防性措施以来,择期胆囊切除术后感染中毒性并发症的发生率已有显著下降。慢性胆囊炎患者胆汁内的细菌滋生率占10%～15%;而在急性胆囊炎消退期患者中则高达 50%。细菌菌种为肠道菌如大肠埃希菌、产气克雷伯杆菌和粪链球菌,其次也可见到产气荚膜杆菌、类杆菌和变形杆菌等。胆管内细菌的发生率随年龄而增长,故主张年龄在 60 岁以上、曾有过急性胆囊炎发作刚恢复的患者,术前应预防性使用抗生素。

2.手术治疗

对有症状胆石症已成定论的治疗是腹腔镜胆囊切除术。虽然此技术的常规应用时间尚短,但是其结果十分突出,以致仅在不能施行腹腔镜手术或手术不安全时,才选用开腹胆囊切除术,包括无法安全地进入腹腔完成气腹,或者由于腹内粘连,或者解剖异常不能安全地暴露胆囊等。外科医师在遇到胆囊和胆管解剖不清及遇到止血或胆汁渗漏而不能满意地控制时,应当及时中转开腹。目前,中转开腹率在 5% 以下。

(四)其他治疗

体外震波碎石适用于胆囊内胆固醇结石,直径不超过 3 cm,且胆囊具有收缩功能。治疗后部分患者可发生急性胆囊炎或结石碎片进入胆总管而引起胆绞痛和急性胆管炎,此外碎石后仍

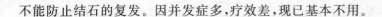

不能防止结石的复发。因并发症多,疗效差,现已基本不用。

三、护理措施

(一)术前护理

1.饮食

指导患者选用低脂肪、高蛋白质、高糖饮食。因为脂肪饮食可促进胆囊收缩排出胆汁,加剧疼痛。

2.术前用药

严重的胆石症发作性疼痛可使用镇痛剂和解痉剂,但应避免使用吗啡,因吗啡有收缩胆总管的作用,可加重病情。

3.病情观察

应注意观察胆石症急性发作患者的体温、脉搏、呼吸、血压、尿量及腹痛情况,及时发现有无感染性休克征兆。注意患者皮肤有无黄染及粪便颜色变化,以确定有无胆管梗阻。

(二)术后护理

1.症状观察及护理

定时监测患者生命体征的变化,注意有无血压下降、体温升高及尿量减少等全身中毒症状,及时补充液体,保持出入量平衡。

2.T形管护理

胆总管切开放置 T 形管的目的是为了引流胆汁,使胆管减压:①T 形管应妥善固定,防止扭曲、脱落;②保持 T 形管无菌,每天更换引流袋,下地活动时引流袋应低于胆囊水平,避免胆汁回流;③观察并记录每天胆汁引流量、颜色及性质,防止胆汁淤积引起感染;④拔管,如果 T 形管引流通畅,胆汁色淡黄、清澄、无沉渣且无腹痛无发热等症状,术后 10～14 天可夹闭管道。开始每天夹闭 2～3 小时,无不适可逐渐延长时间,直至全日夹管。在此过程中要观察患者有无体温增高,腹痛,恶心,呕吐及黄疸等。经 T 形管造影显示胆管通畅后,再引流 2～3 天,以及时排出造影剂。经观察无特殊反应,可拔除 T 形管。

3.健康指导

进少油腻、高维生素、低脂饮食。烹调方式以蒸煮为宜,少吃油炸类的食物。适当体育锻炼,提高机体抵抗力。

(宋　瑄)

第五节　肝　脓　肿

肝脓肿是肝受感染后形成的脓肿。根据致病微生物不同分为细菌性肝脓肿和阿米巴性肝脓肿两种。临床上细菌性肝脓肿最多见,其中胆道感染是最常见的病因,细菌可经过胆道、肝动脉、门静脉、淋巴系统等侵入。主要症状是寒战、高热、肝区疼痛和肝大。体温可至 39～40 ℃,病情急骤严重,全身中毒症状明显。细菌性肝脓肿可引起急性化脓性腹膜炎、膈下脓肿、脓胸、化脓性心包炎等并发症,严重者可致心脏压塞。辅助检查包括实验室检查和影像学检查,B 超是肝脓肿的首选检查方法。阿米巴性肝脓肿是肠道阿米巴感染的并发症,绝大多数是单发。处理原则为全身营养支持治疗,大剂量、联合应用抗菌药物,穿刺抽脓或置管引流,必要时行切开引流或肝叶切除。

一、常见护理诊断/问题

(一)体温过高
与肝脓肿及其产生的毒素吸收有关。

(二)疼痛
与脓肿导致肝包膜张力增加或穿刺、手术治疗有关。

(三)营养失调
与进食减少、感染、高热引起分解代谢增加有关。

(四)潜在并发症
腹膜炎、膈下脓肿、胸腔感染、出血及胆漏。

二、护理措施

(一)非手术治疗的护理/术前护理
1.高热护理

密切监测体温变化,遵医嘱给予物理降温或药物降温,必要时做血培养;及时更换汗湿的衣裤和床单,保持舒适。

注意降温过程中观察出汗情况,注意保暖等。鼓励患者多饮水,每天至少摄入 2 000 mL 液体,口服不足应加强静脉补液、补钠,纠正体液失衡,防止患者因大量出汗引起虚脱。

2.用药护理

(1)遵医嘱早期使用大剂量抗菌药物以控制炎症,促使脓肿吸收自愈。注意把握用药间隔时间与药物配伍禁忌。

(2)阿米巴性肝脓肿使用抗阿米巴药物,如甲硝唑、氯喹等。甲硝唑为首选药物,一般用药2 天后见效,6～9 天体温可降至正常。如"临床治愈"后脓腔仍存在者,可继续服用 1 个疗程的甲硝唑。氯喹多用于对甲硝唑无效的病例,但对心血管有不良反应如心肌受损等,应特别注意。

(3)长期使用抗菌药物者,应警惕假膜性肠炎和继发双重感染。糖尿病患者免疫功能低下,长期应用抗菌药物,可能发生口腔、泌尿系统、皮肤黏膜、肠道的各种感染。

3.营养支持

肝脓肿是一种消耗性疾病,应鼓励患者多食高蛋白、高热量、富含维生素及膳食纤维的食物;进食困难、食欲缺乏、贫血、低蛋白血症、营养不良者应适当给予清蛋白、血浆、氨基酸等营养支持。

4.病情观察

加强对生命体征和腹部、胸部症状、体征的观察。观察患者体温变化;及早发现有无脓肿破溃引起的腹膜炎、膈下脓肿、胸腔感染等并发症。肝脓肿患者如继发脓毒血症、急性化脓性胆管炎或出现中毒性休克征象时,应立即通知医师并协助抢救。

(二)经皮肝穿刺抽脓或脓肿置管引流的护理
1.术前护理

(1)解释:向患者和家属解释经皮肝穿刺抽脓或脓肿置管引流的方法、效果及配合要求;嘱患者术中配合做好双手上举、平卧位或侧卧位,以利于穿刺操作。

(2)协助做好穿刺药物和物品准备。

2.术后护理

(1)穿刺后护理:每小时测量血压、脉搏、呼吸,平稳后可停止,如有异常及时汇报医师。观察穿刺点局部有无渗血、脓液渗出、血肿等。

(2)引流管护理:如脓液较稠、抽吸后脓腔不能消失、脓液难以抽净者,留置管道引流。要点:①妥善固定,防止滑脱;②取半卧位,以利引流和呼吸;③保持引流管通畅,勿压迫、折叠管道。必要时协助医师每天用生理盐水或含抗菌药物盐水或持续冲洗脓腔,冲洗时严格无菌原则,注意出入量,观察和记录脓腔引流液的颜色、性状及量;④预防感染,适时换药,直至脓腔愈合;⑤拔管,B超复查脓腔基本消失或脓腔引流量少于 10 mL/d,可拔除引流管。

(3)病情观察:观察患者有无发热、肝区疼痛等,观察肝脓肿症状和改善情况,适时复查B超,了解脓肿好转情况。位置较高的肝脓肿,穿刺后应注意呼吸、胸痛及胸部体征,及时发现气胸、脓胸等并发症。

(三)手术治疗的护理

手术方式有切开引流和肝叶切除两种。

1.术前准备

协助做好术前检查,术前常规准备等。

2.术后护理

(1)疼痛护理:①评估疼痛的诱发因素、伴随症状,观察并记录疼痛程度、部位、性质及持续时间等;②遵医嘱给予镇痛药物,并观察药物效果和不良反应;③指导患者采取放松和分散注意力的方法应对疼痛。

(2)病情观察:行脓肿切开引流者观察患者生命体征、腹部体征,注意有无脓液流入患者腹腔而并发腹腔感染。观察肝脓肿症状和改善情况,适时复查 B 超,了解脓肿好转情况。

(3)肝叶切除护理:术后 24 小时内应卧床休息,避免剧烈咳嗽,以防出血。给予氧气吸入,保证血氧浓度,促进肝创面愈合。

(四)术后并发症的观察和护理

出血,胆汁漏等并发症。

三、健康教育

(一)预防复发

(1)有胆道感染等疾病者应积极治疗原发病灶。

(2)多饮水,进食高热量、高蛋白、富含维生素和纤维素营养丰富易消化的食物,增强体质,提高机体免疫力。

(3)注意劳逸结合,避免过度劳累。

(4)遵医嘱按时服药,不得擅自改变药物剂量或随意停药。

(5)合并糖尿病患者,让其了解控制血糖在本病治疗中的重要性,应注意维持血糖。嘱遵医嘱按时注射胰岛素或口服降糖药物,定时监测血糖,控制空腹血糖在 5.8~7.0 mmol/L,餐后 2 小时血糖为 8~11 mmol/L。

(6)注意饮食卫生,不喝生水,不进食不卫生、未煮熟的食物。

(二)自我观察与复查

遵医嘱定期复查。若出现发热、腹部疼痛等症状,警惕有复发的可能,应及时就诊。

(宋 瑄)

第六节 胆 囊 炎

一、疾病概述

(一)概念

胆囊炎是指发生在胆囊的细菌性和(或)化学性炎症。根据发病的缓急和病程的长短分为急性胆囊炎、慢性胆囊炎和慢性胆囊炎急性发作三类。约95%的急性胆囊炎患者合并胆囊结石,称为急性胆石性胆囊炎;未合并胆囊结石者,称为急性非结石性胆囊炎。胆囊炎的发病率很高,仅次于阑尾炎。年龄多见于35岁以后,以40~60岁为高峰。女性发病率约为男性的4倍,肥胖者多于其他体型者。

(二)病因

1.急性胆囊炎

急性胆囊炎是外科常见急腹症,其发病率居于炎性急腹症的第二位,仅次于急性阑尾炎,女性居多。急性胆囊炎的病因复杂,胆囊结石和细菌感染是引发急性胆囊炎的两大重要因素,主要包括以下几方面。

(1)胆道阻塞:由于结石阻塞或嵌顿于胆囊管或胆囊颈,导致胆汁排出受阻,胆汁潴留,其中水分吸收而胆汁浓缩,胆汁中的胆汁酸刺激胆囊黏膜而引起水肿、炎症,甚至坏死。90%~95%的急性胆囊炎与胆石有关,在少数情况下,胰液从胰管和胆总管共同的腔道中反流,也可进入胆囊产生化学性刺激。结石亦可直接损伤受压部位的胆囊黏膜引起炎症。此外,胆囊颈或胆囊管腔的狭窄,或受到管外肿块的压迫也可以导致阻塞。胆管和胆囊颈结石嵌塞是引起急性胆囊炎重要的诱因。

(2)细菌入侵:急性胆囊炎时胆囊胆汁的细菌培养阳性率可为80%~90%,包括需氧菌与厌氧菌感染,其中大肠埃希菌最为常见。细菌多来源于胃肠道,致病菌通过胆道逆行、直接蔓延或经血液循环和淋巴途径入侵胆囊。结石压迫局部囊壁的静脉,使静脉回流受阻而淤血、出血,以至坏死而引起炎症。

(3)化学性刺激:胆汁酸、逆流的胰液和溶血卵磷脂,对细胞膜有毒性作用和损伤作用。

(4)病毒感染:乙肝病毒可以侵犯许多组织和器官,可以在胆管上皮中复制,对胆道系统有直接的侵害作用。

(5)胆囊的血流灌注量不足:如休克和动脉硬化等,可引起胆囊黏膜的局灶性坏死。

(6)其他:严重创伤、烧伤后、严重过敏、长期禁食或与胆囊无关的大手术等导致的内脏神经功能紊乱时发生急性胆囊炎。

2.慢性胆囊炎

大多继发于急性胆囊炎,是急性胆囊炎反复发作的结果。有较多的病例直接由化学刺激引起。胆囊结石或有阻塞常伴有慢性胆囊炎,这些原因不去除,浓缩胆汁长期刺激可造成慢性炎症。结石和慢性胆囊炎的关系尤为密切,约 95% 的慢性胆囊炎有胆石存在和反复急性发作的病史。

(三)病理生理

1.急性胆囊炎

(1)急性结石性胆囊炎:当结石致胆囊管梗阻时,胆汁淤积,胆囊内压力升高,胆囊肿大、黏膜充血、水肿,渗出增多;镜下可见血管扩张和炎性细胞浸润,称为急性单纯性胆囊炎。若梗阻未解除或炎症未控制,病情继续发展,病变可累及胆囊壁的全层,胆囊壁充血、水肿加重,出现瘀斑或脓苔,部分黏膜坏死脱落,甚至浆膜液有纤维素和脓性渗出物;镜下可见组织中有广泛的中性粒细胞浸润,黏膜上皮脱落,即为急性化脓性胆囊炎;还可引起胆囊积脓。若梗阻仍未解除,胆囊内压力继续升高,胆囊壁张力增高,导致血液循环障碍时,胆囊组织除上述炎性改变外,整个胆囊呈片状缺血坏死;镜下见胆囊黏膜结构消失,血管内外充满红细胞,即为急性坏疽性胆囊炎。若胆囊炎症继续加重,积脓增多,胆囊内压力增高,在胆囊壁的缺血、坏死或溃疡处极易造成穿孔,会引起胆汁性腹膜炎,穿孔部位常在颈部和底部,如胆囊坏疽穿孔发生过程较慢,周围粘连包裹,则形成胆囊周围脓肿。

(2)急性非结石性胆囊炎:病理过程与急性结石性胆囊炎基本相同,但急性非结石性胆囊炎更容易发生胆囊坏疽和穿孔,约 75% 的患者发生胆囊坏疽,15% 的患者出现胆囊穿孔。

2.慢性胆囊炎

慢性胆囊炎是胆囊炎症和结石的反复刺激,胆囊壁炎性细胞浸润和纤维组织增生,胆囊壁增厚,可与周围组织粘连,甚至出现胆囊萎缩,失去收缩和浓缩胆汁的功能。可分为慢性结石性胆囊炎和慢性非结石性胆囊炎两大类,前者占本病的 70%~80%,后者占 20%~30%。

(四)临床表现

1.急性胆囊炎

(1)症状:①腹痛,多数患者有上腹部疼痛史,表现为右上腹阵发性绞痛,常在饱餐、进食油腻食物后或夜间发作,疼痛可放射至右肩及右肩胛下;②消化道症状,患者腹痛发作时常伴恶心、呕吐、厌食等消化道症状;③发热或中毒症状,根据胆囊炎症反应程度的不同,患者可出现不同程度的体温升高和脉搏加速。

(2)体征:①腹部压痛,早期可有右上腹压痛或叩痛。胆囊化脓坏疽时可扪及肿大的胆囊,可有不同程度和不同范围的右上腹压痛,或右季肋部叩痛,墨菲征常为阳性,伴有不同程度的肌紧张,如胆囊张力大时更加明显。腹式呼吸可因疼痛而减弱,常显吸气性抑制;②黄疸,10%~25%的患者可出现轻度黄疸,多见于胆囊炎症反复发作合并 Mirizzi 综合征的患者。

2.慢性胆囊炎

临床症状常不典型,主要表现为上腹部饱胀不适、厌食油腻和嗳气等消化不良的症状以及右上腹和肩背部隐痛。多数患者曾有典型的胆绞痛病史。体检可发现右上腹胆囊区压痛或不适感,墨菲征可呈弱阳性,如胆囊肿大,右上腹肋下可触及光滑圆形肿块。在并发胆道急性感染时可有寒战、发热等。

(五)辅助检查

1.急性胆囊炎

(1)实验室检查:血常规检查可见血白细胞计数和中性粒细胞比例升高;部分患者可有血清

胆红素、转氨酶、碱性磷酸酶和淀粉酶升高。

（2）影像学检查：B超检查可显示胆囊肿大，胆囊壁增厚，大部分患者可见胆囊内有结石光团。^{99m}Tc-EHIDA检查，急性胆囊炎时胆囊常不显影，但不作为常规检查。

2.慢性胆囊炎

B超检查是慢性胆囊炎首选的辅助检查方法，可显示胆囊增大，胆囊壁增厚，胆囊腔缩小或萎缩，排空功能减退或消失，并可探知有无结石。此外，CT、MRI、口服胆囊造影、腹部X线平片等也是重要的检查手段。

（六）主要处理原则

主要为手术治疗，手术时机和手术方式取决于患者的病情。

1.非手术治疗

（1）适应证：诊断明确、病情较轻的急性胆囊炎患者；老年人或伴有严重心血管疾病不能耐受手术的患者。在非手术治疗的基础上积极治疗各种并发症，待患者一般情况好转后再考虑择期手术治疗。作为手术前准备的一部分。

（2）常用的非手术治疗措施：主要包括禁饮食和（或）胃肠减压、纠正水电解质和酸碱平衡紊乱、控制感染、使用消炎利胆及解痉止痛药物、全身支持、对症处理，还可以使用中药、针刺疗法等。在非手术治疗期间，若病情加重或出现胆囊坏疽、穿孔等并发症应及时进行手术治疗。

2.手术治疗

（1）急诊手术适应证：①发病在48～72小时者；②经非手术治疗无效且病情加重者；③合并胆囊穿孔、弥漫性腹膜炎、急性梗阻性化脓性胆管炎、急性坏死性胰腺炎等严重并发症者。④其余患者可根据具体情况择期手术。

（2）手术方式：①胆囊切除术，根据病情选择开腹或腹腔镜行胆囊切除术。手术过程中遇到下列情况应同时做胆总管切开探查加T形管引流术：患者有黄疸史；胆总管内扪及结石或术前B超提示肝总管、胆总管结石；胆总管扩张，直径大于1cm者；胆总管内抽出脓性胆汁或有胆色素沉淀者；患者合并有慢性复发性胰腺炎者。②胆囊造口术，目的是减压和引流胆汁。主要用于年老体弱，合并严重心、肺、肾等内脏器官功能障碍不能耐受手术的患者，或局部炎症水肿、粘连严重导致局部解剖不清者。待病情稳定、局部炎症消退后再根据患者情况决定是否行择期手术治疗。

二、护理评估

（一）术前评估

1.健康史及相关因素

（1）一般情况：患者的年龄、性别、职业、居住地及饮食习惯等。

（2）发病的病因和诱因：腹痛的病因和诱因，腹痛发生的时间，是否与饱餐、进食油腻食物及夜间睡眠改变体位有关。

（3）腹痛的性质：是否为突发性腹痛，疼痛的性质是绞痛、隐痛、阵发性或持续性疼痛，有无放射至右肩背部或右肩胛下等。

（4）既往史：有无胆石症、胆囊炎、胆道蛔虫病史；有无胆道手术史；有无消化性溃疡及类似疼痛发作史；有无用药史、过敏史及腹部手术史。

2.身体评估

(1)全身:患者有无寒战、发热、恶心、呕吐;有无面色苍白等贫血现象;有无黏膜和皮肤黄染等;有无体重减轻;有无意识及神经系统的其他改变等。

(2)局部:腹痛的部位是位于右上腹还是剑突下,有无全腹疼痛;有无压痛、肌紧张及反跳痛;能否触及胆囊及胆囊肿大的程度,墨菲征是否阳性等。

(3)辅助检查:血常规检查中白细胞计数及中性粒细胞比例是否升高;血清胆红素、转氨酶、碱性磷酸酶及淀粉酶有无升高;B超是否观察到胆囊增大或结石影;^{99m}Tc-EHIDA检查胆囊是否显影;心、肺、肾等器官功能有无异常。

3.心理-社会评估

了解患者及其家属在疾病治疗过程中的心理反应与需求,家庭及社会支持情况,心理承受程度及对治疗的期望等,引导患者正确配合疾病的治疗与护理。

(二)术后评估

1.手术中情况

了解手术的方式和手术范围,如是胆囊切除还是胆囊造口术,是开腹还是腹腔镜;术中有无行胆总管探查,术中出血量及输血、补液情况;有无留置引流管及其位置和目的。

2.术后病情

术后生命体征及手术切口愈合情况;T形管及其他引流管引流情况,包括引流液的量、颜色、性质等;对老年患者尤其要评估其呼吸及循环功能等状况。

3.心理-社会评估

患者及其家属对术后和术后康复的认知和期望。

三、主要护理诊断/问题

(一)疼痛

与胆囊结石突然嵌顿、胆汁排空受阻致胆囊强烈收缩或继发胆囊感染、术后伤口疼痛有关。

(二)有体液不足的危险

与恶心、呕吐、不能进食和手术前后需要禁食有关。

(三)潜在并发症

胆囊穿孔、感染等。

四、主要护理措施

(一)减轻或控制疼痛

根据疼痛的程度,采取非药物或药物方法止痛。

1.卧床休息

协助患者采取舒适体位,指导其有节律的深呼吸,达到放松和减轻疼痛的效果。

2.合理饮食

病情较轻且决定采取非手术治疗的急性胆囊炎患者,指导其清淡饮食,忌食油腻食物;病情严重需急诊手术的患者予以禁食和胃肠减压,以减轻腹胀和腹痛。

3.药物止痛

对诊断明确的剧烈疼痛者,可遵医嘱通过口服、注射等方式给予消炎利胆、解痉或止痛药,以缓解疼痛。

4.控制感染

遵医嘱及时合理应用抗生素。通过控制胆囊炎症,减轻胆囊肿胀和胆囊压力达到减轻疼痛的效果。

（二）维持体液平衡

对于禁食患者,根据医嘱经静脉补充足够的热量、氨基酸、维生素、水、电解质等,以维持水、电解质及酸碱平衡。对能进食、进食量不足者,指导和鼓励其进食高蛋白、高碳水化合物、高维生素和低脂饮食,以保持良好的营养状态。

（三）并发症的预防和护理

1.加强观察

严密观察患者的生命体征变化,了解腹痛的程度、性质、发作的时间、诱因及缓解的相关因素和腹部体征的变化。若腹痛进行性加重,且范围扩大,出现压痛、反跳痛、肌紧张等,同时伴有寒战、高热的症状,提示胆囊穿孔或病情加重。

2.减轻胆囊内压力

遵医嘱应用敏感抗菌药,以有效控制感染,减轻炎性渗出,达到减少胆囊内压力、预防胆囊穿孔的目的。

3.及时处理胆囊穿孔

一旦发生胆囊穿孔,应及时报告医师,并配合做好紧急手术的准备。

五、护理效果评估

（1）患者腹痛得到缓解,能叙述自我缓解疼痛的方法。

（2）患者在禁食期间得到相应的体液补充。

（3）患者没有发生胆囊穿孔或能及时发现和处理已发生的胆囊穿孔。

（4）疾病愈合良好,无并发症发生。

（5）患者对疾病的心理压力得到及时的调适与干预。依从性较好,并对疾病的治疗和预防有一定的了解。

（宋　瑄）

第七节　急性梗阻性化脓性胆管炎

一、疾病概述

（一）概念

急性梗阻性化脓性胆管炎又称急性重症胆管炎,是在胆道梗阻基础上并发的急性化脓性细菌感染,急性胆管炎和急性梗阻性化脓性胆管炎是同一疾病的不同发展阶段。

(二)病因

1.胆道梗阻

最常见的原因为胆道结石性梗阻。此外,胆道蛔虫、胆管狭窄、吻合口狭窄、胆管及壶腹部肿瘤等亦可引起胆道梗阻而导致急性化脓性炎症。胆道发生梗阻时,胆盐不能进入肠道,易造成细菌移位。

2.细菌感染

胆道内细菌多来源于胃肠道,其感染途径可经十二指肠逆行进入胆道,或小肠炎症时,细菌经门静脉系统入肝到达胆道引起感染。可以是单一菌种感染,也可是两种以上的菌种感染。以大肠埃希菌、变形杆菌、克雷伯菌、绿脓杆菌等革兰阴性杆菌多见。近年来,厌氧菌及革兰阳性球菌在胆道感染中的比例有增高的趋势。

(三)病理生理

急性梗阻性化脓性胆管炎的基本病理改变是胆管梗阻、肝实质及胆道系统胆汁淤滞和胆管内化脓性感染。胆管梗阻及随之而来的胆道感染造成梗阻以上胆管扩张、胆管壁黏膜肿胀,使梗阻进一步加重并趋向完全性;胆管内压力升高,胆管壁充血、水肿、炎性细胞浸润及溃疡形成,管腔内逐渐充满脓性胆汁或脓液,使胆管内压力继续升高,当胆管内压力超过 3.92 kPa 时,肝细胞停止分泌胆汁,胆管内脓性胆汁及细菌逆流,引起肝内胆管及肝细胞化脓性感染;若感染进一步加重,可使肝细胞发生大片坏死;胆小管破溃后形成胆小管与肝动脉或门静脉瘘,可在肝内形成多发性脓肿及胆道出血;大量细菌和毒素还可经肝静脉进入人体循环引起全身化脓性感染和多器官功能损害,甚至引起全身脓毒血症或感染性休克,严重者可导致多器官功能障碍综合征或多器官功能衰竭。

(四)临床表现

多数患者有胆道疾病史,部分患者有胆道手术史。本病发病急骤,病情进展迅速,除了具有急性胆管炎的夏科氏三联症(腹痛、寒战高热、黄疸)外,还有休克及中枢神经系统受抑制的表现,即雷诺五联征。

1.症状

(1)腹痛:患者常表现为突发的剑突下或右上腹持续性疼痛,可阵发性加重,并向右肩胛下及腰背部放射。腹痛及其程度可因梗阻的部位不同而有差异。肝内梗阻者疼痛较轻,肝外梗阻时症状明显。

(2)寒战、高热:体温持续升至 39～40 ℃或更高,呈弛张热热型。

(3)胃肠道症状:多数患者伴恶心、呕吐,黄疸。

2.体征

(1)腹部压痛或腹膜刺激征:剑突下或右上腹部可有不同程度和不同范围的压痛或腹膜刺激征,可有肝大及肝区叩痛,可扪及肿大的胆囊。

(2)黄疸:多数患者可出现不同程度的黄疸,若仅为一侧胆管梗阻可不出现黄疸。

(3)神志改变:主要表现为神志淡漠、烦躁、谵妄或嗜睡、神志不清,甚至昏迷,病情严重者可在短期内出现感染性休克表现。

(4)休克表现:呼吸急促、出冷汗、脉搏细速,可达 120 次/分,血压在短时间内迅速下降,可出现全身发绀或皮下瘀斑。

(五)辅助检查

1.实验室检查

血常规检查可见白细胞计数升高,可超过 $20 \times 10^9 /L$;中性粒细胞比例明显升高;细胞质内可出现中毒颗粒;凝血酶原时间延长;血生化检查可见肝功能损害、电解质紊乱和 BUN 增高等;血气分析检查可提示血氧分压降低和代谢性酸中毒的表现。尿常规检查可发现蛋白及颗粒管型。寒战时做血培养,多有细菌生长。

2.影像学检查

B超是主要的辅助检查方法。B超检查可显示肝和胆囊肿大,胆囊壁增厚。肝、内外胆管扩张及胆管内结石光团伴声影。必要时可行 CT、经内镜逆行胆胰管成像(ERCP)、磁共振胆胰管成像(MRCP)、经皮穿刺肝胆道成像(PTC)等检查,以了解梗阻部位、程度、结石大小和数量等。

(六)主要处理原则

紧急手术解除胆道梗阻并引流,尽早而有效降低胆管内压力,积极控制感染和抢救患者生命。

1.非手术治疗

既是治疗手段又是手术前准备。在严密观察下进行,若非手术治疗期间症状不能缓解或病情进一步加重,则应紧急手术治疗。主要措施如下。

(1)禁食、持续胃肠减压及解痉止痛。

(2)抗休克治疗:建立通畅的静脉输液通道,加快补液扩容,恢复有效循环血量;及时应用肾上腺皮质激素,必要时使用血管活性药物;纠正水、电解质、酸碱平衡紊乱。

(3)抗感染治疗:联合应用足量、有效、广谱并对肝肾毒性小的抗菌药物。

(4)其他:包括吸氧、降温、支持治疗等,以保护重要内脏器官功能。

(5)引流:非手术方法进行胆管减压引流,如经皮肝穿刺胆道引流术、经内镜鼻胆管引流术等。

2.手术治疗

主要目的是解除梗阻、胆道减压,挽救患者生命。手术力求简单而有效。多采用胆总管切开减压加 T 形管引流术。术中注意肝内胆管是否引流通畅,以防形成多发性肝脓肿。若病情无改善,应及时手术治疗。

二、护理评估

(一)术前评估

1.健康史及相关因素

(1)发病情况:是否为突然发病,有无表现为起病急、症状重、进展快的特点。

(2)发病的病因和诱因:此次发病与饮食、活动的关系,有无肝内、外胆管结石或胆囊炎反复发作史,有无类似疼痛史等。

(3)病情及其程度:是否表现为急性病容,有无神经精神症状,是否为短期内即出现感染性休克的表现。

(4)既往史:有无胆道手术史;有无用药史、过敏史及腹部手术史。

2.身体状况

(1)全身:①生命体征,患者是否在发病初期即出现畏寒发热,体温持续升高至 39～40 ℃或更高。有无伴呼吸急促、出冷汗、脉搏细速及血压在短时间内迅速下降等；②黄疸,患者有无巩膜及皮肤黄染及黄染的程度；③神志,有无神志改变的表现,如神志淡漠、谵妄或嗜睡、神志不清甚至昏迷等；④感染,有无感染、中毒的表现,如全身皮肤湿冷、发绀和皮下瘀斑等。

(2)局部:腹痛的部位、性质、程度及有无放射痛等；肝区有无压痛、叩击痛；腹膜刺激征是否为阳性；腹部有无不对称性肿大等。

(3)辅助检查:血常规检查白细胞计数升高及中性粒细胞比例是否明显升高；细胞质内是否出现中毒颗粒；尿常规检查有无异常；凝血酶原时间有无延长；血生化检查是否提示肝功能损害、电解质紊乱、代谢性酸中毒及 BUN 增高等；血气分析检查是否提示血氧分压降低。B 超及其他影像学检查是否提示肝和胆囊肿大,肝内外胆管扩张和结石。心、肺、肾等器官功能有无异常。

3.心理和社会支持状况

了解患者和家属对疾病的认知、家庭经济状况、心理承受程度及对治疗的期望。

(二)术后评估

1.手术中情况

了解术中胆总管探查及解除梗阻、胆道减压、胆汁引流情况；术中患者生命体征是否平稳；肝内、外胆管结石清除及引流情况；有无多发性肝脓肿及处理情况；各种引流管放置位置和目的等。

2.术后病情

术后生命体征及手术切口愈合情况；T 形管及其他引流管引流情况等。

3.心理-社会评估

患者及其家属对术后康复的认知和期望程度。

三、主要护理诊断/问题

(一)疼痛

与胆道梗阻、胆管扩张及手术后伤口疼痛有关。

(二)体液不足

与呕吐、禁食、胃肠减压及感染性休克有关。

(三)体温过高

与胆道梗阻并继发感染有关。

(四)低效性呼吸困难

与感染中毒有关。

(五)潜在并发症

胆道出血、胆瘘、多器官功能障碍或衰竭。

四、主要护理措施

(一)减轻或控制疼痛

根据疼痛的程度,采取非药物或药物方法止痛。

1.卧床休息

协助患者采取舒适体位,指导其有节律的深呼吸,达到放松和减轻疼痛的效果。

2.合理饮食

病情较轻且决定采取非手术治疗的急性胆囊炎患者,指导其清淡饮食,忌食油腻食物；病情严重需急诊手术的患者予以禁食和胃肠减压,以减轻腹胀和腹痛。

3.解痉镇痛

对诊断明确的剧烈疼痛者,可遵医嘱通过口服、注射等方式给予消炎利胆、解痉或止痛药,以缓解疼痛。

4.控制感染

遵医嘱及时合理应用抗生素。通过控制胆囊炎症,减轻胆囊肿胀和胆囊压力达到减轻疼痛的效果。

(二)维持体液平衡

1.加强观察

严密观察患者的生命体征和循环功能,如脉搏、血压、中心静脉压和每小时尿量等,及时准确记录出入水量,为补液提供可靠依据。

2.补液扩容

对于休克患者应迅速建立静脉输液通路,补液扩容,尽快恢复血容量。遵医嘱及时给予肾上腺皮质激素,必要时应用血管活性药物,以改善和保证组织器官的血流灌注及供氧。

3.纠正水、电解质、酸碱平衡紊乱

根据病情、中心静脉压、胃肠减压及每小时尿量等情况,确定补液的种类和输液量,合理安排输液的顺序和速度,维持水、电解质及酸碱平衡。

(三)降低体温

1.物理降温

温水擦浴、冰敷等物理方法。

2.药物降温

在物理降温的基础上,根据病情遵医嘱通过口服、注射或其他途径给予药物降温。

3.控制感染

遵医嘱联合应用足量有效的广谱抗生素,以有效控制感染,使体温恢复正常。

(四)维持有效呼吸

1.加强观察

密切观察患者的呼吸频率、节律和深浅度;动态监测血氧饱和度的变化,定期进行动脉血气分析检查,以了解患者的呼吸功能状况。若患者呼吸急促、血氧饱和度下降、氧分压降低,提示患者呼吸功能受损。

2.采取合适体位

协助患者卧床休息,减少耗氧量。非休克患者取半卧位,使腹肌放松、膈肌下降,有助于改善呼吸和减轻疼痛。半卧位还可促使腹腔内炎性渗出物局限于盆腔,减轻中毒症状。休克患者应取头低足高位。

3.禁食和胃肠减压

禁食可减少消化液的分泌,减轻腹部胀痛。通过胃肠减压,可吸出胃内容物,减少胃内积气和积液,从而达到减轻腹胀、避免膈肌抬高和改善呼吸功能的效果。

4.解痉镇痛

对诊断明确的剧烈疼痛患者,可遵医嘱给予消炎利胆、解痉或止痛药,以缓解疼痛,利于平稳呼吸,尤其是腹式呼吸。

5.吸入氧气

根据患者呼吸的频率、节律、深浅度及血气分析情况选择给氧的方式和确定氧气流量和浓度,如可通过鼻导管、面罩、呼吸机辅助等方法给氧,以维持患者正常的血氧饱和度及动脉血氧分压,改善缺氧症状,保证组织器官的氧气供给。

(五)营养支持

1.术前

不能进食或禁食及胃肠减压的患者,可从静脉补充能量、氨基酸、维生素、水、电解质等,以维持和改善营养状况。对凝血机制障碍的患者,遵医嘱给予维生素 K_1 肌内注射。

2.术后

在患者恢复进食前或进食量不足时,仍需从胃肠外途径补充营养素;当患者恢复进食后,应鼓励患者从清流饮食逐步转为进食高蛋白、高碳水化合物、高维生素和低脂饮食。

(六)并发症的预防和护理

(1)加强观察:包括神志、生命体征、每小时尿量、腹部体征及引流液的量、颜色、性质,同时注意血常规、电解质、血气分析和心电图等检查结果的变化。若 T 形管引流液呈血性,伴腹痛、发热等症状,应考虑胆道出血;若腹腔引流液呈黄绿色胆汁样,应警惕胆瘘的可能;若患者出现神志淡漠、黄疸加深、每小时尿量减少或无尿、肝肾功能异常、血氧分压降低或代谢性酸中毒以及凝血酶原时间延长等,提示多器官功能障碍或衰竭,应及时报告医师,并协助处理。

(2)加强腹壁切口、引流管和 T 形管护理。

(3)加强支持治疗:患者发生胆瘘时,在观察并准确记录引流液的量、颜色的基础上,遵医嘱补充水、电解质及维生素,以维持水、电解质平衡;鼓励患者进食高蛋白、高碳水化合物、高维生素和低脂易消化饮食,防止因胆汁丢失影响消化吸收而造成营养障碍。

(4)维护器官功能:一旦出现多器官功能障碍或衰竭的征象,应立即与医师联系,并配合医师采取相应的急救措施。

五、护理效果评估

(1)患者及时得到补液,体液代谢维持平衡。

(2)患者感染得到有效控制,体温恢复正常。

(3)患者能维持有效呼吸,没有发生低氧血症或发生后得到及时发现和纠正。

(4)患者的营养状况得到改善或维持。

(5)患者没有发生胆道出血、胆瘘及多器官功能障碍或衰竭等并发症,或发生后得到及时发现和处理。

(宋　瑄)

第八节　胆道蛔虫症

胆道蛔虫症是由于饥饿、胃酸降低、驱虫不当等因素致肠道内环境改变,肠道蛔虫上行钻入胆道所致的一系列临床症状,是常见的外科急腹症之一。多见于农村儿童和青少年。随着生活环境、卫生条件、饮食习惯的改善及防治工作的开展,本病的发病率已明显下降,但不发达地区仍是常见病。胆道蛔虫症的发病特点为突发性剑突下钻顶样剧烈绞痛与较轻的腹部体征不相称,所谓"症与征不符"。首选 B 超检查,可见平行强光带或蛔虫影。处理原则以非手术治疗为主,主要包括解痉镇痛、利胆驱虫、控制胆道感染、ERCP 驱虫;在非手术治疗无效或合并胆管结石或有急性重症胆管炎、肝脓肿、重症胰腺炎等并发症者,可行胆总管切开探查、T 形管引流术。

一、常见护理诊断/问题

(一)急性疼痛
与蛔虫进入胆管引起奥迪括约肌痉挛有关。

(二)知识缺乏
缺乏预防胆道蛔虫症、饮食卫生保健知识。

二、护理措施

(一)非手术治疗的护理
1.缓解疼痛

(1)卧床休息:将患者安置于安静、整洁的病室,协助患者采取舒适体位;指导患者做深呼吸、放松以减轻疼痛。

(2)解痉止痛:疼痛发作时,给予床挡保护,专人床旁守护,保证患者安全;遵医嘱给予阿托品、山莨菪碱等药物;疼痛剧烈时可用哌替啶。

(3)心理护理:主动关心、体贴患者,尤其在疼痛发作时,帮助其缓解紧张、恐惧心理。

2.对症处理

患者呕吐时应及时清除口腔呕吐物,防止误吸,保持皮肤清洁;大量出汗时应及时协助患者更衣,并保持床单元清洁干燥。疼痛间歇期指导患者进食清淡、易消化饮食,保证足量水分摄入,忌油腻食物。

(二)手术治疗的护理
见胆石症的相关内容。

三、健康教育

(一)胆道蛔虫症的预防
1.养成良好饮食卫生习惯

饭前便后洗手,不饮生水,不食生冷不洁食物;蔬菜应洗净煮熟,水果应洗净或削皮后食用;切生食、熟食的刀、板应分开。

2.注意个人卫生

勤剪指甲,不吮手指,防止病从口入。

(二)饮食指导
给予低脂、易消化的流质或半流质饮食,如面条、菜粥等;驱虫期间不宜进食过多油腻食物,避免进食甜、冷、生、辣食物,以免激惹蛔虫。

(三)用药指导
遵医嘱正确服用驱虫药。应选择清晨空腹或晚上临睡前服用,服药后注意观察大便中是否有蛔虫排出,并复查大便是否有蛔虫卵。

(四)复查

指导患者定期来院复查,必要时定期行驱虫治疗。当出现恶心、呕吐、腹痛等症状时,及时就诊。

（宋　瑄）

第九节　胆　石　症

一、疾病概述

(一)概念

胆石症是指胆道系统任何部位发生的结石,包括发生在胆囊和胆管内的结石,是胆道系统的最普遍疾病。其发病率随年龄增长而增高。在我国,胆石症已由以胆管的胆色素结石为主转变为胆囊的胆固醇结石为主,胆石症的患病率为 $0.9\% \sim 10.1\%$,平均为 5.6%;男女比例为 $1 : 2.57$。近年来,随着影像学(B超、CT及MRI等)检查的普及,在自然人群中,胆石症的发病率达 10%,国内尸检结果报告,胆石症的发生率为 7%。随着生活水平的提高及饮食习惯的改变,胆石症的发生率有逐年增高的趋势,我国的胆结石以胆管的胆色素结石为主逐渐转变为以胆囊的胆固醇结石为主。

(二)相关病理生理

多年来的研究已证明,胆石是在多种因素影响下,经过一系列病理生理过程而形成的。这些因素包括胆汁成分的改变、过饱和胆汁或胆固醇呈过饱和状态、胆汁囊泡及胆固醇单水晶体的沉淀、促成核因子与抗成核因子的失调、胆囊功能异常、氧自由基的参与及胆道细菌、寄生虫感染等。部分胆道结石并不引起后果。一般胆石引起胆囊炎、结石嵌顿或阻塞胆道是重要和常见的后果。小的胆囊结石可移动到胆囊管、胆总管而使其发生堵塞,还可到达十二指肠内胆总管的末端。

(三)胆石的成因

胆石的成因非常复杂,迄今仍未完全明确,可能是多种因素综合作用的结果。有大量的研究探讨并从不同的侧面阐述了胆石的成因,提出了诸如胆固醇过饱和学说、β-葡萄糖醛酸苷酶学说、胆红素钙沉淀-溶解平衡学说等。随着生物医学的不断发展,人们对胆石形成诱因的认识也在不断深入。主要归纳为以下几个方面。

1.胆道感染

各种原因所致胆汁滞留,细菌或寄生虫侵入胆道而致感染。细菌产生的β-葡萄糖醛酸酶和磷脂酶能水解胆汁中的脂质,使可溶性的结合胆红素水解为游离胆红素,后者与钙结合形成胆红素钙,促使胆色素结石形成。

2.胆道异物

胆汁中的脱落上皮、炎症细胞、寄生虫残体和虫卵可构成胆红素钙结石的核心。胆道手术后的手术线结或奥迪括约肌功能紊乱时,食物残渣随肠内容物反流入胆道成为结石形成的核心。

3.胆道梗阻

胆道梗阻引起胆汁淤滞,胆汁排出受阻,为胆红素钙的析出、沉淀、成核、聚积成石做了时间上的准备。其中的胆色素在细菌的作用下分解为非结合性胆红素,形成胆色素结石。

4.代谢因素

胆汁内的主要成分为胆盐、磷脂酰胆碱和胆固醇。正常情况下,保持相对高的浓度而又成溶解状态,三种成分按一定比例组成。胆固醇一旦代谢失调,如回肠切除术后,胆盐的肝肠循环被破坏,三种成分聚合点落在 ABC 曲线范围外,即可使胆固醇呈过饱和状态并析出、沉淀、结晶,从而形成胆固醇结石。此外,胆汁中的某些成核因子(如糖蛋白、黏蛋白和钙离子等)有明显的促成核作用,缩短了成核时间,促进结石的生长。

5.胆囊功能异常

胆囊排空障碍,淤胆是胆囊结石形成的动力学机制,为结石生长提供了充足的时间和空间。

6.其他

雌激素会影响肝内葡萄糖醛酸胆红素的形成,使非结合胆红素增高,而雌激素又影响胆囊排空,引起胆汁淤滞,促发结石形成。绝经后用雌激素者,胆结石发病率明显增高;遗传因素与胆结石的成因有关。

(四)胆石的分类

从胆石含有的化学成分的种类来看,所有的胆石都大致相同:有胆固醇、胆红素、糖蛋白、脂肪酸、胆汁酸、磷脂等有机物,碳酸盐、磷酸盐等无机盐,以及钙、镁、铜、铁等十余种金属元素。但不同的结石中,各种化学成分的含量却差别甚大。

1.根据结石的主要成分分类

根据结石的主要成分将常见的结石分为三大类:胆固醇结石、胆色素结石和混合性结石。其中以胆固醇结石最为多见。其他少见的结石:以脂肪酸盐为主要成分的脂肪酸盐结石、以蛋白质为主要成分的蛋白结石。①胆固醇结石:主要成分是胆固醇。成石诱因为脂类代谢紊乱。结石质坚,色白或浅黄。80%胆固醇结石位于胆囊内。小结石可通过胆囊管进入胆总管成为继发性胆总管结石;肝内胆管结石中虽然也有胆固醇结石,但极罕见;②胆色素结石:分为棕色胆色素结石和黑色胆色素结石两个亚类,主要成分都是胆红素的化合物,包括胆红素酸与钙等金属离子形成的盐和螯合型高分子聚合物;③混合型结石。

2.根据胆石在胆道中的位置分类

根据胆石在胆道中的位置分类可分为:①胆囊结石,指位于胆囊内的结石。其中 70% 以上是胆固醇结石;②肝外胆管结石;③肝内胆管结石。其中胆囊结石约占结石总数的 50%。

二、胆囊结石

(一)概念

胆囊结石是指发生在胆囊内的结石,常与急性胆囊炎并存。是胆道系统的常见病、多发病。在我国,其患病率为 7%~10%,其中 70%~80% 的胆囊结石为胆固醇结石,约 25% 为胆色素结石。多见于女性,男女比例为 1:(2~3)。40 岁以后发病率随着年龄增长呈增高的趋势,随着年龄增长性别差异逐渐缩小,老年男女发病比例基本相等。

(二)病因

对胆囊结石,尤其是胆固醇结石成因的研究一度成为胆道外科的热点。研究表明,胆囊结石的形成不仅有多种生物学因素的影响,遗传因素和环境因素也是不可忽视的条件。胆囊结石是综合性因素作用的结果,主要与胆汁中胆固醇过饱和、胆固醇成核过程异常及胆囊功能异常有关。这些因素引起胆汁的成分和理化性质发生变化,使胆汁中的胆固醇呈过饱和状态,沉淀析出、结晶而形成结石。胆囊结石有明显的"4F征",即女性(female)、40岁(forty)、肥胖(fat)、多产次(fertile)。此外,相关疾病也与胆石症的发生有关,如肝硬化患者的胆石症患病率高于非肝硬化患者;糖尿病患者的胆石症患病率也明显增高;多数胆囊结石含有胆固醇部分,而胆固醇饱和指数与血脂有关,故胆囊结石与血清总胆固醇水平呈正相关;胃切除术后,患者容易并发胆石症。

(三)病理生理

饱餐、进食油腻食物后胆囊收缩,或睡眠时体位改变致结石移位并嵌顿于胆囊颈部,导致胆汁排出受阻,胆囊强烈收缩而发生胆绞痛。结石长时间持续嵌顿和压迫胆囊颈部,或排入并嵌顿于胆总管,临床可出现胆囊炎、胆管炎或梗阻性黄疸,称为Mirizzi综合征。较小的结石可经过胆囊管排入胆总管,形成继发性胆管结石。进入胆总管的结石在通过胆总管下端时可损伤奥迪括约肌或嵌顿于壶腹部引起胆源性胰腺炎;较大结石可经胆囊十二指肠瘘进入小肠引起个别患者发生胆石性肠梗阻。此外,结石及炎症反复刺激胆囊黏膜可诱发胆囊癌。若胆囊结石长期嵌顿而未合并感染时,积聚于胆囊胆汁中的胆色素被胆囊膜吸收,加上胆囊分泌的黏性物质而形成胆囊积液,积液呈无色透明,称为白色胆汁。

(四)临床表现

部分单发或多发的胆囊结石,在胆囊内自由存在,不易发生嵌顿,很少产生症状,被称为无症状胆囊结石。约30%的胆囊结石患者可终身无临床症状。仅于体检或手术时发现的结石称为静止性结石。单纯性胆囊结石,未合并梗阻或感染时,在早期常无临床症状,大多数是在常规体检、手术或尸体解剖中偶然发现,或仅有轻微的消化系统症状被误认为是胃病而没有及时就诊。当结石嵌顿时,则可出现明显症状和体征。

1.症状

(1)胆绞痛:为典型的首发症状,表现为突发的右上腹、阵发性剧烈绞痛。临床症状也可在几小时后自行缓解。常发生于饱餐、进食油腻食物后或睡眠时,是由于油腻饮食后胆囊素大量分泌,胆囊平滑肌痉挛,收缩功能增强,引起胆囊内压力增高;加之胆汁酸刺激胆囊黏膜,胆囊壁充血、水肿、炎性物质渗出,导致急性胆囊炎发生;或由于睡眠时体位改变,导致结石移位并嵌顿于胆囊颈部,胆汁不能通过胆囊颈和胆囊管排出,导致胆囊内压力增高,胆囊强烈收缩所致。有部分患者可以在几小时后临床症状自行缓解。如果胆囊结石嵌顿持续不缓解,胆囊继续增大、积液,甚至合并感染,从而进展为急性胆囊炎。如果治疗不及时,少部分患者可以进展为急性化脓性胆囊炎或胆囊坏疽,严重时可发生胆囊穿孔,临床后果严重。多数患者有右肩、肩胛部或背部放射性疼痛,常伴有恶心、呕吐、厌油、腹胀等消化不良症状。

(2)消化道症状:主要表现为上腹部或右上腹部闷胀不适、饱胀、嗳气、恶心、呕吐、厌食、呃逆等非特异性的消化道症状。大多数患者仅在进食后,特别是进食油腻食物后,胃肠道症状更明显,服用治"胃病"药物多可缓解,易被误诊。

2.体征

(1)腹部体征:有时可在右上腹部触及肿大的胆囊。可有右上腹胆囊区压痛,若继发感染,右上腹部可有明显压痛、肌紧张或反跳痛。检查者将左手平放于患者右肋部,拇指置于右腹直肌外缘于肋弓交界处,嘱患者缓慢深吸气,使肝脏下移,若患者因拇指触及肿大的胆囊引起疼痛而突然屏气,称为墨菲征阳性。

(2)黄疸:胆囊结石形成 Mirizzi 综合征时黄疸明显。黄疸时常有尿色变深、粪色变浅。

(五)辅助检查

1.腹部超声

腹部超声是胆囊结石病首选的诊断方法,特异性高、诊断准确率高达 96%。

2.口服胆囊造影

胆囊显影率很高,可达 80%,故可发现胆囊内,甚至肝外胆管内有无结石存在。但由于显影受到较多因素的影响,故诊断胆囊结石的准确率仅为 50%~60%。

3.CT 或 MRI 检查

经 B 超检查未能发现病变时,可进一步作 CT 或 MRI 检查。CT 对含钙的结石敏感性很高,常可显示直径为 2 mm 的小结石,CT 诊断胆石的准确率可至 80%~90%。平扫即可显示肝内胆管总肝管、胆总管及胆囊内的含钙量高的结石;经口服或静脉注射造影剂后,CT 可显示胆色素性结石和混合性结石,亦能显示胆囊内的泥沙样结石。CT 对单纯胆固醇性结石有时易发生漏诊。近年来,MRI 诊断技术已逐渐应用于临床,其对胆石的诊断正确率也很高。由于 CT 或 MRI 检查的费用较昂贵,所以一般不作为首选的检查方法。

(六)主要处理原则

胆囊结石治疗的历史较长、方法较多,但仍以外科手术治疗为主。胆石症的治疗目的在于缓解症状、消除结石、减少复发、避免并发症的发生。急性发作期宜先行非手术治疗,待症状控制后,进一步检查,明确诊断;如病情严重,非手术治疗无效,应在初步诊断的基础上及时进行手术治疗。

1.非手术治疗

(1)适应证:初次发作的青年患者;经非手术治疗症状迅速缓解者;临床症状不典型者;发病已逾 3 天,无紧急手术指征且在非手术治疗下症状有消退者。合并严重心血管疾病不能耐受手术的老年患者。

(2)常用的非手术疗法:主要包括卧床休息、禁饮食、低脂饮食或胃肠减压、输液、纠正水电解质和酸碱平衡紊乱、合理使用抗生素、解痉止痛和支持对症处理。有休克应加强抗休克的治疗,如吸氧、维持血容量、及时使用升压药物等。还可采用溶石疗法、排石疗法、体外冲击波碎石治疗等。

2.手术治疗

(1)适应证:胆囊造影时胆囊不显影;结石直径超过 2 cm;胆囊萎缩或瓷样胆囊;B 超提示胆囊局限性增厚;病程超过 5 年,年龄在 50 岁以上的女性患者;结石嵌顿于颈部或胆囊管;慢性胆囊炎,结石反复发作引起临床症状;无症状,但结石已充满整个胆囊。

(2)手术方式:胆囊切除术是胆囊结石治疗的首选方法。但对无症状的胆囊结石,一般无须立即手术切除胆囊,只需观察和随诊。根据病情选择经腹或腹腔镜作胆囊切除术。继发胆道感染的患者,最好是待控制急性感染发作和缓解症状后再择期手术治疗。

三、胆管结石

(一)概念

胆管结石为发生在肝内、外胆管的结石。又分为原发性和继发性胆管结石。原发于胆囊的结石迁徙到肝外胆管,称继发性胆管结石;不是来自胆囊,而是直接在肝外胆管生成的结石,称原发性胆管结石。因此,凡是不伴有胆囊结石者可确认为原发性胆管结石。但伴有胆囊结石的胆管结石是原发性还是继发性,要具体分析。肝内胆管结石无论是否合并胆囊结石,均为原发性胆管结石。

(二)病因

胆管结石的主要原因包括胆汁淤滞、细菌感染和脂类代谢异常。肝外胆管结石的形成除上述原因外,胆道内异物,如虫卵和蛔虫的尸体亦可成为结石的核心;胆囊内结石或肝内胆管结石在某些因素作用下进入肝外胆管(左右肝管汇合部以下)引起肝外胆管结石。

(三)病理生理

胆管结石所致的病理生理改变与结石的部位、大小及病史的长短有关。胆管结石可引起胆道不同程度的梗阻,梗阻可使近端胆管呈现不同程度的扩张、管壁增厚、胆汁滞留在胆管内;胆管壁的充血、水肿进一步加重梗阻,使之从不完全梗阻变为完全性梗阻而出现梗阻性黄疸。胆管的完全性梗阻可激发化脓性感染,引起急性梗阻性化脓性胆管炎;脓液在胆管内积聚,使胆管内压力继续升高,当胆管内压力超过 1.96 kPa(20 cmH$_2$O)时,细菌和毒素可随胆汁逆流入血,引起脓毒血症;当感染致胆管壁坏死、破溃,甚至形成胆管与肝动脉或门静脉瘘时,可并发胆道大出血。胆管的梗阻和化脓性感染可造成肝细胞损害,甚至肝细胞坏死或形成肝源性肝脓肿;长期梗阻和(或)反复发作可引起胆汁性肝硬化和门脉高压症。当结石嵌顿于胆总管壶腹部时,可造成胰液排出受阻甚至发生逆流而引起胆源性急、慢性胰腺炎。

肝内胆管结石可局限于一叶或一段肝内,也可弥漫分布于所有肝内胆管,临床以左叶及右叶肝内胆管结石多见。其基本病理生理改变为结石导致的肝内胆管狭窄或扩张、胆管炎及肝纤维组织增生、肝硬化、萎缩,甚至癌变。

(四)分类

根据胆管结石发病的病因,胆管结石可分为原发性胆管结石和继发性胆管结石。在胆管内形成的结石称为原发性胆管结石,以胆色素结石和混合性结石多见。胆管内结石来自胆囊结石者,称为继发性胆管结石,以胆固醇结石多见。根据结石所在的部位,胆管结石可分为肝外胆管结石和肝内胆管结石。肝管分叉部以下的胆管结石为肝外胆管结石,肝管分叉部以上的胆管结石为肝内胆管结石。

(五)临床表现

取决于胆道有无梗阻、感染及其程度。当结石阻塞胆道并继发感染时,典型的表现是反复发作的腹痛、寒战高热和黄疸,称为查科三联征。

1.肝外胆管结石

(1)腹痛:多为剑突下或右上腹部阵发性绞痛,或持续性疼痛、阵发性加剧,呈阵发性刀割样,疼痛常向右肩背部放射。这是由于结石下移嵌顿于胆总管下端或壶腹部,刺激胆管平滑肌,引起奥迪括约肌痉挛收缩和胆道高压所致。

(2)寒战、高热:是结石阻塞胆管并继发感染后引起的全身性中毒症状。由于胆道梗阻,胆管内压升高,感染随胆管逆行扩散,细菌和毒素通过肝窦入肝静脉进入体循环,引起菌血症或毒血症。多发生于剧烈腹痛后,体温可高至 39～40 ℃,呈弛张热热型,伴有寒战。

(3)黄疸:是胆管梗阻后胆红素逆流入血所致。胆管结石嵌于 Vater 壶腹部不缓解,1～2 天后即可出现黄疸。患者首先表现为尿黄,接着出现巩膜黄染,然后出现皮肤黄染伴瘙痒。黄疸的程度取决于梗阻的程度及是否继发感染,若梗阻不完全或结石有松动,则黄疸程度轻,且呈波动性;若为完全性梗阻,则黄疸呈进行性加深。若梗阻性黄疸长期未得到解决,将会导致严重的肝功能损害。部分患者结石嵌顿不重,阻塞的胆管近端扩张,胆石可漂移上浮,或小结石通过壶腹部排入十二指肠,使上述症状缓解。间歇性黄疸是肝外胆管结石的特点。

(4)消化道症状:多数患者有恶心、腹胀、嗳气、厌食油腻食物等。

2.肝内胆管结石

肝内胆管结石常与肝外胆管结石并存,其临床表现与肝外胆管结石相似。一般没有肝外胆管结石那样典型和严重。位于周围胆管的小结石平时可无症状。当胆管梗阻和感染仅发生在部分肝叶、段胆管时,患者可无症状或仅有轻微的肝区和患侧背部胀痛。位于Ⅱ、Ⅲ级胆管的结石平时只有肝区不适或轻微疼痛。结石位于Ⅰ、Ⅱ级胆管或整个肝内胆管充满结石,患者会有肝区胀痛,常无胆绞痛,一般无黄疸。若一侧肝内胆管结石合并感染而未能及时治疗,并发展为叶、段胆管积脓或肝脓肿时,则出现寒战、高热、轻度黄疸,甚至休克,称为急性梗阻性化脓性胆管炎。我国胆道外科学组建议将原"急性梗阻性化脓性胆管炎"改称为"急性重症胆管炎",因为胆管梗阻引起的急性化脓性胆管炎并非全部表现为急性梗阻性化脓性胆管炎,还有一部分表现为没有休克的轻型急性化脓性胆管炎,而且后者为多数。因此,目前在我国,急性梗阻性化脓性胆管炎一词已逐渐被废弃,被更能反映实际病因、病例特点的急性重症胆管炎替代。患者可由于长时间发热、消耗而出现消瘦、体弱等表现。部分患者可有肝大、肝区压痛和叩痛等体征。

(六)辅助检查

1.实验室检查

血常规检查可见血白细胞计数和中性粒细胞比例明显升高;血清胆红素、转氨酶和碱性磷酸酶升高。尿液检查示尿胆红素升高,尿胆原降低甚至消失,粪便检查示粪中尿胆原减少。高热时血细菌培养阳性,以大肠埃希菌最多见,厌氧菌感染也属常见。

2.影像学检查

B超诊断肝内胆管结石的准确率可达100%。检查可显示胆管内结石影,提示胆石存在的部位、胆管有无扩张、有无肝萎缩。同时可提供是否合并肝硬化、脾大、门脉高压及肝外胆管结石等信息。PTC、ERCP或MRCP等检查可显示梗阻部位、程度、结石大小和数量等。

(七)处理原则

以手术治疗为主。原则为解除胆道梗阻或狭窄,取净结石,去除感染灶。肝内胆管结石的治疗难度明显高于肝外胆管结石。胆道术后常放置T形引流管。主要目的如下:①引流胆汁和减压,防止因胆汁排出受阻导致胆总管内压力增高、胆汁外漏而引起胆汁性腹膜炎;②引流残余结石,使胆道内残余结石,尤其是泥沙样结石通过T形管排出体外;③支撑胆道,防止胆总管切口瘢痕狭窄、管腔变小、粘连狭窄等;④经T形管溶石或造影等。

此外,术后注意调整水、电解质及酸碱失衡,合理应用抗生素,注意保护肝功能。

四、护理评估

(一)一般评估

1.生命体征

胆石症患者如与细菌感染并存,可出现体温偏高,疼痛刺激可能会导致心率加快、呼吸频率加快、血压上升,应监测生命体征的变化。还要注意评估患者的神志、皮肤色泽、肢端循环、尿量等,以判断有无休克的发生。

2.患者主诉

腹痛、腹胀、恶心等不适症状,发病及诊治经过等。

3.相关记录

体重、体位、饮食、面容与表情、皮肤、出入量等。

(二)身体评估

1.视诊

面部表情、皮肤黏膜颜色(黄疸、贫血)、体态、体位、腹部外形等。

2.触诊

(1)腹部触诊:腹壁紧张度、压痛与反跳痛、腹腔内包块。

(2)胆囊触诊:胆囊肿大、墨菲征等。

3.叩诊

胆囊叩击痛(胆囊炎的重要体征)。

4.听诊

一般无特殊。

(三)心理-社会评估

患者在疾病治疗过程中的心理反应与需求,家庭及社会支持情况,引导患者正确配合疾病的治疗与护理。

(四)辅助检查阳性结果评估

1.实验室检查

胆管结石血常规检查可见血白细胞计数和中性粒细胞比例明显升高;血清胆红素、转氨酶和碱性磷酸酶升高,凝血酶原时间延长。尿液检查示尿胆红素升高,尿胆原降低甚至消失,粪便检查示粪中尿胆原减少。

2.影像学检查

胆囊结石B超检查可显示胆囊内结石影;胆管结石可显示胆管内结石影,近端胆管扩张。PTC、ERCP或MRCP等检查可显示梗阻部位、程度、结石大小和数量等。

(五)治疗效果的评估

1.非手术治疗评估要点

生命体征平稳、疼痛缓解。

2.手术治疗评估要点

(1)患者自觉症状:有无腹痛、恶心、呕吐的情况。

(2)生命体征稳定,无腹部疼痛(术后伤口疼痛除外)。

(3)腹部及全身体征:腹部无阳性体征、肠鸣音恢复正常、皮肤无黄染及瘙痒等不适。

(4)伤口愈合情况:一期愈合。

(5)T形管引流的评估:引流液色泽正常、引流量逐渐减少。

(6)结合辅助检查:如胆道造影无结石残留或结合B超检查判断。

五、主要护理诊断/问题

(一)疼痛

与胆囊结石突然嵌顿、胆汁排空受阻致胆囊强烈收缩及手术后伤口疼痛有关。

(二)体温过高

与细菌感染致急性胆囊炎或胆管结石梗阻导致急性胆管炎有关。

(三)知识缺乏

与缺乏胆石症和腹腔镜手术相关知识、引流管及饮食保健知识有关。

(四)有体液不足的危险

与恶心、呕吐及感染性休克有关。

(五)营养失调

与胆汁流动途径受阻有关。

(六)焦虑

与手术及不适有关。

(七)潜在并发症

(1)术后出血:与术中结扎血管线脱落、肝断面渗血及凝血功能障碍有关。

(2)胆瘘:与胆管损伤、胆总管下端梗阻、T形管引流不畅等有关。

(3)胆道感染:与腹部切口及多种置管(引流管、导尿管、输液管)有关。

(4)胆道梗阻:与手术及引流不畅有关。

(5)水、电解质平衡紊乱:与患者恶心、呕吐、体液补充不足有关。

(6)皮肤受损:与胆管梗阻、胆盐沉积致皮肤黄疸、瘙痒及术后胆汁渗漏有关。

六、主要护理措施

(一)减轻或控制疼痛

根据疼痛的程度,采取非药物或药物方法止痛。

1.加强观察

观察疼痛的程度、性质;发作的时间、诱因及缓解的相关因素;与饮食、体位、睡眠的关系;腹膜刺激征及墨菲征是否阳性等,为进一步治疗和护理提供依据。

2.卧床休息

协助患者采取舒适体位,指导其有节律的深呼吸,达到放松和减轻疼痛的效果。

3.合理饮食

根据病情指导患者进食清淡饮食,忌食油腻食物;病情严重者予以禁食、胃肠减压,以减轻腹胀和腹痛。

4.药物止痛

对诊断明确的剧烈疼痛者,可遵医嘱通过口服、注射等方式给予消炎利胆、解痉或止痛药,以缓解疼痛。

(二)降低体温

根据患者的体温情况,采取物理降温和(或)药物降温的方法尽快降低患者的体温。遵医嘱应用足量有效的抗菌药,以有效控制感染,恢复患者正常体温。

(三)营养支持

对于梗阻未解除的禁食患者,通过胃肠外途径补充足够的热量、氨基酸、维生素、水、电解质等,以维持良好的营养状态。对梗阻已解除、进食量不足者,指导和鼓励患者进食高蛋白、高碳水化合物、高维生素和低脂饮食。

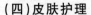

（四）皮肤护理

1.提供相关知识

胆道结石患者常因胆道梗阻致胆汁淤滞、胆盐沉积而引起皮肤瘙痒等,应告知患者相关知识,不可用手抓挠,防止抓破皮肤。

2.保持皮肤清洁

可用温水擦洗皮肤,减轻瘙痒。瘙痒剧烈者,遵医嘱使用外用药物和（或）其他药物治疗。

3.注意引流管周围皮肤的护理

若术后放置引流管,应注意其周围皮肤的护理。若引流管周围见胆汁样渗出物,应及时更换被胆汁浸湿的敷料,局部皮肤涂氧化锌软膏,防止胆汁刺激和损伤皮肤。

（五）心理护理

关心体贴患者,使患者保持良好情绪,减轻焦虑,安心接受治疗与护理。

（六）并发症的预防与护理

1.出血的预防和护理

术后早期出血的原因多由于术中结扎血管线脱落、肝断面渗血及凝血功能障碍所致,应加强预防和观察。

（1）卧床休息:对于肝部分切除术后的患者,术后应卧床 3～5 天,以防过早活动致肝断面出血。

（2）改善和纠正凝血功能:遵医嘱予以维生素 K 110 mg 肌内注射,每天 2 次,以纠正凝血机制障碍。

（3）加强观察:术后早期若患者腹腔引流管内引流出血性液增多,每小时 100 mL,持续 3 小时以上,或患者出现腹胀、腹围增大,伴面色苍白、脉搏细速、血压下降等表现时,提示患者可能有腹腔内出血,应立即报告医师,并配合医师进行相应的急救和护理。治疗上如经积极的保守治疗效果不佳,则应及时采用介入治疗或手术探查止血。

2.胆瘘的预防和护理

胆管损伤、胆总管下端梗阻、T 形管引流不畅等均可引起胆瘘。

（1）加强观察:术后患者若出现发热、腹胀、腹痛等腹膜炎的表现,或患者腹腔引流液呈黄绿色胆汁样,常提示患者发生胆瘘。应及时与医师联系,并配合进行相应处理。

（2）妥善固定引流管:无论是腹腔引流管还是 T 形管,均应用缝线或胶布将其妥善固定于腹壁,避免将管道固定在床上,以防患者在翻身或活动时被牵拉而脱出,T 形管引流袋挂于床旁应低于引流口平面。对躁动及不合作的患者,应采取相应的防护措施,防止脱出。

（3）保持引流通畅:避免腹腔引流管或 T 形管扭曲、折叠及受压,定期从引流管的近端向远端挤捏,以保持引流通畅,术后 5～7 天,禁止加压冲洗引流管。

（4）观察引流情况:定期观察并记录引流管引出胆汁的量、颜色及性质。正常成人每天分泌胆汁的量为 800～1 200 mL,呈黄绿色、清亮、无沉渣、有一定黏性。术后 24 小时内引流量为 300～500 mL,恢复进食后,每天可有 600～700 mL,以后逐渐减少至每天 200 mL 左右。术后 1～2 天胆汁的颜色可呈淡黄色、浑浊状,以后逐渐加深、清亮。若胆汁突然减少甚至无胆汁引出,提示引流管阻塞、受压、扭曲、折叠或脱出,应及时查找原因和处理;若引出胆汁量较多,常提示胆管下端梗阻,应进一步检查,并采取相应的处理措施。

3.感染的预防和护理

(1)采取合适体位:病情允许时应采取半坐或斜坡卧位,以利于引流和防止腹腔内渗液积聚于膈下而发生感染;平卧时引流管的远端不可高于腋中线,坐位、站立或行走时不可高于腹部手术切口,以防止引流液和(或)胆汁逆流而引起感染。

(2)加强皮肤护理:每天清洁、消毒腹壁引流管口周围皮肤,并覆盖无菌纱布,保持局部干燥,防止胆汁浸润皮肤而引起炎症反应。

(3)加强引流管护理:定期更换引流袋,并严格执行无菌技术操作。

(4)保持引流通畅:避免腹腔引流管或T形管扭曲、折叠和滑脱,以免胆汁引流不畅、胆管内压力升高而致胆汁渗漏和腹腔内感染。

(七)T形管拔管的护理

若T形管引流出的胆汁色泽正常,且引流量逐渐减少,可在术后10天左右,试行夹管1~2天,夹管期间应注意观察病情,患者若无发热、腹痛、黄疸等症状,可经T形管做胆道造影,如造影无异常发现,在持续开放T形管24小时充分引流造影剂后,再次夹管2~3天,患者仍无不适时即可拔管。拔管后残留窦道可用凡士林纱布填塞,1~2天可自行闭合。若胆道造影发现有结石残留,则需保留T形管6周以上,再做取石或其他处理。

(宋　瑄)

第十节　门静脉高压症

门静脉高压症指门静脉血流受阻、血液淤滞、门静脉系统压力升高,继而引起脾大及脾功能亢进、食管和胃底静脉曲张及破裂出血、腹水等一系列症状和体征的疾病。门静脉主干由肠系膜上、下静脉和脾静脉汇合而成,其左、右两干分别进入左、右半肝后逐渐分支。门静脉系与腔静脉系之间存在4个交通支,即胃底-食管下段交通支、直肠下端-肛管交通支、前腹壁交通支和腹膜后交通支,其中以胃底-食管下段交通支为主。正常情况下上述交通支血流量很少,于门静脉高压症时开放。门静脉血流量占全肝血流的60%~80%,正常情况下压力1.3~2.3 kPa。门静脉压力高时,压力可升高至2.9~4.9 kPa。

一、病因与病理生理

门静脉无瓣膜,其压力由流入的血量和流出阻力形成并维持。门静脉血流阻力增加是门静脉高压症的始动因素。按阻力增加的部位,可将门静脉高压症分为肝前型、肝内型和肝后型三类,其中肝内型门静脉高压症在我国最常见。

门静脉高压形成后发生下列病理变化:

(一)脾大、脾功能亢进

门静脉高压时可见脾窦扩张,单核-吞噬细胞增生和吞噬红细胞现象。外周血细胞减少,以白细胞和血小板减少明显,称为脾功能亢进。

(二)静脉交通支扩张

门静脉高压时正常的门静脉通路受阻,加之门静脉无静脉瓣,因而四个交通支大量开放,并扩张、扭曲形成静脉曲张。其中最有临床意义的是食管下段、胃底形成的曲张静脉，因离门静脉主干和腔静脉最近，压力差最大，因而受门静脉高压的影响最早，最明显。肝硬化患者常因胃酸反流而腐蚀食管下段黏膜，引起反流性食管炎，或由于坚硬、粗糙食物的机械性损伤，以及咳嗽、呕吐、用力排便、负重等因素使腹腔内压力突然升高，造成曲张静脉破裂，可引起致命性大出血。

（三）腹水

门静脉压力升高，门静脉系统毛细血管床的滤过压增加，肝硬化引起的低蛋白血症，血浆胶体渗透压下降及淋巴液生成增加，都是促使液体从肝表面、肠浆膜面漏入腹腔而形成腹水的原因，且中心静脉血流量降低，继发性醛固酮分泌增多，导致水、钠潴留而加剧腹水形成。

（四）门静脉高压性胃病

约20%的门静脉高压症患者有门静脉高压性胃病，占门静脉高压症上消化道出血的5%~20%。门静脉高压性胃病是由于门静脉高压时，胃壁淤血、水肿、胃黏膜下层的动-静脉交通支大量开放，胃黏膜微循环发生障碍，导致胃黏膜防御屏障的破坏而形成。

（五）肝性脑病

门静脉高压症时由于自身门体血流短路或手术分流，造成大量门静脉血流绕过肝细胞或因肝实质细胞功能严重受损，致使有毒物质（如氨、硫醇和γ-氨基丁酸）不能代谢与解毒而直接进入体循环，对脑产生毒性作用并出现精神神经综合征，称为肝性脑病或门体性脑病。常因胃肠道出血、感染、过量摄入蛋白质、镇静药和利尿剂而诱发肝性脑病。

二、临床表现

门静脉高压症多见于中年男子，病情发展缓慢。主要表现是脾大、脾功能亢进、呕血或黑粪、腹水或非特异性全身症状（如疲乏、嗜睡、畏食）。曲张的食管、胃底静脉一旦破裂，可发生急性大出血。因肝功能损害引起凝血功能障碍，以及脾功能亢进引起血小板减少，因此出血不易停止。由于大出血引起肝组织严重缺氧，可导致肝性脑病。

三、辅助检查

（一）血常规

脾功能亢进时，血细胞计数减少，以白细胞计数降至 $3×10^9/L$ 以下和血小板计数减少至 $70×10^9/L$ 以下最为明显。

（二）肝功能检查

表现为血浆清蛋白降低而球蛋白升高，白、球蛋白比例倒置。血清总胆红素超过 51 μmol/L（3 mg/dL），血浆清蛋白低于 30 g/L 提示肝功能严重失代偿。

（三）影像学检查

腹部超声可显示腹水、肝密度及质地、血流情况；食管吞钡 X 线检查和内镜检查可见曲张静脉形态；腹腔动脉造影的静脉相或直接肝静脉造影，可明确静脉受阻部位及侧支回流情况，对于术式选择有参考价值。

四、治疗要点

（一）预防和控制急性食管、胃底曲张静脉破裂出血

肝硬化患者中仅有40%出现食管、胃底静脉曲张，其中50%~60%并发大出血。控制大出

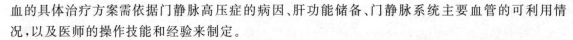

血的具体治疗方案需依据门静脉高压症的病因、肝功能储备、门静脉系统主要血管的可利用情况，以及医师的操作技能和经验来制定。

目前常用 Child 肝功能分级评价肝功能储备。Child A 级、B 级和 C 级患者的手术死亡率分别为 0～5％、10％～15％和超过 25％。

1.非手术治疗

食管胃底曲张静脉破裂出血，肝功能储备 Child C 级的患者，尽可能采用非手术治疗。对有食管胃底静脉曲张但没有出血的患者，不宜作预防性手术。

(1)初步处理：输液、输血、防治休克。但应避免过度扩容，防止门静脉压力反跳性增加而引起再出血。

(2)药物治疗：首选血管收缩药，或与血管扩张药硝酸酯类合用。如三甘氨酰赖氨酸升压素、生长抑素及其八肽衍生物奥曲肽。药物治疗早期再出血率较高，须采取进一步措施防止再出血。

(3)内镜治疗：包括硬化剂注射疗法(EVS)和经内镜食管曲张静脉套扎术(EVL)两种方法。但二者对胃底曲张静脉破裂出血无效。

(4)三腔管压迫止血：利用充气的气囊压迫胃底和食管下段的曲张静脉，达到止血目的。常适用于药物和内镜治疗无效的患者。三腔管压迫可使 80％的食管、胃底曲张静脉出血得到控制，但约 50％的患者排空气囊后又再出血。①结构：三腔管有三腔，一通圆形气囊，充气后压迫胃底；一通椭圆形气囊，充气后压迫食管下段；一通胃腔，通过此腔可行吸引、冲洗和注入止血药。②用法：先向两个气囊各充气约 150 mL，将气囊置于水下，证实无漏气后抽出气体。液状石蜡润滑导管，由患者鼻孔缓慢插管至胃内。插入 50～60 cm，抽出胃内容物为止。此后，先向胃气囊充气 150～200 mL 后，向外拉提管直到三腔管不能被拉出，并有轻度弹力时予以固定；也可利用滑车装置，于尾端悬挂重量 0.25～0.5 kg 的物品作牵引压迫。观察止血效果，如仍有出血可再向食管气囊注气 100～150 mL。放置三腔管后，应抽除胃内容物，并反复用生理盐水灌洗，同时观察胃内有无鲜血吸出。如无鲜血，且脉搏、血压渐趋稳定，说明出血已基本控制。三腔管一般放置 24 小时，持续时间不宜超过 3～5 天。出血停止时先排空食管气囊，后排空胃气囊，观察12～24 小时，如明确出血已停止，将管慢慢拉出。③并发症及预防：包括吸入性肺炎、食管破裂和窒息等，其发生率为 10％～20％。置管期间严密观察患者的呼吸情况，慎防气囊上滑或胃囊破裂食管囊堵塞咽喉引起窒息；做好肺部护理，以防发生吸入性肺炎；置管期间每隔 12 小时将气囊放空 10～20 分钟，避免食管或胃底黏膜因长时间受压而发生溃烂、坏死、食管破裂。

(5)经颈静脉肝内门体分流术(TIPS)：采用介入放射方法，经颈静脉在肝内肝静脉与门静脉主要分支间建立通道，置入支架以实现门体分流。TIPS 用于食管胃底曲张静脉破裂出血经药物和内镜治疗无效，肝功能失代偿(Child C 级)不宜行急诊门体分流手术的患者。并发症包括肝性脑病和支架狭窄或闭塞。

2.手术疗法

手术疗法包括分流手术和断流手术两种方法。此外，肝移植是治疗终末期肝病并发门静脉高压食管胃底曲张静脉出血患者的最理想方法。

(二)解除或改善脾大、脾功能亢进

对于严重脾大，合并明显的脾功能亢进者，单纯行脾切除术效果良好。

(三)治疗顽固性腹水

对于肝硬化引起的顽固性腹水，有效的治疗方法是肝移植。

五、护理措施

(一)术前护理

1.休息与活动

肝功能代偿较好的患者应适当休息,注意劳逸结合,肝功能代偿差的患者应卧床休息,避免腹压增加活动,如咳嗽、打喷嚏、用力大便、提举重物等,防止食管、胃底静脉因腹内压升高而破裂出血。

2.心理护理

对门静脉高压出血者,应稳定患者的情绪,避免恐惧,防止出血量增多或因误吸而造成窒息。

3.饮食护理

进食高热量、高维生素、无渣软食,避免粗糙、干硬及刺激性食物,以避免诱发大出血。为减少腹水形成,需限制液体和钠的摄入,每天钠摄入量限制在 $500\sim800$ mg(氯化钠 $1.2\sim2.0$ g)内,少食含钠高的食物,如咸肉、酱菜、酱油、罐头和含钠味精等。

4.维持体液平衡

定时、定部位测量体重和腹围,了解患者腹水变化情况。遵医嘱使用利尿剂,记录 24 小时出入液量,并观察有无低钾、低钠血症。

5.预防和处理出血

择期手术患者可于术前输全血,补充 B 族维生素、维生素 C、维生素 K 及凝血因子,防止术中和术后出血。术前一般不放置胃管,断流术患者必须放置时应选择细、软胃管,插入时涂大量润滑油,动作轻巧,在手术室放置。当患者出现出血时应迅速建立静脉通路、备血,及时补充液体及输血。肝硬化患者宜用新鲜血,有利止血和预防肝性脑病;严密监测患者的生命体征、中心静脉压和尿量,呕吐物的颜色、性状、量,大便的颜色、性状、量;遵医嘱给予止血药物,注意药物不良反应。

6.预防肝性脑病

急性出血时,肠道内血液在细菌作用下分解成氨,肠道吸收氨增加而导致肝性脑病。故使用弱酸性溶液灌肠(禁忌碱性溶液灌肠)清除肠道内积血,减少氨的吸收;或使用肠道杀菌剂,减少肠道菌群,减少氨的生成。择期手术术前一天口服肠道杀菌剂,术前一晚灌肠,防止术后肝性脑病。

(二)术后护理

1.体位

脾切除术患者血压平稳后取半卧位;行分流术者,为使血管吻合口保持通畅,1 周内取平卧位或低坡半卧位($<15°$),1 周后可逐渐下床活动。

2.引流管护理

膈下置引流管者应保持负压引流系统的无菌、通畅;观察和记录引流液的颜色、性状和量。如引流量逐日减少、色清淡、每天少于 10 mL 时可拔管。

3.并发症的预防和护理

其包括:①出血,密切观察血压、脉搏、呼吸及有无伤口、引流管和消化道出血情况。若1～2 小时内经引流管引出 200 mL 以上血性液体应警惕出血的发生;②感染,加强基础护理,预防皮肤、口腔和肺部感染的发生;③静脉血栓,脾切除术后 2 周内隔天检查血小板,注意观察有无腹痛、腹胀和便血等肠系膜血栓形成的迹象。必要时,遵医嘱给予抗凝治疗,注意用药后的凝血时间延长、易出血等不良反应。

4.肝性脑病的观察和预防

其包括:①病情观察,分流术后患者按时监测肝功能和血氨浓度,观察有无性格异常、定向力减退、嗜睡与躁动,黄疸是否加深,有无发热、畏食、肝臭等肝衰竭表现;②饮食,术后24~48小时进流质饮食,待肠蠕动恢复后逐渐过渡到普食。分流术后患者严格限制蛋白质摄取量(<30 g/d),避免诱发或加重肝性脑病;③肠道准备,为减少肠道细菌量,分流术后应用非肠道吸收的抗菌药;采用生理盐水灌肠或缓泻剂刺激排泄;保持大便通畅,促进氨由肠内排出。

5.其他

分流术取自体静脉者需观察局部有无静脉回流障碍;取颈内静脉者需观察有无头痛、呕吐等颅内压升高表现,必要时根据医嘱快速滴注甘露醇。

六、健康指导

(一)饮食

少量多餐,养成规律进食习惯。进食无渣软食,避免粗糙、干硬及刺激性食物,以免诱发大出血。进食高热量、丰富维生素饮食,维持足够的能量摄入。肝功能损害较轻者,可酌情摄取优质高蛋白(50~70 g/d);肝功能严重受损及分流术后患者,限制蛋白质摄入;腹水患者限制水和钠摄入。指导患者戒烟戒酒。

(二)活动

逐步增加活动量,一旦出现头晕、心慌、出汗等症状,应卧床休息。避免劳累和过度活动,保证充分休息。

(三)避免腹内压升高

避免咳嗽、打喷嚏、用力大便、提举重物等活动,以免诱发曲张静脉破裂出血。

(四)维持良好心理状态

避免精神紧张、抑郁等不良情绪,保持乐观、稳定的心理状态。

(五)注意自身防护

避免牙龈出血,用软毛牙刷刷牙,防止外伤。

(六)观察病情和及时就诊

指导患者及家属注意避免出血的诱因及掌握出血先兆。掌握急救电话号码、紧急就诊的途径和方法。

(宋 瑄)

第八章

骨科疾病护理

第一节　四肢骨折

一、概述

四肢骨折包括上肢骨折、下肢骨折，常见的有锁骨骨折、肱骨干骨折、肱骨髁上骨折、尺桡骨骨折、股骨颈骨折、股骨干骨折、胫腓骨骨折等。

（一）护理评估

1.术前评估

（1）健康史：①一般情况，患者的年龄、职业特点、运动爱好、日常饮食结构、有无酗酒等。②受伤情况，了解患者受伤的原因、部位和时间、受伤时的体位和环境、外力作用的方式、方向和性质、伤后患者功能障碍及伤情发展情况、急救处理经过等。③既往史，重点了解与骨折愈合有关的因素，如患者有无骨质疏松、骨折、骨肿瘤病史或手术史。④服药史，患者近期有无服用激素类药物及药物过敏史等。

（2）身体状况：①全身，评估患者有无威胁生命的严重并发症；观察意识和生命体征；观察有无低血容量性休克的症状。②局部，评估患者骨折部位活动及关节活动范围，有无骨折局部特有特征和一般表现；皮肤是否完整，开放性损伤的范围、程度和污染情况；有无其他并发症。

（3）心理-社会因素：患者的心理状态取决于损伤的范围和程度。多发性损伤患者多需住院和手术治疗，由此形成的压力影响患者和家庭成员的心理状态和相互关系。故应评估患者和家属的心理状态、家庭经济情况及社会支持系统。

（4）辅助检查：评估患者的影像学和实验室检查结果，以帮助判断病情和预后。

2.术后评估

（1）固定情况：评估切开复位固定术是否维持有效状态。

（2）并发症：评估术后是否出现并发症。

（3）康复程度：患者是否按照计划进行功能锻炼，功能恢复情况及有无活动功能障碍引起的并发症。

（4）心理状态和认知程度：评估患者对康复训练和早期活动是否配合，对出院后的继续治疗是否了解。

(二)常见护理诊断/问题

(1)有周围神经、血管功能障碍的危险:与骨和软组织创伤、石膏固定不当有关。

(2)疼痛:与骨折、软组织损伤、肌痉挛和水肿有关。

(3)有感染的危险:与组织损伤、开放性骨折、牵引或应用外固定架有关。

(4)潜在并发症:休克、肌萎缩、关节僵硬、骨筋膜室综合征、深静脉血栓形成等。

(三)护理目标

(1)维持正常的组织灌注,皮肤温度和颜色保持正常,末梢动脉搏动有力。

(2)患者疼痛逐渐减轻直至消失,感觉舒适。

(3)患者未发生骨或软组织感染等并发症。

(4)患者能独立行走或借助助行器行走,能自我护理并掌握功能锻炼和康复知识。

(四)护理措施

1.现场急救

(1)抢救生命:骨折患者,尤其是严重骨折者,往往合并其他组织和器官的损伤。应检查患者全身情况,首先处理休克、昏迷、呼吸困难、窒息或大出血等可能威胁患者生命的紧急情况。

(2)包扎止血:绝大多数伤口出血可用加压包扎止血。大出血出血时可用止血带止血,最好使用充气止血带,并应记录所用压力和时间。止血带应每 40～60 分钟放松 1 次,放松时间以局部血流恢复、组织略有新鲜渗血为宜。若骨折端已戳出伤口并已污染,又未压迫重要血管或神经,则不应现场复位,以免将污染物带到伤口深处。若在包扎时骨折端自行滑入上口内,应做好记录,以便入院后清创时进一步处理。

(3)妥善固定:凡疑有骨折者均应按骨折处理。对闭合性骨折者在急救时不必脱去患肢的衣裤和鞋袜,肿胀严重者可用剪刀剪开衣袖和裤脚。骨折有明显畸形,并有穿破软组织或损伤附近重要血管、神经的危险时,可适当牵引患肢,使之变直后再行固定。

(4)迅速转运:患者经初步处理后,应尽快转运至就近医院进行治疗。

2.一般护理

(1)疼痛护理:根据疼痛原因进行对症处理。若因创伤骨折引起的疼痛,现场急救中给予临时固定可缓解疼痛。若因伤口感染引起,应及时清创并应用抗生素治疗。疼痛较轻时可鼓励患者听音乐或看电视转移注意力。疼痛严重时遵医嘱给予止痛药。

(2)患肢缺血护理:骨折局部内出血、包扎过紧、不正确使用止血带或患肢严重肿胀等原因均可导致患肢血液循环障碍。应严密观察肢端有无剧痛、麻木、皮温降低、皮肤苍白或青紫、脉搏减弱或消失等血液灌注不足的表现。一旦出现应对因对症处理。

(3)并发症的观察和预防:观察患者意识和生命体征、患肢远端感觉、运动和末梢血液循环等,若发现骨折早期和晚期并发症,应及时报告医师,采取相应处理措施。

(4)心理护理:向患者及家属解释骨折的愈合是一个循序渐进的过程,充分固定能为骨折断端连接提供良好的条件,正确的功能锻炼可以促进断端生长愈合和患肢功能恢复。对骨折可能遗留残疾的患者,应鼓励患者表达自己的思想,减轻患者及家属的心理负担。

(5)生活护理:指导患者在患肢固定期间进行力所能及的活动,为其提供必要的帮助,如协助进食、进水和翻身等。

(6)加强营养:指导患者进食高蛋白、高维生素、高热量的食物,多饮水。

（五）健康教育

1.安全指导

指导患者及家属评估家庭环境的安全,妥善放置可能影响患者活动的障碍物,如散放的家具。指导患者安全使用步行辅助器械或轮椅。行走练习时需有人陪伴,以防跌倒。

2.功能锻炼

告知患者出院后坚持功能锻炼的意义和方法。指导家属如何协助患者完成各种活动。

3.复查

告知患者若骨折远端肢体肿胀或疼痛明显加重,肢体感觉麻木、肢端发凉,夹板、石膏或外固定器松动等,立即到医院复查并评估功能恢复情况。

（六）护理评价

（1）主诉骨折部位疼痛减轻或消失,感觉舒适。

（2）肢端维持正常的组织灌注,皮肤温度和颜色正常,末梢动脉搏动有力。

（3）出现并发症时被及时发现和处理。

二、锁骨骨折

锁骨是上肢与躯干的连接和支撑装置,呈S形。中外1/3是锁骨的力学薄弱部,骨折时容易受损。锁骨后方有锁骨下血管、臂丛神经,骨折可损伤这些血管、神经。

（一）病因与发病机制

锁骨骨折多数病例由间接暴力引起。多见于侧方摔倒时,肩、手或肘部着地。力传导至锁骨,发生斜形或横形骨折。直接暴力可由胸上方撞击锁骨,导致粉碎性骨折,较少见。骨折后若移位明显,可引起臂丛神经及锁骨下血管的损伤。

（二）临床表现

锁骨骨折后,出现肿胀、瘀斑和局部压痛,为减少肩部活动导致的疼痛,患者常用健手托住肘部,头部偏向患侧,以减轻胸锁乳突肌牵拉骨折近端而导致疼痛。查体时,常有局限性压痛和骨摩擦感。

（三）实验室及其他检查

上胸部的正位和45°斜位X线检查可发现骨折移位情况。CT扫描可查锁骨外端关节面。

（四）诊断要点

根据物理学检查和临床症状,可对锁骨骨折做出诊断。在无移位或儿童的青枝骨折时,单靠物理检查有时难以做出正确诊断,须经X线或CT进一步检查。

（五）治疗要点

1.非手术治疗

儿童的青枝骨折及成人的无移位骨折可不做特殊治疗。采用三角巾悬吊患肢3～6周。成人有移位的中段骨折,采用手法复位后横形"8"字形绷带固定6～8周。

2.手术治疗

当骨折移位明显,手法复位困难,有骨片刺入深部组织手法复位可能造成严重后果,手法复位失败,对肩部活动要求高者,多采取手术治疗。切开复位时,根据骨折部位、类型及移位情况选择钢板、螺钉或克氏针进行固定。

(六)护理要点

1.保持有效的护理

横形"8"字形绷带或锁骨带同定者,宜睡硬板床,采取平卧或半卧位,使两肩外展后伸。同时要观察皮肤的颜色,如皮肤苍白发紫,温度降低,感觉麻木,提示绷带固定较紧。要尽量使双肩后伸外展,并双手叉腰,症状一般能缓解,不缓解,调整绷带。

2.健康指导

(1)功能锻炼:骨折复位2～3天后可开始做掌指关节、腕肘关节的旋转舒缩等主动活动。受伤4周后,外固定被解除,此期功能锻炼的常用的方法有关节牵伸活动,肩的内外摆动,手握小杠铃做肩部的前上举、侧后举和体后上举。

(2)出院指导:告知患者有效固定的重要意义,横形"8"字形绷带或锁骨带固定后,经常做挺胸、提肩、双手叉腰动作,缓解对腋下神经、血管的压迫。强调坚持功能锻炼的重要性,循序渐进地进行肩关节的锻炼。定期复查、监测骨折愈合情况。

三、肱骨干骨折

肱骨外科颈下1～2 cm至肱骨髁上2 cm段内的骨折称为肱骨干骨折。常见于青年和中年人。

(一)病因与发病机制

肱骨干骨折可由直接暴力或间接暴力所致。直接暴力指暴力从外侧肱骨干中段打击,至横形或粉碎性骨折,多为开放骨折。间接暴力多见于手或肘部着地,向上传导的力,加上身体倾倒时产生的剪式应力,可致肱骨中下1/3的斜形或螺旋形骨折。骨折后是否移位取决于外力作用的大小、方向、骨折的部位和肌肉牵拉方向等。可引起骨折端分离或旋转畸形。大多数有成角、短缩及旋转畸形。

(二)临床表现

骨折后,出现上臂疼痛、肿胀、畸形、皮下瘀斑和功能障碍。肱骨干可有假关节活动、骨摩擦感、骨传导音减弱或消失和患肢缩短。合并桡神经损伤时,可出现垂腕、拇指不能外展、手指掌指关节不能背伸、前臂不能旋后、手背桡侧皮肤感觉障碍等。

(三)实验室及其他检查

正、侧位X线片可确定骨折类型、移位方向。应包括骨折的近端及肩关节,或远端及肘关节。

(四)诊断要点

根据伤后患者的症状和体征,及X线正侧位片可明确骨折的类型和移位方向。

(五)治疗要点

1.手法复位外固定

在局麻或臂丛神经阻滞麻醉的基础上,沿肱骨干纵轴持续牵引,按骨折移位的相反方向,行手法复位,X线摄片确认复位成功后,减少牵引力,小夹板或石膏固定维持复位。成人固定6～8周,儿童固定4～6周。

2.切开复位内固定

手术可以在臂丛阻滞麻醉或高位硬膜外麻醉下进行。在直视下达到解剖对位后,并用加压钢板螺钉内固定。也可用带锁髓内针或Ender针固定。

3.康复治疗

复位后均应早期进行功能锻炼。术后抬高患肢,进行手指主动屈伸活动。2～3周后,即可做腕、肘、肩关节的主动活动。

(六)护理要点

1.固定的患者护理

可平卧,要保持固定不移位,悬垂石膏固定患者取坐位或半卧位,以保证下垂牵引作用。内固定术后宜取半卧位,患肢下垫枕,减轻肿胀。伴有桡神经损伤者,注意观察神经恢复情况。石膏或夹板固定者,密切观察患肢血运。术后观察伤口渗血情况。

2.功能锻炼

骨折1周内,做患侧上臂肌肉的主动舒缩活动,握拳、伸曲腕关节、小幅度的耸肩运动。伴桡神经损伤者,可被动进行手指的屈曲活动。2～3周后可做肩关节内收外展活动。4周后可做肩部外展、外旋、内旋、后伸,手爬墙等运动以恢复患肢功能。

3.健康指导

向患者解释,肱骨干骨折复位后可遗留20°以内向前成角,30°以内向外成角,不影响功能。伴桡神经损伤者伸指伸腕功能障碍,要鼓励坚持功能锻炼。嘱其分别在术后第1、3、6个月复查X线,伴桡神经损伤者,应定期复查肌电图。

四、肱骨髁上骨折

肱骨髁上骨折指在肱骨干与肱骨髁交界处发生的骨折。多发生于10岁以下儿童。易损伤神经和血管,导致前臂缺血性肌挛缩,引起爪形手畸形。

(一)病因与发病机制

1.伸直型骨折

肘关节处于过伸位跌倒时,手掌着地,暴力经前臂向上,加上身体前倾,向下产生剪式应力,尺骨鹰嘴向前的杠杆力,使肱骨干与肱骨髁交界处发生骨折。骨折远端向后上移位,近折端向前下移位,尺神经、桡神经可因肱骨髁上骨折的侧方移位受伤。

2.屈曲型骨折

此型较少见,由间接暴力引起。跌倒时,肘关节屈曲,肘后方着地,暴力向上传导至肱骨下端,导致髁上屈曲型骨折。较少合并血管和神经损伤。

(二)临床表现

肘部明显疼痛、肿胀、皮下瘀斑和功能障碍,伸直型骨折肘部向后突出,近折端向前移,并处于半屈位。局部明显压痛,有骨摩擦音及假关节活动,与肘关节脱位相比较肘后三角关系正常。如果合并有正中神经、尺神经、桡神经、肱动脉损伤,则出现前臂和手相应的神经支配区的感觉减弱或消失,及相应的功能障碍。如复位不当可致肘内翻畸形。

(三)实验室及其他检查

肘部正、侧位X线片可以明确骨折部位、类型、移位方向,为选择治疗方法提供依据。

(四)诊断要点

根据X线片和受伤病史可以明确诊断。

（五）治疗要点

1.手法复位外固定

若受伤时间短,血循环良好,局部肿胀不明显者,可行手法复位后外固定。给予局部麻醉或臂丛神经阻滞麻醉。在持续牵引下,行手法复位,使患肢肘关节屈曲60°～90°给予后侧石膏托固定4～5周,X线片证实骨折愈合良好,即可拆除石膏。

2.持续牵引

对于手法复位不成功,受伤时间较长,肢体肿胀明显者,可行尺骨鹰嘴牵引,牵引重量1～2 kg,牵引时间控制在4～6周。

3.手术复位

对于骨折移位严重,手法复位失败,有神经、血管损伤者,采取手术复位。复位方法有经皮穿针内固定、切开复位内固定。

（六）护理要点

1.保持有效的固定

观察固定的屈曲角度,离床活动时要用三角巾悬吊患肢于胸前。发现固定体位改变时,要及时给予纠正。

2.严密观察

重点观察患肢的血液循环、感觉、活动情况,以利于及时发现外伤后肱动脉、正中神经、尺桡神经的损伤。

3.康复锻炼

复位固定后当天可做握拳、屈伸手指练习,1周后可做肩部主动活动,并逐渐加大运动幅度。3周后去除外固定,可做腕、肘、肩部的屈伸练习。伸直型骨折注意恢复屈曲活动,屈曲型骨折注意恢复增加伸展活动。

五、尺桡骨干双骨折

尺、桡骨干骨折可由直接暴力、间接暴力、扭转暴力引起,青少年多见,占各类骨折的6%。

（一）病因与发病机制

1.直接暴力

由重物打击、机器或车轮的直接碾压,导致同一平面的横形或粉碎性骨折。

2.间接暴力

跌倒时手掌着地,暴力通过腕关节向上传导,暴力作用首先使桡骨骨折。若暴力较强,则通过骨间膜向内下方传导,可引起低位尺骨斜形骨折。

3.扭转暴力

跌倒时前臂旋转、手掌着地,或手遭受机器扭转暴力,导致不同平面的尺桡骨螺旋形骨折或斜形骨折。可并发软组织撕裂、神经、血管损伤,或合并他处骨折。

（二）临床表现

伤侧前臂出现疼痛、肿胀、成角畸形及功能障碍,主要不能进行旋转活动。局部明显压痛,严重者出现剧痛、患肢肿胀、手指屈曲。可扪及骨折端、骨摩擦感及假关节活动。听诊骨传导音减弱或消失。严重者可发生骨筋膜室综合征。

（三）实验室及其他检查

正位及侧位X线片可见骨折的部位、类型及移位方向，及是否合并有桡骨头脱位或尺骨小头脱位。

（四）诊断要点

可依据临床检查、X线正侧位片确诊。

（五）治疗要点

1.手法复位外固定

可在局部麻醉或臂丛神经阻滞麻醉下进行，重点是矫正旋转移位，恢复骨膜紧张度，紧张的骨间膜牵动骨折端复位。复位成功后，用小夹板或石膏托固定。

2.切开复位内固定

不稳定型骨折或手法复位失败者倾向于切开复位，螺钉钢板或髓内针内固定术治疗。

（六）护理要点

1.保持有效的固定

注意观察石膏或夹板是否有松动和移位。

2.维持患肢良好血液循环

术后抬高患肢，观察患肢皮肤的颜色、温度、有无肿胀及桡动脉搏动情况。如出现剧痛，手部皮肤苍白、发凉、麻木，被动伸指疼痛，桡动脉搏动减弱或消失等表现时，提示骨筋膜室综合征的发生。如有缺血表现，立即通知医师处理。

3.康复锻炼

术后2周开始练习手指屈伸活动和腕关节活动。4周后开始练习肘、肩关节活动。8～10周后X线片证实骨折愈合后，可进行前臂旋转活动。

六、桡骨远端骨折

桡骨远端骨折（Colles骨折）指距桡骨远端关节面3 cm内的骨折，占全身骨折的6.7%～11%，多见于有骨质疏松的中老年人。

（一）病因与发病机制

多由间接暴力引起，通常跌倒时腕关节处于背伸位、手掌着地、前臂旋前，应力由手掌传导到桡骨下端发生骨折。骨折远端向背侧及桡侧移位。

（二）临床表现

骨折部疼痛、肿胀，可出现典型畸形，由于骨折远端向背侧移位，侧面看呈"银叉"畸形，骨折远端向桡侧移位，并有缩短桡骨茎突上移畸形，正面看呈"枪刺刀样"畸形（见图8-1）。检查局部压痛明显，腕关节活动障碍，皮下出现瘀斑。

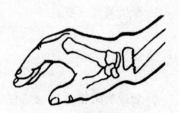

图8-1 骨折后典型移位

(三)实验室及其他检查

X线片可见骨折端移位表现有:桡骨远骨折端向背侧移位,远端向桡侧移位,骨折端向掌侧成角。可同时有下尺桡关节脱位及尺骨茎突撕脱骨折。

(四)诊断要点

根据X线检查结果和受伤史可明确诊断。

(五)治疗要点

1.手法复位外固定

局部麻醉下手法复位后,用超过腕关节的小夹板固定或石膏夹板在屈腕、尺偏位固定2周,消肿后,腕关节中立位继续用小夹板或改用前臂管型石膏固定。

2.切开复位内固定

严重粉碎性骨折有明显移位者,桡骨下端关节面破坏;手法复位失败,或复位后不能维持固定者,应切开复位,用松质骨螺钉或钢针固定。

(六)护理要点

1.保持有效的固定

骨折复位固定后不可随意移动位置,注意维持骨折远端旋前、掌曲、尺偏位。避免腕关节旋后或旋前。肿胀消除后要及时调整石膏或夹板的松紧度。

2.密切观察患肢血液循环情况

如有无腕部肿胀、疼痛、颜色异常、皮温降低等。

3.康复锻炼

复位当天或手术后次日可做肩部的前后摆动练习,2～3天后可做肩肘部的主动活动。2～3周后可进行手和腕部的抗阻力练习。后期做腕部的主动屈伸练习和前臂的旋前、旋后牵引练习。

七、股骨颈骨折

股骨颈骨折指由股骨头下到股骨颈基底的骨折,多见于中、老年人,女性多于男性。由于局部血供特点,骨折治疗中易发生骨折不愈合,并且常出现股骨头坏死,老年易发生严重的全身并发症。

(一)病因与发病机制

股骨颈骨折是在站立或行走时跌倒发生,属间接暴力、低能损伤,老年人多有骨质疏松,轻微扭转暴力即可造成骨折。青壮年在受到高能暴力时可发生股骨颈骨折。

1.按骨折线走行和部位分类

分为股骨头下骨折、股骨颈骨折、股骨颈基底骨折。

2.按骨折线的倾斜角分类

分为外展骨折、中间型骨折、内收型骨折。

3.按骨折移位程度分类

分为不完全骨折和完全骨折。不完全骨折是指骨的完整性有部分中断,股骨颈部分出现裂纹。完全骨折是指骨折线贯穿股骨颈,骨结构完全破坏,包括无移位的完全骨折,部分移位的完全骨折,完全移位的完全骨折,最后一型的关节囊和滑膜破坏严重。

(二)临床表现

患侧髋部疼痛,内收型疼痛更明显,不能站立。患肢成典型的外展、外旋、缩短畸形,大转子明显突出。嵌插骨折患者,有时仍能行走或骑自行车,易漏诊。

(三)实验室及其他检查

1.X 线检查

髋部正侧位 X 线摄片显示骨折的部位、类型和方向。

2.CT 或 MRI 检查

骨折线不清楚或隐匿时进行,或卧床休息 2 周后再行 X 线检查。

(四)诊断要点

有移位的股骨颈骨折诊断不难。外伤史不明显,仅有局部微痛或不适,而且髋关节可屈伸,甚至可以步行,X 线检查不易发现骨折线,应进一步进行 CT 或 MRI 检查,以明确诊断。

(五)治疗要点

1.非手术治疗

适用于年老体弱或外展、嵌插稳定型骨折。①持续皮牵引、骨牵引或石膏固定患肢于轻度外展位,牵引治疗后卧硬板床 6～8 周。②手法复位。

2.手术治疗

对于内收型骨折和有移位的骨折在给予皮牵引或骨牵引复位后,经皮多枚骨圆针或加压螺纹钉内固定术。内收型有移位的骨折,手法、牵引难以复位的,应采取切开复位内固定治疗。青少年股骨、颈骨折应尽量达到解剖复位,采用切开复位内固定治疗。

3.人工股骨头或全髋关节置换术

适用于 60 岁以上老年人,全身情况较好,有明显移位或股骨头旋转,陈旧性骨折股骨头缺血坏死者。

(六)护理要点

1.维持正确的体位

正确的体位是治疗股骨颈骨折的重要措施,应解释清楚,取得配合。平卧硬板床,保持患肢外展 30°中立位,并用牵引维持,防止外旋、内收。尽量避免搬动髋部。

2.保持确实有效的牵引

患肢做皮牵引或骨牵引时,应保持患肢和牵引力在同一轴线上。不能随意加减重量。牵引时间一般为 8～12 周。

3.密切观察病情变化

股骨头骨折患者多为老年人,要密切观察病情变化。

4.预防并发症

股骨头骨折患者行非手术治疗时需长期卧床,易发生坠积性肺炎、泌尿系统感染、压疮等。因此要鼓励深呼吸、有效咳嗽,嘱患者多喝水,骨隆突处垫软垫。

5.功能锻炼

非手术者早期可在床上做股四头肌的静力收缩,去掉牵引后,可做直腿抬高运动。3 个月后可依拐杖行走,6 个月后可不依靠拐杖行走。对于术后内固定者,2 天后可扶患者床上坐起,3～4 周后可扶拐行走,3 个月后可稍负重行走,6 个月后可负重行走。

八、股骨干骨折

股骨干骨折是指由小转子下至股骨髁上部位骨干的骨折。

(一)病因与发病机制

由强大的直接暴力或间接暴力所致,多见于 30 岁以下的男性。直接暴力可引起横形或粉碎性骨折,间接暴力多为坠落伤,可引起斜形骨折或螺旋形骨折。

(二)临床表现

股骨干骨折后出血多,当高能损伤时,软组织破坏,出血和液体外渗,肢体明显肿胀。常导致低血容量性休克。患侧肢体短缩、成角、旋转和功能障碍,可有骨擦感。如果损伤腘窝血管和神经,可出现远端肢体的血液循环、感觉、运动功能障碍。常见的并发症有低血容量性休克、脂肪栓塞综合征、深静脉血栓、创伤性关节炎等。

(三)实验室及其他检查

X 线正侧位摄片应包括其近端的髋关节和远端的膝关节。骨折早期进行血气监测,可监测脂肪栓塞的发生。

(四)诊断要点

根据受伤史及受伤后患肢缩短、外旋畸形,X 线正侧位片可明确骨折的部位和类型。

(五)治疗要点

1.儿童股骨干骨折的治疗

3 岁以下儿童股骨干骨折常用 Bryant 架行双下肢垂直悬吊牵引。牵引重量以臀部稍悬空为宜。牵引时间为 3～4 周。由于儿童骨骼愈合塑形能力强,骨折断端即使重叠 1～2 cm,轻度向前、外成角是可以自行纠正的。但不能有旋转畸形。

2.成人股骨干骨折的治疗

一般采用骨牵引,持续股骨髁上或胫骨结节骨牵引,直到骨折临床愈合,一般需 6～8 周。牵引过程中要复查 X 线,了解复位情况。非手术治疗失败或合并有神经、血管损伤或伴有多发性损伤不宜卧床过久的老年人可采用切开复位内固定,钢板、螺钉、带锁髓内针固定。

(六)护理要点

1.牵引的护理

小儿垂直悬吊牵引时,经常触摸患儿足部温度、颜色及足背动脉的搏动情况,以防血液循环障碍及皮肤破损。为有效产生反牵引力,注意牵引时臀部要离开床面,两腿牵引重量要相等。成人牵引时要抬高床尾,保持牵引力方向与股骨干纵轴成直线。定期测量下肢长度和力线以保持有效牵引。骨牵引针处每天消毒,严禁去除血痂。注意检查足背伸肌功能。腓骨头处加垫软垫,以防腓总神经受损伤。防止发生压疮。

2.功能锻炼

(1)小儿骨折:炎性期卧床进行股四头肌的静力收缩。骨痂形成期,患儿从不负重行走过渡到负重行走。骨痂成熟期,由部分负重行走过渡到完全负重行走。

(2)成人骨折:除疼痛减轻后进行股四头肌等长收缩外,还要练习踝关节、足关节等小关节的活动。去除外固定后,可进行行走训练,适应下床行走后,逐渐进行负重行走。

九、胫腓骨干骨折

胫腓骨干骨折指胫骨平台以下到踝上的部分发生的骨折。在长骨骨折中最多见,双骨折、粉碎性骨折及开放性骨折居多。

（一）病因与发病机制

1.直接暴力

主要的致病因素,如重物撞击、直接暴力打击、车轮辗轧等,胫腓骨骨折线在同一平面,呈横形、短斜形,高能损伤有严重肢体软组织损伤,骨高度粉碎。常见开放性骨折。

2.间接暴力

常见于弯曲和扭转暴力,如高处坠落足着地、滑倒等。局部软组织损伤轻,可发生长斜形、螺旋形骨折,双骨折时腓骨的骨折线高于胫骨骨折线,亦可造成开放性骨折。

3.胫骨骨折分类

胫骨骨折可分为三类,胫骨上 1/3 骨折,骨折远端向上移位,腘动脉分叉处受压,可造成小腿缺血或坏疽,易损伤腓总神经。胫骨中 1/3 骨折,可导致骨筋膜室综合征。胫骨下 1/3 骨折,由于血运差,软组织覆盖少,影响骨折愈合。

（二）临床表现

疼痛、肿胀、畸形和功能障碍。伴有腓总神经、胫神经损伤时,出现足下垂。如果继发有骨筋膜室综合征,远端肢体出现疼痛、肿胀、麻木、肢体苍白、感觉消失。但儿童青枝骨折及成人腓骨骨折后可负重行走。

（三）实验室及其他检查

正侧位的 X 线检查可明确骨折的部位、类型、移位情况。

（四）诊断要点

根据受伤史,膝、踝关节和胫腓骨 X 线片,对小腿肿胀明显者,警惕有无骨筋膜室综合征。

（五）治疗要点

1.非手术治疗

适合于稳定性骨折。熟悉骨折软组织损伤情况,包括可能的重要血管、神经损伤,可按逆创伤机制实施手法复位,复位后长腿石膏外固定,利用石膏塑形维持骨折的对位、对线。对于骨折手法复位失败,软组织损伤严重,合并骨筋膜室综合征者,可行跟骨骨牵引。

2.手术治疗

切开复位内固定适于不稳定型骨折,多段骨折及污染不重、受伤时间较短的开放性骨折。切开复位后,螺丝钉或加压钢板、带锁髓内钉内固定。

（六）护理要点

1.牵引和固定的护理

石膏固定要密切观察患肢的疼痛程度和足趾背伸和跖屈及末梢循环情况。如怀疑神经受压,应立即减压。保持有效的牵引,做好皮肤护理,预防压疮。外固定后要把小腿抬高置于中立位。每天 2 次消毒固定针针眼周围皮肤,预防固定针感染。内固定时要观察伤口渗血渗液,以防感染。采用螺丝钉或钢板固定后,要注意预防关节僵硬。

2.功能锻炼

早期进行股四头肌的等长收缩,足趾和髌骨的被动及主动活动。跟骨牵引者,要进行髌骨被动活动和抬臀运动,以防跟腱挛缩。内固定早期做膝关节屈曲活动。除去外固定后,逐渐负重活动。

（闫桂荣）

第二节 颈椎骨折脱位

一、概述

颈椎指颈椎骨,颈椎位于头以下、胸椎以上的部位。成人颈椎椎弓根骨椎通道的全长平均值约为 29 mm。颈椎骨折是一种严重的创伤性损伤,颈椎椎体骨折的同时,伴有椎节严重脱位者,称为颈椎骨折脱位。这是一种典型的完全性损伤。在临床上并不少见,多伴有脊髓损伤,好发于 $C_{4\sim7}$ 三个椎间隙。应注重现场急救,保持呼吸道通畅,及早安全转运,避免继发损伤,严密观察生命体征。颈椎损伤常引起脊髓损伤,导致高位截瘫。

二、发病机制

这种骨折脱位暴力作用更强,造成的破坏更大,临床症状更严重。常见于屈曲性损伤,椎体的压缩性骨折与小关节脱位几乎同时发生。也可见于垂直性暴力,在引起椎体爆裂性骨折的同时,小关节出现半脱位或交锁征,此种颈椎完全性损伤的伤情多较重,且大多数合并有颈脊髓损伤,仅少数矢状径较宽的"幸运性损伤"者例外。

三、临床表现

(一)颈部症状

颈部疼痛,活动障碍,颈肌痉挛,颈部广泛压痛,以损伤椎节的棘突和棘间压痛最明显。

(二)脊髓损伤症状

除少数幸运者之外,一般均有程度不同的瘫痪体征,而且脊髓完全性损伤的比例较高,损伤平面以下感觉、运动和括约肌功能障碍。

(三)影像学检查

X 线平片可以显示骨折及脱位情况。椎前阴影增宽。CT 片可以显示有无碎骨片移位。脊髓及其他软组织的损伤范围和程度需借助 MRI 图像。

四、并发症

因伤情严重,当瘫痪平面高,颈 4 平面的骨折脱位有可能由于呼吸肌麻痹引起呼吸困难,并继发坠积性肺炎;腹胀、压疮及尿路感染亦相当常见。

五、诊断与检查

主要依靠临床症状、体征和 X 线、CT、MRI、椎动脉造影等,可精确定性定位诊断,但 X 线平片仍是最简单、便捷、低廉的首选方法。

(一)外伤史

多系强烈外伤所致。

(二)临床表现

如前所述其症状多较复杂、危重,应全面检查。

(三)影像学检查

骨折及脱位的判定主要依据 X 线平片及 CT 扫描;但对软组织损伤情况及脊髓状态的判定,仍以 MRI 图像为清晰,应设法及早进行检查。

(四)其他辅助检查

如椎动脉造影、肌电图、体感诱发电位检查等。

六、急救

由于受伤者受力点多在头顶部,有时患者可有昏迷。现场应首先考虑有无颅脑及其他重要脏器的合并伤。现场急救应注意保持呼吸道通畅、注意观察生命体征,给予吸氧、颈椎制动。采用正确的搬运方法,避免颈椎伸屈或扭转,否则极易加重脊髓损伤,以确保安全转运。在急救、搬运过程和给患者翻身时一定要牵引头部,保持头与躯体成为轴位,院内急救应持续保持颈椎稳定。尤其是 C_6 椎体以上的完全性脊髓损伤者更有可能由于呼吸肌麻痹而造成呼吸困难,肺部痰液无法咳出,导致呼吸衰竭。必要时应尽早气管切开,机械辅助呼吸。

七、治疗

(一)保持呼吸道通畅

呼吸道的通畅具有重要意义,呼吸困难者给予吸氧,尤其是对颈 5 椎节以上的完全性脊髓损伤者更应注意,宜及早行气管切开。

(二)恢复椎管形态及椎节稳定

用牵引疗法使颈椎制动,还可酌情采取前路或后路手术疗法。

(三)消除椎管内致压因素

切除椎管内致压物,一般多选择颈前路手术。对个别病情严重者,也需同时予以颈后路固定术。对全身情况不佳者则可暂缓实施。

(四)促进脊髓功能的恢复

在减压的基础上,尽快地消除脊髓水肿及创伤反应,及早给予激素和脱水药物,伤后8小时的患者,应用大剂量激素疗法(甲泼尼龙)有较好疗效,第 1 小时内给予30 mg/kg,继续23 小时内给予5.4 mg/(kg·h),同时,预防呼吸、泌尿系统感染和压疮,并积极作好其他术前准备。

八、护理措施

(一)术前护理

1.心理护理

患者神志清楚,易产生的紧张、恐惧、焦虑、绝望的心理状态,情绪低落,不愿与人交谈,对生活绝望。因此,应多与患者进行沟通,介绍手术过程及手术成功的病例,关心、鼓励患者,解除其心理压力,增强信心,以良好的心理状态配合治疗与护理。

2.术前锻炼

(1)减少术后呼吸系统并发症,术前戒烟,进行呼吸功能训练,指导患者练习深呼吸活动,增加肺的通气量。并进行有效咳嗽,嘱患者深呼吸,在呼气末咳出,重复多次。

（2）指导患者做气管推移训练：气管推移训练主要是为颈椎前路手术作准备。告知患者气管推移训练的重要性，以取得积极配合。术前3～5天，指导患者或护士用示指、中指、环指将气管向左侧推移，必须超过中线，持续5～10分钟，逐渐增至15～20分钟，每天3～4次。

3.体位

受伤后应保持颈椎的稳定，采取正确的卧位，头、枕、颈部垫以棉垫保证颈部的稳定，以防头、颈部转动，翻身时采取轴向翻身法，即应使头、肩和髋部保持在同一平面，以保持颈椎固定不变，侧卧位时，颈部垫枕，避免过度屈伸和旋转，防止颈椎损伤加重。

4.湿化气道

给予雾化吸入，患者病情允许的情况下，尽量采取头高脚低位，床头抬高15°～30°，增大气体交换量，增加呼吸深度，有利于雾滴在终末支气管沉降。

5.皮肤护理

采用平卧或侧卧位，应用马蹄枕或沙袋固定头部，避免因局部组织长期受压缺血缺氧而易发生压疮，应做到五勤（勤翻身、勤擦洗、勤按摩、勤更换、勤整理）。每2小时翻身1次，采取轴线翻身，特别注意患者足跟用软枕垫起，防止压疮。为患者更换床单、内衣或使用便盆时，一定要将患者躯体抬起，避免拖、拉、拽而损伤皮肤。

（二）术后护理

1.体位护理

颈部制动，术后6小时内不宜进行全身翻身，术后6小时进行定时轴位翻身，术后2天可适当抬高床头，在颈托固定下逐渐过渡到半卧位，以减轻颈部水肿。

2.监测生命体征变化

监测血压、心率、呼吸、血氧饱和度，特别是呼吸情况，注意呼吸的节律及频率，注意血氧饱和度的变化，必要时进行血气分析。观察患者切口敷料渗出情况及切口引流情况。

3.保持气道通畅

保持鼻导管通畅，持续性低流量吸氧，每分钟2～3 L，以提高血氧饱和度和氧分压。教会及鼓励患者做有效的深呼吸及咳嗽、咳痰，痰液黏稠时给予氧化雾化吸入，以利排痰，做好体位排痰，必要时吸痰，严格无菌操作，防止交叉感染。

4.呼吸肌功能锻炼

通过呼吸肌功能锻炼，对于颈椎损伤患者可增大通气量，增强呼吸肌收缩力量，增强咳嗽、咳痰的能力，提高呼吸肌抗疲劳能力。方法是嘱患者采取深而慢的呼吸动作，经鼻吸气腹部鼓起、经口呼气腹部内收，呼气时嘴唇皱起，如吹哨，每天3～4次，每次练习10分钟，以达到呼吸肌锻炼及改善肺功能的目的。

5.呼吸道的护理

应严密观察患者的呼吸，备好氧气、吸引器及各种急救药品。鼓励患者进行有效的咳嗽、咳痰、深呼吸，每2小时帮助患者翻身拍背1次，气管切开患者应进行吸痰、湿化气道、清洁口腔等护理，定时消毒气切伤口，用人工鼻覆盖气管口，雾化吸入每天2次。

6.伤口的护理

正常情况下术后24小时内切口引流液量应少于100 mL，若引流量过多、色鲜红、切口敷料渗出多或局部隆起，颈部增粗且患者自觉呼吸费力，提示有活动性出血及局部血肿形成，应及时通知医师进行紧急处理。

7.饮食指导

术后1～2天给予温凉流质饮食,以减少咽部的充血水肿,2天后改半流质,逐渐过渡到普食,应告知患者多食高蛋白富含维生素粗纤维易消化的食物。

8.高热护理

颈椎损伤因自主神经系统紊乱,导致体温调节功能减退,常会出现高热。此种高热与感染性高热不同,应以物理降温为主,采用冰帽、酒精擦浴,并嘱患者多饮水。其次可遵医嘱应用激素,但应严密观察,以防消化道出血等并发症。

9.加强基础护理

预防并发症的发生 注意保暖,定时拍背排痰,清理呼吸道,预防坠积性肺炎。按时给予翻身,保持床单清洁干燥,每天按摩骨突部位,做好皮肤护理,防止压疮发生。躁动患者谨慎使用镇静剂,应设专人看护,给予适当约束,防止坠床及意外发生。

10.疼痛护理

采用连续评估方法,教会患者用自我放松法和转移注意力法等来缓解疼痛,3分以下的疼痛可采用精神分散法、松弛法、意象法等缓解疼痛。3分及以上的疼痛需用镇痛药物治疗,患者用药后30分钟进行再次评估,并进行相应的处理,直至疼痛缓解。

11.加强功能锻炼

术后早期进行肢体锻炼,包括肢体按摩及关节被动活动,避免关节强直和肌肉萎缩。患者在术后6～8周,骨折已基本愈合时,尽可能进行肢体主动锻炼,循序渐进,注意安全,以免跌伤。功能锻炼应贯穿于住院直至出院后的恢复期,持之以恒。

12.预防并发症

(1)预防呼吸系统感染:经常变换体位,每次翻身后叩击胸背部以利排痰,必要时给予雾化吸入,保持病室内空气新鲜、流通、温湿度适宜。

(2)预防泌尿系统感染、结石及便秘:鼓励患者多饮水,不输液的患者每天饮水 3 000～4 000 mL,每天会阴擦洗 2 次,保持局部清洁、干燥,膀胱冲洗每天 2 次,每天更换引流袋,每14 天更换导尿管并妥善固定,观察记录尿的性质、量、颜色,定时开放,每 4～6 小时开放 1 次,定期做尿常规检查,养成定时排便的习惯,保证每 2～3 天解大便 1 次,必要时可应用润滑剂或缓泻剂。鼓励进食富含维生素、高蛋白、富含纤维素的食物。

(3)预防压疮:术后常规卧电动气垫床,注意保持床铺平整、清洁、干燥和患者皮肤清洁、干燥;皮肤受压局部给予定时按摩,病情允许时每 2～4 小时轴位翻身 1 次。

13.康复护理

从被动到主动,由简单到复杂,从弱到强,由床上到床下,从静止到运动的原则。

(1)防止肌肉萎缩关节强直:防止关节长期不活动而强直,失去正常功能。做肢体被动运动,可保持关节韧带活动度,减慢肌肉萎缩,防止肌腱韧带退化和关节强直。各关节各方向被动活动时,幅度应从小到大,髋关节伸展及内旋,膝关节屈伸,踝关节内外旋等运动,同时按摩脚趾末梢小关节到大关节,以促进血液循环。

(2)肢体运动锻炼:对不全瘫痪的患者在伤后或术后 2 周即可行徒手体操训练,继而试用哑铃、拉力器增强臂力。下肢训练是利用床上吊环平衡牵引,充分使膝、踝等关节活动。伤后 3 个月进行躯干上部的平衡训练,依靠背部支具先倾斜30°,再逐渐坐直。然后进行离床训练,最后借助工具站立、使用轮椅或行走。

(三)健康教育

增长患者对疾病的康复知识,使患者了解每项治疗、护理措施的目的、作用,以取得患者的积极配合,提高护理质量。对出院患者要做好出院指导:①嘱患者禁烟、多饮水,家属不得在室内吸烟,保持室内空气新鲜,鼓励患者自己咳嗽排痰、做深呼吸,在呼气末咳嗽,重复数次。②3个月内带石膏颈围保护颈部,避免颈部屈伸和旋转活动。③若颈部出现剧烈疼痛或吞咽困难、有梗塞感,及时回院复查。④术后3个月,经拍X线片示植骨椎间隙已完全融合后,可进行颈部功能锻炼,开始时做颈部屈伸、旋左、旋右活动,然后再做颈部旋转活动。功能锻炼要循序渐进,若出现颈部不适时应暂时停止。

（闫桂荣）

第三节　前交叉韧带损伤

近年来伴随参加体育运动人数的增加,运动系统损伤逐年增加,而膝关节前交叉韧带损伤是最常见的运动损伤之一。前交叉韧带是人体膝关节中重要的稳定性结构,前内侧束主要生理功能是维持膝关节屈曲位的前直向稳定性,后外侧束主要生理功能是维持膝关节的旋转稳定性和伸直位的前直向稳定性。因膝关节交叉韧带损伤后自愈能力较差,缺乏自我愈合的能力,且继发可出现胫骨前移、膝关节不稳,导致关节软骨及半月板的损害,所以如果损伤后治疗不及时可致骨性关节炎。目前主要的治疗方案包括保守治疗(即以石膏固定膝关节为主),传统切开韧带断端直接缝合修补术及关节镜下前交叉韧带重建术。因关节镜下重建前交叉韧带具有创伤小、操作视野清晰、术后康复快等优点,得到了广泛的认可和应用,目前已成为前交叉韧带损伤后主要的治疗方法。

一、护理评估

(一)术前评估

1.健康史

(1)个人情况:患者的年龄、性别、受伤经过及引起损伤的原因,损伤后的处理。

(2)既往史:既往有无外伤、长期卧床病史;有无冠心病、高血压、糖尿病等全身疾病。

2.身体状况

(1)膝关节局部皮肤的色泽、皮温,患肢毛细血管充盈度及动脉的搏动情况,有无血管危象发生。

(2)急性损伤有合并无重要脏器的损伤。

(3)疼痛部位、程度及性质。

(4)患肢感觉、活动及反射情况。

3.心理-社会状况

(1)患者及家属是否了解前交叉韧带损伤的特点及治疗康复的目的和重要性。

(2)患者的心理状态、家庭及社会支持情况如何。

(二)术后评估

(1)患肢伤口渗血、渗液。

(2)患肢肢端血液循环情况、肿胀程度、组织张力等。

(3)有无深静脉血栓、肢体失用性综合征等并发症发生。

二、常见护理诊断

(一)疼痛

疼痛与炎症、损伤及平滑肌痉挛有关。

(二)潜在并发症

潜在并发症如深静脉血栓、肢体失用综合征。

(三)知识缺乏

缺乏疾病治疗与康复的相关知识。

三、护理目标

(1)患者的疼痛程度减轻。

(2)患者未发生并发症,或并发症发生后得到及时发现与处理。

(3)患者知晓疾病治疗与康复的相关知识。

四、护理措施

(一)非手术治疗患者的护理

1.用药护理

(1)消炎止痛药物的不良反应主要有胃痛、腹胀、恶心、食欲缺乏等。如患者反应强烈,可遵医嘱更换药物或辅以护胃治疗。

(2)定期查肝功能、血常规。如检查结果改变明显,应停止服用,改用其他治疗方法。

(3)注意观察患者局部疼痛情况有无减轻。

2.冷敷、理疗护理

严密观察局部皮肤有无冻伤和疼痛加重情况。

3.石膏固定护理

(1)病情观察:①肢体血液循环,如皮肤颜色苍白、发绀、剧烈疼痛、麻木时,应立即报告医师。②伤口渗血渗液,当血液渗出石膏表面时,可将每次在石膏表面观察到的血迹画线并记录时间,根据血迹扩大范围判定出血量及是否继续出血;若石膏表面无渗血时,应观察石膏低位处,如长臂石膏的腋窝下,髋人字石膏的腰背部是否有血液流出;注意不能翻身的患者石膏出血量的观察。

(2)安置正确体位:四肢石膏固定者患肢应高于心脏水平面并放置稳妥,避免旋转、扭曲;躯干部石膏固定应将躯体凹部用垫枕支起,并注意将骨突部悬空,使患肢舒适。在翻身或搬动时必须保持固定位置不变,防止石膏断裂、变形等意外情况发生。

(3)生活护理:定时翻身,保持床单位清洁、平整;避免石膏污染,保持石膏清洁、干燥、边缘整齐;髋人字石膏及石膏短裤的患者,须保持会阴部清洁;石膏远端暴露的肢体,应注意保暖,防止受凉。

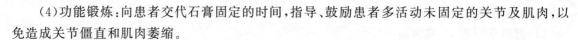

（4）功能锻炼：向患者交代石膏固定的时间,指导、鼓励患者多活动未固定的关节及肌肉,以免造成关节僵直和肌肉萎缩。

（二）手术治疗患者的护理

1.术前护理

（1）术前常规准备：包括交叉配血、麻醉前用药及有关检查等。

（2）病情观察：随时观察患肢血液循环、感觉运动情况及有无皮肤温度、颜色的改变。

2.术后护理

（1）病情观察：①患肢血液循环,观察有无皮肤苍白、皮温降低、毛细血管充盈时间延长、肢端动脉搏动减弱及消失的血管危象表现。一旦发生血管危象,应立即松开绷带敷料;若1～2小时未见好转,立即行手术探查。②切口渗血情况,观察切口敷料处有无渗血渗液,如有渗出大量鲜红血液,应立即通知医师并协助处理。

（2）预防感染：切口敷料污染时,应及时更换。

（3）包扎与抬高患肢：术后患肢膝关节加压包扎,用软枕抬高3天,用支具将膝关节活动固定于0°伸直位1周。检查肢体有无受压,及时松解过紧的包扎,观察有无水疱、血肿等现象。

（4）活动锻炼：①术后麻醉清醒鼓励患者行踝泵运动,术后第1天行下肢肌肉的等长收缩锻炼。②术后1周,将膝关节活动支具调至0°～30°,活动固定膝关节,同时指导患者行膝关节主动及被动屈曲活动锻炼。③术后4周内,患者屈曲≤90°,并训练患肢部分负重逐渐过渡至完全负重。④术后4～6周,主要进行跨步训练、平衡训练、下蹲锻炼。⑤术后6周后,可行去除支具的活动锻炼,但行半月板缝合术后患者需佩戴支具8周。

五、健康教育

应向患者讲解石膏固定的目的及注意事项,注意勿折断或浸湿石膏;同时锻炼远端关节,预防关节畸形或挛缩;嘱患者不要随意取下或拆除支具,避免缝合的韧带在愈合前发生再断裂。

六、护理评价

（1）患者的疼痛程度是否减轻。

（2）患者是否出现并发症,若并发症发生是否得到及时发现和处理。

（3）患者是否知晓疾病治疗与康复的相关知识。

（闫桂荣）

第四节　骨与关节感染

一、化脓性骨髓炎

化脓性骨髓炎是骨膜、骨密质、骨松质及骨髓受到化脓性细菌感染而引起的炎症。它是一种常见病,好发于儿童,有急性和慢性之分。

(一)急性骨髓炎

急性骨髓炎是由化脓性致病菌引起的骨膜、骨、骨髓的急性化脓性感染,好发于儿童。最常见的致病菌是金黄色葡萄球菌,其次为乙型溶血性链球菌。其感染途径有身体其他部位的化脓性病灶中的细菌经血液循环播散至骨骼,称急性血源性骨髓炎;开放性骨折伤口发生感染,致病菌直接侵入骨髓,称为外源性急性骨髓炎。以急性血源性骨髓炎最常见。

1.护理评估

(1)健康史:①病因,急性骨髓炎发病前大多有身体其他部位的原发性感染病灶,如痈、扁桃体炎、咽喉炎等。当原发性病灶处理不当或不及时,加上机体抵抗力下降,化脓性致病菌即可侵入血液循环引发本病。②病理,骨质破坏、坏死和骨修复反应同时并存是其特点。早期以骨质破坏和坏死为主,晚期以新生骨形成为主。长管状骨的干骺端是骨髓炎的好发部位,因此处血供丰富且血流缓慢,大量致病菌随血流侵入骨组织后首先滞留于此,生长繁殖产生毒素引起炎性反应导致骨组织发生坏死,进而形成局限性骨脓肿。脓肿形成后的张力可使脓液沿哈佛管蔓延进入骨膜下间隙将骨膜掀起形成骨膜下脓肿,致外层骨密质失去骨膜血供而缺血坏死,脓液穿破骨膜流向软组织筋膜间隙则形成深部脓肿。脓肿也可穿破皮肤排出体外,形成窦道。脓液尚可进入骨髓腔,破坏骨髓组织、骨松质及内层骨密质的血液供应,形成大片死骨。在死骨形成的同时,病灶周围的骨膜因炎性充血和脓液刺激而产生新骨,包围在骨干外周,成为"骨性包壳",将死骨、脓液和炎性肉芽组织包裹,形成感染的骨性无效腔,此时病程转为慢性骨髓炎。

(2)身体状况:①症状,起病急骤,有寒战、高热,体温可达39℃,脉搏加快,患肢有持续性、进行性加重的疼痛。儿童可表现为烦躁不安、呕吐与惊厥,重者可发生昏迷及感染性休克。②体征,患肢主动与被动活动受限。局部皮肤温度升高、发红、肿胀、干骺端有局限性深压痛。数天后若肿胀疼痛加剧,提示该处形成骨膜下脓肿。当脓肿穿破骨膜,形成软组织深部脓肿时,骨髓腔内压力减低,疼痛反而减轻,但局部皮肤红、肿、热、压痛更为明显。当脓肿穿破皮肤脓液排出体外时,疼痛可进一步减轻或消失,体温亦逐渐下降,随后局部逐渐瘢痕愈合,或形成窦道经久不愈转为慢性骨髓炎。发病1~2周后,由于骨骼破坏,有发生病理性骨折的可能。③辅助检查,实验室检查显示白细胞计数和中性粒细胞比例增高;红细胞沉降率加快;血细菌培养可为阳性。影像学检查显示早期X线无特殊表现。发病两周后,可见干骺区散在性虫蛀样破坏,并向髓腔扩散,可有死骨形成;CT检查可较早发现骨膜下脓肿;发病48小时后,核素骨显像可有阳性结果;MRI检查对早期诊断有重要意义,可在病变早期发现小于1 cm的骨骺内脓肿。局部分层穿刺可抽得脓液,行涂片检查、细菌培养及药物过敏试验,有助于明确诊断。

(3)心理-社会状况:急性骨髓炎患者大多起病较急,病情重,患者和家属常有焦虑、恐惧等心理反应,缺乏有关疾病的知识和认知,故应了解他们的心理状况,评估患者对疾病、拟治疗方案和预后的认识,以及患者对医院环境的适应情况。

(4)治疗与效果:早期诊断,早期治疗对及时控制感染、防止死骨形成及转为慢性骨髓炎具有重要意义。可局部理疗热敷,全身性使用抗生素,必要时手术钻孔开窗减压。

2.护理诊断及合作性问题

(1)体温过高:与急性感染有关。

(2)疼痛:与局部炎症有关。

(3)自理缺陷:与肢体肿胀、疼痛及功能障碍有关。

(4)皮肤完整性受损:与脓肿穿透皮肤,形成窦道有关。

(5)营养失调:摄入量低于机体需要量与体温过高,能量消耗增加有关。

(6)有外伤的危险:与发生病理性骨折有关。

(7)焦虑:与起病突然、疼痛、担心功能障碍等有关。

3.护理目标

(1)维持体温正常。

(2)减轻疼痛。

(3)协助患者做好生活护理。

(4)保持引流通畅,促进窦道愈合。

(5)维持营养及体液平衡,满足机体需要量。

(6)避免病理性骨折发生。

(7)患者焦虑心情缓解或消失。

4.护理措施

(1)病情观察:①急性骨髓炎易出现脓毒症和感染性休克,对危重患者应密切注意神志、体温、心率、呼吸、脉搏、血压、尿量等生命体征变化。②注意病变局部炎症变化,明显加重或有骨膜下积脓时应及时钻孔或开窗引流。③注意临近关节有无红、肿、热、痛、积液或其他感染扩散的迹象出现。④大剂量联合应用抗生素时应注意药物的配伍禁忌,药物的浓度和静脉滴注的速度,以及药物的毒副作用。

(2)对症护理:①患者应卧床休息,鼓励多饮水,给予高能量、高蛋白、高维生素的流质或半流饮食。②发热患者给予补液,维持水、电解质和酸碱平衡。③高热患者及时应用物理方法或药物降温。④疼痛患者遵医嘱给予药物止痛。⑤遵照医嘱合理使用抗生素。⑥给予心理支持,减轻患者焦虑心情。

(3)局部护理:①抬高患肢以利静脉回流,减轻肿胀和疼痛。②限制患肢活动,局部用石膏托或皮牵引妥善固定,以减轻疼痛和预防病理性骨折。③保护患肢,尽量减少物理刺激,搬运时动作要轻,以免诱发病理性骨折。

(4)术后护理:①密切观察生命体征变化。②做好引流管持续冲洗及负压引流,保持引流通畅。冲洗期间,密切观察并记录冲洗液的量,引流物的颜色、量及性状等。③及时更换敷料,促进切口或创面愈合。④练习肌肉的等长收缩,预防肢体畸形。

5.效果评价

(1)体温是否维持在正常范围,疼痛是否减轻,感染是否得到控制。

(2)营养状况是否良好,水、电解质及酸碱平衡是否正常。

(3)骨质是否完好,有无病理性骨折发生。

(4)引流是否通畅,手术切口或创面是否得到修复。

(5)患肢功能是否正常。

(6)基本生活需要是否得到满足。

(7)焦虑、恐惧程度是否减轻。

6.健康教育

(1)向患者及家属解释长期彻底治疗的必要性,并强调出院后继续服用抗生素的重要性,保证出院后的继续抗感染治疗。

(2)指导伤口的护理及饮食调节,注意高蛋白、高热量、高维生素、易消化食物的摄入,以增强机体免疫力,促进伤口愈合。

(3)指导患者有计划地进行功能锻炼,日常活动时注意预防意外伤害及病理性骨折的发生。

(二)慢性骨髓炎

1.护理评估

(1)健康史:①病因,慢性骨髓炎大多数因急性骨髓炎治疗不及时、不彻底发展而来,少数患者因致病菌毒性低,发病时即表现为慢性骨髓炎。②病理,急性骨髓炎感染期可因血运障碍有死骨形成,同时骨膜受炎症刺激又生成大量新骨,将死骨、脓液及坏死组织完全包围形成无效腔,从而使感染局限和慢性化。无效腔内的死骨、脓液和坏死组织可陆续经窦道排出。由于炎症的反复刺激,窦道周围的组织呈瘢痕增生,局部血液循环障碍,使窦道经久不愈。有时小块死骨自行吸收消散或经窦道排出后,窦道可暂时闭合;但若慢性炎症未彻底控制,当机体抵抗力下降或局部受伤时,急性炎症可再次发作,常有多次反复。窦道口周围皮肤长期受炎性分泌物的刺激可发生癌变。

(2)身体状况:①症状和体征,静止期可无症状。患肢局部增粗、变形。幼年发作者,由于骨骺破坏,生长发育受影响,肢体呈现短缩或内、外翻畸形。周围皮肤菲薄,色泽较暗,稍有损伤即易形成慢性溃疡。患处常可见到窦道,窦道口肉芽组织增生,常有少量臭味脓液断续流出,有时有死骨排出。死骨排净后,窦道可暂时闭合,周围皮肤有紫褐色样色素沉着或湿疹样皮炎。急性发作时,局部皮肤有红、肿、热及明显压痛,原已闭合的窦道口开放,排出大量脓液和死骨。全身可出现衰弱、贫血等慢性中毒表现。②辅助检查,X线检查可见骨骼失去正常形态,骨膜下有新生骨形成,骨质硬化,骨髓腔不规则,大小不等的死骨形成,周围有空隙。CT及MRI检查可显示出脓腔与小型死骨。窦道造影:有窦道的患者可经窦道插管注入造影剂以显示脓腔。

(3)心理-社会状况:慢性骨髓炎患者因病程长,反复发作,加上疼痛,行动不便或遗留有残疾等而感到失望、悲观,故应评估患者及其家属对疾病的认识以及对患者的支持程度。

(4)治疗与效果:以手术治疗为主。原则是清除死骨、炎性肉芽组织和消灭无效腔。手术方法较多,常用的术式是病灶清除术及无效腔灭除术,可根据病情加以选择。急性发作期和手术前后可酌情使用抗生素。

2.护理诊断及合作性问题

(1)营养失调,摄入量低于机体需要量:与慢性消耗有关。

(2)体温过高:与炎症急性发作有关。

(3)皮肤完整性受损:与炎症、窦道、溃疡有关。

(4)有失用综合征的危险:与炎症反复发作,活动受限,患肢功能障碍有关。

(5)有外伤的危险:与骨质破坏,疏松容易发生病理性骨折有关。

(6)焦虑:与炎症迁延不愈,引起功能障碍有关。

(7)知识缺乏:对疾病的治疗、预后及自我康复的锻炼方法缺乏相应的知识。

3.护理目标

(1)支持疗法,纠正患者营养状况。

(2)维持正常体温。

(3)保持窦道以及周围皮肤清洁,促进创面愈合。

(4)协助患者活动,防止肌肉萎缩。

(5)避免患处产生应力,防止病理性骨折。

（6）心理安慰,消除患者焦虑。

（7）使患者了解疾病的有关知识,掌握自我康复锻炼的方法。

4.护理措施

（1）改善营养状况,鼓励患者进食高蛋白、高热量、高维生素饮食,如牛奶、鸡蛋、肉类等。

（2）合理应用抗生素,注意浓度和滴注速度,观察用药后的不良反应和毒性反应,及时做窦道分泌物培养、血培养及药物过敏试验,选用有效的抗生素。

（3）患者应卧床休息,抬高患肢,肢体置于功能位,限制活动,以减轻疼痛,防止关节畸形及病理性骨折,必须移动患肢时,应给与协助,避免患处产生应力。

（4）术前护理:①解释病情,讲明手术的目的、方式及术后注意事项,使患者配合好手术治疗。②常规皮肤准备,窦道口周围皮肤要保持清洁,手术区备皮要彻底。

（5）术后护理:①患者采取患肢抬高的卧位。②术后注意伤口的护理,及时更换敷料。③做好伤口药物灌注、冲洗、负压引流,并注意观察引流液的量、颜色、性质等。④保持引流通畅,防止引流液逆流,这是保证手术成功的关键。多采取输液器滴入冲洗液和负压引流。术后 24 小时内,渗血较多,应快速滴入冲洗液,以免血块堵塞冲洗管。冲洗液一般选用细菌敏感的抗生素配制而成,每天用量依病情而定。⑤伤口行药物灌注,持续冲洗时间根据无效腔的大小而异,一般为 2～4 周。当体温正常,伤口无炎症现象,引流出的液体清晰时应考虑拔管。先拔除滴入管,引流管继续引流 1～2 天后再拔除。

5.效果评价

（1）患者营养状况是否良好。

（2）体温是否维持正常。

（3）局部皮肤创面、窦道及手术切口是否愈合良好。

（4）患肢功能是否得到完全恢复。

（5）有无病理性骨折发生。

（6）患者是否对慢性骨髓炎的有关知识有所了解。

（7）焦虑情绪是否消除。

6.健康教育

（1）加强患肢功能锻炼,最大限度恢复肢体功能。

（2）提醒患者加强自我保护意识,避免康复期意外伤害及病理性骨折。

（3）定期复查,病情变化时及时就诊。

二、化脓性关节炎

关节的化脓性感染称为化脓性关节炎。好发于髋关节和膝关节,常为单发。多见于小儿,尤其是营养不良的小儿更易发病。男性多于女性。

（一）护理评估

1.健康史

化脓性关节炎患者在发病前大多有身体其他部位的化脓性感染病史,或者有骨关节损伤史,尤其是开放性损伤,或者因某些治疗（如局部封闭疗法）进行关节穿刺时无菌操作不当而引发此病。

（1）病因:多由身体其他部位或临近关节部位化脓性病灶的细菌通过血液循环播散或直接蔓

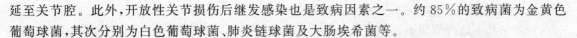

延至关节腔。此外,开放性关节损伤后继发感染也是致病因素之一。约85%的致病菌为金黄色葡萄球菌,其次分别为白色葡萄球菌、肺炎链球菌及大肠埃希菌等。

(2)病理:根据病变的发展过程一般可分为三个阶段。①浆液性渗出期:滑膜呈炎性充血、水肿,关节腔有白细胞浸润及浆液渗出物,内含大量白细胞。此期关节软骨尚未被破坏,其病理改变呈可逆性,若能及时正确治疗,渗出物可完全消散吸收,关节功能可完全恢复正常。②浆液纤维素性渗出期:随炎症逐渐加重,渗出物增多、浑浊,内含大量白细胞及纤维蛋白。白细胞释放溶酶体类物质破坏软骨基质;纤维蛋白的沉积造成关节粘连和软骨破坏,此期治疗后关节功能不能完全恢复,可遗留不同程度的关节功能障碍。③脓性渗出期:关节腔内的渗出液转为脓性,炎症侵入软骨下骨质,滑膜和关节软骨被破坏。关节囊和关节周围组织发生蜂窝织炎,最终导致关节重度粘连和挛缩,甚至呈纤维化或骨性强直,即使治愈也将遗留重度关节功能障碍。

2.身体状况

(1)症状:起病急骤,全身不适,乏力,食欲缺乏,寒战高热,体温可达39℃。可出现谵妄与昏迷,小儿多见惊厥。病变关节处疼痛剧烈。

(2)体征:病变关节功能障碍。浅表关节可见红、肿、热、痛及关节积液表现。浮髌试验可为阳性。关节常自发处于半屈曲位,以松弛关节囊,增大关节腔的容量,缓解疼痛。深部关节,如髋关节,因周围肌肉、皮下组织较厚,局部红、肿、热不明显,关节常处于屈曲、外展、外旋位。患者可因疼痛拒绝对患肢进行检查。

(3)辅助检查:①实验室检查,血白细胞计数和中性粒细胞计数比例增高。红细胞沉降率增快,关节腔穿刺可抽得渗出液,浆液性渗出较清亮,纤维蛋白性渗出较浑浊,黄白色的浑浊液体为脓液,镜下可见大量脓细胞。抽出液细菌培养可获阳性结果,寒战高热抽血培养亦可检出致病菌。②X线检查,早期可见关节周围软组织肿胀、关节间隙增宽,继之见骨质疏松,后期关节间隙变窄或消失,关节面毛糙,可见骨质破坏或增生,甚至出现关节挛缩畸形或骨性强直。

3.心理-社会状况

化脓性关节炎病情急重,有遗留残疾的可能,患者及家属往往感到焦虑、恐惧,故应了解患者及家属对本病治疗、护理从预后的了解及认知程度,评估其心理承受能力及对医院环境的适应情况。

4.治疗与效果

早期诊断、早期治疗,可避免遗留严重并发症。其治疗原则为:①早期、联合、足量、全身性应用抗生素,可结合关节腔内穿刺给药。②表浅关节如膝关节可穿刺置管冲洗引流。③关节腔内有脓性渗出时应适当牵引、固定及适度舒张运动,防止发生关节粘连或挛缩影响功能。④必要时手术治疗,常用术式为关节引流术和关节矫形术。

(二)护理诊断及合作性问题

(1)疼痛:与炎症有关。

(2)体温过高:与局部感染或有细菌、毒素进入血液有关。

(3)有关节功能丧失的危险:与关节粘连、骨性强直有关。

(4)自理缺陷:与关节肿胀、疼痛有关。

(5)焦虑:与疼痛、担心遗留关节功能障碍等有关。

(6)知识缺乏:缺乏对本病治疗、护理及预后的有关知识。

（三）护理目标

（1）疼痛与不适得到缓解。

（2）体温维持在正常范围。

（3）最大限度恢复肢体功能。

（4）根据自理缺陷程度,协助患者做好生活护理。

（5）心理支持,消除患者焦虑情绪。

（6）使患者获得对本病治疗、护理及预后的有关知识。

（四）护理措施

（1）卧床休息:急性期患者应适当抬高患肢,保持患肢于功能位,以减轻疼痛,并可预防关节畸形及病理性脱位。

（2）功能锻炼:为防止肌肉萎缩或减轻关节内的粘连,急性期患肢可做等长收缩和舒张运动,炎症消退后关节未明显破坏者,可进行关节伸屈功能锻炼。

（3）注意牵引或石膏固定患者的护理。

（4）关节内置管冲洗引流时,应记录每天的冲洗量、引流量,引流液的色泽及浑浊程度。

（5）遵医嘱合理使用抗生素。

（6）给予患者心理安慰,协助其做好生活护理,并向其宣教对本病治疗、护理及预后的有关知识。

（五）效果评价

（1）疼痛是否缓解。

（2）体温是否正常。

（3）关节功能是否恢复,有无关节畸形。

（4）基本生活需求是否得到满足。

（5）焦虑是否得到缓解或消除。

（6）患者是否获得了有关本病的相关知识。

（六）健康教育

（1）鼓励患者出院后坚持关节功能锻炼,最大限度恢复关节功能。

（2）指导患者合理进行关节功能锻炼,避免关节损伤及遗留功能障碍。

（3）康复期内提高自我保护意识,防止意外伤害。

三、骨与关节结核

骨与关节结核属于继发病变,绝大多数继发于呼吸系统结核,少数继发于其他系统的原发结核病灶。近年来发病率有上升趋势,男性稍多于女性,发病年龄以青壮年居多,30 岁以下患者占 80％以上。

（一）护理评估

1.健康史

（1）病因:骨与关节结核是一种继发病变,发病前 90％的患者有患肺结核的病史,其他少数患者患有消化道或淋巴结核。当患者抵抗力低下时,结核分枝杆菌即可由原发病灶进入血流,经血液循环侵入骨质、骨膜而发生骨与关节结核。发病部位以脊柱最多见,约占发病率的 50％,以腰椎结核居多,其次是膝关节、髋关节、肘关节和肩关节。

(2)病理:骨关节结核有三种类型,即单纯骨结核、单纯关节结核和全关节结核。早期病灶多为单纯骨结核或单纯关节结核,经治疗后病灶可消失,关节功能可部分或全部得到恢复。全关节结核多由前二者未经治疗转变而来,此时局部症状及全身表现均较前明显,虽经治疗,亦常遗留关节纤维或骨性强直,丧失关节功能。骨关节结核的组织病理学变化可分为三期。①渗出期:渗出物中有巨噬细胞、纤维蛋白或多形核白细胞。常以其中一种为主,亦可三者同时存在,巨噬细胞及多形核白细胞内常可找到结核分枝杆菌。②增殖期:巨噬细胞吞噬结核分枝杆菌后转变为上皮样细胞,再经增殖及相互融合成为郎格罕细胞,最后形成外周有成纤维细胞包绕的结核结节。③干酪样变性期:组织发生干酪样坏死,原有细胞结构消失,呈现均匀一致无结构的片状坏死区。三期可移行交界存在,并无明确界限。

上述病理变化可有三种转归:①病灶经纤维化、钙化或骨化而愈。②纤维组织包围局限病灶,呈长期静止状态。③病灶发展扩大,形成寒性脓肿或播散至其他组织器官。

2.身体状况

(1)症状:①全身症状,一般不很明显,多有盗汗、低热、乏力、食欲减退、消瘦、贫血等慢性结核中毒症状,在病变活动期表现明显。②疼痛,早期病变部位有轻度疼痛,随病情发展逐渐加重,活动时疼痛更明显。脊柱结核多为钝痛、咳嗽、打喷嚏、持重物时疼痛加重。髋关节结核早期即有髋部疼痛,由于闭孔神经的反射作用,疼痛常放射到大腿上部及膝内侧。儿童常诉说同侧膝部疼痛。膝关节结核在全关节结核早期疼痛较明显,单纯滑膜和骨结核疼痛较轻。在儿童的髋关节和膝关节结核常有"夜哭",原因是患儿在夜间熟睡时,肌肉自然放松,关节失去控制,若稍有肢体活动,放松的关节即发生剧痛,患儿惊醒而哭喊。肩关节结核早期有酸痛感,以肩关节前侧为主,有时可放射到肘部及前臂。

(2)体征:①局部体征,脊柱生理弯曲改变,胸腰段椎体结核可明显后突成角畸形,呈"驼背"状。局部软组织可有压痛及叩击痛。早期患肢外展、外旋、屈曲、相对变长。后期由于关节面软骨破坏,患肢出现内旋、内收、屈曲畸形、相对变短。髋关节前后方有压痛,粗隆部有叩击痛,关节运动障碍。局部肿胀,由于膝关节上下肌肉因失用而萎缩,肿胀可呈梭形。晚期全关节结核时,膝关节处于屈曲位,当十字韧带被破坏时,发生膝关节脱位,小腿向后方移位,并出现膝外翻畸形。肩关节外展、外旋受限,三角肌萎缩,关节肿胀不明显。②寒性脓肿和窦道,脊柱结核脓肿可沿肌肉及筋膜间隙向远处流动形成椎旁软组织间隙脓肿,如颈椎结核的咽后壁脓肿,胸腰椎结核的腰大肌间隙脓肿等。髋关节结核脓肿多在股三角区或臀部。膝关节和肩关节结核脓肿形成后一般局限在病灶附近。寒性脓肿破溃后形成经久不愈的窦道,易并发混合性感染。③功能障碍,骨与关节结核由于病变部位疼痛及周围肌肉的保护性痉挛,常有活动受限或者姿势异常。如腰椎结核的患者,腰椎活动受限,当拾捡地上物品时,常需要屈膝下蹲,此征称为拾物实验阳性。髋关节结核早期就有跛行。当让患者平卧两下肢伸平时,见腰部生理性前屈加大,让患者全手抱紧健侧屈曲的膝下蹲时,骨盆平置,则患侧髋与膝关节呈屈曲状态,此为托马斯(Thomas)征阳性,说明患髋有屈曲畸形存在。另外,干酪样坏死物、死骨和坏死的椎间盘压迫脊髓时,可出现肢体感觉、运动及括约肌功能障碍,严重时甚至完全瘫痪。

(3)辅助检查:①X线检查,X线检查是骨与关节结核诊断检查的主要手段。脊柱结核可见骨质破坏,椎间隙变窄,椎体楔状改变或有压缩性骨折,椎旁可有软组织脓肿影像。单纯滑膜结核时,可见关节囊肿胀,关节间隙增宽;单纯骨结核时有骨质破坏及死骨或空洞形成;全关节结核时,可见关节软骨破坏,病理性关节脱位或纤维性强直。膝关节结核早期可见关节囊及软组织肿胀,骨质疏松;中晚期则有死骨或空洞形成,关节间隙变窄或消失,严重者可有关节畸形。②CT、MRI 检查,多用于比较隐蔽或难以诊断和定位的脊柱结核和髋关节结核,可以发现椎体、附件病变和腰大肌脓肿,明确椎管内或椎管外病变。也可早期发现髋关节内结核病灶的位置和破坏范围。

3.心理-社会状况

结核病病情多较缓慢,需要较长时间的持续治疗,病情严重者遗留功能障碍,故患者和家属常有不同程度的焦虑、恐惧、悲观等不良情绪及心态,影响疾病的治疗和康复。因此需了解患者及家属对疾病的认知和态度。

4.治疗与效果

(1)非手术治疗:包括制动、固定、卧床休息,加强营养及应用抗结核药物。常用的抗结核药物有异烟肼、利福平、链霉素、对乙酰水杨酸钠、乙胺丁醇和阿米卡星,一般主张 2～3 种药物联合应用,持续两年。

(2)手术治疗:包括切开排脓、病灶清除术及矫形手术。术前服用抗结核药物至少两周,术后卧床休息 3～6 个月,继续服用抗结核药物直至治愈。

(二)护理诊断及合作性问题

(1)营养失调:摄入量低于机体需要量与结核病慢性消耗有关。

(2)疼痛:与局部病灶有关。

(3)有失用综合征的危险:与疼痛、骨与关节结构破坏及肢体功能障碍有关。

(4)皮肤完整性受损:与寒性脓肿破溃形成窦道有关。

(5)有受伤的危险:与病理性骨折及关节脱位有关。

(6)知识缺乏:对疾病的治疗、护理及康复缺乏应有的知识。

(7)焦虑:与病期较长,担心遗留后遗症等有关。

(三)护理目标

(1)改善营养状况。

(2)减少疼痛与不适。

(3)协助患者活动,防止肌肉萎缩。

(4)促进创面及窦道愈合,维持皮肤完整。

(5)无病理性骨折发生。

(6)使患者了解疾病治疗、护理的有关知识,掌握自我康复锻炼的方法。

(7)给予心理支持,减轻患者焦虑心理。

(四)护理措施

1.注重心理护理

结核的病程较长,尤其是青少年患者正处于学习或工作的年龄,常因病情致使肢体活动受限、畸形甚至残疾,故患者有不同程度的焦虑、悲观情绪,对生活失去信心。因此,对骨与关节结核的患者应重视心理护理。保持病室整洁、安静、舒适、空气流通、阳光充足。多与患者沟通交流,减轻患者的心理负担。

2.改善营养状态,提高抵抗力

给予高蛋白、高热量、高维生素易消化的饮食,保证充足的营养供给。

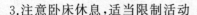

3.注意卧床休息,适当限制活动

一般采取石膏托或石膏管型及皮肤牵引做患肢制动,有利于缓解疼痛,预防病理性脱位或骨折。注意保持肢体的功能位,防止关节畸形。

4.活动时注意防跌倒

避免关节脱位或骨折等意外的发生。

5.按医嘱合理应用抗结核药物

注意药物毒性反应及不良反应的发生。

6.生活护理

长期卧床的患者,加强皮肤护理及生活照顾。窦道换药时,应严格无菌操作,注意消毒隔离措施,避免混合感染的发生。

7.手术治疗的护理

(1)术前护理:除一般常规术前护理外,主要是纠正患者的营养状况,提高对手术的耐受力,调节患者的心理素质,解除患者对手术的顾虑。遵照医嘱,术前应用抗结核药物至少2周,有窦道合并感染者用广谱抗生素至少1周。

(2)术后护理:应了解手术的种类及预后,应根据不同的手术治疗采取相应的护理措施。①严密观察病情,按时监测生命体征,注意观察肢端的颜色、温度、感觉及毛细血管充盈反应等,发现异常及时报告医师并协助处理。②脊柱结核术后脊柱很不稳定,尤其脊柱融合术后,必须局部确切制动,避免继发损伤及植骨脱落等。合并截瘫的患者,按截瘫的护理常规护理。③关节结核行滑膜切除术的患者,术后多采取皮肤牵引,注意保证牵引有效。关节融合术后,多采用石膏固定,注意石膏固定的护理。④鼓励患者适当主动活动病变关节以外的关节,防止关节僵直。活动量应根据患者的病情而定,原则是循序渐进,持之以恒,以达到最大限度地恢复肢体的功能。⑤术后继续应用抗结核药物3～6个月。

(五)效果评价

(1)营养状况是否得到改善,能够满足机体需要。

(2)疼痛是否减轻或消失。

(3)肢体功能是否最大限度得到恢复。

(4)皮肤创面、窦道或手术切口是否愈合良好。

(5)有无病理性骨折或关节脱位发生。

(6)患者是否了解有关本病治疗、护理的知识及掌握自我康复锻炼的方法。

(六)健康教育

(1)预防骨与关节结核应积极有效地治疗原发结核病灶。

(2)介绍骨与关节结核的治疗原则及方法,使患者积极有效的配合治疗。

(3)结核病疗程长,易复发,告诉患者要坚持全程、足量、联合用药,以免复发。

(4)讲明抗结核药物使用的剂量和方法。告知患者注意药物的毒副作用,如出现耳鸣、听力异常应立即停药,同时注意肝、肾功能受损及多发性神经炎的发生。

(5)病情变化,及时复诊。

(闫桂荣)

第五节　骨与关节结核

骨与关节结核曾经是很常见的感染性疾病,常继发于肺结核(约90%),少数继发于消化道或淋巴结结核。好发于儿童及青少年,30岁以下患者占80%以上。好发部位为脊柱,其次为膝、髋及肘关节。随着科技的进步、抗结核药物的出现,骨与关节结核的发病率明显下降。但是由于流动人口的大量增加以及耐药菌的出现,骨与关节结核的发病率又有所回升,应引起重视。

一、脊柱结核

在骨关节结核病中,脊柱受累占50%左右,脊柱结核中,以椎体结核占绝大多数(约99%),其中腰椎为最高,胸椎、胸腰段其次,颈椎及骶尾椎较少见,但颈椎结核致残率较高。男性比女性略多见;儿童、成人均可发生,应引起注意。

(一)病因与发病机制

人型结核分枝杆菌是主要病原菌。主要继发于肺或胃肠道结核。当机体抵抗力下降时,潜伏的结核菌引起感染。椎体承重大、骨松质多、肌肉附着少、血液供应容易被感染。

(二)病理变化

椎体被破坏以后出现脓肿并伴干酪样物质,因缺乏急性化脓性感染的红、热,形成寒性脓肿,有两种表现。①椎旁脓肿:脓液多汇集椎体两侧和前方。脓液可沿着韧带间隙向上下蔓延,使几个椎体的边缘都出现骨侵蚀,进入椎管内可压迫脊髓和神经根。②流注脓肿:椎旁脓液积聚至一定量后可穿破骨膜,向下方流动,在远离病灶的部位出现脓肿。下胸椎及腰椎病变所致的椎旁脓肿穿破骨膜后,形成腰大肌脓肿。浅层腰大肌脓肿向下流动积聚在髂窝内,成为髂窝脓肿。还可形成腹股沟深部脓肿。甚至脓液还可下流至膝上部位。

椎体结核可分为中心型和边缘型两种(图8-2)。①中心型椎体结核:多见于儿童,好发于胸椎。病变进展快,一般只侵犯一个椎体,椎体被压缩成楔形。可穿透椎间盘累及邻近椎体。②边缘型椎体结核:多见于成人,好发于腰椎。病变部位局限在椎体的上下缘,很快侵犯椎间盘和相邻的椎体。本病的特征是椎间盘破坏、椎间隙变窄。

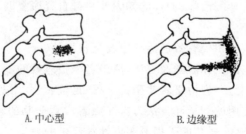

A. 中心型　　　　　B. 边缘型

图8-2　椎体结核

(三)临床表现

1.症状

起病缓慢,早期症状不明显,可有低热、自汗、消瘦、食欲缺乏、全身不适等。病变部位钝痛,休息时减轻,劳累时加重。

2.体征

局部肌痉挛和脊柱活动受限,患者可有姿势异常,如拾物试验阳性、托马斯试验阳性、颈椎结核时抬头困难。可伴有脊柱后凸、侧凸,腰椎生理前凸消失、胸椎后凸可引起驼背等畸形。

寒性脓肿和窦道的形成,脓肿破溃后出现窦道与体外相通,可有干酪样分泌物排出。结核的脓液、干酪样坏死、死骨、被破坏的椎体和椎间盘都可压迫脊髓,出现截瘫。其中以胸椎和颈椎结核截瘫发生率高。此外,颈椎结核还有上肢麻木等神经根受刺激的表现,有咽后壁脓肿者出现呼吸与吞咽困难,胸椎结核有背痛症状,而下胸椎病变引起的疼痛表现为腰骶部疼痛。

(四)实验室及其他检查

1.影像学检查

(1)X线检查:早期表现为骨质变薄。随着病情的发展,表现为骨质破坏和椎间隙变窄,与化脓性脊柱炎相似。前方椎体多个节段受累,椎体被侵蚀为扇贝状。中央型的病变与肿瘤类似,表现为椎体中央变薄和骨质破坏,接着出现椎体塌陷。偶见小死骨,椎体呈楔状改变。边缘型的骨质破坏集中在椎体上缘或下缘,椎间隙变窄或消失,脊柱各段结核可见寒性脓肿的阴影。

(2)CT检查:清晰显示软组织病灶的界限、骨质破坏的程度以及小脓肿。

(3)MRI检查:在多个切面水平上显示骨和软组织的病变,以及脊髓受压情况,另外增强的MRI可以区别脓肿与肉芽组织。

2.结核菌素试验

在机体免疫力严重低下时可为阴性。

3.血常规检查

仅约10%患者有血白细胞计数升高。血沉可检测病变是否静止和活动。活动期明显增快,静止期一般正常。

4.脓肿穿刺或病变部位的组织学检查

脓肿穿刺或病变部位的组织学检查是结核感染确诊的重要途径。通过培养或组织学检查,70%～90%的病例可以确诊,但混合性感染时结核杆菌培养阳性率极低。

(五)诊断要点

根据上述临床表现及影像学检查,结合患者血沉增快、结核菌素试验阳性,应考虑本病。确诊需要做椎体病灶或软组织的活检。CT引导下的细针穿刺活检非常有诊断价值。皮下脓肿穿刺发现病原菌,可不必再做脊柱活检。

(六)治疗要点

脊柱结核治疗的目标是根除感染、恢复神经功能、防止脊柱畸形。抗结核药物化学治疗(简称化疗)是治疗脊柱结核的重要部分。

1.非手术治疗

(1)一般处理:改善全身营养状况,加强休息。局部制动:适用于病变静止而脊柱尚不够稳定者,如颅骨牵引、石膏背心、腰围等。

(2)抗结核药物治疗:异烟肼、利福平、链霉素、对氨基水杨酸钠、乙胺丁醇等一线抗结核药物治疗。脊柱结核一般要用药2年左右。有窦道出现混合感染者,应结合药物敏感试验,应用敏感的抗生素。

2.手术治疗

手术适应证为死骨、脓肿较大不易吸收和窦道经久不愈;结核病灶压迫脊髓出现症状;晚期结核引起的迟发性瘫痪。

(1)病灶清除术:结核病灶的彻底清除是控制感染的关键。把死骨和干酪样坏死物完全清除,直至露出正常松质骨。

(2)脊柱功能重建:通过植骨或结合内固定。早期重建的效果主要通过内固定维持,后期(一般1年以后)主要依靠植骨融合完成。自体骨植骨可靠并且愈合率高。

(七)护理要点

1.术前及非手术治疗的护理

其包括局部制动、遵医嘱抗结核、加强营养和休息。

(1)用药护理:可同时使用2~3种抗结核药物,密切观察用药反应,定期监测血常规。

(2)体位的护理:严格平卧硬板床,选择适合石膏固定或牵引,石膏或牵引带内面加垫小毛巾,保证患者舒适,防止局部长期受压,产生压疮。为患者翻身时,注意要有2人以上合作,保证其颈、胸、腰椎的平直,预防脊柱的再损伤。

(3)术前训练:训练床上大小便、有效咳嗽、深呼吸,为手术后适应做好准备。

2.术后护理

(1)体位:术后6~8小时可翻身,翻身时应防止脊柱扭曲,3人协助患者轴式翻身。

(2)病情监测:脊柱结核患者椎管狭窄,椎管内神经易受压,术后24小时内应密切观察上下肢感觉、有无异常,运动、排尿有无障碍。

3.健康指导

(1)主动活动:腰椎结核患者术后第一天,可做双下肢直腿抬高训练,每天3~5次,每次10分钟。可指导患者1周后做床上抬臀运动以锻炼腰背肌,预防神经根粘连。

(2)被动活动:颈椎结核截瘫患者,对四肢肌肉进行向心按摩,做上、下肢各关节的被动活动,以防肌肉萎缩。

(3)出院指导:出院在家仍需要卧硬板床,可平卧或侧卧;颈椎结核者,避免头颈用力转动,腰椎胸椎结核者,避免久坐,防止胸腰部屈曲或极度扭曲;行骨融合术者,在植骨融合时可下床活动,骨融合一般颈椎术后3个月,腰椎术后需4~5个月。

二、膝关节结核

膝关节结核发病率占全身骨与关节结核的第二位,仅次于脊柱结核。患者多为儿童及青壮年。

(一)病因与发病机制

膝关节病变以滑膜结核多见,滑膜结核发病缓慢,症状轻微,很多患者就诊时滑膜已完全被结核性肉芽组织破坏,关节面软骨、骨质受到不同程度的侵犯和破坏,发展为全关节结核。形成死骨、空洞。脓液可侵入髌上囊、腘窝或膝关节两侧,后期形成脓肿。若脓肿破溃,继发混合感染,可形成经久不愈的窦道。儿童膝关节结核骨骺遭到破坏后,影响下肢的发育,可引起明显肢体短缩畸形。病变累及关节韧带时,可出现膝关节病理性半脱位或脱位,病变静止后,可有膝关节挛缩畸形。

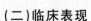

(二)临床表现

1.全身症状

起病缓慢,有低热、乏力、疲倦、食欲缺乏、消瘦、贫血、夜间自汗等全身症状。血沉可增快。

2.局部症状

(1)关节弥漫性肿胀是早期单纯滑膜结核的症状,局部疼痛多不明显。由于膝关节位置表浅,肿胀和积液通常很明显。检查可发现膝部肿胀饱满,浮髌试验阳性。

(2)单纯骨结核的局部症状轻微,仅有病灶周围肿胀和压痛,关节功能多不受限。

(3)全关节结核症状明显,肿胀、疼痛和关节功能受限都比较明显。脓肿破溃,继发混合感染,形成窦道。晚期股四头肌萎缩,关节肿胀、骨质破坏和韧带松弛,可发生膝外翻畸形。骨骺破坏后,骨生长受到影响,致使患肢发生短缩畸形。

(三)实验室及其他检查

1.X线检查

(1)单纯性滑膜结核放射学表现常不典型。仅病程较长者可见软组织肿胀和骨组织疏松。

(2)在单纯骨结核中,中心型表现为骨质模糊,呈磨砂玻璃样,后期可形成死骨及空洞;边缘型则表现为边缘骨质被侵蚀破坏。

(3)在全关节结核,表现为骨质广泛疏松,骨质被侵蚀破坏,关节间隙变窄。窦道长期不愈可出现骨硬化。

2.CT、MRI检查

可较早地发现局部小脓肿、软组织增厚、死骨块等,对关节内早期病变有诊断价值。

3.关节镜检查

对诊断早期膝关节滑膜结核有重要价值,可取关节液培养做组织活检,也可进行滑膜切除术。

(四)诊断要点

根据结核接触史、患病史,临床表现、X线检查、关节镜及实验室检查可明确诊断。

(五)治疗要点

1.局部制动

十分重要,无论是手术或非手术治疗,固定时间一般不少于3个月。

2.抗结核治疗

单纯滑膜结核者,多可以通过应用全身抗结核药治愈,并能够保留基本正常的关节功能。

3.局部治疗

(1)抽出关节积液并注入抗结核药物。

(2)若治疗无效,可施行滑膜切除术。

(3)单纯骨结核当骨质破坏较重时,应施行病灶清除术,病灶清除后可用松质骨填充。术后管型石膏固定3个月。

(4)对全关节结核,15岁以下的患者仅做病灶清除术;15岁以上者在清除病灶后,可同时行膝关节加压融合术,术后4周拔除加压钢针,改用管型石膏固定2个月。

(六)护理要点

1.术前及非手术患者护理

(1)心理护理:因为病程长,患者心理负担重,医护人员要鼓励患者及家属正确认识疾病,增加战胜疾病的信心,积极配合治疗。

(2)局部制动:肿胀、疼痛明显者,可用石膏托固定。固定期间,石膏托可以每天解下1～2次,并适当活动膝关节,以防关节粘连,肌肉萎缩。可在伸膝位做股四头肌收缩训练。

2.术后护理

(1)制动:患者术后回病室时要注意平稳搬移,防止石膏变形或折断。

(2)伤口引流护理:观察伤口渗血及引流管的通畅情况,防止引流管脱落及管内引流液倒流,注意无菌操作。记录引流液的颜色、性质、量,发现异常及时通知医师并妥善处理。引流液正常为淡红色,每天引流液不超过200 mL。引流管持续引流24～48小时后,引流液不超过50 mL,可拔管。

(3)术后用软枕抬高患肢20°～30°,以促进血液循环,减轻肿胀。密切观察患肢血液循环、皮肤温度、神经感觉情况,并与健侧进行比较。发现问题及时处理。

(4)行关节加压融合术者,应注意保持关节夹的松紧度,预防加压针眼感染。

3.健康指导

(1)预防深静脉血栓形成:手术第一天,可行健侧肢体和患侧踝关节的主动运动。

(2)指导肢体活动:滑膜切除术后,皮牵引1～2周后可在床上练习屈伸膝关节,一个月后可下床拄双拐活动;单纯骨结核清除病灶松质骨填充术后,石膏固定2～3周,早期行股四头肌静力收缩,一个月后拄双拐练习行走;全关节结核行关节加压融合术后,4周可除去石膏和关节夹,在床上练习肢体抬高,35天后可拄双拐下地活动。

(3)出院后嘱患者继续加强患肢的功能锻炼,劳逸结合,避免过早负重。定期复查。

三、髋关节结核

髋关节结核发病率在骨与关节结核中居第三位,仅次于脊柱和膝关节。多为单侧发病,多见于儿童和青少年。

(一)病因与发病机制

早期髋关节结核以单纯滑膜结核和单纯骨结核多见。大多发展成全关节结核。单纯骨结核的病灶常位于髋臼上缘、股骨头和靠近骺板处的股骨颈。病灶处骨质破坏,出现死骨和空洞,易形成脓肿。随着病变发展,可穿破关节面软骨,进入关节腔,造成全关节感染。股骨头部分被破坏、吸收后可发生病理性脱位,多为后脱位。髋臼结核产生的脓液可向周围流注,向后常形成臀部脓肿。穿破骨盆内壁,形成盆腔内脓肿。

(二)临床表现

1.全身症状

起病缓慢,可有低热、自汗、食欲缺乏、消瘦、乏力、倦怠、贫血等。

2.局部症状

(1)典型的临床表现有跛行和放射至膝的患髋疼痛。

(2)早期仅表现为跛行和患髋不适感。患儿常有"夜啼",因为熟睡后髋部保护性肌痉挛消失,患髋移动时引起疼痛所致。髋关节活动因疼痛而受限,托马斯征阳性。

(3)可出现髋关节屈曲、内收、内旋畸形,患肢短缩,于腹股沟或臀部可出现肿胀或肿块,有压痛。患肢及臀部肌萎缩。

（三）实验室及其他检查

1.X 线检查

X 线片早期显示有局限性的骨质疏松,疾病后期,全关节结核可见关节间隙变宽,出现空洞和死骨。严重者股骨头几乎完全消失,可出现病理性脱位。

2.CT 与 MRI 检查

有助于早期诊断,可清楚显示髋关节内积液量和微小的骨破坏病灶。

（四）诊断要点

髋关节结核的早期诊断极为重要,根据病史、症状、体征和 X 线检查,不难诊断。骨盆正位片对两侧髋关节进行反复比较,仔细观察,关节间隙轻度狭窄应引起注意,以防漏诊。

（五）治疗要点

1.全身支持疗法

休息、增加营养以增强机体抵抗力,改善患者的全身状况。

2.局部处理

（1）单纯滑膜结核:早期行关节穿刺抽液并注入抗结核药物,对患肢进行皮牵引、石膏固定。无效者行滑膜切除术。术后用皮牵引和"丁字鞋"制动 3 周。

（2）单纯骨结核:有死骨或无效腔者,应尽早行病灶清除术,清除死骨、清理无效腔,遗留的空腔可用松质骨充填,术后皮牵引或髋人字形石膏固定 4～6 周。

（3）全关节结核:早期及时进行病灶清除术,术后皮牵引 3～4 周。晚期则行病灶清除术,同时作关节植骨融合术,术后髋人字石膏固定 3～6 个月。病情稳定者可选择全髋关节置换术。

（六）护理要点

1.术前及非手术治疗的护理

（1）关节腔抽液、注入抗结核药物时,要严格执行无菌操作。

（2）关节疼痛皮牵引时,保持患肢外展 30°中立位。严格卧床休息,预防病理性骨折。

2.术后护理

（1）注意观察生命体征的变化,必要时进行心电监护。

（2）由于髋关节手术后出血较多,要注意观察伤口敷料渗血情况,保持引流管的通畅。

（3）对于石膏固定者,观察患肢血液循环情况,倾听患者主诉,如有肢体远端苍白、厥冷、疼痛、麻木等异常及时通知医师妥善处理。行石膏"人"字形固定者,注意保护石膏周围的皮肤,尤其是女患者会阴部皮肤的清洁干燥。

（4）定时翻身、按摩皮肤防治压疮。指导有效咳嗽,经常深呼吸,预防肺感染、肺不张。

3.健康指导

（1）术后第 1 天,上肢、健侧下肢的主动活动,以防深静脉血栓形成。术后 2～3 天可进行股四头肌等长收缩,但要避免主动屈髋练习。

（2）皮牵引 3～4 周后可去除,患者可进行髋、膝关节的主动锻炼。石膏固定 6～8 周后,X 线摄片复查,病变愈合,可拆除石膏,持双拐下床练习行走,但患肢不能负重。

（3）指导患者及家属正确用药、合理饮食、有计划的功能锻炼、定期复查。

（闫桂荣）

第九章

产科疾病护理

第一节 自然流产

妊娠不足 28 周、胎儿体重不足 1 000 g 而终止者,称为流产。妊娠 12 周前终止者,称为早期流产;妊娠 12 周至不足 28 周终止者,称为晚期流产。流产分为自然流产和人工流产。自然流产占妊娠总数的 10%～15%,其中早期流产占 80% 以上。

一、病因

自然流产的病因包括胚胎因素、母体因素、免疫功能异常和环境因素。

(一)胚胎因素

染色体异常是早期流产最常见的原因,半数以上与胚胎染色体异常有关。染色体异常包括数目异常和结构异常。除遗传因素外,感染、药物等因素也可引起胚胎染色体异常。若发生流产,多为空孕囊或已退化的胚胎。少数至妊娠足月可能娩出畸形儿,或有代谢及功能缺陷。

(二)母体因素

1.全身性疾病

全身性疾病(如严重感染、高热等疾病)会刺激孕妇的子宫强烈收缩导致流产;引发胎儿缺氧(如严重贫血或心力衰竭)、胎儿死亡(如细菌毒素和某些病毒如巨细胞病毒、单纯疱疹病毒经胎盘进入胎儿血液循环)或胎盘梗死(如孕妇患慢性肾炎或高血压)均可导致流产。

2.生殖器官异常

子宫畸形(如子宫发育不良、双子宫、子宫纵隔等)和子宫肿瘤(如黏膜下肌瘤等),均可影响胚胎着床发育而导致流产。宫颈重度裂伤、宫颈内口松弛引发胎膜早破而发生晚期自然流产。

3.内分泌异常

黄体功能不足、甲状腺功能减退、严重糖尿病血糖未能控制等,均可导致流产。

4.强烈应激与不良习惯

妊娠期无论严重的躯体(如手术、直接撞击腹部、性交过频)或心理(过度紧张、焦虑、恐惧、忧伤等精神创伤)的不良刺激均可导致流产。孕妇过量吸烟、酗酒,过量饮咖啡、二醋吗啡(海洛因)等,均有导致流产的报道。

5.免疫功能异常

胚胎及胎儿属于同种异体移植物。母体对胚胎及胎儿的免疫耐受是胎儿在母体内得以生存的基础。若孕妇于妊娠期间对胎儿免疫耐受降低可致流产。

6.环境因素

过多接触放射线和砷、铅、甲醛、苯、氯丁二烯、氧化乙烯等化学物质,都有可能引起流产。

二、病理

孕8周前的早期流产,胚胎多先死亡。随后发生底蜕膜出血并与胚胎绒毛分离、出血,已分离的胚胎组织作为异物有可引起子宫收缩,妊娠物多能完全排出。因这时胎盘绒毛发育不成熟,与子宫蜕膜联系尚不牢固,胚胎绒毛易与底蜕膜分离,出血不多。早期流产时胚胎发育异常,一类是全胚发育异常,即生长结构障碍,包括无胚胎、结节状胚、圆柱状胚和发育阻滞胚;另一类是特殊发育缺陷,以神经管畸形、肢体发育缺陷等最常见。孕8~12周时胎盘绒毛发育茂盛,与底蜕膜联系较牢固,流产的妊娠物往往不易完整排出,部分妊娠物滞留在宫腔内,影响子宫收缩,导致出血量较多。孕12周以后的晚期流产,胎盘已完全形成,流产时会先出现腹痛,然后排出胎儿、胎盘。胎儿在宫腔内死亡过久,被血块包围,形成血样胎块而引起出血不止;也可因血红蛋白长久被吸收而形成肉样胎块,或胎儿钙化后形成石胎。其他尚可见压缩胎儿、纸样胎儿、浸软胎儿、脐带异常等病理表现。

三、临床表现

主要为停经后阴道流血和腹痛。

(一)孕12周前的早期流产

开始时绒毛与蜕膜剥离,血窦开放,出现阴道流血,剥离的胚胎和血液刺激子宫收缩,排出胚胎或胎儿,产生阵发性下腹部疼痛。胚胎或胎儿及其附属物完全排出后,子宫收缩,血窦闭合,出血停止。

(二)孕12周后的晚期流产

晚期流产的临床过程与早产和足月产相似,胎儿娩出后胎盘娩出,出血不多。

由此可见,早期流产的临床全过程表现为先出现阴道流血,而后出现腹痛。晚期流产的临床全过程表现为先出现腹痛(阵发性子宫收缩),而后出现阴道流血。

四、临床类型

按自然流产发展的不同阶段,分为以下临床类型。

(一)先兆流产

先兆流产是指妊娠28周前先出现少量阴道流血,常为暗红色或血性白带,无妊娠物排出,随后出现阵发性下腹痛或腰背痛。妇科检查可见宫颈口未开,胎膜未破,子宫大小与停经周数相符。经休息及治疗后症状消失,可继续妊娠;若阴道流血量增多或下腹痛加剧,可发展为难免流产。

(二)难免流产

难免流产是指流产不可避免。在先兆流产基础上,阴道流血量增多,阵发性下腹痛加剧,或出现阴道流液(胎膜破裂)。产科检查可见宫颈口已扩张,有时可见胚胎组织或胎囊堵塞于宫颈口内,子宫大小与停经周数基本相符或略小。

(三)不全流产

不全流产是指难免流产继续发展,部分妊娠物排出宫腔,且部分残留于宫腔内或嵌顿于宫颈口处,或胎儿排出后胎盘滞留宫腔或嵌顿于宫颈口,影响子宫收缩,导致大量出血,甚至发生休克。产科检查见宫颈口已扩张,宫颈口有妊娠物堵塞及持续性血液流出,子宫小于停经周数。

(四)完全流产

完全流产是指妊娠物已全部排出,阴道流血逐渐停止,腹痛逐渐消失。产科检查可见宫颈口已关闭,子宫接近正常大小。

自然流产的临床过程简示如下:

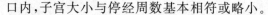

$$先兆流产 \begin{cases} 继续妊娠 \\ 难免流产 \begin{cases} 不全流产 \\ 完全流产 \end{cases} \end{cases}$$

(五)其他特殊情况

流产有以下三种特殊情况。

1.稽留流产

稽留流产又称过期流产。指胚胎或胎儿已死亡滞留宫腔内未能及时自然排出者。典型表现为早孕反应消失,有先兆流产症状或无任何症状,子宫不再增大反而缩小。若已到中期妊娠,孕妇腹部不见增大,胎动消失。产科检查可见宫颈口未开,子宫较停经周数小,质地不软,未闻及胎心。

2.复发性流产

复发性流产是指连续自然流产3次及3次以上者。每次流产多发生于同一妊娠月份,其临床经过与一般流产相同。早期流产常见原因为胚胎染色体异常、免疫功能异常、黄体功能不足、甲状腺功能减退症等。晚期流产常见原因为子宫畸形或发育不良、宫颈内口松弛、子宫肌瘤等。宫颈内口松弛常发生于妊娠中期,胎儿长大,羊水增多,宫腔内压力增加,羊膜囊经宫颈内口突出,宫颈管逐渐缩短、扩张。患者常无自觉症状,一旦胎膜破裂,胎儿立即娩出。

3.流产合并感染

在流产过程中,若阴道流血时间长,有组织残留于宫腔内或非法堕胎,有可能引起宫腔感染,常为厌氧菌及需氧菌混合感染,严重感染可扩展至盆腔、腹腔甚至全身,并发盆腔炎、腹膜炎、败血症及感染性休克。

五、处理

确诊流产后,应根据自然流产的不同类型进行相应处理。

(一)先兆流产

卧床休息,禁性生活,必要时给予对胎儿危害小的镇静剂。黄体功能不足者可肌内注射黄体酮注射液10～20 mg,每天或隔天一次,也可口服维生素 E 保胎治疗;甲状腺功能减退者可口服小剂量甲状腺片。经治疗2周,若阴道流血停止,B超检查提示胚胎存活,可继续妊娠。若临床症状加重,B超检查发现胚胎发育不良(β-HCG 持续不升或下降),表明流产不可避免,应终止妊娠。此外,应重视心理治疗,使其情绪安定,增强信心。

(二)难免流产

一旦确诊,应尽早使胚胎及胎盘组织完全排出。早期流产应及时行刮宫术,对妊娠物应仔细检查,并送病理检查。晚期流产时,子宫较大,出血较多,可用缩宫素 10～20 U 加于 5％葡萄糖注射液 500 mL 中静脉滴注,促进子宫收缩。当胎儿及胎盘排出后检查是否完全,必要时刮宫以清除宫腔内残留的妊娠物,并给予抗生素预防感染。

(三)不全流产

一经确诊,应尽快行刮宫术或钳刮术,清除宫腔内残留组织。阴道大量出血伴休克者,应同时输血输液,并给予抗生素预防感染。

(四)完全流产

流产症状消失,B 超检查证实宫腔内无残留物,若无感染征象,不需特殊处理。

(五)稽留流产

处理较困难,胎盘组织机化,与子宫壁紧密粘连,致使刮宫困难。稽留时间过长可能发生凝血功能障碍,导致弥散性血管内凝血,造成严重出血。处理前应检查血常规、出凝血时间、血小板计数、血纤维蛋白原、凝血酶原时间、凝血块收缩试验及血浆鱼精蛋白副凝试验(3P 试验)等,并做好输血准备。子宫小于 12 孕周者,可行刮宫术,术中肌内注射缩宫素,手术时应特别小心,避免子宫穿孔,一次不能刮净,于 5～7 天后再次刮宫。子宫大于 12 孕周者,应静脉滴注缩宫素,促使胎儿、胎盘排出。若出现凝血功能障碍,应尽早使用肝素、纤维蛋白原及输新鲜血、新鲜冷冻血浆等,待凝血功能好转后,再行刮宫。

(六)复发性流产

染色体异常夫妇应于孕前进行遗传咨询,确定是否可以妊娠;女方通过产科检查、子宫输卵管造影及宫腔镜检查明确子宫有无畸形与病变,有无宫颈内口松弛等。宫颈内口松弛者应在妊娠前行宫颈内口修补术,或于孕 14～18 周行宫颈内口环扎术,术后定期随诊,提前住院,待分娩发动前拆除缝线。若环扎术后有流产征象,治疗失败,应及时拆除缝线,以免造成宫颈撕裂。当原因不明的习惯性流产女性出现妊娠征兆时,应及时补充维生素 E、肌内注射黄体酮注射液10～20 mg,每天 1 次,或肌内注射绒毛膜促性腺激素(HCG)3 000 U,隔天 1 次,用药至孕 12 周时即可停药。应安抚患者情绪并嘱卧床休息、禁性生活。有学者对不明原因的复发流产患者行主动免疫治疗,将丈夫的淋巴细胞在女方前臂内侧或臀部做多点皮内注射,妊娠前注射 2～4 次,妊娠早期加强免疫 1～3 次,妊娠成功率达 86％。

(七)流产合并感染

治疗原则为在控制感染的同时尽快清除宫内残留物。若阴道流血不多,先选用广谱抗生素2～3 天,待感染控制后再行刮宫。若阴道流血量多,静脉滴注抗生素及输血的同时,先用卵网钳将宫腔内残留大块组织夹出,使出血减少,切不可用刮匙全面搔刮宫腔,以免造成感染扩散。术后应继续用广谱抗生素,待感染控制后再行彻底刮宫。若已合并感染性休克者,应积极进行抗休克治疗,病情稳定后再行彻底刮宫。若感染严重或有盆腔脓肿形成,应行手术引流,必要时切除子宫。

六、护理

(一)护理评估

1.病史

停经、阴道流血和腹痛是流产孕妇的主要症状。应详细询问患者停经史、早孕反应情绪;阴道流血的持续时间与阴道流血量;有无腹痛,腹痛的部位、性质及程度。此外,还应了解阴道有无水样排液,排液的色、量和有无臭味,以及有无妊娠产物排出等。对于既往病史,应全面了解孕妇在妊娠期间有无全身性疾病、生殖器官疾病、内分泌功能失调及有无接触有害物质等,以识别发生流产的诱因。

2.临床表现

流产孕妇可因出血过多而出现休克,或因出血时间过长、宫腔内有残留组织而发生感染。因此,护士应全面评估孕妇的各项生命体征。判断流产类型,尤其须注意与贫血及感染相关的征象。

各型流产的具体临床表现见表 9-1。

表 9-1 各型流产的临床表现

类型	病史			妇科检查	
	出血量	下腹痛	组织排出	宫颈口	子宫大小
先兆流产	少	无或轻	无	闭	与妊娠周数相符
难免流产	中至多	加剧	无	扩张	相符或略小
不全流产	少至多	减轻	部分排出	扩张或有物堵塞或闭	小于妊娠周数
完全流产	少至无	无	全部排出	闭	正常或略大

流产孕妇的心理状况以焦虑和恐惧为特征。孕妇面对阴道流血往往会不知所措,甚至有过度严重化情绪,同时对胎儿健康的担忧也会直接影响孕妇的情绪反应,孕妇可能会表现伤心、郁闷、烦躁不安等。

3.诊断检查

(1)产科检查:在消毒条件下进行妇科检查,进一步了解宫颈口是否扩张、羊膜是否破裂、行无妊娠产物堵塞于宫颈口内;子宫大小与停经周数是否相符、有无压痛等,并应检查双侧附件有无肿块、增厚及压痛等。

(2)实验室检查:多采用放射免疫方法对绒毛膜促性腺激素(HCG)、胎盘生乳素(HPL)、雌激素和孕激素等进行定量测定,如测定的结果低于正常值,提示有流产可能。

(3)B超检查:超声显像可显示有无胎囊、胎动、胎心等,从而可诊断并鉴别流产及其类型,指导正确处理。

(二)护理诊断

1.有感染的危险

与阴道出血时间过长、宫腔内有残留组织等因素有关。

2.焦虑

与担心胎儿健康等因素有关。

(三)护理目标

(1)出院时护理对象无感染征象。

(2)先兆流产孕妇能积极配合保胎措施,继续妊娠。

(四)护理措施

对于不同类型的流产孕妇,处理原则不同,其护理措施也有差异。护理时在全面评估孕妇身心状况的基础上,综合病史及诊断检查,明确基本处理原则,认真执行医嘱,积极配合医师,为流

2.焦虑

与担心早产儿预后有关。

(三)预期目标

(1)新生儿不存在因护理不当而产生的并发症。

(2)患者能平静地面对事实,接受治疗及护理。

(四)护理措施

1.预防早产

孕妇良好的身心状况可减少早产的发生,突发的精神创伤也可诱发早产,因此,应做好孕期保健工作,指导孕妇加强营养,保持平静心情。避免诱发宫缩的活动,如抬举重物、性生活等。高危孕妇必须多卧床休息,以左侧卧位为宜,以增加子宫血液循环,改善胎儿供氧,慎做肛查和引导检查等,积极治疗并发症。宫颈内口松弛者应于孕 14～18 周或更早些时间做预防性宫颈环扎术,防止早产的产生。

2.药物治疗的护理

先兆早产的主要治疗为抑制宫缩,与此同时,还要积极控制感染治疗并发症和合并症。护理人员应能明确具体药物的作用和用法,并能识别药物的不良反应,以避免毒性作用的发生,同时,应对患者做相应的健康教育。常用抑制宫缩的药物有以下几类。

(1)β 肾上腺素受体激动素:其作用为激动子宫平滑肌 β 受体,从而抑制宫缩。此类药物的不良反应为心跳加快、血压下降、血糖增高、血钾降低、恶心、出汗、头痛等。常用药物有利托君、沙丁胺醇等。

(2)硫酸镁:镁离子直接作用于肌细胞,使平滑肌松弛,抑制子宫收缩。一般采用 25％硫酸镁 20 mL 加于 5％葡萄糖液 100～250 mL 中,在 30～60 分钟缓慢静脉滴注,然后用 25％硫酸镁 20～10 mL 加于 5％葡萄糖液 100～250 mL 中,以每小时 1～2 g 的速度缓慢静脉滴注,直至宫缩停止。

(3)钙通道阻滞剂:阻滞钙离子进入细胞而抑制宫缩。常采用硝苯地平 5～10 mg,舌下含服,每天 3 次。用药时必须密切注意孕妇及血压的变化,若合并使用硫酸镁时更应慎重。

(4)前列腺素合成酶抑制剂:前列腺素有刺激子宫收缩和软化宫颈的作用,其抑制剂则有减少前列腺素合成的作用,从而抑制宫缩。常用药物有吲哚美辛及阿司匹林等,但此类药物可抑制胎儿前列腺素的合成和释放,使胎儿体内前列腺素减少,而前列腺素有维持胎儿动脉导管开放的作用,缺乏时导管可能过早关闭而致胎儿血液循环障碍。因此,临床已较少应用,必要时仅能短期(不超过 1 周)服用。

3.预防新生儿并发症的发生

在保胎过程中,应每天行胎心监护,教会患者自数胎动,有异常时及时采用应对措施。在分娩前按医嘱给孕妇糖皮质激素(如地塞米松、倍他米松等),可促胎肺成熟,是避免发生新生儿呼吸窘迫综合征的有效步骤。

4.为分娩做准备

如早产已不可避免,应尽早决定合理分娩的方式,如臀位、横位。估计胎儿成熟度低而产程又需较长时间者,可选用剖宫产术结束分娩;经阴道分娩者,应考虑使用产钳和会阴切开术以缩短产程,从而减少分娩过程中对胎头的压迫。同时,充分做好早产儿保暖和复苏的准备,临产后慎用镇静剂,避免发生新生儿呼吸抑制的情况;产程中应给孕妇吸氧;新生儿出生后,立即结扎脐

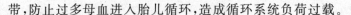

带,防止过多母血进入胎儿循环,造成循环系统负荷过载。

5.为孕妇提供心理支持

安排时间与孕妇进行开放式的讨论,让患者了解早产的发生并非她的过错,有时甚至是无缘由的;也要避免为减轻孕妇的愧疚感而给予过于乐观的保证。由于早产是出乎意料的,孕妇多没有精神和物质准备,对产程的孤独无助感尤为敏感,因此,丈夫、家人和护士在身旁提供支持比足月分娩更显重要,并能帮助孕妇重建自尊,以良好的心态承担早产儿母亲的角色。

(五)护理评价

(1)患者能积极配合医护措施。

(2)母婴顺利经历全过程。

(袁 霞)

第三节 前置胎盘

妊娠 28 周后,胎盘附着于子宫下段,甚至胎盘下缘达到或覆盖宫颈内口,其位置低于胎先露部,称为前置胎盘。前置胎盘是妊娠晚期严重并发症,也是妊娠晚期阴道流血最常见的原因。其发病率国外报道 0.5%,国内报道 0.24%~1.57%。

一、病因

目前尚不清楚,高龄初产妇(年龄超过 35 岁)、经产妇及多产妇、吸烟或吸毒女性为高危人群。其病因可能与下述因素有关。

(一)子宫内膜病变或损伤

多次刮宫、分娩、子宫手术史等是前置胎盘的高危因素。上述情况可损伤子宫内膜,引起子宫内膜炎或萎缩性病变,再次受孕时子宫蜕膜血管形成不良、胎盘血供不足,刺激胎盘面积增大延伸到子宫下段。前次剖宫产手术瘢痕可妨碍胎盘在妊娠晚期向上迁移,增加前置胎盘的可能性。据统计发生前置胎盘的孕妇,85%~95%为经产妇。

(二)胎盘异常

双胎妊娠时胎盘面积过大,前置胎盘发生率较单胎妊娠高 1 倍;胎盘位置正常而副胎盘位于子宫下段接近宫颈内口及膜状胎盘大而薄,扩展到子宫下段,均可发生前置胎盘。

(三)受精卵滋养层发育迟缓

受精卵到达子宫腔后,滋养层尚未发育到可以着床的阶段,继续向下游走到达子宫下段,并在该处着床而发育成前置胎盘。

二、分类

根据胎盘下缘与宫颈内口的关系,将前置胎盘分为三类(图 9-1)。

(1)完全性前置胎盘,又称为中央性前置胎盘,胎盘组织完全覆盖宫颈内口。

(2)部分性前置胎盘,宫颈内口部分为胎盘组织所覆盖。

(3)边缘性前置胎盘,胎盘附着于子宫下段,胎盘边缘到达宫颈内口,未覆盖宫颈内口。

（二）护理诊断

1.潜在并发症

出血性休克。

2.有感染的危险

与前置胎盘剥离面靠近子宫颈口、细菌易经阴道上行感染有关。

（三）护理目标

（1）接受期待疗法的孕妇血红蛋白不再继续下降，胎龄可达或更接近足月。

（2）产妇产后未发生产后出血或产后感染。

（四）护理措施

根据病情须立即接受终止妊娠的孕妇，应立即安排孕妇去枕侧卧位，开放静脉，配血，做好输血准备。在抢救休克的同时，按腹部手术患者的护理进行术前准备，并做好母婴生命体征的监测及抢救准备工作。接受期待疗法的孕妇的护理措施如下。

1.保证休息

减少刺激孕妇需住院观察，绝对卧床休息，尤以左侧卧位为佳，并定时间断吸氧，每天 3 次，每次 1 小时，以提高胎儿血氧供应。此外，还需避免各种刺激，以减少出血可能。医护人员进行腹部检查时动作要轻柔，禁做阴道检查和肛查。

2.纠正贫血

除采取口服硫酸亚铁、输血等措施外，还应加强饮食营养指导，建议孕妇多食高蛋白及含铁丰富的食物，如动物肝脏、绿叶蔬菜和豆类等，一方面有助于纠正贫血，另一方面还可以增强机体抵抗力，同时也促进胎儿发育。

3.监测生命体征

及时发现病情变化，严密观察并记录孕妇生命体征，阴道流血的量、色，流血事件及一般状况，检测胎儿宫内状态。按医嘱及时完成实验室检查项目，并交叉配血备用，发现异常及时报告医师并配合处理。

4.预防产后出血和感染

（1）产妇回病房休息时严密观察产妇的生命体征及阴道流血情况，发现异常及时报告医师处理，以防止或减少产后出血。

（2）及时更换会阴垫，以保持会阴部清洁、干燥。

（3）胎儿分娩后，及早使用宫缩剂，以预防产后大出血；对新生儿严格按照高危儿处理。

5.健康教育

护士应加强对孕妇的管理和宣教，指导围孕期女性避免吸烟、酗酒等不良行为，避免多次刮宫、引产或宫内感染，防止多产，减少子宫内膜损伤或子宫内膜炎。对妊娠期出血，无论量多少均应就医，做到及时诊断、正确处理。

（五）护理评价

（1）接受期待疗法的孕妇胎龄接近（或达到）足月时终止妊娠。

（2）产妇产后未出现产后出血和感染。

（袁　霞）

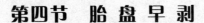

第四节 胎盘早剥

妊娠 20 周以后或分娩期正常位置的胎盘在胎儿娩出前部分或全部从子宫壁剥离,称为胎盘早剥。胎盘早剥是妊娠晚期严重并发症,具有起病急、发展快特点,若处理不及时可危及母婴生命。胎盘早剥的发病率:国外 1‰~2‰,国内 0.46‰~2.1‰。

一、病因

胎盘早剥确切的原因及发病机制尚不清楚,可能与下述因素有关。

(一)孕妇血管病变

孕妇患严重妊娠期高血压疾病、慢性高血压、慢性肾脏疾病或全身血管病变时,胎盘早剥的发生率增高。妊娠合并上述疾病时,底蜕膜螺旋小动脉痉挛或硬化,引起远端毛细血管变性坏死甚至破裂出血,血液流至底蜕膜层与胎盘之间形成胎盘后血肿,致使胎盘与子宫壁分离。

(二)机械性因素

外伤尤其是腹部直接受到撞击或挤压;脐带过短(小于 30 cm)或脐带围绕颈、绕体相对过短时,分娩过程中胎儿下降牵拉脐带造成胎盘剥离;羊膜穿刺时刺破前壁胎盘附着处,血管破裂出血引起胎盘剥离。

(三)宫腔内压力骤减

双胎妊娠分娩时,第一胎儿娩出过速;羊水过多时,人工破膜后羊水流出过快,均可使宫腔内压力骤减,子宫骤然收缩,胎盘与子宫壁发生错位剥离。

(四)子宫静脉压突然升高

妊娠晚期或临产后,孕妇长时间仰卧位,巨大妊娠子宫压迫下腔静脉,回心血量减少,血压下降。此时子宫静脉瘀血、静脉压增高、蜕膜静脉床瘀血或破裂,形成胎盘后血肿,导致部分或全部胎盘剥离。

(五)其他一些高危因素

如高龄孕妇、吸烟、可卡因滥用、孕妇代谢异常、孕妇有血栓形成倾向、子宫肌瘤(尤其是胎盘附着部位肌瘤)等与胎盘早剥发生有关。有胎盘早剥史的孕妇再次发生胎盘早剥的危险性比无胎盘早剥史者高 10 倍。

二、分类及病理变化

胎盘早剥主要病理改变是底蜕膜出血并形成血肿,使胎盘从附着处分离。按病理类型,胎盘早剥可分为显性、隐性及混合性三种(图 9-2)。若底蜕膜出血量少,出血很快停止,多无明显的临床表现,仅在产后检查胎盘时发现胎盘母体面有凝血块及压迹。若底蜕膜继续出血,形成胎盘后血肿,胎盘剥离面随之扩大,血液冲开胎盘边缘并沿胎膜与子宫壁之间经过宫颈管向外流出,称为显性剥离或外出血。若胎盘边缘仍附着于子宫壁或由于胎先露部固定于骨盆入口,使血液积聚于胎盘与子宫壁之间,称为隐性剥离或内出血。由于子宫内有妊娠产物存在,子宫肌不能有效收缩,以压迫破裂的血窦而止血,血液不能外流,胎盘后血肿越积越大,子宫底随之升高;当出

(四)护理措施

胎盘早剥是一种妊娠晚期严重危及母婴生命的并发症,积极预防非常重要。护士应使孕妇接受产前检查,预防和及时治疗妊娠期高血压疾病、慢性高血压、慢性肾病等;妊娠晚期避免仰卧位及腹部外伤;施行外倒转术时动作要轻柔;处理羊水过多和双胎者时,避免子宫腔压力下降过快等。对于已诊断为胎盘早剥的患者,护理措施如下。

1.纠正休克

护士应迅速开放静脉,积极补充其血容量,及时输入新鲜输血。这既能补充血容量,又可补充凝血因子,同时密切监测胎儿状态。

2.严密观察病情变化

凝血功能障碍表现为皮下、黏膜或注射部位出血,子宫出血不凝,有时有尿血、咯血及呕血等现象;急性肾衰竭可表现为尿少或无尿。护士应高度重视上述症状,一旦发现,及时报告医师并配合处理。

3.为终止妊娠做好准备

一旦确诊,应及时终止妊娠,以孕妇病情轻重、胎儿宫内状况、产程进展、胎产式等具体状态决定分娩方式,护士需为此做好相应准备。

4.预防产后出血

胎盘早剥的产妇胎儿娩出后易发生产后出血,因此分娩后应及时给予宫缩剂,并配合按摩子宫,必要时按医嘱做切除子宫的术前准备。未发生出血者,产后仍应加强生命体征观察,预防晚期产后出血的发生。

5.产褥期的处理

患者在产褥期应注意加强营养,纠正贫血。更换消毒会阴垫,保持会阴清洁,预防感染。根据孕妇身体情况给予母乳指导。死产者及时给予退乳措施,可在分娩后24小时内尽早服用大剂量雌激素,同时紧束双乳,少进汤类;水煎生麦芽当茶饮;针刺足临泣、悬钟等穴位等。

(五)护理评价

(1)母亲分娩顺利,婴儿平安出生。

(2)患者未出现并发症。

(袁　霞)

第五节　过　期　妊　娠

平时月经周期规则,妊娠达到或超过42周(>294天)尚未分娩者,称为过期妊娠。其发生率占妊娠总数的3%～15%。过期妊娠使胎儿窘迫、胎粪吸入综合征、过熟综合征、新生儿窒息、围产儿死亡、巨大儿,以及难产等发生率增高,并随妊娠期延长而增加。

一、病因

过期妊娠可能与下列因素有关。

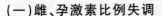

(一)雌、孕激素比例失调

内源性前列腺素和雌二醇分泌不足而孕酮水平增高,导致孕激素优势,抑制前列腺素和缩宫素的作用,延迟分娩发动,从而引起过期妊娠。

(二)头盆不称

部分过期妊娠胎儿较大,导致头盆不称和胎位异常,使胎先露部不能紧贴子宫下段及宫颈内口,反射性子宫收缩减少,容易发生过期妊娠。

(三)胎儿畸形

如无脑儿,由于无下丘脑,垂体肾上腺轴发育不良或缺如,促肾上腺皮质激素产生不足,胎儿肾上腺皮质萎缩,使雌激素的前身物质16α-羟基硫酸脱氢表雄酮不足,从而雌激素分泌减少;小而不规则的胎儿不能紧贴子宫下段及宫颈内口诱发宫缩,导致过期妊娠。

(四)遗传因素

某家族、某个体常反复发生过期妊娠,提示过期妊娠可能与遗传因素有关。胎盘硫酸酯酶缺乏症是一种罕见的伴性隐性遗传病,可导致过期妊娠。其发生机制是因胎盘缺乏硫酸酯酶,胎儿肾上腺与肝脏产生的16α-羟基硫酸脱氢表雄酮不能脱去硫酸根转变为雌二醇及雌三醇,从而使血雌二醇及雌三醇明显减少,降低子宫对缩宫素的敏感性,使分娩难以启动。

二、临床表现

(一)胎盘

过期妊娠的胎盘病理有两种类型:一种是胎盘功能正常,除重量略有增加外,胎盘外观和镜检均与妊娠足月胎盘相似;另一种是胎盘功能减退,肉眼观察胎盘母体面呈片状或多灶性梗死及钙化,胎儿面及胎膜常被胎粪污染,呈黄绿色。

(二)羊水

正常妊娠38周后,羊水量随妊娠推延逐渐减少,妊娠42周后羊水减少迅速,约30%减至300 mL以下;羊水粪染率明显增高,是足月妊娠的2~3倍,若同时伴有羊水过少,羊水粪染率达71%。

(三)胎儿

过期妊娠胎儿生长模式与胎盘功能有关,可为分以下三种。

1.正常生长及巨大儿

胎盘功能正常者,能维持胎儿继续生长,约25%成为巨大儿,其中1.4%胎儿出生体重大于4 500 g。

2.胎儿成熟障碍

10%~20%过期妊娠并发胎儿成熟障碍。胎盘功能减退与胎盘血流灌注不足、胎儿缺氧及营养缺乏等有关。由于胎盘合成、代谢、运输及交换等功能障碍,胎儿不易再继续生长发育。临床分为3期。

(1)第Ⅰ期为过度成熟期,表现为胎脂消失、皮下脂肪减少、皮肤干燥松弛多皱褶,头发浓密,指(趾)甲长,身体瘦长,容貌似"小老人"。

(2)第Ⅱ期为胎儿缺氧期,肛门括约肌松弛,有胎粪排出,羊水及胎儿皮肤黄染,羊膜和脐带绿染,同胎儿患病率及围产儿病死率最高。

(3)第Ⅲ期为胎儿全身因粪染历时较长广泛黄染,指(趾)甲和皮肤呈黄色,脐带和胎膜呈黄

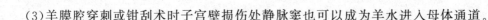

(3)羊膜腔穿刺或钳刮术时子宫壁损伤处静脉窦也可以成为羊水进入母体通道。

二、病理生理

近年来研究认为,羊水栓塞主要是变态反应。羊水进入母体循环后,通过阻塞肺小血管,引起变态反应而导致凝血机制异常,使机体发生一系列的病理生理变化。

(一)肺动脉高压

羊水内的有形物质,如胎儿毳毛、胎脂、胎粪、角化上皮细胞等直接形成栓子。一方面,羊水的有形物质激活凝血系统,使小血管内形成广泛的血栓而阻塞肺小血管,反射性引起迷走神经兴奋,使肺小血管痉挛加重。另一方面,羊水内有形物质经肺动脉进入肺循环,阻塞小血管,引起肺内小支气管痉挛,支气管内分泌物增加,使肺通气、换气量减少,反射性地引起肺小血管痉挛,肺小管阻塞而引起肺动脉压增高,导致急性右心衰竭,继而发生呼吸和循环功能衰竭、休克,甚至死亡。

(二)过敏性休克

羊水中有形物质成为致敏原,作用于母体,引起变态反应所导致的过敏性休克,多在羊水栓塞后立即出现血压骤降甚至消失,以及有心、肺功能衰竭的表现。

(三)弥散性血管内凝血

妊娠时母体血液呈高凝状态。羊水中含有大量促凝物质可激活母体凝血系统,进入母体血液循环后,在血管内产生大量的微血栓,消耗大量的凝血因子和纤维蛋白原,从而导致弥散性血管内凝血。同时纤维蛋白原下降时,可激活纤溶系统,由于大量凝血物质的消耗和纤溶系统的激活,产妇血液系统由高凝状态转变为纤溶亢进,血液不凝固,极易发生严重的产后出血及失血性休克。

(四)急性肾衰竭

由于休克和弥散性血管内凝血,导致肾脏急剧缺血,进一步发生肾衰竭。

三、临床表现

(一)症状

羊水栓塞起病急骤、来势凶险,多发生于分娩过程中,尤其发生在胎儿娩出前后的短时间内。临床经过可分为以下三个阶段。

1.急性休克期

在分娩过程中,尤其是刚破膜不久,产妇突感寒战、烦躁不安、气急、恶心、呕吐等先兆症状,继而出现呛咳、呼吸困难、发绀、抽搐、昏迷,迅速出现循环衰竭,进入休克或昏迷状态。病情严重者仅在数分钟内死亡。

2.出血期

患者渡过呼吸、循环衰竭和休克而进入凝血功能障碍阶段,表现为难以控制的大量出血,血液不凝,身体其他部位出血如切口渗血、全身皮肤黏膜出血、血尿、消化道大出血或肾脏出血,产妇可死于出血性休克。

3.急性肾衰竭

后期存活的患者出现少尿、无尿和尿毒症的症状,主要为循环功能衰竭引起的肾脏缺血,弥散性血管内凝血早期形成的血栓堵塞肾内小血管,引起肾脏缺血、缺氧,导致肾脏器质性损害。

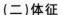

(二)体征

心率增快,血压骤降,肺部听诊可闻及湿啰音。全身皮肤黏膜有出血点及瘀斑,阴道流血不止,切口渗血不凝。

四、处理原则

及时处理,立即抢救,抗过敏,纠正呼吸、循环系统衰竭和改善低氧血症,抗休克,防止弥散性血管内凝血和肾衰竭的发生。

五、护理

(一)护理评估

1.病史

评估发生羊水栓塞临床表现的各种诱因,有无胎膜早破或人工破膜,前置胎盘或胎盘早剥,宫缩过强或强直性宫缩,中期妊娠引产或钳刮术,羊膜腔穿刺术等病史。

2.身心状况

胎膜破裂后,胎儿娩出后或手术中产妇突然出现寒战、呛咳、气急、烦躁不安、尖叫、呼吸困难、发绀、抽搐、出血不凝、不明原因休克等症状和体征,血压下降或消失,应考虑为羊水栓塞,立即进行抢救。

3.辅助检查

(1)血涂片查找羊水有形物质:采集下腔静脉血,镜检见到羊水有形成分可确诊。

(2)床旁胸部 X 线片:可见肺部双侧弥漫性点状、片状浸润影,沿肺门分布,伴轻度肺不张和右心扩大。

(3)床旁心电图或心脏彩色多普勒超声检查:提示心房、心室扩大,ST 段下降。

(4)若患者死亡,行尸检时,可见肺水肿、肺泡出血。心内血液查到有羊水有形物质,肺小动脉或毛细血管有羊水有形成分栓塞,子宫或阔韧带血管内查到羊水有形物质。

(二)护理诊断

(1)气体交换受损:与肺血管阻力增加、肺动脉高压、肺水肿有关。

(2)组织灌注无效:与弥散性血管内凝血及失血有关。

(3)有胎儿窘迫的危险:与羊水栓塞、母体血液循环受阻有关。

(三)护理目标

(1)实施抢救后,患者胸闷、气急、呼吸困难等症状有所改善。

(2)患者心率、血压恢复正常,出血量减少,肾功能恢复正常。

(3)新生儿无生命危险。

(四)护理措施

1.羊水栓塞的预防

加强产前检查,及时注意有无诱发因素,及时发现前置胎盘、胎盘早剥等并发症并予以积极处理。严密观察产程进展情况,正确掌握缩宫素的使用方法,防止宫缩过强。严格掌握人工破膜的指征和时间,宜在宫缩间歇期行人工破膜术,破口要小,并注意控制羊水流出的速度。

2.配合医师,并积极抢救患者

(1)吸氧:最初阶段是纠正缺氧。给予患者半卧位,加压给氧,必要时给予气管插管或者气管切开,减轻肺水肿,改善脑缺氧。

(2)抗过敏:根据医嘱,尽快给予大剂量肾上腺糖皮质激素抗过敏、解除痉挛,保护细胞。可予地塞米松 20～40 mg,静脉推注,以后根据病情可静脉滴注维持。氢化可的松 100～200 mg 加入 5%～10% 葡萄糖注射液 50～100 mL,快速静脉滴注,后予 300～800 mg 加入 5% 葡萄糖注射液 250～500 mL,静脉滴注,日用上限可达 500～1 000 mg。

(3)缓解肺动脉高压:解痉药物能改善肺血流灌注,预防右心衰竭所致的呼吸循环衰竭。第一,使用盐酸罂粟碱,30～90 mg 加入 25% 葡萄糖注射液 20 mL 缓慢推注,能松弛平滑肌,扩张冠状动脉、肺和脑动脉,降低小血管阻力。与阿托品合用扩张小动脉效果更佳。第二,使用阿托品,阿托品能阻断迷走神经反射所导致的肺血管和支气管痉挛。1 mg 阿托品加入 10%～25% 葡萄糖注射液 10 mL,每 15～30 分钟静脉推注 1 次,直至症状缓解,微循环改善为止。第三,使用氨茶碱,氨茶碱具有松弛支气管平滑肌、解除肺血管痉挛的作用,250 mg 氨茶碱加入 25% 葡萄糖注射液 20 mL,缓慢推注。第四,酚妥拉明为 α 肾上腺素能抑制剂,能解除肺血管痉挛,降低肺动脉阻力,消除肺动脉高压。可用 5～10 mg 加入 10% 葡萄糖注射液 100 mL,静脉滴注。

(4)抗休克:①补充血容量、使用升压药物,扩容常使用右旋糖酐-40 静脉滴注,并且补充新鲜的血液和血浆。在抢救过程中,监测中心静脉压,了解心脏负荷情况,并据此调节输液量和输液速度。升压药物可用多巴胺 20 mg 加入 5% 葡萄糖溶液 250 mL 静脉滴注,随时根据血压调节滴速。②纠正酸中毒,根据血氧分析和血清电解质结果,判断是否存在酸中毒。一旦发现,5% 碳酸氢钠 250 mL 静脉滴注。及时可纠正休克和代谢失调,并根据血清电解质,及时纠正电解质紊乱。③纠正心力衰竭(简称心衰)消除肺水肿,使用毛花苷 C 或毒毛花苷 K 静脉滴注,同时使用呋塞米静脉推注,有利于消除肺水肿,防止急性肾衰竭。

(5)防治弥散性血管内凝血:弥散性血管内凝血阶段应早期抗凝,补充凝血因子,及时输注新鲜血液和血浆、纤维蛋白原等;应用肝素,尤其在羊水栓塞时其血液呈高凝状态时短期内使用。用药过程中监测出凝血时间,如使用肝素过量(凝血时间大于 30 分钟),则出现出血倾向,如伤口渗血、血肿、阴道流血不止等,可用鱼精蛋白对抗。

弥散性血管内凝血晚期纤溶时期,抗纤溶可使用氨基己酸、氨甲苯酸、氨甲环酸抑制纤溶激活酶,使纤溶酶原不被激活,从而抑制纤维蛋白溶解。抗纤溶的同时补充纤维蛋白原和凝血因子,防止大出血。

(6)预防肾衰竭:抢救的同时注意尿量,如补足血容量后仍然少尿或无尿,需要及时使用呋塞米等利尿剂,预防与治疗肾衰竭。

(7)预防感染:使用肾毒性较小的抗生素防止感染。

(8)产科处理:第一产程发病的产妇应立即考虑行剖宫产终止妊娠,去除病因。第二产程发病者,及时行阴道助产结束分娩,并且密切观察出血量、出凝血时间等,如果发生产后出血不止,应及时配合医师,做好子宫切除术的准备。

3.提供心理支持

如果在发病抢救过程中,产妇神志清醒,应给予产妇鼓励,安抚其紧张和恐惧的心理,使其配合医师抢救;对于家属要表示理解和抚慰,向家属解释产妇的病情,争取家属的支持和配合。在产妇病情稳定的情况下,可允许家属探视并且陪伴产妇,同时,病情稳定的康复期,可与产妇和家属一起制订康复计划,适时地给予相应的健康教育。

(袁　霞)

第七节　子宫破裂

子宫破裂是指在分娩期或妊娠晚期子宫体部或子宫下段发生破裂。它是产科严重的并发症,若不及时诊治,可随时威胁母婴生命。

根据子宫破裂发生的时间可分为妊娠期破裂和分娩期破裂;根据子宫破裂发生的部位可分为子宫体部破裂和子宫下段破裂;根据子宫破裂发生的程度可分为完全性破裂和不完全性破裂。完全破裂是指子宫壁的全层破裂,导致宫腔内容物进入腹腔,破裂常发生于子宫下段。不完全破裂是指子宫内膜、肌层部分或全部破裂,而浆膜层完整,常发生于子宫下段,宫腔与腹腔不相通,而往往在破裂侧进入阔韧带之间,形成阔韧带血肿。

一、病因

(一)梗阻性难产

它是引起子宫破裂最常见的原因。骨盆狭窄、头盆不称、软产道阻塞(发育畸形、瘢痕或肿瘤等)、胎位异常(肩先露、额先露)、胎儿异常(巨大胎儿、胎儿畸形)等,均可以导致胎先露部下降受阻,子宫上段为克服产道阻力而强烈收缩,使子宫下段过分伸展变薄超过最大限度,而发生子宫破裂。

(二)瘢痕子宫

剖宫产、子宫修补术、子宫肌瘤剔除术等都会使术后子宫肌壁留有瘢痕,于妊娠晚期或者临产后因子宫收缩牵拉及宫腔内压力增高而致子宫瘢痕破裂。宫体部瘢痕多于妊娠晚期发生自发破裂,多为完全破裂;子宫下段瘢痕破裂多发生于临产后,为不完全破裂。前次手术后伴感染或愈合不良者,发生子宫破裂概率更大。

(三)宫缩剂使用不当

分娩前肌内注射缩宫素或过量静脉滴注缩宫素,使用前列腺素栓剂及其他子宫收缩药物使用不当,均可导致子宫收缩过强,造成子宫破裂。多产、高龄、子宫畸形或发育不良、多次刮宫史、宫腔感染等都会增加子宫破裂的概率。

(四)手术创伤

多发生于不适当或粗暴的阴道助产手术,如宫颈口未开全时行产钳或臀牵引术,强行剥离植入性胎盘或严重粘连胎盘;行毁胎术、穿颅术时,器械、胎儿骨片伤及子宫等情况均可导致子宫破裂。

二、临床表现

子宫破裂多发生于分娩期,通常是个逐渐发展的过程,可分为先兆子宫破裂和子宫破裂两个阶段。其症状与破裂发生的时间、部位、范围、出血量、胎儿及子宫肌肉收缩情况有关。

(一)先兆子宫破裂

子宫病理性缩复环形成、下腹部压痛、胎心率异常、血尿,是先兆子宫破裂的四大主要表现。

1.症状

常见于产程长、有梗阻性难产因素的产妇。产妇通常在临产过程中,当宫缩愈强。但胎儿下降受阻,产妇表现为烦躁不安、疼痛难忍、下腹部拒按、呼吸急促、脉搏加快,同时膀胱受压充血,出现排尿困难及血尿。

2.体征

因胎先露部下降受阻,子宫收缩过强,子宫体部肌肉增厚变短,子宫下段肌肉变薄拉长,在两者间形成环状凹陷,称为病理性缩复环;可见该环逐渐上升至脐平或脐上,压痛明显(图 9-3)。因子宫收缩过强过频,胎儿可能触不清,胎心率先加快后减慢或听不清,胎动频繁。

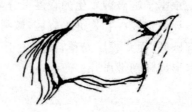

图 9-3　病理性缩复环

(二)子宫破裂

1.症状

产妇突感下腹部撕裂样剧痛,子宫收缩停止,腹部稍感舒适。后因血液、羊水进入腹腔,出现全腹持续性疼痛,伴有面色苍白、冷汗淋漓、脉搏细速、呼吸急促等现象。

2.体征

产妇全腹压痛、反跳痛,腹壁下可扪及胎体,子宫位于侧方,胎心胎动消失。阴道出血可见鲜血流出,下降中的胎儿先露部消失,扩张的宫颈口回缩,部分产妇可扪及子宫下段裂口及宫颈。若为子宫不完全破裂者,上述体征不明显,仅在不全破裂处有压痛、腹痛;若破裂口累及两侧子宫血管,可致急性大出血或形成阔韧带内血肿,查体时可在子宫一侧扪及逐渐增大且有压痛的包块。

三、处理原则

(一)先兆子宫破裂

立即抑制宫缩,使用麻醉药物或者肌内注射哌替啶,即刻行剖宫产终止妊娠。

(二)子宫破裂

在输血、输液、吸氧等抢救休克的同时,无论胎儿是否存活,都尽快做好剖宫产的准备,进行手术治疗。根据产妇全身状况、破裂的部位和程度、破裂的时间、有无感染征象等决定手术方法。

四、护理

(一)护理评估

1.病史

收集产妇既往有无与子宫破裂相关的病史,如子宫手术瘢痕、剖宫产史;此次妊娠有无出现高危因素,如胎位不正、头盆不称等;临产期间有无滥用缩宫素。

2.身心状况

评估产妇目前的临床表现和生命体征、情绪变化。如宫缩的强度、间隔时间、腹部疼痛的性质,有无排尿困难、有无血尿、有无出现病理性缩复环,同时监测胎儿宫内情况,了解有无出现胎儿窘迫征象。产妇精神状态有无烦躁不安、恐惧、焦虑、衰竭等现象。

3.辅助检查

(1)腹部检查:可了解产妇腹部疼痛的部位和体征,从而判断子宫破裂的阶段。

(2)实验室检查:血常规检查可了解有无白细胞计数升高、血红蛋白下降等感染、出血征象;同时尿常规检查可了解有无肉眼血尿。

(3)超声检查:可协助发现子宫破裂的部位和胎儿的位置。

(二)护理诊断

1.疼痛

与产妇出现强直行宫缩、子宫破裂有关。

2.组织灌注无效

与子宫破裂后出血量多有关。

3.预感性悲哀

与担心自身预后和胎儿可能死亡有关。

(三)护理目标

(1)及时补充血容量,产妇低血容量予以纠正。

(2)能够抑制强直性子宫收缩,产妇疼痛略有缓解。

(3)产妇情绪能够得到安抚和平稳。

(四)护理措施

1.预防子宫破裂

向孕产妇宣教,做好计划生育工作,避免多次人工流产,减少多产。认真做好产前检查,如有瘢痕子宫、产道异常者提前入院待产。正确处理产程,严密观察产程进展,尽早发现先兆子宫破裂的征象并进行及时处理。严格掌握使用缩宫素的指征和禁忌证,避免滥用,滴注缩宫素时应有专人看护并记录,从小剂量起,逐渐增加,严防发生过强宫缩。

2.先兆子宫破裂的护理

密切观察产程进展,注意胎儿心率变化。待产时,如果宫缩过强过频,下腹部压痛明显,或出现病理性缩复环时,及时报告医师,停止缩宫素等一切操作,严密监测产妇生命体征,根据医嘱使用抑制宫缩药物。

3.子宫破裂的护理

迅速开放静脉通路,短时间内补充液体、输血,补足血容量,同时吸氧、保暖,纠正酸中毒,进行抗休克处理,根据医嘱做好手术前各项准备,严密监测产妇生命体征、24小时出入量,各种实验室检查结果,评估出血量,根据医嘱使用抗生素防止感染。

4.心理支持

协助医师根据产妇的情况,向产妇及其家属解释病情治疗计划,取得家属的支持和产妇的配合。如果出现胎儿死亡的产妇,要努力开解其悲伤的情绪,鼓励其说出内心感受,为其提供安静的环境,同时给予关心和生活上的护理,努力帮助其接受现实,调整情绪,为产妇提供相应的产褥期休养计划,做好关于其康复的各种宣教。

（袁　霞）

第八节 产后出血

产后出血是指胎儿娩出后 24 小时内出血量超过 500 mL 者。产后出血是分娩期的严重并发症,是产妇死亡的重要原因之一,在我国居产妇死亡原因首位。

一、病因

(1)子宫收缩乏力:是产后出血最常见的原因。

(2)胎盘因素:分为胎盘滞留、胎盘粘连、胎盘部分残留。

(3)软产道裂伤:分娩过程中软产道裂伤。

(4)凝血机制障碍:任何原因的凝血功能异常均可引起产后出血。

二、临床表现

(一)阴道多量流血

胎儿娩出后立即发生阴道流血,色鲜红,应考虑软产道裂伤;胎儿娩出后数分钟出现阴道流血,色暗红,应考虑胎盘因素;胎盘娩出后阴道流血较多,应考虑子宫收缩乏力或胎盘、胎膜残留;胎儿娩出后阴道持续流血且血液不凝,应考虑凝血功能障碍。

(二)休克症状

患者出现面色苍白、出冷汗、心慌、头晕、怕冷、寒战、打哈欠、表情淡漠、呼吸急促,甚至烦躁不安。

(三)出血量评估

正确评估出血量,常采用的方法包括称重法、面积法、容积法。

三、辅助检查

(1)血常规:了解患者红细胞和血红蛋白情况。

(2)弥散性血管内凝血监测:判断出凝血时间,凝血酶原时间及纤维蛋白原测定等结果。

四、治疗

针对出血原因,迅速止血,补充血容量,纠正失血性休克,防治感染。

五、护理措施

(一)预防分娩期产后出血

1.第一产程

密切关注产程进展、防止产程延长,保证产妇基本需要,避免产妇衰竭状态,保证休息。

2.第二产程

应严格无菌操作,指导患者正确使用腹压,并适时适度地会阴侧切,胎头胎肩娩出要慢,胎肩娩出后立即肌内注射或静脉滴注缩宫素,以加强子宫收缩,减少产后出血。

3.第三产程

避免用力牵拉脐带、按摩、挤压子宫,胎盘娩出后应检查胎盘胎膜是否完整,检查胎盘母体面和胎儿面,判断有无缺损,检查软产道包括宫颈、阴道、外阴等部位有无损伤。

(二)产褥期的护理

1.观察病情

观察生命体征变化,重点观察血压与脉搏变化。评估产妇阴道流血情况,正确评估出血量。触摸子宫硬度及宫底高度,判断子宫收缩状态,检查周身皮肤有无出血倾向,及时反馈医师,并做好护理记录。产后密切观察两小时,嘱患者及时排空膀胱,尽早哺乳。

2.抢救休克

准备抢救所需物品、药品、器械;针对不同原因出血给予相应措施;保持静脉通路的畅通,做好输血、急救准备工作;注意保持患者平卧、吸氧、保暖,严密观察并记录;监测生命体征变化,观察尿量及色;观察子宫收缩情况,有无压痛等;遵医嘱应用抗生素。失血量较多体液不足时,应遵医嘱给予补液、输血,补充血容量;合理调整输液速度,纠正休克状态。

3.处理不同原因产后出血

子宫收缩不良,导尿排空膀胱后可使用宫缩剂、按摩子宫、宫内填塞纱布条或结扎盆腔血管等方法达到止血目的;胎盘因素,应采取及时取出,必要时做好刮宫准备,胎盘粘连应行钳刮术和清宫术,若剥离困难疑有胎盘植入,切忌强行剥离并做好子宫切除术前准备;软产道损伤,应逐层缝合裂伤处,彻底止血,软产道血肿应切开血肿后缝合,同时注意止血并补充血容量;凝血功能异常,应尽快补充新鲜血、血小板和凝血酶原复合物。

4.提供健康知识

做好饮食指导,进营养丰富易消化,含铁蛋白丰富的食物,少量多餐;指导产妇适量活动的自我保健技巧;明确产后复查时间、目的和意义,使产妇能按时接受检查,及时发现问题,调整产后指导方案使产妇尽快恢复健康;进行避孕指导,合理避孕,产后42天,禁止盆浴和性生活。

5.预防感染

密切关注体温变化,评估患者恶露颜色、气味、量,会阴护理每天2次,保持外阴清洁。定时观察子宫复旧情况,并及时做好记录。

(袁　霞)

第九节　产褥感染

产褥感染是指分娩时及产褥期生殖道受病原体感染,引起局部和全身的炎性变化。发病率为1%~7.2%,是产妇死亡的四大原因之一。产褥病率是指分娩24小时以后的10天内用口表每天测量4次,体温有2次达到或超过38℃。可见产褥感染与产褥病率的含义不同。虽然造成产褥病率的原因以产褥感染为主,但也包括产后生殖道以外的其他感染与发热,如泌尿系统感染、乳腺炎、上呼吸道感染等。

一、病因

(一)感染来源

1.自身感染

正常孕妇生殖道或其他部位的病原体,当出现感染诱因时使机体抵抗力低下而致病。孕妇生殖道病原体不仅可以导致产褥感染,而且在孕期即可通过胎盘、胎膜、羊水间接感染胎儿,并导致流产、早产、死胎、胎膜早破等。有些病原体造成的感染,在孕期只表现出阴道炎、宫颈炎等局部症状,常常不被患者重视,而在产后机体抵抗力低下时发病。

2.外来感染

由被污染的衣物、用具、各种手术器械、物品等接触患者后引起感染,常常与无菌操作不严格有关。产后住院期间探视者、陪伴者的不洁护理和接触,是引起产褥感染极其重要的来源,也是极容易被疏忽的感染因素,应引起产科医师、医院管理者的高度重视。

(二)感染病原体

引起产褥感染的病原体种类较多,较常见者有链球菌、大肠埃希菌、厌氧菌等,其中内源性需氧菌和厌氧菌混合感染的发生有逐渐增高的趋势。需氧性链球菌是外源性感染的主要致病菌,有极强的致病力、毒力和播散力,可致严重的产褥感染。大肠埃希菌属包括大肠埃希菌及其相关的革兰阴性杆菌、变形杆菌等,也为外源性感染的主要致病菌之一,也是菌血症和感染性休克最常见的病原体。在阴道、尿道、会阴周围均有寄生,平常不致病,产褥期机体抵抗力低下时可迅速增生而发病。厌氧性链球菌存在于正常阴道中,当产道损伤、机体抵抗力下降,可迅速大量繁殖,并与大肠埃希菌混合感染,其分泌物异常恶臭。

(三)感染诱因

1.一般诱因

机体对入侵的病原体的反应,取决于病原体的种类、数量、毒力及机体自身的免疫力。女性生殖器官具有一定的防御功能,任何削弱产妇生殖道和全身防御功能的因素均有利于病原体的入侵与繁殖,如贫血、营养不良和各种慢性疾病(如肝功能不良、妊娠合并心脏病、糖尿病等),以及临近预产期前性交、羊膜腔感染。

2.与分娩相关的诱因

(1)胎膜早破:完整的胎膜对病原体的入侵起着有效的屏障作用,胎膜破裂导致阴道内病原体上行性感染,是病原体进入宫腔并进一步入侵输卵管、盆腔、腹腔的主要原因。

(2)产程延长、滞产、多次反复的肛查和阴道检查增加了病原体入侵机会。

(3)剖宫产操作中无菌措施不严格、子宫切口缝合不当,导致子宫内膜炎的发生率为阴道分娩的20倍,并伴随严重的腹壁切口感染,尤以分枝杆菌所致者为甚。

(4)产程中宫内仪器使用不当或使用次数过多、使用时间过长,如宫内胎儿心电监护、胎儿头皮血采集等,将阴道及宫颈的病原体直接带入宫腔而感染。宫内监护超过8小时者,产褥病率可达71%。

(5)各种产科手术操作(产钳助产、胎头吸引术、臀牵引等),以及产道损伤、产前产后出血、宫腔填塞纱布、产道异物、胎盘残留等,均为产褥感染的诱因。

二、分型及临床表现

发热、腹痛和异常恶露是最主要的临床表现。由于机体抵抗力不同,炎症反应程度、范围和部位的不同,临床表现有所不同。根据感染发生的部位可将产褥感染分为以下几种类型。

(一)急性外阴、阴道、宫颈炎

此常因分娩时会阴损伤或手术产、孕前有外阴阴道炎者而诱发,表现为局部灼热、坠痛、肿胀,炎性分泌物刺激尿道可出现尿痛、尿频、尿急。会阴切口或裂伤处缝线嵌入肿胀组织内,针孔流脓。阴道与宫颈感染者其黏膜充血、水肿、溃疡、化脓,日久可致阴道粘连甚至闭锁。病变局限者,一般体温不超过 38 ℃,病情发展可向上或宫旁组织,导致盆腔结缔组织炎。

(二)剖宫产腹部切口、子宫切口感染

剖宫产术后腹部切口的感染多发生于术后 3～5 天,局部红肿、触痛。组织侵入有明显硬结,并有浑浊液体渗出,伴有脂肪液化者其渗出液可呈黄色浮油状,严重患者组织坏死,切口部分或全层裂开,伴有体温明显升高,超过 38 ℃。Soper 报道剖宫产术后的持续发热主要为腹部切口的感染,尤其是普通抗生素治疗无效者。

据报道,3.97% 的剖宫产术患者有切口感染、愈合不良,常见的原因有合并糖尿病、妊娠期高血压疾病、贫血等。剖宫产术后子宫切口感染者则表现为持续发热,早期低热多见,伴有阴道出血增多,甚至晚期产后大出血,子宫切口缝合过紧过密是其因素之一。妇检子宫复旧不良、子宫切口处压痛明显,B 超检查显示子宫切口处隆起呈混合性包块,边界模糊,可伴有宫腔积液(血),彩色多普勒超声检查显示有子宫动脉血流阻力异常。

(三)急性子宫内膜炎、子宫肌炎

此为产褥感染最常见的类型,由病原体经胎盘剥离而侵犯至蜕膜所致者为子宫内膜炎,侵及子宫肌层者为子宫肌炎,两者常互相伴随。临床表现为产后 3～4 天开始出现低热,下腹疼痛及压痛,恶露增多且有异味,如早期不能控制,病情加重,出现寒战、高热、头痛、心率加快、白细胞及中性粒细胞增高,有时因下腹部压痛不明显及恶露不一定多而容易误诊。Figucroa 报道急性子宫内膜炎的患者 100% 有发热,61.6% 其恶露有恶臭,60% 的患者子宫压痛明显。最常培养分离出的病原体主要有溶血性葡萄球菌、大肠埃希菌、链球菌等。当炎症波及子宫肌壁时,恶露反而减少,异味也明显减轻,容易误认为病情好转。感染逐渐发展可于肌壁间形成多发性小脓肿,B 超检查显示子宫增大复旧不良、肌层回声不均,并可见小液性暗区,边界不清。如继续发展。可导致败血症甚至死亡。

(四)急性盆腔结缔组织炎、急性输卵管炎

此多继发于子宫内膜炎或宫颈深度裂伤,病原体通过淋巴道或血行侵及宫旁组织,并延及输卵管及其系膜。临床表现主要为一侧或双侧下腹持续性剧痛,妇检或肛查可触及宫旁组织增厚或有边界不清的实质性包块,压痛明显,常常伴有寒战和高热。炎症可在子宫直肠积聚形成盆腔脓肿,如脓肿破溃则向上播散至腹腔。如侵及整个盆腔,使整个盆腔增厚呈巨大包块状,不能辨别其内各器官,整个盆腔似乎被冻结,称为“冰冻骨盆”。

(五)急性盆腔腹膜炎、弥漫性腹膜炎

炎症扩散至子宫浆膜层,形成盆腔腹膜炎,继续发展为弥漫性腹膜炎,出现高热、寒战、恶心、呕吐、腹胀、下腹剧痛等症状,体检时下腹明显压痛、反跳痛。产妇因产后腹壁松弛,腹肌紧张多不明显。腹膜炎性渗出及纤维素沉积可引起肠粘连,常在直肠子宫陷凹形成局限性脓肿,刺激肠管和膀胱导致腹泻、里急后重及排尿异常。病情不能彻底控制者可发展为慢性盆腔炎。

(六)血栓性静脉炎

细菌分泌的肝素酶分解肝素导致高凝状态,加之炎症造成的血流淤滞静脉脉壁损伤,尤其是

厌氧菌和类杆菌造成的感染极易导致血栓性静脉炎。可累及卵巢静脉、子宫静脉、髂内静脉、髂总静脉及下腔静脉，病变常为单侧性，患者多在产后1～2周，继子宫内膜炎之后出现寒战、高热、反复发作，持续数周，不易与盆腔结缔组织炎鉴别。下肢血栓性静脉炎者，病变多位于一侧股静脉和腘静脉及大隐静脉，表现为弛张热、下肢持续性疼痛、局部静脉压痛或触及硬索状包块，血液循环受阻，下肢水肿，皮肤发白，称为股白肿；可通过彩色多普勒超声血流显像检测确诊。

(七)脓毒血症及败血症

病情加剧则细菌进入血液循环引起脓毒血症、败血症，尤其是当感染血栓脱落时，可致肺、脑、肾脓肿或栓塞死亡。

三、治疗

治疗原则是抗感染，辅以整体护理、局部病灶处理、手术或中药治疗。

(一)支持疗法

纠正贫血与电解质紊乱，增强免疫力。半卧位以利脓液流于陶氏腔，使之局限化。进食高蛋白、易消化的食物，多饮水，补充维生素，纠正贫血和水、电解质紊乱。发热者以物理退热方法为主，高热者酌情给予50～100 mg双氯芬酸栓塞肛门退热，一般不使用安替比林退热，以免体温不升。重症患者应少量多次输新鲜血或血浆、清蛋白，以提高机体免疫力。

(二)清除宫腔残留物

有宫腔残留者，应予以清宫，对外阴或腹壁切口感染者可采用物理治疗，如红外线或超短波局部照射，有脓肿者应切开引流，盆腔脓肿者行阴道后穹隆穿刺或切肿引流，并取分泌物培养及药物敏感试验。严重的子宫感染，经积极的抗感染治疗无效，病情继续扩展恶化者，尤其是出现败血症、脓毒血症者，应果断及时地行子宫全切术或子宫次全切除术，以清除感染源，拯救患者的生命。

(三)抗生素的应用

应注意需氧菌与厌氧菌及耐药菌株的问题。感染严重者，首选广谱高效抗生素，如青霉素、氨苄阿林、头孢类或喹诺酮类抗生素等，必要时进行细菌培养及药物敏感试验，并应用相应的有效抗生素；可短期加用肾上腺糖皮质激素，提高机体应激能力。

(四)活血化瘀

血栓性静脉炎者，产后在抗感染的同时，加用肝素48～72小时，即肝素50 mg加5％葡萄糖溶液静脉滴注，6～8小时1次，体温下降后改为每天2次，维持4～7天，并口服双香豆素、双嘧达莫(潘生丁)等。也可用活血化瘀中药及溶栓类药物治疗。若化脓性血栓不断扩散，可考虑结扎卵巢静脉、髂内静脉等，或切开病变静脉直接取栓。

四、护理

(一)护理评估

1.病史

认真进行全身及局部体检，注意有无引起感染的诱因，排除可致产褥病率的其他因素或切口感染等，查血尿常规、C反应蛋白(CRP)、红细胞沉降率(ESR)则有助于早期诊断。

2.身心状况

通过全身检查，三合诊或双合诊检查，有时可触到增粗的输卵管或盆腔脓肿包块，辅助检查如B超、彩色超声多普勒、CT、磁共振等检测手段能对产褥感染形成的炎性包块、脓肿及静脉血栓作出定位及定性诊断。

3.辅助检查

病原体的鉴定对产褥感染诊断与治疗非常重要,方法有以下几点。

(1)病原体培养:常规消毒阴道与宫颈后,用棉拭子通过宫颈管,取宫腔分泌物或脓液进行需氧菌和厌氧菌的双重培养。

(2)分泌物涂片检查:若需氧培养结果为阴性,而涂片中出现大量细菌,应疑厌氧菌感染。

(3)病原体抗原和特异抗体检查:已有许多商品药盒问世,可快速检测。

(二)护理诊断

(1)疼痛:与产褥感染有关。

(2)体温过高:与伤口、宫内等感染有关。

(3)焦虑:与自身疾病有关。

(三)护理目标

(1)产妇疼痛减轻,体温正常。

(2)产妇感染得到控制,舒适感增加。

(3)产妇焦虑减轻或消失,能积极配合治疗。

(四)护理措施

(1)卧床休息:取半卧位,有利于恶露的排出及炎症的局限。

(2)注意观察子宫复旧情况:给予宫缩剂即缩宫素,促使子宫收缩,及时排出恶露。

(3)饮食:增强营养,提高机体抵抗力,高热量、高蛋白、高维生素、易消化饮食。产后3天内不能吃过于油腻、汤太多的食物。饮食中必须含足量的蛋白质、矿物质及维生素。少食或不食辛辣刺激性食物。保持精神愉快,心情舒畅,避免精神刺激。

(4)体温升高的护理:严密观察体温、脉搏,每4小时测量1次,体温在39 ℃以上者,可采取物理降温(冰帽、温水、酒精擦洗),鼓励患者多饮水。

(5)食欲缺乏者:可静脉补液,注意纠正酸中毒,纠正电解质紊乱,必要时输血。

(6)保持会阴部清洁、干燥:每天消毒、擦洗外阴2次;会阴水肿严重者,可用50%硫酸镁湿热敷;会阴伤口感染扩创引流者,每天用消毒液换药或酌情坐浴;盆腔脓肿切开者,注意引流通畅。

(7)抗感染治疗:使用大剂量的抗生素。应用抗生素的原则是早用、快速、足量;对于严重的病例要采取联合用药(氨苄霉素、庆大霉素、卡那霉素、甲硝唑等);必要时取分泌物做药物敏感试验。

(8)下肢血栓性静脉炎:卧床休息,局部保暖并给予热敷,以促进血液循环而减轻肿胀,注意抬高患肢,防栓子脱落栓塞肺部。急性期过后,指导和帮助患者逐渐增加活动。

(9)做好患者的口腔、乳房护理,感染患者实施床边隔离,尤其是患者使用的便盆要严格隔离,防止交叉感染;及时消毒患者用物,产妇出院后应严格消毒所用物品。

(五)护理评价

(1)产妇疼痛减轻,体温正常。

(2)产妇感染得到控制,舒适感增加。

(3)产妇焦虑减轻或消失,积极配合治疗。

(袁　霞)

第十节　妊娠期高血压疾病

妊娠期高血压疾病是妊娠期特有的疾病,发病率在我国为9.4%～10.4%,在国外为7%～12%。本病命名强调生育年龄妇女发生高血压、蛋白尿症状与妊娠之间的因果关系。多数患者在妊娠期出现一过性高血压、蛋白尿症状,分娩后即随之消失。该病严重影响母婴健康,是孕产妇和围产儿患病率及病死率升高的主要原因。

一、高危因素与病因

(一)高危因素

流行病学调查发现,与妊娠期高血压疾病发病风险增加密切相关有如下高危因素:初产妇、孕妇年龄过小或大于35岁、多胎妊娠、妊娠期高血压病史及家族史、慢性高血压、慢性肾炎、抗磷脂抗体综合征、糖尿病、肥胖、营养不良、低社会经济状况。

(二)病因

妊娠期高血压疾病至今病因不明,多数学者认为当前可较合理解释的原因有以下几种。

1.异常滋养层细胞侵入子宫肌层

研究认为,子痫前期患者胎盘有不完整的滋养层细胞侵入子宫动脉,蜕膜血管与血管内滋养母细胞并存,子宫螺旋动脉发生广泛改变,包括血管内皮损伤、组成血管壁的原生质不足、肌内膜细胞增殖及脂类,首先在肌内膜细胞,其次在吞噬细胞中积聚,最终发展为动脉粥样硬化而引发妊娠期高血压疾病的一系列症状。

2.免疫机制

妊娠被认为是成功的自然同种异体移植。胎儿在妊娠期内不受排斥是因胎盘的免疫屏障作用、母体内免疫抑制细胞及免疫抑制物的作用。研究发现,子痫前期呈间接免疫,子痫前期孕妇组织相容性抗原 HLA-DR4 明显高于正常孕妇。HLA-DR4 在妊娠期高血压疾病发病中的作用可能为:①直接作为免疫基因,通过免疫基因产物,如抗原影响 R 噬细胞呈递抗原;②与疾病致病基因连锁不平衡;③使母胎间抗原呈递及识别功能降低,导致封闭抗体产生不足,最终导致妊娠期高血压疾病的发生。

3.血管内皮细胞受损

炎性介质,如肿瘤坏死因子、白细胞介素-6、极低密度脂蛋白等可能促成氧化应激,使类脂过氧化物持续生成,产生大量毒性因子,引起血管内皮损伤,干扰前列腺素平衡而使血压升高,导致一系列病理变化。研究认为这些炎性介质、毒性因子可能来源于胎盘及蜕膜,因此,胎盘血管内皮损伤可能先于全身其他脏器。

4.遗传因素

妊娠期高血压疾病的家族多发性提示遗传因素与该病发生有关。研究发现,血管紧张素原基因变异的妇女,妊娠期高血压病的发生率较高;也有人发现妇女纯合子基因突变有异常滋养细胞浸润;遗传性血栓形成可能发生于子痫前期。单基因假设能够解释子痫前期的发生,但多基因遗传也不能排除。

5.营养缺乏

已发现多种营养,如低清蛋白血症、钙、镁、锌、硒等缺乏与子痫前期发生发展有关。研究发现妊娠期高血压疾病患者的细胞内钙离子升高、血清钙下降,会导致血管平滑肌细胞收缩,血压上升。

6.胰岛素抵抗

近年来研究发现,妊娠期高血压疾病患者存在胰岛素抵抗,高胰岛素血症可导致一氧化氮(NO)合成下降及脂质代谢紊乱,影响前列腺素 E_2 的合成,增加外周血管的阻力,升高血压。因此认为胰岛素抵抗与妊娠期高血压疾病的发生密切相关,但尚需进一步研究。

二、病理生理变化

本病基本病理生理变化是全身小血管痉挛,内皮损伤及局部缺血,全身各系统各脏器灌流减少。由于小动脉痉挛,造成管腔狭窄、血管外周阻力增大、内皮细胞损伤、通透性增加、体液和蛋白质渗漏,表现为血压上升、蛋白尿、水肿和血液浓缩等。全身各组织器官因缺血、缺氧而受到不同程度损害。严重者,脑、心、肝、肾及胎盘等的病理变化可导致抽搐、昏迷、脑水肿、脑出血,以及心、肾衰竭、肺水肿、肝细胞坏死及被膜下出血。胎盘绒毛退行性变、出血和梗死,胎盘早期剥离及凝血功能障碍而导致弥散性血管内凝血等。其主要病理生理变化简示如下(图 9-4)。

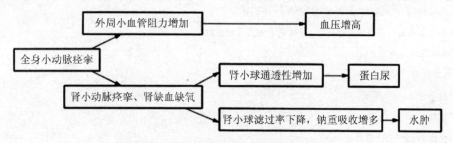

图 9-4　妊娠期高血压疾病病理生理变化

三、临床表现与分类

妊娠期高血压疾病分类与临床表现见表 9-2。

表 9-2　妊娠期高血压疾病分类及临床表现

分类	临床表现
子痫前期	
轻度	妊娠 20 周以后出现血压不低于 18.7/12.0 kPa(140/90 mmHg);尿蛋白大于 0.3 g/24 h 或随机尿蛋白(+);可伴有上腹不适、头痛等症状
重度	血压不低于 21.3/14.7 kPa(160/110 mmHg);尿蛋白大于 2.0 g/24 h 或随机尿蛋白>(++);血清肌酐大于 10^6 mmol/L,血小板计数低于 $100×10^9$/L;血 LDH 升高;血清 ALT 或 AST 升高;持续性头痛或其他脑神经或视觉障碍;持续性上腹不适
子痫	子痫前期孕妇抽搐不能用其他原因解释
慢性高血压并发子痫前期	高血压孕妇妊娠 20 周以前无尿蛋白,若出现尿蛋白大于 0.3 g/24 h;高血压孕妇妊娠 20 周后突然尿蛋白增加或血压进一步升高或血小板计数小于 $100×10^9$/L
妊娠合并慢性高血压	妊娠前或妊娠 20 周前舒张压大于 12.0 kPa(90 mmHg)(除外滋养细胞疾病),妊娠期无明显加重;或妊娠 20 周后首次诊断高血压并持续到产后 12 周后

需要注意以下几方面。

(1)通常正常妊娠、贫血及低蛋白血症均可发生水肿,妊娠期高血压疾病的水肿无特异性,因此不能作为其诊断标准及分类依据。

(2)血压较基础血压升高 4.0/2.0 kPa(30/15 mmHg),但低于 18.7/12.0 kPa(140/90 mmHg)时,不作为诊断依据,但必须严密观察。

(3)重度子痫前期是妊娠 20 周后出现高血压、蛋白尿,且伴随以下至少一种临床症状或体征者,见表 9-3。

表 9-3　重度子痫前期的临床症状和体征

临床症状和体征
收缩压大于 24.0 kPa(180 mmHg),或舒张压大于 14.7 kPa(110 mmHg)
24 小时尿蛋白大于 3.0 g,或随机尿蛋白(＋＋＋)以上
中枢神经系统功能障碍
精神状态改变和严重头痛(频发,常规镇痛药不缓解)
脑血管意外
视力模糊,眼底点状出血,极少数患者发生皮质性盲
肝细胞功能障碍,肝细胞损伤,血清转氨酶至少升高 2 倍
上腹部或右上象限痛等肝包膜肿胀症状,肝被膜下出血或肝破裂
少尿,24 小时尿量小于 500 mL
肺水肿,心力衰竭
血小板计数小于 $100×10^9$/L
凝血功能障碍
微血管病性溶血(血 LDH 升高)
胎儿生长受限、羊水过少、胎盘早剥

子痫前可有不断加重的重度子痫前期,但子痫也可发生于血压升高不显著、无蛋白尿或水肿者。通常产前子痫较多,约 25％子痫发生于产后 48 小时。

子痫抽搐进展迅速,前驱症状短暂,表现为抽搐、面部充血、口吐白沫、深昏迷,随之深部肌肉僵硬,很快发展成典型的全身阵挛性惊厥、有节律的肌肉收缩和紧张,持续 1～1.5 分钟,期间患者无呼吸动作,此后抽搐停止,呼吸恢复,但患者仍昏迷,最后意识恢复,但有困顿、易激惹、烦躁等症状。

四、治疗

妊娠期高血压疾病的治疗目的和原则是争取母体可以完全恢复健康,胎儿出生后能够存活,以对母儿影响最小的方式终止妊娠。妊娠期高血压患者可住院也可在家治疗,应保证休息,加强孕期检查,密切观察病情变化,以防发展为重症。子痫前期应住院治疗、积极处理,防止发生子痫及并发症,治疗原则为解痉、降压、镇静,合理扩容及利尿,适时终止妊娠。

常用的治疗药物如下:①解痉药物以硫酸镁为首选药物。硫酸镁有预防和控制子痫发作的作用,适用于子痫前期和子痫的治疗。②镇静药物适用于对硫酸镁有禁忌或疗效不明显时,但分娩时应慎用,以免药物通过而对胎儿产生影响,主要用药有地西泮和冬眠合剂。③降压药物仅适用于血压过高,特别是舒张压高的患者,舒张压不低于 14.7 kPa(110 mmHg)或平均动脉压不低于 14.7 kPa(110 mmHg)者,可应用降压药物。选用的药物以不影响心排血量、肾血流量及子宫胎盘灌注量为宜。常用药物有肼屈嗪、硝苯地平、尼莫地平等。④扩容药物扩容应在解痉的基础上进行。扩容治疗时,应严密观察脉搏、呼吸、血压及尿量,防止肺水肿和心力衰竭的发生。常用的扩容剂有清蛋白、全血、平衡液和右旋糖酐-40。⑤利尿剂仅用于全身性水肿、急性心力衰竭、肺水肿、脑水肿、血容量过高且伴有潜在肺水肿者。用药过程中应严密监测患者的水和电解质平衡情况,以及药物的毒副作用。常用药物有呋塞米、甘露醇。

五、护理

(一)护理评估

1.病史

详细询问患者与孕前及妊娠 20 周前有无高血压、蛋白尿和(或)水肿及抽搐等征象;既往病史中有无原发性高血压、慢性肾炎及糖尿病;有无家族史。此次妊娠经过,出现异常现象的时间及治疗经过。

2.身心状况

除评估患者一般健康状况外,护士需重点评估患者的血压、蛋白尿、水肿、自觉症状,以及抽搐、昏迷等情况。在评估过程中应注意以下几方面。

(1)初测高血压有升高者,需休息 1 小时后再测,方能正确反映血压情况。同时不要忽略测得血压与其基础血压的比较,而且也可经过翻身试验(roll over test,ROT)进行判断,即在孕妇左侧卧位时测血压直至血压稳定后,嘱其翻身卧位 5 分钟再测血压,若仰卧位舒张压较左侧卧位不低于 2.7 kPa(20 mmHg),提示有发生先兆子痫的倾向。

(2)留取 24 小时尿进行尿蛋白检查。凡 24 小时蛋白尿定量不低于 0.3 g 者为异常。由于蛋白尿的出现及量的多少反映了肾小管痉挛的程度和肾小管细胞缺氧及其功能受损的程度,护士应给予高度重视。

(3)妊娠后期水肿发生的原因除妊娠期高血压疾病外,还可由于下腔静脉受增大子宫压迫使血液回流受阻、营养不良性低蛋白血症以及贫血等引起,因此水肿的轻重并不一定反应病情的严重程度;但是水肿不明显者,也有可能迅速发展为子痫,应引起重视。此外,还应注意水肿不明显,但体重于 1 周内增加超过 0.5 kg 的隐性水肿。

(4)孕妇出现头痛、眼花、胸闷、恶心、呕吐等自觉症状时,提示病情的进一步发展,即进入子痫前期阶段,护士应高度重视。

(5)抽搐与昏迷是最严重的表现,护士应特别注意发作状态、频率、持续时间、间隔时间、神智情况,以及有无唇舌咬伤、摔伤,甚至发生骨折、窒息或吸入性肺炎等。

妊娠期高血压疾病孕妇的心理状态与病情程度密切相关。妊娠期高血压孕妇由于身体尚未感到明显不适,心理上往往易忽略,不予重视。随着病情的发展,当血压明显升高,出现自觉症状时,孕妇紧张、焦虑、恐惧的心理也会随之加重。此外,孕妇的心理状态还与孕妇对疾病的认识,以及其支持系统的认识与帮助有关。

3.诊断检查

(1)尿常规检查:根据蛋白尿量确定病情严重程度;根据镜检出现管型判断肾功能受损情况。

(2)血液检查:①测定血红蛋白、血细胞比容、血浆黏度、全血黏度,以了解血液浓缩程度;重症患者应测定血小板数、凝血时间,必要时测定凝血酶时间、纤维蛋白原和鱼精蛋白副凝试验

（3P试验）等，以了解有无凝血功能异常。②测定血电解质及二氧化碳结合力，以及时了解有无电解质紊乱及酸中毒。③肝、肾功能测定：如进行丙氨酸氨基转移酶（ACT）、血尿素氮、肌酐及尿酸等测定。④眼底检查：重度子痫前期时，眼底小动脉痉挛、动静脉比例可由正常的2∶3变为1∶2甚至1∶4，或出现视网膜水肿、渗出、出血，甚至视网膜剥离、一时性失明等。⑤其他检查：如心电图、超声心动图、胎盘功能、胎儿成熟度检查等，可视病情而定。

（二）护理诊断

1.体液过多

与下腔静脉受增大子宫压迫或血液回流受阻或营养不良性低蛋白血症有关。

2.有受伤的危险

与发生抽搐有关。

3.潜在并发症

胎盘早期剥离。

（三）护理目标

（1）妊娠期高血压孕妇病情缓解，防止发展为中、重度。

（2）子痫前期病情控制良好、未发生子痫及并发症。

（3）妊娠高血压疾病孕妇知道孕期保健的重要性，积极配合产前检查及治疗。

（四）护理措施

1.妊娠期高血压疾病的预防

护士应加强孕早期健康教育，使孕妇及其家属了解妊娠期高血压疾病的知识及其对母儿的危害，从而促使孕妇自觉于妊娠早期开始做产前检查，并坚持定期检查，以便及时发现异常，及时得到治疗和指导。同时，还应指导孕妇合理饮食，增加富含蛋白质、维生素及铁、钙、锌的食物，减少过量脂肪和盐的摄入，对预防妊娠期高血压疾病有一定作用，尤其是钙的补充，可从妊娠20周开始，每天补充钙剂2 g，可降低妊娠期高血压疾病的发生。此外，孕妇应采取左侧卧位休息以增加胎盘绒毛血供，同时保持心情愉快也有助于妊娠期高血压疾病的预防。

2.妊娠期高血压的护理

（1）保证休息：妊娠期高血压孕妇可在家休息，但需注意适当减轻工作，创造安静、清洁环境，以保证充分的睡眠（8～10 h/d）。在休息和睡眠时以左侧卧位为宜，在必要时也可换成右侧卧位，但要避免平卧位，其目的是解除妊娠子宫下腔静脉的压迫，改善子宫胎盘循环。此外，孕妇精神放松、心情愉快也有助于抑制妊娠期高血压疾病的发展。因此，护士应帮助孕妇合理安排工作和生活，既不紧张劳累，又不单调郁闷。

（2）调整饮食：妊娠期高血压孕妇除摄入足量的蛋白质（100 g/d以上）、蔬菜，补充维生素、铁和钙剂外，食盐不必严格限制，因为长期低盐饮食可引起低钠血症，易发生产后血液循环衰竭，而且低盐饮食也会影响食欲，减少蛋白质的摄入，加强母儿不利；但全身水肿的孕妇应限制食盐的摄入量。

（3）加强产前保健：根据病情需要适当增加检查次数，加强母儿监测措施，密切注意病情变化，防止发展为重症。同时向孕妇及其家属讲解妊娠期高血压疾病相关知识，便于病情发展时孕妇能及时汇报，并督促孕妇每天数胎动。检测体重，及时发现异样，从而提高孕妇的自我保健意识，并取得家属的支持和理解。

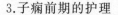

3.子痫前期的护理

(1)一般护理:轻度子痫前期的孕妇需住院治疗,卧床休息;左侧卧位;保持病室安静,避免各种刺激。若孕妇为重度子痫前期患者,护士还应准备以下物品:呼叫器、床挡、急救车、吸引器、氧气、开口器、产包及急救药品,如硫酸镁、葡萄糖酸钙等。每4小时测1次血压,如舒张压逐渐上升,提示病情加重,并随时观察和询问孕妇有无头晕、头痛、恶心等自觉症状。注意胎心变化,以及胎动、子宫敏感度(肌张力)有无变化。重度子痫前期孕妇应根据病情需要,适当限制食盐摄入量(每天少于3 g),每天或隔天测体重,每天记录液体出入量、测尿蛋白。必要时测24小时蛋白定量,测肝肾功能、二氧化碳结合力等项目。

(2)用药护理:硫酸镁是目前治疗子痫前期的首选解痉药物。镁离子能抑制运动神经末梢对乙酰胆碱的释放,阻断神经和肌肉间的传导,使骨骼肌松弛;镁离子可以刺激血管内皮细胞合成前列环素,降低机体对血管紧张素Ⅱ的反应,缓解血管痉挛状态,从而预防和控制子痫的发作。同时,镁离子可以提高孕妇和胎儿血红蛋白的亲和力,改善氧代谢。护士应明确硫酸镁的用药方法、毒性反应及注意事项。①用药方法:硫酸镁可采用肌内注射或静脉用药。肌内注射后通常于2小时血液浓度达高峰,且体内浓度下降缓慢,作用时间长,但局部刺激性强,患者常因疼痛而难以接受。注射时应注意使用长针头行深部肌内注射,也可加利多卡因于硫酸镁溶液中,以缓解疼痛刺激,注射后用无菌棉球或创可贴覆盖针孔,防止注射部位感染,必要时可行局部按揉或热敷,促进肌肉组织对药物的吸收。也可行静脉滴注或推注,静脉用药后可使血中浓度迅速达到有效水平,用药后约1小时血浓度可达高峰,停药后血浓度下降较快,但可避免肌内注射引起的不适。基于不同用药途径的特点,临床多采用两种方式互补长短。②毒性反应:硫酸镁的治疗浓度和中毒浓度相近,因此在进行硫酸镁治疗时应严密观察其毒性作用,并认真控制硫酸镁的入量。通常主张硫酸镁的滴注速度以1 g/h为宜,不超过2 g/h,每天维持用量15~20 g。硫酸镁过量会使呼吸和心肌收缩功能受到抑制,危及生命。中毒现象首先表现为膝反射减弱或消失,随着血镁浓度的增加可出现全身肌张力减退及呼吸抑制,严重者心跳可突然停止。③注意事项:护士在用药前及用药过程中均应监测孕妇血压,同时还应监测膝腱反射必须存在;呼吸不少于16次/分;尿量每24小时不少于600 mL,或每小时不少于25 mL,尿少提示排泄功能受抑制。由于钙离子可与镁离子争夺神经细胞上的同一受体,阻止镁离子的继续结合,因此应随时准备好10%的葡萄糖酸钙注射液,以便出现毒性作用时及时予以解毒。10%葡萄糖酸钙10 mL在静脉推注时宜在3分钟内推完,必要时可每小时重复1次,直至呼吸、排尿和神经抑制恢复正常,但24小时内不超过8次。

4.子痫患者的护理

子痫为妊娠期高血压疾病最严重的阶段,直接关系到母儿安危,因此子痫患者的护理极为重要。

(1)协助医师控制抽搐:患者一旦发生抽搐,应尽快控制。硫酸镁为首选药物,必要时可加用强有力的镇静药物。

(2)专人护理,防止受伤:在子痫发生后,首先应保持患者的呼吸道通畅,并立即给氧,用开口器或于上、下磨牙间放置一缠好纱布的压舌板,用舌钳固定舌头,以防咬伤唇舌或发生舌后坠;使患者取头低侧卧位,以防黏液吸入呼吸道或舌头阻塞呼吸道,也可避免发生低血压综合征;必要时,用吸引器吸出喉部黏液或呕吐物,以免窒息。在患者昏迷或未完全清醒时,禁止给予一切饮食和口服药,防止误入呼吸道而致吸入性肺炎。

(3)减少刺激,以免诱发抽搐:患者应安置于单人暗室,保持绝对安静,以避免声、光刺激;一

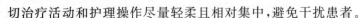

切治疗活动和护理操作尽量轻柔且相对集中，避免干扰患者。

（4）严密监护：密切注意血压、脉搏、呼吸、体温及尿量（留置导尿管）、记录出入量，及时进行必要的血、尿化验和特殊检查，及早发现脑出血、肺水肿、急性肾衰竭等并发症。

（5）为终止妊娠做好准备：子痫发作者往往在发作后自然临产，应严密观察并及时发现产兆，且做好母子抢救准备。如经治疗病情得以控制仍未临产者，应在孕妇清醒后 24～48 小时内引产，或子痫患者经药物控制后 6～12 小时，需考虑终止妊娠。护士应做好终止妊娠的准备。

5.妊娠期高血压疾病的护理

妊娠期高血压疾病孕妇的分娩方式应根据母儿的情形而定。若决定经阴道分娩，在第一产程中，应密切监测患者的血压、脉搏、尿量、胎心和子宫收缩情况，以及有无自觉症状；血压升高时应及时与医师联系；在第二产程中应尽量缩短产程，避免产妇用力，初产妇可行会阴侧切并用产钳助产；在第三产程中，需预防产后出血，在胎儿娩出前肩后立即静脉推注缩宫素（禁用麦角新碱），及时娩出胎盘并按摩宫底，观察血压变化，重视患者的主诉。病情较重者于分娩开始即需开放静脉。胎盘娩出后测血压，病情稳定者，方可送回病房。重症患者产后应继续硫酸镁治疗 1～2 天，产后 21 小时至 5 天内仍有发生子痫的可能，故不可放松治疗及其护理措施。

妊娠期高血压疾病孕妇在产褥期仍需继续监测血压，产后 48 小时内应至少每 4 小时观察 1 次血压，即使产前未发生抽搐，产后 48 小时也有发生的可能，故产后 48 小时内仍应继续硫酸镁的治疗和护理。使用大量硫酸镁的孕妇，产后易发生子宫收缩乏力，恶露较常人多，因此应严密观察子宫复旧情况，严防产后出血。

（五）护理评价

（1）妊娠期高血压孕妇休息充分，睡眠良好，饮食合理，病情缓解，未发展为重症。

（2）子痫前期预防病情得以控制，未发生子痫及并发症。

（3）妊娠期高血压孕妇分娩经过顺利。

（4）治疗中，患者未出现硫酸镁的中毒反应。

（袁　霞）

第十一节　妊娠合并贫血

一、概述

妊娠合并贫血是妊娠期常见并发症之一。当红细胞计数小于 $3.5×10^{12}$/L，或血红蛋白小于 100 g/L，或血细胞比容在 0.30 以下时，可诊断为妊娠合并贫血。其中以缺铁性贫血最常见，其次是由于叶酸或维生素 B_{12} 缺乏引起的巨幼红细胞性贫血。

（一）贫血对妊娠的影响

轻度贫血一般影响不大，但中、重度贫血可降低孕妇的抵抗力，对出血的耐受力降低，分娩及剖宫产手术风险增高，严重可导致贫血性心脏病、产后出血、失血性休克、产褥感染等并发症，危及孕产妇生命，还可导致子宫缺血，影响胎儿的正常发育，胎儿可出现宫内发育迟缓、窘迫、死胎、早产、新生儿窒息等。

(二)妊娠对贫血的影响

妊娠期会出现生理性贫血;因胎儿对铁剂的需求量增加,贫血会加重。

二、护理评估

(一)健康史

(1)孕前有无月经过多、寄生虫病或消化道疾病等慢性失血史。

(2)有无妊娠呕吐或慢性腹泻、双胎、铁剂吸收不良、偏食等导致营养不良和缺铁病史。

(二)身体状况

1.症状评估

了解孕妇有无面色苍白、头晕、眼花、耳鸣、心慌、气短、乏力、食欲缺乏、腹胀等贫血症状;了解有无手趾及脚趾麻木、健忘、表情淡漠、易出血、易感染等特殊症状。

2.护理检查

可见皮肤黏膜苍白、指甲脆薄、毛发干燥、口腔炎及舌炎等。

3.辅助检查

(1)血常规检查:缺铁性贫血为小细胞低色素性贫血;巨幼红细胞性贫血呈大细胞性贫血;再生障碍性贫血以全血细胞减少为特征。

(2)血清铁浓度测定:血清铁小于 6.5 μmol/L。

(3)叶酸、维生素 B_{12} 测定:血清叶酸小于 6.8 nmol/L 或红细胞叶酸小于 227 nmol/L。

(4)骨髓检查:缺铁性贫血示红细胞系增生,分类见中、晚幼红细胞增多,含铁血黄素及铁颗粒减少或消失;巨幼红细胞性贫血骨髓红细胞系明显增生,可见典型的巨幼红细胞;再生障碍性贫血示多部位增生减低,有核细胞少。

(三)心理-社会状况

孕妇因担心胎儿及自身健康而焦虑。

(四)处理要点

积极纠正贫血,预防感染,防止胎儿生长受限、胎儿宫内窘迫及产后出血等并发症发生。

三、护理问题

(一)知识缺乏

与缺乏妊娠合并贫血的保健知识及服用铁剂相关的知识有关。

(二)活动无耐力

与贫血引起的疲倦有关。

(三)有胎儿受伤的危险

与母体贫血,供应胎儿氧及营养物质不足有关。

四、护理措施

(一)一般护理

(1)合理安排活动与休息,避免因头晕、乏力而发生摔倒等意外;加强孕期营养,补充高铁、高蛋白质、高维生素 C 的食物。

(2)住院期间加强口腔、外阴、尿道的卫生清洁;接生过程严格无菌操作,产后做好会阴护理,按医嘱给予抗生素预防感染。

(二)病情观察

观察治疗后症状改善情况,注意体温变化及胎动、胎心变化,有异常及时报告处理。

(三)对症护理

(1)补充铁剂:硫酸亚铁 0.3 g,每天 3 次,同时服维生素 C 300 mg 或 10%稀盐酸 0.5～2 mL 促进铁吸收,宜饭后服用。

(2)补充叶酸:巨幼红细胞性贫血者可每天口服叶酸 15 mg,同服维生素 B_{12} 至贫血改善。

(3)输血:多数患者无须输血,若血红蛋白<60 g/L,需剖宫产及再生障碍性贫血患者可少量、多次输浓缩红细胞或新鲜全血,输液速度宜慢。

(4)产科处理:如果胎儿情况良好,宜选择经阴道分娩,分娩时应尽量减少出血,防止产程延长、产妇疲乏,必要时可行阴道助产以缩短第二产程。产后应用宫缩剂防止产后出血,并给予广谱抗生素预防感染。此外,贫血极严重或有其他并发症者不宜哺乳。

(四)心理护理

告知孕妇,贫血是可以改善的,只要积极治疗可防止胎儿损伤,减少思想顾虑,缓解不安情绪。

(五)健康指导

(1)孕前应积极治疗失血性疾病,如月经过多、寄生虫病等。

(2)注意孕期营养,多吃木耳、紫菜、动物肝脏、豆制品等含铁丰富的食物,12 周起应适当补充铁剂,服铁剂时禁忌饮浓茶;抗酸药物影响铁剂效果,应避免服用。

(3)定期产检,发现贫血及时纠正。

妊娠合并症是妊娠期常见的疾病,妊娠与这些内、外科疾病相互影响,严重者甚至引起孕产妇和新生儿死亡,所以在妊娠期要加强相关疾病的筛查及诊断,及时治疗,必要时终止妊娠;而分娩期则要根据产妇的病情严重程度选择适宜的分娩方式,加强产程的监护,减少产时及产后出血,预防产褥感染。新生儿应及早检查,及时治疗。

(袁 霞)

第十二节　妊娠合并肾脏疾病

一、急性肾盂肾炎

妊娠合并肾脏疾病中最常见的是急性肾盂肾炎,其发病率为 1%～2%。病变常为双侧,若发病于单侧,则以右侧最多见。若治疗不及时、不彻底,可以反复发作致慢性肾盂肾炎。引起肾盂肾炎的细菌 80%以上为革兰阴性杆菌,其中多数为大肠埃希菌。感染途径 85%以上为上行性,少数通过淋巴或血行感染。

(一)妊娠期肾盂肾炎的患病因素

妊娠期,雌激素的作用使输尿管、肾盂、肾盏及膀胱肌层增厚,孕激素则使平滑肌松弛,输尿管扩张,蠕动减弱,尿流缓慢。若尿液在肾盂、输尿管及膀胱内潴留,易导致细菌繁殖而感染。由于结肠右曲与右侧肾脏之间有较多淋巴管相连,妊娠后肠蠕动缓慢,为细菌侵入泌尿系统提供了

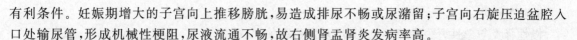

有利条件。妊娠期增大的子宫向上推移膀胱,易造成排尿不畅或尿潴留;子宫向右旋压迫盆腔入口处输尿管,形成机械性梗阻,尿液流通不畅,故右侧肾盂肾炎发病率高。

妊娠期尿液中葡萄糖、氨基酸及水溶性维生素等营养物质增多,有利于细菌生长。另外,女性尿道短,尿道口接近肛门,易被细菌污染。此外,妊娠期抵抗力降低和免疫性肾损害也是炎症发生的诱因。

(二)肾盂肾炎对妊娠的影响

妊娠早期急性肾盂肾炎若有高热,可引起流产或胎儿神经管发育缺陷,无脑儿的发病率明显增加。妊娠期急性肾盂肾炎有 3% 可能发生中毒性休克,引起早产、死胎。

(三)临床表现

妊娠合并肾盂肾炎常发生在妊娠中后期或产褥期;起病急骤,突然出现寒战、高热(体温常为 39～40 ℃,也可低热)、头痛、全身酸痛、无力、食欲减退、恶心、呕吐等症状;单侧或双侧腰痛或肾区不适;常有尿频、尿急、尿痛等膀胱刺激征。检查肾区有压痛及叩击痛,可有脓尿或血尿,但也有 7% 的孕妇为无症状性菌尿,又称隐匿性泌尿系统感染,即有真性菌尿而无泌尿系统感染的症状,若不治疗 20%～40% 将发展为急性肾盂肾炎。

(四)诊断

根据临床表现,血液中白细胞和中性粒细胞增高,尿常规检查发现白细胞显著增加,有白细胞管型,尿细菌学检查阳性,确诊并不困难。

(五)治疗原则

一旦确诊应立即住院治疗。治疗原则是抗感染及保持尿液通畅。

1.急性期

应卧床休息,采用健侧卧位,以减少子宫对输尿管的压迫,使尿液引流通畅。多饮水,每天不少于 3 000 mL,保持 24 小时尿量在 2 000 mL 以上。

2.抗感染治疗

最好根据中段尿培养及药物敏感试验选择抗生素。选用抗革兰阴性杆菌,对胎儿无不良影响,肾毒性较小的抗生素,如氨苄西林、头孢菌素类药物,不宜用氯霉素、四环素、氟喹诺酮类,慎用氨基糖苷类等。此外,还可给予清热、泻火、利水、通淋为主的中药,如八珍汤加减等。

(六)护理问题

1.体温过高

体温过高与细菌感染有关。

2.排尿障碍

排尿障碍与泌尿系统感染有关,表现为尿频、尿急、尿痛。

3.知识缺乏

缺乏妊娠期预防泌尿系统感染的卫生知识。

(七)潜在并发症

1.感染性休克

感染性休克与严重感染引起败血症有关,可表现为体温不升、低血压等。

2.贫血及血小板计数减少

贫血及血小板计数减少与大肠埃希菌内毒素所含脂多糖破坏红细胞有关。

3.慢性肾炎

慢性肾炎与急性肾炎治疗不彻底、反复发作有关。

(八)护理处理

1.妊娠期

(1)加强卫生宣教,指导孕妇注意个人卫生,勤换内衣裤,每天清洗外阴、肛周皮肤。便后用纸应自前向后,避免肠道细菌污染外阴,减少感染机会。

(2)注意加强营养,防止贫血,增强机体抵抗力。

(3)加强产前检查,重视孕期监护,常规检查尿常规,向孕妇及其家属强调妊娠期泌尿系统感染的危害,对无症状细菌尿也必须坚持治疗,否则易发展成急性肾盂肾炎。同时对已存在的其他感染病灶要积极治疗。

(4)确诊后需入院治疗:急性发作期应卧床休息,尽量勿站立或坐直,保持心情舒畅,减少焦虑,以缓解尿路刺激征;尽量多饮水、勤排尿,以不断冲洗尿路,减少细菌在尿路停留。指导患者进行膀胱区按摩或热敷,以减少局部痉挛,减轻疼痛。给清淡、营养、易消化的食物,促进大便通畅,避免肠道细菌侵入输尿管而引起感染。高热者补充水分,用冰敷、酒精擦浴等物理降温,或遵医嘱用药,注意观察体温、尿液变化,有无腰痛加剧等。

(5)遵医嘱使用肾毒性小、对孕妇和胎儿无影响的抗生素,向孕妇及其家属讲解彻底治疗的重要性。急性肾盂肾炎经治疗体温虽降至正常,但尿中细菌未清除,不能急于停药,须经尿培养三次阴性后方可停药。

(6)注意胎心音变化及有无子宫收缩,教会孕妇自数胎动,急性期要警惕流产、早产、胎膜早破、胎死宫内等意外。

2.分娩期

(1)减轻孕妇心理负担,为孕妇提供安静、清洁、舒适的环境,指导孕妇注意外阴清洁,增加会阴清洗次数。

(2)定时测生命体征,严密观察产程进展,注意胎心音变化。

(3)尽量减少阴道检查次数,避免不必要的导尿操作,若必须进行阴道检查或导尿操作,应严格遵守无菌操作规程,避免将细菌带入阴道或尿道口,造成上行性感染。

3.产褥期

(1)加强产后护理,鼓励产妇产后 2～4 小时排尿,避免尿潴留。

(2)保持外阴清洁,每天外阴消毒至少 2 次,指导产妇垫消毒会阴垫,穿干净内裤,防止细菌滋长。

(3)指导产妇加强营养,增强抗病能力。对无症状菌尿或炎症未彻底治愈者,严格遵医嘱治疗。

二、慢性肾小球肾炎

慢性肾小球肾炎简称慢性肾炎,是一组以血尿、蛋白尿、高血压和水肿为临床表现的肾小球疾病。慢性肾炎可由于急性肾炎治疗不彻底转变而来,也有无急性肾炎病史,一经发现即为慢性阶段。肾穿刺活检发现妊娠并有高血压的患者中,20%有慢性肾脏的病变。

(一)妊娠对慢性肾炎的影响

(1)妊娠期随着血容量的增加,肾血流量和肾小球的滤过率相应增加,孕中期肾血流量比非孕期增加 30%～50%，但孕期尿素氮及肌酐的产生不变，故孕期血尿素氮及肌酐的含量相对下降。非孕期血清尿素氮正常值上限为 4.64 mmol/L，四个月后为 3.21 mmol/L；血清肌酐非孕期正常值上限为 61.88 μmol/L，孕期为 44.2～53.04 μmol/L。因此，孕妇有轻度肾功能损害时，血清尿素氮和肌酐仍然可以在正常范围，影响病情判断。

（2）妊娠能使已有的慢性肾炎加重，肾功能轻度异常的患者，产后即恢复正常。由于妊娠期血液处于高凝状态，多种凝血因子增加，纤维蛋白原增加，而纤溶活性反而降低，使机体易发生纤维蛋白沉积和新月体的形成。如果并发高血压疾病，则使肾血管痉挛，肾血流量减少，这些都加重了肾脏受损，导致肾衰竭。严重肾功能异常者，妊娠后肾功能急剧恶化，产后很难恢复到妊娠前状况。

（二）慢性肾炎对妊娠的影响

慢性肾炎对母婴的影响根据病变程度、病程长短及有无并发症和合并症而定。病变早期病情轻，仅有蛋白尿，无高血压，血清肌酐不超过 132.6 μmol/L，则对母婴影响较小；但慢性肾炎病程长，病情重者，由于胎盘绒毛血管有纤维素样物质沉积，母体螺旋动脉硬化，胎盘供血不足，母婴物质交换受阻，影响胎儿宫内发育，另外由于肾脏病变使蛋白漏出，母体血浆蛋白低，也影响胎儿宫内发育，造成宫内发育受限，甚至胎死宫内。慢性肾炎由于血管病变易发生高血压疾病、氮质血症，使肾功能进一步恶化，使流产、死胎、死产的发生率增加，围产儿死亡率增加。

（三）临床表现

慢性肾炎一般病程较长，临床表现各不相同，差异较大。早期可无症状，仅出现轻度蛋白尿和镜下血尿。随着病变加重出现水肿、高血压、贫血，部分出现大量蛋白尿和肉眼血尿，甚至出现肾功能不全，自觉症状可有头痛、心悸、夜尿多等。

（四）诊断

根据既往有慢性肾炎病史，临床表现，尿液化验中有蛋白、管型及红细胞，血液检查血浆蛋白低，清蛋白/球蛋白（A/G）倒置，尿素氮增高，可诊断。但即使无肾炎病史，若妊娠 20 周以前出现水肿、蛋白尿、高血压，也应考虑慢性肾炎；若在妊娠晚期则易与妊娠期高血压疾病混淆。

（五）处理原则

（1）非孕期根据病情确定是否妊娠，对有蛋白尿，血压高于 20/13.3 kPa（150/100 mmHg），或有氮质血症者不宜妊娠。由于妊娠合并严重慢性肾炎使孕妇肾脏负担加重，引起高血压，大多数中途流产或成为死胎，故已妊娠者，应及时终止妊娠。

（2）妊娠期轻症患者，绝大多数妊娠、分娩经过顺利，胎儿预后良好，可考虑继续妊娠。继续妊娠者按高危妊娠处理，提前住院，并同内科医师协同全面监护母婴情况；积极防治妊娠期高血压疾病，密切观察肾功能改变，若治疗过程中病情恶化，应及时终止妊娠。若孕妇病情稳定，胎儿生长良好，可于妊娠 38 周终止妊娠。但若胎盘功能减退，则应早期适时终止妊娠。

（六）护理问题

1.体液过多

体液过多与肾小球滤过率下降导致水钠潴留等有关。

2.焦虑

焦虑与预后不良有关。

3.营养不良

营养不良与疾病致蛋白丢失有关。

(七)潜在并发症

1.有宫内发育迟缓、死胎的危险

有宫内发育迟缓、死胎的危险与胎盘功能减退、合并妊娠期高血压疾病等有关。

2.慢性肾衰竭

慢性肾衰竭与妊娠使疾病发展有关。

3.胎盘早剥

胎盘早剥与母体动脉硬化,引起胎盘毛细血管缺血坏死或破裂出血有关。

4.妊娠期高血压疾病

妊娠期高血压疾病与慢性肾炎血管病变有关。

(八)护理处理

1.妊娠期

(1)指导孕妇保证充足的休息。加强营养,低盐或无盐饮食,注意补充蛋白质和维生素,注意既满足妊娠需要而又不增加肾脏负担。

(2)加强孕期监护,严密观察病情变化,定期测体重、血压,协助医师定期监测血、尿常规、血清肌酐和尿素氮,了解肾功能受损程度。

(3)密切观察胎儿生长发育及宫内情况,指导孕妇数胎动,注意胎心音变化,定期测定血或尿雌三醇、胎心监护及 B 超等,以了解胎盘功能并进行胎儿生物物理评分。

(4)注意观察有无早产征象,有无腹痛、阴道流血、胎动异常等胎盘早剥征象,有无头痛、头晕、胸闷、恶心及视物模糊等先兆子痫征象。如有异常,及时与医师联系,并做好积极治疗准备。

(5)对血压过高、水肿严重者,遵医嘱给降压、利尿剂物;临产前后选择无肾毒性抗生素预防感染。

2.分娩期

专人陪护,减少孕妇焦虑,指导取左侧卧位,以改善胎盘血液循环,保证胎儿营养物质及氧气的供给。密切观察血压、胎心音和产程进展,积极防治胎盘早剥、子痫等并发症。积极做好各项抢救准备工作,如吸氧、注射降压、镇静药物等,进行急症剖宫产术前准备,为婴儿备好暖箱,做好复苏抢救、气管插管、给药等准备,做预防和抢救产后出血的准备。

3.产褥期

配合医师积极治疗肾脏疾病,以减缓病情恶化,定期检查肾功能变化及血压,指导避孕措施,必要时行绝育术。

(袁　霞)

第十三节　妊娠合并泌尿道结石

妊娠合并泌尿道结石偶有见到,多以上尿路结石(肾与输尿管结石)为主。妊娠并不增加泌尿道结石的发生率,但妊娠期一旦合并泌尿道结石,处理上较非孕期困难。

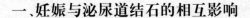

一、妊娠与泌尿道结石的相互影响

一般认为，妊娠对泌尿道结石的病程并无多大影响，妊娠使输尿管受到机械性挤压，同时有泌尿道结石者，泌尿道感染的发生率明显增高，且感染不容易控制，需要联合用药或用药时间较长。如果出现急性尿路梗阻或剧烈绞痛，可使孕妇发生流产或早产，这种情况较为罕见。

二、临床表现及诊断

妊娠合并泌尿道结石的临床表现与非孕期基本相同，随结石形成的部位、形状、结石大小、是否合并梗阻或感染而异。由于结石的某些症状与有些产科并发症类似，并且妊娠期检测手段相对受限，增加了诊断上的难度。

上尿路结石，典型的症状为疼痛及血尿。疼痛常位于肋脊角、腰部或上腹部，可向下腹部、腹股沟、大腿内侧、阴唇放射，多为间歇性钝痛，也可呈绞痛发作。发作时常伴肉眼血尿或镜下血尿，偶尔血尿为无痛性。合并尿路感染时，可出现发热。下尿路结石，可表现为膀胱区疼痛、尿流突然中断和血尿，并发感染时可出现尿路刺激症状。当结石在肾与输尿管交汇部或向下移动时，可出现肾绞痛，患者疼痛难忍，大汗淋漓，辗转不安，呻吟不止，恶心呕吐，疼痛可沿侧腹部向下放射。

有泌尿道结石病史的孕妇，出现典型症状时，诊断比较容易。但是，在妊娠期，行腹部平片和静脉肾盂造影检查应慎重。多数需要结合临床表现、超声及实验室检查作出判断。需与卵巢囊肿蒂扭转、巧克力囊肿破裂、胎盘早剥及早产引起的疼痛相鉴别，右侧肾绞痛还需与急性阑尾炎、胆囊炎、胆石症引起的疼痛相鉴别。

三、治疗

多饮水，保持日尿量在 2 000～3 000 mL，配合利尿、解痉药物，可促使小结石排出。肾绞痛发作时可给予哌替啶 50 mg，或与异丙嗪 25 mg，同时进行肌内注射，症状无好转时每 4 小时重复注射一次。吗啡 10 mg 和阿托品 0.5 mg 联合肌内注射。硝苯地平(心痛定)10 mg 每天 4 次或疼痛时即刻舌下含服也有很好的止痛效果。

超声体外碎石是一种有效、安全、无创伤的治疗肾结石的方法，必要时可以使用。急性梗阻或剧烈绞痛上述治疗无效时，需要外科手术取石。无论采取哪种治疗方法，均应加强胎儿监护，注意防止早产，减少或避免应用对胎儿有不良影响的药物。

四、护理问题

(一)疼痛
与结石刺激引起的炎症、损伤及平滑肌痉挛有关。

(二)有感染的危险
与结石引起梗阻、尿液淤积和侵入性操作有关。

(三)体液不足
与呕吐、恶心和手术失血过多有关。

(四)知识缺乏
缺乏有关病因和预防复发的知识。

五、潜在的并发症

(一)出血

碎石或手术后可出现伤口渗血,表现为血尿,注意止血补血。

(二)感染

孕期由于内分泌激素和尿路受压引起泌尿系统平滑肌松弛,输尿道蠕动减慢易引起感染,另与结石引起梗阻、尿液淤积和侵入性操作有关。抗感染治疗,补足液体;高热不退应根据培养加药敏使用抗生素。

(三)休克

如为出血性休克,应输血补液抗休克,活动性出血应及时止血。感染性休克应加强抗感染和维持循环稳定。

六、护理处理

(一)肾绞痛的护理

发作期间应卧床休息,遵医嘱立即药物治疗及补液。

(二)促进排石

鼓励患者大量饮水,在病情允许的情况下,改变体位,以增强患者代谢,促进结石排出。

(三)病情观察

观察尿液内是否有结石排出,每次排尿于玻璃瓶内或金属瓶内,可看到或听到结石的排出。尿白细胞增多者,体温高或血白细胞计数增多者,需予以敏感抗生素,以控制感染。

七、健康教育

根据结石成分、代谢状态及流行病学因素,坚持长期预防,对延迟或减少结石复发十分重要。

(一)大量饮水

以增加尿量,稀释尿液,可减少尿中晶体沉积。成人保证每天尿量在 2 000 mL 以上,尤其是睡前及半夜饮水效果更好。

(二)解除局部因素

尽早解除尿路梗阻、感染、异物等因素,可减少结石形成。

(三)饮食指导

根据结石成分调节饮食。含钙结石者应食用含纤维丰富的食物,限制含钙、草酸成分多的食物,避免大量摄入动物蛋白、精制糖和动物脂肪。浓茶、菠菜、番茄、土豆、莴笋等含草酸量高。牛奶、奶制品、豆制品、巧克力、坚果含钙量高。尿酸结石者不宜食含嘌呤高的食物,如动物内脏。

(四)药物预防

根据结石成分,血、尿钙磷、尿酸、胱氨酸和尿 pH,采用药物降低有害成分,碱化尿液,预防结石复发。维生素 B_6 有助于减少尿中草酸含量,氧化镁可增加尿中草酸溶解度。枸橼酸钾、碳酸氢钠等可使尿 pH 保持在 6.5～7,对尿酸和胱氨酸结石有预防意义。口服氯化氨使尿液酸化,有利于防止感染性结石的生长。

（五）复诊

治疗后定期行尿液化验、B超检查，观察有无复发，残余结石情况。若出现腰痛、血尿等症状，及时就诊。定期行产前检查。

（袁 霞）

第十四节 妊娠合并甲状腺疾病

一、甲状腺功能亢进症

甲状腺功能亢进症是指由甲状腺腺体产生过多甲状腺激素而引起的一组临床综合征。90%妊娠期甲状腺功能亢进患者为 Graves 病。妊娠合并甲状腺功能亢进的发生率国内报道为 0.1%～0.2%，国外为 0.05%～0.2%，为妊娠合并内分泌疾病的第二位，仅次于糖尿病。

（一）妊娠对甲状腺功能亢进的影响

妊娠期由于胎盘产生绒毛膜促性腺激素及绒毛膜促甲状腺激素的作用使甲状腺体积增大，合成和分泌甲状腺激素增加。妊娠早期可表现出甲状腺功能亢进或原有甲状腺功能亢进加重。妊娠中、晚期由于雌激素增加肝脏合成甲状腺结合球蛋白（TBG）并延长其半衰期，导致与 TBG 结合的总甲状腺激素水平升高，而游离的激素无明显变化，促甲状腺激素（TSH）分泌受到抑制，使病情可能有所缓解。但严重甲状腺功能亢进患者可因分娩、剖宫产、劳累、产后出血、感染等使病情加重，甚至诱发甲状腺功能亢进危象。产后由于免疫抑制作用的解除，甲状腺功能亢进的病情也会一时性加重。由于正常妊娠妇女多有高代谢状态，如怕热、多汗、食欲强、乏力、心率增加等，使妊娠合并甲状腺功能亢进的诊断较非孕期困难。

（二）甲状腺功能亢进对妊娠的影响

轻症或经治疗能控制的甲状腺功能亢进对妊娠影响通常不大。重症或经治疗控制不理想的甲状腺功能亢进，由于甲状腺激素分泌过多，流产、早产的发生率增高，妊娠期高血压疾病、心衰、产时子宫收缩乏力、产后感染等发生率也增加。甲状腺功能亢进对胎儿的影响与疾病的严重程度并不相关，但伴有高甲状腺刺激性免疫球蛋白（TSI）的孕妇，由于 TSI 容易通过胎盘，刺激胎儿甲状腺，使胎儿患甲状腺功能亢进的概率增加，也可引起宫内发育迟缓、胎儿心动过速、水肿或胎儿甲状腺肿，甚至胎死宫内、早产、死产等。如果母亲服用抗甲状腺药物，药物通过胎盘进入胎儿体内，可引起胎儿甲状腺功能减退。伴有甲状腺肿大的胎儿可因分娩困难，或出现呼吸不通畅，导致新生儿窒息。

（三）诊断

1.病史

多数甲状腺功能亢进的孕妇孕前就有甲状腺疾病的现病史或既往史，诊断已经明确。

2.临床表现

轻症甲状腺功能亢进或妊娠期首次发生的甲状腺功能亢进，与正常妊娠时的代谢变化相似，如多汗、怕热、食欲亢进、心动过速等，也有恶心呕吐、体重下降等，两者易混淆。但甲状腺功能亢进孕妇易出现妊娠剧吐，妊娠中期恶心、呕吐症状持续存在且没有减轻。重度甲状腺功能亢进或甲状腺危象可能导致严重的高血压、充血性心力衰竭和精神心理状态的改变等,其症状类似重度子痫前期。因此,任何重度子痫前期的患者,如出现子宫小于孕周、发热、腹泻或其他不能解释的心动过速等不典型症状,应考虑甲状腺功能亢进的可能。

临床上可提供作为诊断依据的症状和体征有心悸,休息时心率超过 100 次/分,进食增加而孕妇体重不按孕周增加,脉压大于 6.7 kPa(50 mmHg),怕热多汗,皮肤潮红,皮温增高,突眼,手震颤,腹泻,甲状腺增大。

3.辅助检查

(1)妊娠合并甲状腺功能亢进患者基础代谢率>+30%,血清 TT_4、TT_3、FT_3、FT_4 均明显增高,TSH 明显降低。

(2)B 超:检查胎儿发育、胎儿甲状腺大小等。

(3)超声心动图或胎儿电子监护:了解胎心音变化。

(四)治疗原则

(1)甲状腺功能亢进病情未控制时不宜怀孕。孕前积极药物治疗,待停药或药物控制病情稳定 1~3 年后怀孕。服用放射性碘治疗期间不宜怀孕。

(2)孕期治疗原则是控制甲状腺功能亢进的发展,使孕妇安全通过妊娠和分娩。甲状腺功能亢进不是终止妊娠的适应证,但若伴有甲状腺功能亢进性心脏病、高血压等严重并发症,需考虑终止妊娠。病情轻者尽量少用抗甲状腺药物,给予适量镇静剂,卧床休息。病情重者仍给予抗甲状腺药物,妊娠中、晚期甲状腺药物用量不可过大。尽量争取经阴道分娩,注意缩短产程。引产、临产、剖宫产前积极做好准备,使用抗甲状腺药,适当应用镇静剂,以防诱发甲状腺功能亢进危象。产后宜加大抗甲状腺药物剂量,防止甲状腺功能亢进复发。

(五)护理问题

1.营养失调

营养失调与代谢率增加导致代谢需求大于摄入及缺乏合理饮食有关。

2.活动无耐力

活动无耐力与蛋白质分解、肌无力、甲状腺功能亢进性心脏病等有关。

3.知识缺乏

缺乏药物治疗知识和自我护理知识。

(六)潜在并发症

1.甲状腺危象

(1)相关因素:与临产、分娩、手术、产后出血、感染等有关。

(2)临床表现:表现为原有甲状腺功能亢进症状加重,体温高达 39 ℃,心率>140 次/分,呼吸急促,大汗淋漓,烦躁不安,厌食,恶心,呕吐,腹泻,常伴有心房颤动或扑动。若处理不及时,可引起孕产妇死亡。

(3)护理措施:护理中注意配合医师积极抢救,主要包括以下几种情况。①高热时物理或药物降温,必要时人工冬眠,②遵医嘱用药:首选丙硫氧嘧啶(PTU),负荷量 300~600 mg,口服或经鼻饲管注入或直肠灌注。以后 150~300 mg,6 小时 1 次。也可在给 PTU 后 1~3 小时给碘化钠溶液 0.5~1.0 g 静脉滴注,或复方碘溶液 3 mL 口服,12 小时 1 次。③每天地塞米松 8 mg 或泼尼松 60 mg 分次给药。④普萘洛尔静脉滴注,开始剂量 1 mg/min,持续心电监护下,可增加至 10 mg,如患者耐受,可继续给 40~60 mg 口服,每 6 小时 1 次。⑤吸氧,补充营养素,控制水、

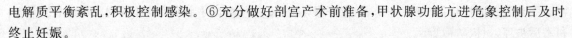

电解质平衡紊乱,积极控制感染。⑥充分做好剖宫产术前准备,甲状腺功能亢进危象控制后及时终止妊娠。

(4)健康指导:告知患者及家属甲状腺功能亢进危象的诱因,及时就诊。指导患者不食含碘丰富的食物与药物。保证充足的睡眠,避免剧烈运动,避免感染、严重的精神刺激、创伤等。强调按医嘱按时用药,并注意不良反应的观察。

2.宫内发育迟缓

宫内发育迟缓与甲状腺功能亢进孕妇代谢亢进,不能为胎儿提供足够营养而影响胎儿生长发育有关。

3.胎儿甲状腺功能减退

胎儿甲状腺功能减退与孕妇使用抗甲状腺药物有关。

(七)护理处理

1.非孕期

甲状腺功能亢进病情不稳定,即使怀孕也易引起流产、早产、宫内发育迟缓、死胎等,甲状腺功能亢进药物对胎儿也有一定影响。故非孕期指导孕妇积极进行甲状腺功能亢进的治疗,尽量等待疾病痊愈后再妊娠。

2.妊娠期

甲状腺功能亢进病情稳定的已怀孕妇女,应加强孕期监护,与内分泌科医师协同管理,服用无致畸危险、通过胎盘量少的抗甲状腺药物,并及时调整药物用量,以减少胎儿甲减的危险。

(1)加强产前检查:定期检查孕妇血压、体重、宫高、腹围的变化,每1～2个月进行一次B超检查,观察胎儿的生长发育和甲状腺大小、骨骼及胎儿体重。定期检查孕妇甲状腺功能,监测胎盘功能等。及早发现妊娠期高血压疾病和宫内发育迟缓。

(2)心理护理:稳定孕妇情绪,注意休息,避免体力劳动。指导配合医师治疗,避免感染、精神刺激和情绪波动,以防甲状腺功能亢进危象的发生。

(3)饮食护理:加强营养,保证每天足够的能量,多食高蛋白、高维生素饮食,不宜食含碘丰富的食物或药物。出汗多时多饮水,忌烟、酒、咖啡、浓茶。必要时静脉补充营养素。

(4)加强监护:宜左侧卧位,指导孕妇学会自计胎动,防胎死宫内。注意先兆早产征象,如有异常及时就诊。妊娠晚期37～38周入院,注意防治胎儿宫内窘迫,每周进行胎心监护,孕妇检查心电图,了解是否有心脏损害。

(5)药物治疗护理:一般情况下,如果母亲FT_4水平增高2.5倍以上,则应考虑治疗。由于胎儿甲状腺能浓集碘,破坏正在发育阶段的胎儿甲状腺,故妊娠期禁用放射性碘治疗。PTU是孕期甲状腺功能亢进治疗的首选用药。PTU与蛋白亲和力较高,可以减少药物向胎儿体内转运,阻断T_4向T_3转换,能快速缓解症状。PTU的初始用量为每8小时100 mg,用药期间每2周检查一次FT_4,当FT_4水平开始下降时,应将剂量减半,以后每2～4周按此方法减一次,控制FT_4水平稳定在正常范围的上1/3。多数孕妇在孕晚期仅需小剂量的PTU,也有的到32～36周就可以停药,如果甲状腺功能亢进复发,又可以重新开始用药。经用PTU治疗FT_4没有变化时,则应加量,最大剂量为600 mg/d,如果仍没有效果,则考虑药物耐受,治疗失败。用药期间密切观察病情的变化,如脉搏、脉压、震颤、食欲及精神改变等。注意药物的不良反应,如药疹、瘙痒、药热、粒细胞减少、肝功能异常等。

(6)妊娠期甲状腺功能亢进手术治疗护理:妊娠期尽量避免甲状腺手术,但对药物不能控制甲状腺功能亢进症状，或疑有恶变者，待妊娠 16～20 周可考虑甲状腺部分切除术，做好术前准备和术后护理，积极防治流产。

3.分娩期

甲状腺功能亢进孕妇一般宫缩较强，胎儿偏小，产程较短，故尽量争取经阴道分娩，病情重者或有产科指征者可考虑剖宫产；注意预防甲状腺危象；临产后应用抗生素预防感染。第一产程，注意心理护理，减轻孕妇焦虑、恐惧的心理，减轻疼痛，吸氧，注意补充能量，鼓励进食，适当输液。每 2～4 小时测体温、脉搏、呼吸 1 次，注意胎心监护。第二产程尽量缩短，防止孕妇过度疲劳，必要时行会阴侧切、胎头吸引或产钳助产。第三产程注意预防产后出血；积极配合儿科医师进行新生儿复苏；留脐血进行甲状腺功能、TSH 等各项检查。

4.产褥期

注意检查新生儿甲状腺大小，有无杂音，是否有甲状腺功能亢进或甲减的症状和体征。产后母亲甲状腺功能亢进有加重的可能；另外在妊娠早期治疗过的妊娠合并甲状腺功能亢进患者，产后复发率高于 75％，因此产褥期应严密观察病情变化，指导产妇注意休息，防止感染，继续用药治疗，产后 1 个月复查甲状腺功能。由于产后服 PTU 者乳汁含量少，故可以哺乳；但服用甲巯咪唑（MMI）和用放射性碘制剂者，应停止哺乳。

二、甲状腺功能减退症

甲状腺功能减退症简称甲减，是由多种原因所致低甲状腺激素血症或甲状腺激素抵抗而引起的全身性低代谢综合征。甲减合并妊娠有四种类型，即地方性缺碘所致呆小症、散发性先天甲状腺功能减退症、慢性淋巴性甲状腺炎（桥本病）和甲状腺手术或放射治疗（简称放疗）后所致甲减。其中慢性淋巴性甲状腺炎在甲减合并妊娠中占比例较大。由于甲减妇女常无排卵，易不孕，故合并妊娠较少见。

(一)妊娠对甲减的影响

妊娠期母体血容量增加，致使碘稀释；肾血流量增加，肾小球滤过率增加，导致排碘量增加，使血清中无机碘浓度下降，形成所谓的"碘饥饿"。正常孕妇，由于甲状腺处于应激状态，能分泌足量的甲状腺素，使甲状腺功能维持正常水平。甲状腺功能欠佳的孕妇，由于甲状腺自身免疫现象或存在碘缺乏，可以出现亚临床甚至明显的甲减。抗甲状腺抗体阳性的甲减患者由于孕期抗甲状腺抗体滴度下降，症状改善，而产后可能会出现反弹，病情由原来的亚临床状态转为临床阶段。早孕期由于 HCG 诱导 T_4 合成和对 TSH 的抑制，所以早孕期的甲减难以诊断。

(二)甲减对妊娠的影响

严重的甲减常引起不孕，妊娠后常引起流产、早产、胎死宫内和低体重儿的出生。由于甲状腺功能减退人群中高血压患病率显著增高，致使妊娠妇女发生妊娠期高血压疾病、胎盘早剥、胎儿窘迫的危险性明显增加。孕妇甲状腺功能减退可显著影响胎儿的神经系统发育，形成胎儿先天性甲减，存活的新生儿如果继续缺碘，将影响智力和体力的发育；但严重的甲减孕期经合理治疗也能分娩正常后代。

(三)诊断

1.病史

有发生甲减的病因存在，如地方性缺碘、甲状腺缺如、甲状腺功能不全、甲状腺手术或自身免疫病家族史等。对有月经不调、反复性流产或不良孕产史者，如胎死宫内、宫内发育迟缓、早产、围产儿死亡病史者,应进行甲状腺功能及 TSH 检查。

2.临床表现

病程呈慢性经过,无突然显著的临床表现。孕期常呈亚临床型,易漏诊,主要通过实验室检查获得明确诊断。其主要表现有乏力、易疲劳、怕冷、食欲不佳、反应迟钝、记忆力减退、水肿、便秘等,表情淡漠,面色苍白,皮肤干燥、粗糙、脱屑、增厚,面部、眼睑、手部皮肤水肿,头发稀疏,眉毛外 1/3 脱落;下肢黏液性水肿,非凹陷性。严重者可有体温低、心脏扩大、心包积液、心动过速、腱反射迟钝等。先天性甲减治疗较晚的患者,身材矮小。慢性淋巴细胞性甲状腺炎者,甲状腺肿大,质地偏韧,光滑或呈结节状。

3.辅助检查

(1)实验室化验:甲减的患者 30%～40% 有贫血,血红蛋白和红细胞常降低。血清 TT_4、TT_3、FT_3、FT_4 均降低,$TSH > 10\ \mu U/mL$ 诊断为原发性甲减。缺碘地区检查 24 小时尿碘排出量。桥本病患者血清抗甲状腺抗体增高。

(2)B 超检查:了解胎儿的发育等。

(四)处理原则

甲减患者以经治疗使甲状腺激素水平达正常后再怀孕为佳。一旦甲减患者怀孕,经明确诊断后,应立即治疗,并要求妊娠全过程使甲状腺激素水平维持在正常范围。补充足量的甲状腺激素,常用甲状腺片。缺碘地区适当补充碘剂,防止胎儿甲减。

(五)护理问题

1.便秘

便秘与代谢率减低及体力活动减少有关。

2.活动无耐力

活动无耐力与机体代谢率降低、体重过低有关。

(六)潜在并发症

1.妊娠期高血压疾病

妊娠期高血压疾病与甲减引起心排血量下降,外周血管阻力增加或抗甲状腺抗体在肾小球及胎盘产生免疫复合物沉积有关。

2.黏液性水肿性昏迷

黏液性水肿性昏迷与甲减未纠正,病情加重有关。

(七)护理处理

1.妊娠期

在妊娠早期协助医师通过病史和体格检查,仔细检查有无潜在的甲减。指导孕妇加强营养,注意休息,勿过度劳累。定期做产前检查,注意体重、腹围、宫高增长情况,并应用 B 超监测胎儿生长发育情况,以防宫内发育迟缓。加强胎心监测,防止胎儿窒迫的发生。指导孕妇遵医嘱合理用药,通常孕前有甲减的孕妇,妊娠期需增加剂量,应根据甲状腺功能和 TSH 升高情况,调整甲状腺片的用量,一般每天 30～100 mg。避免孕早期停药,以免引起流产和早产。孕 37 周收住院,每周行 NST 检查,不必在预产期前终止妊娠。甲减孕妇易发生过期妊娠,以不超过 41 周终止妊娠为宜。

2.分娩期

加强心理护理。临产后,鼓励产妇进食,给予吸氧,注意胎心监护。先天性甲减孕妇在第二产程往往腹肌力量不足,不能很好使用腹压,造成宫缩乏力,必要时应行助产术,并做好新生儿复苏准备。第三产程时应防止产后出血及产后感染。留脐血以备化验甲状腺功能和 TSH 水平,孕妇有桥本病者新生儿化验抗甲状腺抗体。

3.产褥期

产褥期是甲状腺功能快速动态变化时期。如果患者没有症状且近期没有调整剂量,则可在产后6周复查 TSH。因甲状腺片基本不通过乳汁,故产后可以哺乳。新生儿注意保暖,注意先天性甲减表现和低血糖,一周后新生儿复查甲状腺功能和 TSH。

(袁　霞)

第十五节　妊娠合并心脏病

一、概述

妊娠合并心脏病是严重的妊娠合并症,在我国孕产妇死因中居第二位。妊娠期、分娩期及产褥期均可使心脏病者的心脏负担加重而诱发心力衰竭,是造成孕产妇死亡的主要原因之一,因此产科工作者必须高度重视。目前,先天性心脏病居妊娠合并心脏病原因的首位,其次是风湿性心脏病。

(一)妊娠期、分娩期及产褥期对心脏病的影响

1.妊娠期

妊娠期孕妇血容量自孕 6～8 周逐渐增加,至孕 32～34 周达高峰,比非孕期增加 30%～45%,随着血容量增加,心排血量增加,心率加快,心脏负担加重。妊娠晚期,子宫增大,膈肌上升,使心脏向左上方移位,致大血管扭曲,心脏负担进一步加重。

2.分娩期

此期心脏负担最重。①第一产程:宫缩一次,有 250～500 mL 血液被挤至体循环,回心血量增加,心脏负担增加。②第二产程:宫缩强度进一步加强,加之产妇屏气用力,腹肌及骨骼肌收缩,使肺循环压力及腹压增加,内脏血液大量涌向心脏,此期心脏负担最重。③第三产程:胎儿娩出后,腹压骤减,大量血液向内脏血管灌注,回心血量骤减;胎儿、胎盘娩出后,子宫迅速缩小,胎盘循环停止,子宫血窦内大量的血液进入体循环,回心血量骤增,造成血流动力学急剧改变,使心脏负担加重,诱发心脏病孕妇出现心力衰竭。

3.产褥期

产后 3 天内仍是心脏负担较重时期,除宫缩使部分血液进入体循环外,妊娠期产妇组织内潴留的液体也回到体循环,使血容量再度增加,诱发心力衰竭。

由此可知,妊娠 32～34 周、分娩期及产褥期的最初 3 天内,心脏负担加重,是心脏病孕妇最易发生心力衰竭的危险时期,应加强监护。

(二)心脏病对妊娠的影响

心脏病不影响受孕,但较重的心脏病患者妊娠后心功能恶化,易致流产、早产、死胎、胎儿生长受限、胎儿宫内窘迫及新生儿窒息发生率明显增高,围产儿死亡率是正常妊娠的 2～3 倍。

二、护理评估

(一)健康史

(1)妊娠前有无心脏病和风湿热的病史,既往心脏病的治疗经过及心功能状态等。

(2)有无劳力性呼吸困难、夜间端坐呼吸、咯血、胸闷、胸痛等心功能异常的症状。

(3)了解有无妊娠期高血压疾病、重度贫血、上呼吸道感染等诱发心力衰竭的因素。

(二)身体状况

1.症状评估

心脏病孕妇心功能分级如下。

(1)Ⅰ级:一般体力活动不受限制。

(2)Ⅱ级:一般体力活动稍受限制,活动后心悸、轻度气短,休息时无症状。

(3)Ⅲ级:一般体力活动显著受限制,休息时无不适,轻微日常工作即感不适、心悸、呼吸困难或既往有心力衰竭史者。

(4)Ⅳ级:一般体力活动严重受限制,不能进行任何活动,休息时仍有心悸、呼吸困难等心力衰竭表现。

早期心力衰竭表现如下:①轻微活动后出现胸闷、心悸、气短;②休息时心率每分钟超过110次,呼吸每分钟超过20次;③夜间常因胸闷而坐起呼吸或到窗口呼吸新鲜空气;④肺底部出现少量持续性湿啰音,咳嗽后不消失。

2.护理检查

可有以下体征:①Ⅱ级或Ⅲ级以上收缩期杂音;②舒张期杂音;③严重心律失常;④心脏扩大。

3.辅助检查

(1)心电图:心电图提示心律失常或心肌损害。

(2)X线检查:显示心脏扩大,个别心腔扩大。

(3)超声心动图检查:显示心肌肥厚、瓣膜运动异常、心内结构畸形。

(4)产科B超检查:了解胎儿的大体情况及生物物理评分。

(5)胎儿电子监护仪:预测子宫内胎儿储备能力,评估胎儿健康。

(三)心理-社会状况

患者常因担心妊娠期间病情加重影响胎儿发育,而感到紧张、恐惧不安,也担心自己无法承受妊娠和分娩带来的风险而出现生命危险。分娩时,恐惧、害怕、宫缩痛及缺氧,使患者烦躁不安,不易与医护合作。

(四)处理要点

根据心功能分级确定是否能妊娠,不宜妊娠者应及时终止妊娠;可妊娠者需加强妊娠期检查及监测。妊娠晚期提前选择适宜的分娩方式,心功能较好、胎位正常、子宫颈条件良好者可行阴道分娩;而心功能分级Ⅲ~Ⅳ级、胎儿偏大、产道异常或有其他并发症者应选择剖宫产。产褥期注意休息及预防感染,心功能Ⅲ级以上者不宜哺乳。

三、护理问题

(一)焦虑

与担心母儿安危有关。

(二)自理能力缺陷

与心功能不全需卧床休息有关。

(三)活动无耐力

与心排血量下降有关。

(四)潜在并发症

心力衰竭、感染或洋地黄中毒。

四、护理措施

(一)一般护理

(1)列入高危妊娠门诊,加强产前检查,及时了解心脏功能及胎儿情况,发现心力衰竭立即入院治疗。

(2)休息:每天保证至少10小时睡眠时间,采取左侧卧位或半卧位。

(3)饮食:高蛋白质、高维生素、低盐、低脂饮食,多吃水果和蔬菜,预防便秘,每周体重增长不超过0.5 kg。

(4)预防心力衰竭:除加强上述各项护理外,还要预防和及时治疗感染、贫血、妊娠期高血压疾病等影响心功能的因素。

(二)病情观察

监测心率、呼吸、液体出入量及胎动计数,如有发热、心悸、气促、咳嗽、水肿等不适及时报告医师。

(三)对症护理

1.妊娠期

(1)终止妊娠:心功能Ⅲ~Ⅳ级不宜妊娠者,应于孕12周前行人工流产;妊娠12周以上者在控制心力衰竭的基础上行引产术;妊娠已达28周者,引产风险太大,应在内科生配合下严密监护,积极防治心力衰竭,使之度过妊娠期与分娩期。

(2)心力衰竭防治:注意休息,营养科学合理。妊娠早期不主张预防性使用洋地黄,早期心力衰竭者可给予地高辛治疗以减少药物的毒性反应;而妊娠晚期治疗原则是待心力衰竭控制后及早剖宫产结束妊娠,挽救生命。

2.分娩期

(1)分娩方式的选择:心功能Ⅲ~Ⅳ级且有产科指征者,宜选择剖宫产,术时上半身抬高30°,以防出现仰卧位低血压综合征;不宜再妊娠者,同时行输卵管结扎术。心功能Ⅰ~Ⅱ级且胎儿不大且胎位正常、子宫颈条件好者,可在严密监护下经阴道试产。

(2)第一产程:专人护理,积极与产妇沟通,消除紧张情绪;指导患者深呼吸或按摩腹部以减轻因宫缩引起的腹部不适;充分休息,保存体力,适当镇静;注意控制输液速度,避免增加心脏负担;监测母儿情况及产程进展,做好剖宫产术前准备。

(3)第二产程:避免屏气用力,会阴侧切下行阴道助产,缩短第二产程。

(4)第三产程:胎儿娩出后,产妇腹部用沙袋加压,防止腹压骤降,诱发心力衰竭;应用缩宫素

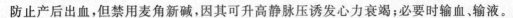

防止产后出血,但禁用麦角新碱,因其可升高静脉压诱发心力衰竭;必要时输血、输液。

3.产褥期

产后3天仍是发生心力衰竭的危险期,要求产妇充分卧床休息1~2周;心功能Ⅲ~Ⅳ级者不宜哺乳,及时回乳并指导家属人工喂养;常规应用抗生素至产后1周。

(四)心理护理

加强心理安慰,避免孕妇情绪紧张和过度激动,保持平稳豁达心情。

(五)健康指导

(1)心功能达Ⅲ级或以上、有心力衰竭史者不宜妊娠,指导选择有效避孕方法或绝育。

(2)按产妇心功能情况的不同,帮助制订家庭康复计划,指导婴儿的喂养及护理。教会产妇心功能自我监护方法。

(3)出院后注意休息,保持情绪稳定,避免过度劳累。

（袁　霞）

第十六节　妊娠合并糖尿病

妊娠合并糖尿病属高危妊娠,对母儿均有较大危害。可分为妊娠期糖尿病与妊娠合并糖尿病,妊娠期糖尿病是指在妊娠期首次发现或发生的糖代谢异常,该类占妊娠合并糖尿病的80%以上,占妊娠总数的1%~5%,在产后大部分可以恢复,但仍有约33.3%的病例5~10年后转为糖尿病。妊娠合并糖尿病是指在原有糖尿病的基础上合并妊娠,或妊娠前为隐性糖尿病、妊娠后发展为糖尿病。妊娠对糖尿病和糖尿病对妊娠及母儿的影响都很大。

一、护理评估

(一)病史

评估糖尿病病史及糖尿病家族史,有无复杂性外阴阴道假丝酵母病、不明原因反复流产、死胎、巨大儿或分娩足月新生儿呼吸窘迫综合征史、胎儿畸形、新生儿死亡等不良孕产史等;本次妊娠经过、病情控制及目前用药情况;有无胎儿偏大或羊水过多等潜在高危因素。同时,注意评估有无肾、心血管系统及视网膜病变等合并症情况。

(二)身心状况

1.症状与体征

评估孕妇有无糖代谢紊乱综合征,即三多一少症状(多饮、多食、多尿、体重下降),重症者症状明显。孕妇有无皮肤瘙痒,尤其外阴瘙痒。因高血糖可导致眼房水,晶体渗透压改变而引起眼屈光改变,患病孕妇可出现视力模糊。评估糖尿病孕妇有无产科并发症,如低血糖、高血糖、妊娠期高血压疾病、酮症酸中毒、感染等。确定胎儿宫内发育情况,注意有无巨大儿或胎儿生长受限。分娩期重点评估孕妇有无低血糖及酮症酸中毒症状,如心悸、出汗、面色苍白、饥饿感或出现恶心、呕吐、视力模糊、呼吸快且有烂苹果味等。评估静脉输液的性质与速度。监测产程的进展、子宫收缩、胎心音、母体生命体征等有无异常。产褥期主要评估有无低血糖或高血糖症状,有无产后出血及感染征兆,评估新生儿状况。

2.妊娠合并糖尿病分期

目前采用美国妇产科医师协会(ACOG)推荐的分类,其中 B-H 分类按照普遍使用的 White 分类法。根据糖尿病的发病年龄、病程、是否存在血管合并症、器官受累等情况进行分期,有助于估计病情的严重程度及预后。

(1)A 级:妊娠期出现或发现的糖尿病。

(2)B 级:显性糖尿病,20 岁以后发病,病程小于 10 年,无血管病变。

(3)C 级:发病年龄在 10～19 岁,或病程达 10～19 年,无血管病变。

(4)D 级:10 岁以前发病,或病程不低于 20 年,或者合并单纯性视网膜病。

(5)F 级:糖尿病肾病。

(6)R 级:有增生性视网膜病变。

(7)H 级:糖尿病性心脏病。

此外,根据母体血糖控制情况进一步将 GDM 分为 A_1 与 A_2 两级,如下。①A_1 级:空腹血糖 (FBG)小于 5.8 mmol/L,经饮食控制,餐后 2 小时血糖小于 6.7 mmol/L。A_1 级 GDM 母儿合并症较少,产后糖代谢异常多能恢复正常。②A_2 级:经饮食控制,FBG 不低于 5.8 mmol/L,餐后 2 小时血糖不低于 6.7 mmol/L,妊娠期需加用胰岛素控制血糖。A_2 级 GDM 母儿合并症较多,胎儿畸形发生率增加。

3.心理社会评估

由于糖尿病疾病的特殊性,应评估孕妇及家人对疾病知识的了解程度,认知态度,有无焦虑、恐惧心理,社会及家庭支持系统是否完善等。

(三)诊断检查

1.血糖测定

两次或两次以上空腹血糖大于 5.8 mmol/L。

2.糖筛查试验

用于 GDM 筛查,建议孕妇于妊娠 24～28 周进行。方法:葡萄糖 50 g 溶于 200 mL 水中,5 分钟内口服完,服后 1 小时测血糖不低于 7.8 mmol/L(140 mg/dL)为糖筛查异常;如血糖不低于 11.2 mmol/L 的孕妇,则 GDM 可能性大。对糖筛查异常的孕妇需进一步查空腹血糖,如异常即可确诊,如正常需进行葡萄糖耐量试验。

3.OGTT(75 g 糖耐量试验)

禁食 12 小时后,口服葡萄糖 75 g。血糖值诊断标准为:空腹 5.6 mmol/L,1 小时 10.3 mmol/L,2 小时 8.6 mmol/L,3 小时 6.7 mmol/L,若其中有 2 项或 2 项以上达到或超过正常值者,即可诊断为 GDM;如 1 项高于正常值,则诊断为糖耐量异常。

4.其他

肝肾功能检查,24 小时尿蛋白定量,尿酮体及眼底等相关检查。

二、护理诊断

(一)营养失调

其与摄入超过新陈代谢的需要量有关。

(二)焦虑

其与担心婴儿安危有关。

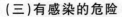

（三）有感染的危险

其与糖尿病白细胞多种功能缺陷,杀菌作用明显降低有关。

三、护理目标

（1）护理对象妊娠、分娩经过顺利,母婴健康。

（2）孕妇能列举有效的血糖控制方法,保持良好的自我照顾能力。

（3）出院时,产妇不存在感染的征象。

四、护理措施

（一）一般护理

糖尿病孕妇的饮食控制是治疗护理的关键,每天热量以 150 kJ/kg(36 kcal/kg)为宜,其中蛋白质 12％～20％(1.5～2 g/kg),碳水化合物 40％～50％,脂肪 30％～35％,并补充维生素、铁、钙,但要限制含糖多的薯类、水果。多吃蔬菜和豆制品,使血糖维持在 6.11～7.77 mmol/L 水平,以孕妇无饥饿感为理想。在分娩期应尽量鼓励进食,保证热量供应,预防低血糖。在产后轻型糖尿病的产妇,应根据以上原则多加汤类食品,以促进催乳。适当的运动可降低血糖,提高对胰岛素的敏感性,保持体重不至过重,有利于控制血糖和正常分娩,运动方式可选择极轻度运动(如散步)和轻度运动(中速步行),每天至少 1 次,每次 20～40 分钟。产后可做产后保健操。因糖尿病致白细胞多种功能缺陷、抵抗力下降,应注意预防感染,生活环境要清洁、舒适,空气清新,温度适宜,衣着适时调节,预防感冒和上呼吸道感染,注意口腔卫生,尤其产后要加强卫生宣教,改变传统的不能刷牙的习惯,预防口腔感染。糖尿病因尿糖的刺激,易引发外阴炎、阴道炎及泌尿系统感染,故应每天清洗外阴,保持清洁、干燥,以达到预防感染的目的。重型糖尿病产妇不宜哺乳,应给予回奶,在回奶过程中要做好乳房护理,预防乳腺炎。

（二）病情观察

在妊娠期定期进行产前检查,监护胎儿生长发育,通过 B 超检查及时发现畸形及巨大儿,教会孕妇自我监护,学会数胎动的方法,如发现胎动异常应及时到医院做胎心监护,了解胎盘功能,预防胎死宫内。对孕妇定期查尿糖、血糖以了解病情,分娩期要严密观察产程进展,因糖尿病可致宫缩乏力,导致产程延长,消耗更多的能量。应注意生命体征变化,如出现头晕、全身出冷汗、脉搏加速,提示可能发生低血糖或酮症酸中毒,应通知医师进行处理。产程延长可导致胎儿窘迫,要严密观察胎心,必要时连续进行电子监护,如出现胎心晚期减速,提示胎儿窘迫,应通知医师采取结束分娩的措施。宫缩乏力是产后出血的重要原因,胎儿娩出后应观察产后出血的情况。在产褥期要观察体温变化和恶露的量、颜色、气味、腹痛,以早发现产后感染。如采取剖宫产、会阴切开应观察刀口愈合情况,如有红肿,阴道极易受念珠菌感染,如出现充血、奇痒、分泌物增多,可能为真菌或其他细菌感染,应通知医师处理。

（三）对症护理

妊娠合并糖尿病的孕、产妇,重症者心情紧张,担心巨大儿发生难产,惧怕剖宫产,害怕产程进展不顺利及产后发生并发症等,针对这种心理状态,应耐心给产妇讲解糖尿病的有关知识和目前对本病的治疗水平,使孕妇对分娩充满信心,以愉快的心情接受分娩。糖尿病孕、产妇往往出现多吃、多尿症状,有时有饥饿感,要向产妇说明控制饮食的重要性,使其主动与医护人员配合,接受饮食疗法。如发生外阴炎、阴道炎,产妇外阴痛、痒,应保持外阴清洁,根据不同的菌种感染给予不同的药物治疗,外阴清洗后局部涂以药膏,可适当加止痒剂,垫以柔软的会阴垫,保护皮肤不受损伤。

(四)治疗护理

(1)糖尿病的治疗基础是饮食控制。

(2)药物治疗不选用磺脲类及双胍类降糖药,因其能通过胎盘引起胎儿畸形或导致胎儿低血糖死亡。常选用胰岛素治疗,因不通过胎盘,对胎儿无影响,应用胰岛素的过程中,应遵医嘱给予准确计量,如出现面色苍白、出汗、心悸、颤抖、有饥饿感以致昏迷等,应立即通知医师,并查尿糖、血糖、尿酮体,以确定是否发生低血糖或酮症酸中毒。可立即口服葡萄糖水或静脉注射葡萄糖40～60 mL,如为酮症酸中毒则应遵医嘱给予胰岛素治疗,目前主张小剂量疗法,首次剂量为0.2 U/(kg·g)静脉滴注,至酸中毒纠正后改皮下注射。分娩后由于抗胰岛素激素迅速下降,故产后24小时内胰岛素用量应减少至原用量的一半,第2天以后约为2/3原用量。

(3)在分娩过程中要严格执行无菌技术,并用广谱抗生素预防感染,胎儿前肩娩出后立即注射缩宫素,预防产后出血。

(4)妊娠35周即应住院严密监护,在结束分娩前应促进胎儿肺成熟,即每天静脉滴注地塞米松10～20 mg,连用2天,以减少新生儿呼吸困难综合征。新生儿出生后极易发生低血糖,故新生儿出生后30分钟开始服25%葡萄糖,一般6小时血糖恢复正常。若一般状态差,应按医嘱给25%葡萄糖液静脉滴注。

(5)有剖宫产指征者一般选择在36～38周终止妊娠,应做好术前准备。

五、评价

(1)妊娠期糖尿病孕、产妇,产后应定期到医院检查尿糖、血糖,在内分泌科医师的指导下继续观察或治疗,以预防5～10年发展为糖尿病。

(2)妊娠合并糖尿病者分娩后,可在医师的指导下继续药物治疗,严格控制饮食,运用运动疗法,产褥期坚持产后保健操,产褥期后应加大运动量,以控制体重。

(3)学会自我检查尿糖的方法,以控制病情发展。要做好避孕,重型者不宜再次妊娠。

(袁　霞)

第十章

儿科疾病护理

第一节 小儿惊厥

惊厥的病理生理基础是脑神经元的异常放电和过度兴奋,是由多种原因所致的大脑神经元暂时性功能紊乱的一种表现。发作时全身或局部肌群突然发生阵挛或强直性收缩,多伴有不同程度的意识障碍。惊厥是小儿最常见的急症,有 5%～6% 的小儿曾发生过高热惊厥。

一、病因

小儿惊厥可由众多因素引起,凡能造成脑神经元兴奋性功能紊乱的因素,如脑缺氧、缺血、低血糖、脑炎症、水肿、中毒变性、坏死等,均可导致惊厥的发生。将其病因归纳为以下几类。

(一)感染性疾病

1.颅内感染性疾病

(1)细菌性脑膜炎、脑血管炎、颅内静脉窦炎。

(2)病毒性脑炎、脑膜脑炎。

(3)脑寄生虫病,如脑型肺吸虫病、脑型血吸虫病、脑囊虫病、脑棘球蚴病、脑型疟疾等。

(4)各种真菌性脑膜炎。

2.颅外感染性疾病

(1)呼吸系统感染性疾病。

(2)消化系统感染性疾病。

(3)泌尿系统感染性疾病。

(4)全身性感染性疾病以及某些传染病。

(5)感染性病毒性脑病,脑病合并内脏脂肪变性综合征。

(二)非感染性疾病

1.颅内非感染性疾病

(1)癫痫。

(2)颅内创伤,出血。

(3)颅内占位性病变。

（4）中枢神经系统畸形。

（5）脑血管病。

（6）神经皮肤综合征。

（7）中枢神经系统脱髓鞘病和变性疾病。

2.颅外非感染性疾病

（1）中毒：如有毒动植物，氰化钠、铅、汞中毒，急性酒精中毒及各种药物中毒等。

（2）缺氧：如新生儿窒息，溺水，麻醉意外，一氧化碳中毒，心源性脑缺血综合征等。

（3）先天性代谢异常疾病：如苯酮尿症、黏多糖病、半乳糖血症、肝豆状核变性、尼曼-匹克病等。

（4）水电解质紊乱及酸碱失衡：如低血钙、低血钠、高血钠及严重代谢性酸中毒等。

（5）全身及其他系统疾病并发症：如系统性红斑狼疮、风湿病、肾性高血压脑病、尿毒症、肝昏迷、糖尿病、低血糖、胆红素脑病等。

（6）维生素缺乏症：如维生素 B_6 缺乏症、维生素 B_6 依赖症、维生素 B_1 缺乏性脑型脚气病等。

二、临床表现

（一）惊厥发作形式

1.强直-阵挛发作

其发作时突然意识丧失，摔倒，全身强直，呼吸暂停，角弓反张，牙关紧闭，面色发绀，持续10～20秒，转入阵挛期；不同肌群交替收缩，致肢体及躯干有节律地抽动，口吐白沫（若咬破舌头可吐血沫）；呼吸恢复，但不规则，数分钟后肌肉松弛而缓解，可有尿失禁，然后入睡，醒后可有头痛、疲乏，对发作不能回忆。

2.肌阵挛发作

这是由肢体或躯干的某些肌群突然收缩（或称电击样抽动），表现为头、颈、躯干或某个肢体快速抽搐。

3.强直发作

强直发作表现为肌肉突然强直性收缩，肢体可固定在某种不自然的位置持续数秒钟，躯干四肢姿势可不对称，面部强直表情，眼及头偏向一侧，睁眼或闭眼，瞳孔散大，可伴呼吸暂停，意识丧失，发作后意识较快恢复，不出现发作后嗜睡。

4.阵挛性发作

其发作时全身性肌肉抽动，左右可不对称，肌张力可增高或减低，有短暂意识丧失。

5.局限性运动性发作

此发作时无意识丧失，常表现为下列形式。

（1）某个肢体或面部抽搐：由于口、眼、手指在脑皮层运动区所代表的面积最大，因而这些部位最易受累。

（2）杰克逊癫痫发作：发作时大脑皮质运动区异常放电灶逐渐扩展到相邻的皮层区。抽搐也按皮层运动区对躯干支配的顺序扩展，如从面部抽搐开始→手→前臂→上肢→躯干→下肢；若进一步发展，可成为全身性抽搐，此时可有意识丧失；常提示颅内有器质性病变。

（3）旋转性发作：发作时头和眼转向一侧，躯干也随之强直性旋转，或一侧上肢上举，另一侧上肢伸直，躯干扭转等。

6.新生儿轻微惊厥

这是新生儿期常见的一种惊厥形式,发作时呼吸暂停,两眼斜视,眼睑抽搐,频频的眨眼动作,伴流涎,吸吮或咀嚼样动作,有时还出现上下肢类似游泳或蹬自行车样的动作。

(二)惊厥的伴随症状及体征

1.发热

发热为小儿惊厥最常见的伴随症状,如系单纯性或复杂性高热惊厥患儿,于惊厥发作前均有38.5 ℃,甚至40 ℃以上高热。由上呼吸道感染引起者,还可有咳嗽、流涕、咽痛、咽部出血、扁桃体肿大等表现。如为其他器官或系统感染所致惊厥,绝大多数均有发热及其相关的症状和体征。

2.头痛及呕吐

此为小儿惊厥常见的伴随症状之一,年长儿能正确叙述头痛的部位、性质和程度,婴儿常表现为烦躁、哭闹、摇头、抓耳或拍打头部。多伴有频繁喷射状呕吐,常见于颅内疾病及全身性疾病,如各种脑膜炎、脑炎、中毒性脑病、瑞氏综合征、颅内占位性病变等。同时还可出现程度不等的意识障碍,颈项抵抗,前囟饱满,颅神经麻痹,肌张力增高或减弱,凯尔尼格征、布鲁津斯基征及巴宾斯基征阳性等体征。

3.腹泻

如遇重度腹泻病,可致水电解质紊乱及酸碱失衡,出现严重低钠或高钠血症,低钙、低镁血症,以及由于补液不当,造成水中毒也可出现惊厥。

4.黄疸

新生儿溶血症出现胆红素脑病时,不仅皮肤巩膜高度黄染,还可有频繁性惊厥;重症肝炎患儿,当肝衰竭出现惊厥前即可见到明显黄疸;在瑞氏综合征、肝豆状核变性等病程中,均可出现不等的黄疸,此类疾病初期或中末期均能出现惊厥。

5.水肿、少尿

水肿、少尿是各类肾炎或肾病为儿童时期常见多发病,水肿、少尿为该类疾病的首起表现,当其中部分患儿出现急、慢性肾衰竭,或肾性高血压脑病时,均可有惊厥。

6.智力低下

智力低下常见于新生儿窒息所致缺氧、缺血性脑病,颅内出血患儿,病初即有频繁惊厥,其后有不同程度的智力低下。智力低下亦见于先天性代谢异常疾病,如苯酮尿症、糖尿症等氨基酸代谢异常病。

三、诊断依据

(一)病史

了解惊厥的发作形式,持续时间,有无意识丧失,伴随症状,诱发因素及有关的家族史。

(二)体检

全面的体格检查,尤其神经系统的检查,如神志、头颅、头围、囟门、颅缝、脑神经、瞳孔、眼底、颈抵抗、病理反射、肌力、肌张力、四肢活动等。

(三)实验室及其他检查

1.血、尿、粪常规检查

血白细胞显著增高,通常提示细菌感染。红细胞血色素很低,网织红细胞增高,提示急性溶血。尿蛋白及细胞数增高,提示肾炎或肾盂肾炎。粪镜检排除外痢疾。

2.血生化等检验

除常规查肝肾功能、电解质外,应根据病情选择有关检验。

3.脑脊液检查

凡疑有颅内病变惊厥患儿,尤其是颅内感染时,均应做脑脊液常规、生化、培养或有关的特殊化验。

4.脑电图检查

脑电图阳性率可为80%～90%,小儿惊厥,尤其无热惊厥,其中不少系小儿癫痫。脑电图上可表现为阵发性棘波、尖波、棘慢波、多棘慢波等多种波型。

5.CT检查

疑有颅内器质性病变惊厥患儿,应做脑CT扫描,高密度影见于钙化、出血、血肿及某些肿瘤;低密度影常见于水肿,脑软化,脑脓肿,脱髓鞘病变及某些肿瘤。

6.MRI检查

MRI对脑、脊髓结构异常反映较CT更敏捷,能更准确反映脑内病灶。

7.单光子反射计算机体层成像SPECT

其可显示脑内不同断面的核素分布图像,对癫痫病灶、肿瘤定位及脑血管疾病提供诊断依据。

四、治疗

(一)止惊治疗

1.地西泮

每次 $0.25～0.5$ mg/kg,最大剂量为10 mg,缓慢静脉注射,1分钟不多于1 mg。必要时可在 $15～30$ 分钟后重复静脉注射一次,以后可口服维持。

2.苯巴比妥钠

新生儿首次剂量 $15～20$ mg 静脉注射,维持量 $3～5$ mg/(kg·d),婴儿、儿童首次剂量为 $5～10$ mg/kg,静脉注射或肌内注射,维持量 $5～8$ mg/(kg·d)。

3.水合氯醛

每次 50 mg/kg,加水稀释成 $5％～10％$ 溶液,保留灌肠。惊厥停止后改用其他镇静剂止惊药维持。

4.氯丙嗪

剂量为每次 $1～2$ mg/kg,静脉注射或肌内注射,$2～3$ 小时后可重复1次。

5.苯妥英钠

每次 $5～10$ mg/kg,肌内注射或静脉注射。遇有"癫痫持续状态"时可给予 $15～20$ mg/kg,速度不超过 1 mg/(kg·min)。

6.硫苯妥钠

催眠,大剂量有麻醉作用。每次 $10～20$ mg/kg,稀释成 $2.5％$ 溶液肌内注射;也可缓慢静脉注射,边注射边观察,惊止即停止注射。

(二)降温处理

1.物理降温

物理降温可用 $30％～50％$ 乙醇擦浴,头部、颈、腋下、腹股沟等处可放置冰袋,亦可用冷盐水

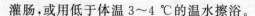

灌肠,或用低于体温3～4℃的温水擦浴。

2.药物降温

一般用布洛芬混悬液,口服。

(三)降低颅内压

惊厥持续发作时,引起脑缺氧、缺血,易致脑水肿;如惊厥因颅内感染炎症引起,疾病本身即有脑组织充血水肿,颅内压增高,因而及时应用脱水降颅内压治疗。常用20％甘露醇溶液每次5～10 mL/kg,静脉注射或快速静脉滴注(10 mL/min),6～8小时重复使用。

(四)纠正酸中毒

惊厥频繁,或持续发作过久,可致代谢性酸中毒,如血气分析发现血pH＜7.2,BE为15 mmol/L时,可用5％碳酸氢钠3～5 mL/kg,稀释成1.4％的等张液静脉滴注。

(五)病因治疗

对惊厥患儿应通过病史了解,全面体检及必要的化验检查,争取尽快地明确病因,给予相应治疗。对可能反复发作的病例,还应制订预防复发的防治措施。

五、护理

(一)护理诊断

(1)有窒息的危险。

(2)有受伤的危险。

(3)潜在并发症:脑水肿。

(4)潜在并发症:酸中毒。

(5)潜在并发症:呼吸、循环衰竭。

(6)知识缺乏。

(二)护理目标

(1)不发生误吸或窒息,适当加以保护防止受伤。

(2)保护呼吸功能,预防并发症。

(3)患儿家长情绪稳定,能掌握止痉、降温等应急措施。

(三)护理措施

1.一般护理

(1)将患儿平放于床上,取头侧位。保持安静,治疗操作应尽量集中进行,动作轻柔敏捷,禁止一切不必要的刺激。

(2)保持呼吸道通畅:头侧向一边,及时清除呼吸道分泌物。有发绀者供给氧气,窒息时施行人工呼吸。

(3)控制高热:物理降温可用温水或冷水毛巾湿敷额头部,每5～10分钟更换1次,必要时用冰袋放在额部或枕部。

(4)注意安全,预防损伤,清理好周围物品,防止坠床和碰伤。

(5)协助做好各项检查,及时明确病因。根据病情需要,于惊厥停止后,配合医师作血糖、血钙或腰椎穿刺、血气分析及血电解质等针对性检查。

(6)加强皮肤护理:保持皮肤清洁干燥,衣、被、床单清洁、干燥、平整,以防皮肤感染及压疮的发生。

（7）心理护理：关心体贴患儿，处置操作熟练、准确，以取得患儿信任，消除其恐惧心理。说服患儿及家长主动配合各项检查及治疗，使诊疗工作顺利进行。

2.临床观察内容

（1）惊厥发作时，观察惊厥患儿抽搐的时间和部位，有无其他伴随症状。

（2）观察病情变化，尤其随时观察呼吸、面色、脉搏、血压、心音、心率、瞳孔大小、对光反射等重要的生命体征，发现异常及时通报医师，以便采取紧急抢救措施。

（3）观察体温变化，如有高热，及时做好物理降温及药物降温；如体温正常，应注意保暖。

3.药物观察内容

（1）观察止惊药物的疗效。

（2）使用地西泮、苯巴比妥钠等止惊药物时，注意观察患儿呼吸及血压的变化。

4.预见性观察

若惊厥持续时间长、频繁发作，应警惕有无脑水肿、颅内压增高的表现，如收缩压升高、脉率减慢、呼吸节律慢而不规则，则提示颅内压增高。如未及时处理，可进一步发生脑疝，表现为瞳孔不等大、对光反射消失、昏迷加重、呼吸节律不整甚至骤停。

六、康复与健康指导

（1）做好患儿的病情观察准备好急救物品，教会家属正确的退热方法，提高家长的急救知识和技能。

（2）加强患儿营养与体育锻炼，做好基础护理等。

（3）向家长详细交代患儿的病情、惊厥的病因和诱因，指导家长掌握预防惊厥的措施。

（刘绘锦）

第二节　小儿病毒性心肌炎

一、概述

病毒性心肌炎是由多种病毒侵犯心脏，引起局灶性或弥漫性心肌间质炎性渗出和心肌纤维变性、坏死或溶解的疾病，有的可伴有心包或心内膜症改变。可导致心肌损伤、心功能障碍、心律失常和周身症状。可发生于任何年龄，近年来发生率有增多的趋势，是儿科常见的心脏疾病之一。据全国九省市"病毒性心肌炎协作组"调查，其发病率占住院患儿总数的 5.97%，占门诊患者总数的 0.14%。

（一）病因

近年来由于病毒学及免疫病理学的迅速发展，通过大量动物实验及临床观察，证明多种病毒皆可引起心肌炎。其中柯萨奇病毒 B6（1～6 型）最常见，其他如柯萨奇病毒 A、ECHO 病毒、脊髓灰质炎病毒、流感及副流感病毒、腮腺炎病毒、水痘病毒、单纯疱疹病毒、带状疱疹病毒及肝炎病毒等也可能致病。由于柯萨奇病毒具有高度亲心肌性和流行性，据报道在很多原因不明的心肌炎和心包炎中，约 39% 是由柯萨奇病毒 B 所致。

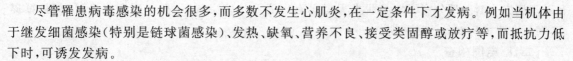

尽管罹患病毒感染的机会很多,而多数不发生心肌炎,在一定条件下才发病。例如当机体由于继发细菌感染(特别是链球菌感染)、发热、缺氧、营养不良、接受类固醇或放疗等,而抵抗力低下时,可诱发发病。

病毒性心肌炎的发病原理至今未完全了解,目前提出病毒学说、免疫学说、生化机制等几种学说。

(二)病理

病毒性心肌炎病理改变轻重不等。轻者常以局灶性病变为主,而重者则多呈弥漫性病变。局灶性病变的心肌外观正常,而弥漫性者则心肌苍白、松软,心脏呈不同程度的扩大、增重。镜检可见病变部位的心肌纤维变性或断裂,心肌细胞溶解、水肿、坏死。间质有不同程度水肿以及淋巴细胞、单核细胞和少数多核细胞浸润。病变以左心室及室间隔最显著,可波及心包、心内膜及传导系统。

慢性病例心脏扩大,心肌间质炎症浸润及心肌纤维化并有瘢痕组织形成,心内膜呈弥漫性或局限性增厚,血管内皮肿胀等变化。

二、临床表现

病情轻重悬殊。轻症可无明显自觉症状;仅有心电图改变。重型可出现严重的心律失常、充血性心力衰竭、心源性休克,甚至个别患者因此而死亡。大约有1/3病例在发病前1~3周或发病同时呼吸道或消化道病毒感染,同时伴有发热、咳嗽、咽痛、周身不适、腹泻、皮疹等症状,继而出现心脏症状如年长儿常诉心悸、气短、胸部及心前区不适或疼痛、疲乏感等。发病初期常有腹痛、食欲缺乏、恶心、呕吐、头晕、头痛等表现。3个月以内婴儿有拒乳、苍白、发绀、四肢凉、两眼凝视等症状。心力衰竭者,呼吸急促、突然腹痛、发绀、水肿等;心源性休克者,烦躁不安,面色苍白、皮肤发花、四肢厥冷或末梢发绀等;发生窦性停搏或心室纤颤时可突然死亡;高度房室传导阻滞在心室自身节律未建立前,由于脑缺氧而引起抽搐、昏迷称心脑综合征。如病情拖延至慢性期,常表现为进行性充血心力衰竭、全心扩大,可伴有各种心律失常。

体格检查:多数心尖区第一音低钝。一般无器质性杂音,仅在胸前或心尖区闻及Ⅰ~Ⅱ级吹风样收缩期杂音。有时可闻及奔马律或心包摩擦音。心律失常多见如阵发性心动过速、异位搏动、心房纤颤、心室扑动、停搏等。严重者心脏扩大,脉细数,颈静脉怒张,肝大和压痛,肺部啰音等;或面色苍白、四肢厥冷、皮肤发花、指(趾)发绀、血压下降等。

三、辅助检查

(一)实验室检查

(1)白细胞总数$(10.0\sim20.0)\times10^9/L$,中性粒细胞偏高。血沉、抗链"O"大多数正常。

(2)血清肌酸磷酸激酶、乳酸脱氢酶及其同工酶、谷草转氨酶在病程早期可增高。超氧化歧化酶急性期降低。

(3)若从心包、心肌或心内膜分离到病毒,或用免疫荧光抗体检查找到心肌中有特异的病毒抗原,电镜检查心肌发现有病毒颗粒,可以确定诊断;咽洗液、粪便、血液、心包液中分离出病毒,同时结合恢复期血清中同型病毒中和抗体滴度较第1份血清升高或下降4倍以上,则有助于病原诊断。

(4)补体结合抗体的测定以及用分子杂交法或聚合酶链反应检测心肌细胞内的病毒核酸也

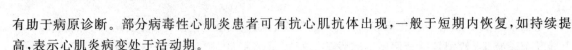

有助于病原诊断。部分病毒性心肌炎患者可有抗心肌抗体出现,一般于短期内恢复,如持续提高,表示心肌炎病变处于活动期。

(二)心电图检查

心电图在急性期有多变与易变的特点,对可疑病例应反复检查,以助诊断。其主要变化为ST-T改变,各种心律失常和传导阻滞。恢复期以各种类型的期前收缩为多见。少数为慢性期患儿可有房室肥厚的改变。

(三)X线检查

心影正常或不同程度的增大,多数为轻度增大。若反复迁延不愈或合并心力衰竭,心脏扩大明显。后者可见心搏动减弱,伴肺瘀血、肺水肿或胸腔少量积液。有心包炎时,有积液征。

(四)心内膜心肌活检

心导管法心内膜心肌活检,在成人患者中早已开展,小儿患者仅是近年才有报道,为心肌炎诊断提供了病理学依据。据报道:原因不明的心律失常、充血性心力衰竭患者,经心内膜心肌活检证明约40%为心肌炎;临床表现和组织学相关性较差。原因是EMB取材很小且局限,以及取材时不一定是最佳机会;心内膜心肌活检本身可导致心肌细胞收缩,而出现一些病理性伪迹。因此,对于心内膜心肌活检病理无心肌炎表现者不一定代表心脏无心肌炎,此时临床医师不能忽视临床诊断。此项检查一般医院尚难开展,不作为常规检查项目。

四、诊断与鉴别诊断

(一)诊断要点

1.病原学诊断依据

(1)确诊指标:自患儿心内膜、心肌、心包(活检、病理)或心包穿刺液检查,发现以下之一者可确诊心肌炎由病毒引起。①分离到病毒。②用病毒核酸探针查到病毒核酸。③特异性病毒抗体阳性。

(2)参考依据:有以下之一者结合临床表现可考虑心肌炎系病毒引起。①自患儿粪便、咽拭子或血液中分离到病毒,且恢复期血清同抗体滴度较第一份血清升高或降低4倍以上。②病程早期患儿血中特异性IgM抗体阳性。③用病毒核酸探针自患儿血中查到病毒核酸。

2.临床诊断依据

(1)心功能不全、心源性休克或心脑综合征。

(2)心脏扩大(X线、超声心动图检查具有表现之一)。

(3)心电图改变以R波为主的2个或2个以上主要导联(I、II、aVF、V_5)的ST-T改变持续4天以上伴动态变化,窦房传导阻滞,房室传导阻滞,完全性右或左束支阻滞,成联律、多形、多源、成对或并行性期前收缩,非房室结及房室折返引起的异位性心动过速,低电压(新生儿除外)及异常Q波。

(4)CK-MB升高或心肌肌钙蛋白(cTnI或cTnT)阳性。

3.确诊依据

(1)具备临床诊断依据2项,可临床诊断为心肌炎。发病同时或发病前1~3周有病毒感染的证据支持诊断者。

(2)同时具备病原学确诊依据之一,可确诊为病毒性心肌炎,具备病原学参考依据之一,可临床诊断为病毒性心肌炎。

（3）凡不具备确诊依据，应给予必要的治疗或随诊，根据病情变化，确诊或除外心肌炎。

（4）应除外风湿性心肌炎、中毒性心肌炎、先天性心脏病、结缔组织病以及代谢性疾病的心肌损害、甲状腺功能亢进症、原发性心肌病、原发性心内膜弹力纤维增生症、先天性房室传导阻滞、心脏自主神经功能异常、β受体功能亢进及药物引起的心电图改变。

4.临床分期

（1）急性期：新发病，症状及检查阳性发现明显且多变，一般病程在半年以内。

（2）迁延期：临床症状反复出现，客观检查指标迁延不愈，病程多在半年以上。

（3）慢性期：进行性心脏增大，反复心力衰竭或心律失常，病情时轻时重，病程在1年以上。

（二）鉴别诊断

在考虑九省市心肌炎协作组制订的心肌炎诊断标准时，应首先除外其他疾病，包括风湿性心肌炎、中毒性心肌炎、结核性心包炎、先天性心脏病、结缔组织病或代谢性疾病或代谢性疾病的心肌损害（包括维生素 B_1 缺乏症）、原发性心肌病、先天性房室传导阻滞、高原性心脏病、克山病、川崎病、良性期前收缩和神经功能紊乱、电解质紊乱及药物等引起的心电图改变。

五、治疗、预防、预后

本症尚无特殊治疗。应结合患儿病情采取有效的综合措施，可使大部患儿痊愈或好转。

（一）一般治疗

1.休息

急性期至少应卧床休息至热退3～4周，有心功能不全或心脏扩大者，更应强调绝对卧床休息，以减轻心脏负荷及减少心肌耗氧量。

2.抗生素

虽对引起心肌炎的病毒无直接作用，但因细菌感染是病毒性心肌炎的重要条件因子，故在开始治疗时，均主张适当使用抗生素。一般应用青霉素肌内注射1～2周，以清除链球菌和其他敏感细菌。

3.保护心肌

大剂量维生素 C，具有增加冠状血管血流量、心肌糖原、心肌收缩力、改善心功能、清除自由基、修复心肌损伤的作用。剂量为 $100\sim200$ mg/(kg·d)，溶于 $10\%\sim25\%$ 葡萄糖液 $10\sim30$ mL内静脉注射，每天1次，15～30天为1个疗程；抢救心源性休克时，第一天可用3～4次。

至于极化液、能量合剂及 ATP 等均因难进入心肌细胞内，故疗效差，近年来多推荐：①辅酶 Q_{10} 1 mg/(kg·d)，口服，可连用1～3个月。②1,6-二磷酸果糖 0.7～1.6 mL/kg 静脉注射，最大量不超过2.5 mL/kg(75 mg/mL)，静脉注射速度 10 mL/min，每天 1 次，10～15 天为 1 个疗程。

（二）激素治疗

肾上腺皮质激素可用于抢救危重病例及其他治疗无效的病例。口服泼尼松 $1\sim1.5$ mg/(kg·d)，用3～4周，症状缓解后逐渐减量停药。对反复发作或病情迁延者，依据近年来对本病发病机制研究的进展，可考虑较长期的激素治疗，疗程不少于半年，对于危急重病例可采用大剂量，如地塞米松 0.3～0.6 mg/(kg·d)，或氢化可的松 15～20 mg/(kg·d)，静脉滴注。

（三）免疫治疗

动物及临床研究均发现丙种球蛋白对心肌有保护作用。在美国波士顿及洛杉矶儿童医院已将静脉注射丙种球蛋白作为病毒性心肌炎治疗的常规用药。

(四)抗病毒治疗

动物试验中联合应用利巴韦林和干扰素可提高生存率,目前欧洲正在进行干扰素治疗心肌炎的临床试验,其疗效尚待确定。环孢霉素 A、环磷酰胺目前尚无肯定疗效。

(五)控制心力衰竭

心肌炎患者对洋地黄耐受性差,易出现中毒而发生心律失常,故应选用快速作用的洋地黄制剂如毛花苷 C 或地高辛。病重者用地高辛静脉滴注,一般病例用地高辛口服,饱和量用常规的 1/2～2/3 量,心力衰竭不重,发展不快者,可用每天口服维持量法。利尿剂应早用和少用,同时注意补钾,否则易导致心律失常。注意供氧,保持安静。若烦躁不安,可给镇静剂。发生急性左心功能不全时,除短期内并用毛花苷 C、利尿剂、镇静剂、氧气吸入外,应给予血管扩张剂如酚妥拉明 0.5～1 mg/kg 加入 10%葡萄糖液 50～100 mL 快速静脉滴注。紧急情况下,可先用半量以 10%葡萄糖液稀释静脉缓慢注射,然后将其余半量静脉滴注。

(六)抢救心源性休克

镇静、吸氧、大剂量维生素 C、扩容、激素、升压药、改善心功能及心肌代谢等。

近年来,应用血管扩张剂硝普钠取得良好疗效,常用剂量 5～10 mg,溶于 5%葡萄糖 100 mL 中,开始 0.2 μg/(kg·min)滴注,以后每隔 5 分钟增加 0.1 μg/kg,直到获得疗效或血压降低,最大剂量不超过每分钟 4～5 μg/kg。

(七)纠正严重心律失常

心律失常的纠正在于心肌病变的吸收或修复。一般轻度心律失常如期前收缩、一度房室传导阻滞等,多不用药物纠正,而主要是针对心肌炎本身进行综合治疗。若发生严重心律失常如快速心律失常、严重传导阻滞都应迅速及时纠正,否则威胁生命。

六、护理

(一)护理诊断

(1)活动无耐力:与心肌功能受损,组织器官供血不足有关。

(2)舒适的改变——胸闷:与心肌炎症有关。

(3)潜在并发症——心力衰竭、心律失常、心源性休克。

(二)护理目标

(1)患儿活动量得到适当控制休息得到保证。

(2)患儿胸闷缓解或消失。

(3)患儿无并发症发生或有并发症时能被及时发现和适当处理。

(三)护理措施

1.休息

(1)急性期卧床休息至热退后 3～4 周,以后根据心功能恢复情况逐渐增加活动量。

(2)有心功能不全者或心脏扩大者应绝对卧床休息。

(3)总的休息时间不少于 6 个月。

(4)创造良好的休息环境,合理安排患儿的休息时间。保证患儿的睡眠时间。

(5)主动提供服务,满足患儿的生活需要。

2.胸闷的观察与护理

(1)观察患儿的胸闷情况,注意诱发和缓解因素,必要时给予吸氧。

（2）遵医嘱给予心肌营养药，促进心肌恢复正常。

（3）保证休息，减少活动。

（4）控制输液速度和输液总量，减轻心肌负担。

3.并发症的观察与护理

（1）密切注意心率、心律、呼吸、血压和面色改变，有心力衰竭时给予吸氧、镇静、强心等处理，应用洋地黄制剂时要密切观察患儿有无洋地黄中毒表现，如出现新的心律失常、心动过缓等。

（2）注意有无心律失常的发生，警惕危险性心律失常的发生，如频发室早、多源室早、二度以上房室传导阻滞房颤、室颤等。一旦发生，需及时通知医师并给予相应处理。如高度房室传导阻滞者给异丙肾上腺素和阿托品提升心率。

（3）警惕心源性休克，注意血压、脉搏、尿量、面色等变化，一旦出现心源性休克，立即取平卧位，配合医师给予大剂量维生素C或肾上腺皮质激素治疗。

（四）康复与健康指导

（1）讲解病毒性心肌炎的病因、病理、发病机制、临床特点及诊断、治疗措施。

（2）强调休息的重要性，指导患儿控制活动量，建立合理的休息制度。

（3）讲解本病的预防知识，如预防上呼吸道感染和肠道感染等。

（4）有高度房室传导阻滞者讲解安装心脏起搏器的必要性。

七、展望

近年来，由于对心肌炎的病原学进一步了解和诊断方法的改进，心肌炎已成为常见心脏病之一，对人类健康构成了不同程度的威胁，因而对此病的诊治研究也正日益受到重视。其中，胸闷、心悸常可提示心脏波及，心脏扩大、心律失常或心力衰竭为心脏明显受损的表现，心电图 ST-T 改变与异位心律或传导阻滞反映心肌病变的存在。但对于怀疑为病毒性心肌炎的患者，提倡进行心脏活检以行病理学检查。

但分离病毒检查或特异性荧光抗体检查存在以下几个问题。①患者不宜接受。②炎性组织在心肌中呈灶状分布，由于活检标本小而致病灶标本不一定取到。③提取 RNA 的质量和检测方法的敏感性不同。④心脏上有病毒存在，而血液中不一定有抗原或抗体检出；心脏上无病毒存在，而心脏中有抗原或抗体检出；即使二者构成阳性反应也不足以证实有病毒性心肌炎存在；只有当感染某种病毒并引起相应的心脏损害时，心脏和血液检查呈阳性反应才有意义。在检查血液中抗原或抗体时，也会因检测试剂、检查方法、操作技术的不同而使结果迥异。

因此，病毒性心肌炎的确诊相当困难。由于抗病毒药物的疗效不显著，目前建议采用中西医结合疗法。有人用黄芪、牛磺酸及一般抗心律失常等药物为主的中西医结合方法治疗病毒感染性心肌炎，取得了比较满意的效果，如中药黄芪除具有抗病毒、调节免疫、保护心肌的作用，还可拮抗病毒感染心肌细胞对L型钙离子通道的增加，抑制内向钠钙交换电流，改善部分心电活动，清除氧自由基，而广泛应用于临床。牛磺酸是心肌游离氨基酸的重要成分，也可通过抑制病毒复制，抑制病毒感染心肌细胞引起的钙电流增加，使受感染而降低的最大钙电流膜电压及外向钾电流趋于正常，使心肌细胞钙内流减少，在病毒性心肌炎动物模型及临床病毒性心肌炎患者中，具有保护心肌、改善临床症状等作用。

（刘绘锦）

第三节 小儿厌食

厌食是指较长期的食欲减退或消失。常因局部胃肠或全身性疾病影响消化功能,或是中枢神经系统受人体内外环境刺激的影响,对消化功能的调节失去平衡。严重者常造成营养不良和体质虚弱,影响小儿的生长发育。

一、临床特点

(1)患儿无饥饿感,进食少,甚至拒食,特别拒食油腻和甜食,只吃米饭、咸菜、零食和饮料。
(2)家长强迫进食后自觉腹痛,腹胀不适。
(3)外形瘦弱,皮下脂肪变薄、消失,皮肤干燥,脱发,肌肉无力,自感乏力、虚弱、怕冷,不好动。
(4)第二性征发育迟缓。
(5)辅助检查有贫血、肝功能异常、微量元素缺乏等表现。

二、护理评估

(一)健康史
详细询问患儿的饮食史、服药史,以及家庭生活习惯和社会环境。

(二)症状、体征
评估患儿生长发育情况如身高、体重、皮下脂肪、毛发光泽度等,以及有无鹅口疮、口腔溃疡等。

(三)社会、心理
了解家长及患儿有无心理及情绪障碍。

(四)辅助检查
了解患儿血红蛋白、红细胞值,有无肝功能异常,疑为微量元素缺乏时可进行血或毛发微量元素测定。

三、常见护理问题

(一)营养失调
与食欲差致摄入不足有关。

(二)焦虑
与压力过重、生活环境不良有关。

(三)有感染的危险
与长期厌食、机体抵抗力下降有关。

四、护理措施

(1)提供愉快的进食环境,注意食物的色、香、味、形,促进患儿的食欲,培养良好的饮食习惯。
(2)多与患儿交谈,取得他们信任,了解患儿厌食的症结所在,逐渐疏导、调整患儿情绪,改善行为。
(3)根据小儿好强的心理,采用竞赛、夸奖等激励手法促进孩子食欲。

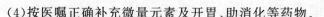

（4）按医嘱正确补充微量元素及开胃、助消化等药物。

（5）密切观察患儿的生命体征、面色、精神状态，警惕低血糖的发生。

（6）对疑有器质性疾病的患儿，协助医师做好各种检查，及早明确诊断。

（7）如已有较严重的营养不良存在，可给予鼻饲或静脉营养。

（8）每周测体重一次，了解体重增长情况。

（9）做好心理护理，热情接待患儿，减轻家长和患儿的顾虑，尽快适应新的环境，避免因环境和生活习惯的改变而加重厌食。

（10）健康教育：①向家长介绍喂养知识，如辅食添加的步骤及原则，断奶的方法和时间，儿童生长发育特点。指导家长进一步了解小儿正常生长发育规律和科学喂养知识，不要强迫进食。②告知家长不良的社会生活环境与厌食的关系，取得家长的配合和共同参与护理。

五、出院指导

（1）饮食指导：建立合理的饮食习惯，膳食营养搭配合理，注意调节食物的种类，以提高孩子进食兴趣，减少偏食、挑食习惯。

（2）小婴儿合理添加辅食，不要骤然断奶。

（3）多与孩子沟通，让孩子多参加户外活动和集体游戏，加强锻炼，树立儿童积极乐观的生活态度。

（4）不要滥用药物，应在医师指导下合理用药。

（5）定期门诊随访。

（刘绘锦）

第四节　小儿糖尿病

一、疾病概述

糖尿病是一种以高血糖为主要生化特征的全身慢性代谢性疾病，儿童时期的糖尿病主要是指在 15 岁以前发生的糖尿病。

（一）病因及危险因素

目前，被广泛接受的观点认为胰岛素依赖型糖尿病（IDDM）是在遗传易感性的基础上，胰岛 β 细胞被损伤和破坏，最终致胰岛 β 细胞功能衰竭而起病。但是，在以上各因素中还有许多未能完全解释的问题。根据目前的研究成果概述如下。

1.遗传因素

IDDM 和非胰岛素依赖型糖尿病（NIDDM）的遗传性不同。根据同卵双胎的研究，证明 NIDDM 的患病一致性为 100%，而 IDDM 的仅为 50%，说明 IDDM 是除遗传因素外还有环境因素作用的多基因遗传病。

2.环境因素

多年来不断有报告称 IDDM 的发病与多种病毒的感染有关，如风疹病毒、流行性腮腺炎病毒、柯萨奇病毒等。动物试验表明有遗传易感性的动物仅用喂养方法即可使其发生糖尿病。总之,环境因素可能包括病毒感染、环境中化学毒物、营养中的某些成分等,都可能对带有易感性基因者产生胰岛 β 细胞毒性作用,激发体内免疫功能的变化,最后导致 IDDM 的发生。严重的精神和身体压力、应激也能使 IDDM 的发病率增加。

3.免疫因素

最早发现新起病 IDDM 患者死后尸检见胰岛有急性淋巴细胞和慢性淋巴细胞浸润性胰小岛炎改变,继之发现 IDDM 患者血中有胰岛细胞抗体(ICA),胰岛细胞膜抗体(ICSA)、抗胰岛素抗体等多种自身抗体,现在倾向于认为 ICA 等是胰岛细胞破坏的结果。还发现患者的淋巴细胞可抑制胰岛 β 细胞释放胰岛素、辅助性 T 细胞/抑制性 T 细胞的比值增大、自然杀伤细胞增多等。另外还证明了患者体内 T 淋巴细胞表面有一系列的有功能性的受体,以及有免疫相关抗原的 T 细胞增多等免疫功能的改变。对免疫功能变化的机制也提出不同的学说。总之,IDDM 患者免疫功能的改变在发病中是一个重要的环节。

(二)病理生理和分类

1.病理生理

IDDM 主要为胰岛 β 细胞被破坏,分泌胰岛素减少引起代谢紊乱。胰岛素对能量代谢有广泛的作用,可以激活靶细胞表面受体,促进细胞内葡萄糖的转运,使葡萄糖直接供给能量,转变为糖原,促进脂肪合成,抑制脂肪的动员。胰岛素还可以加强蛋白质的合成,促进细胞的增长和分化,促进糖酵解,抑制糖异生。IDDM 患者胰岛素缺乏,进餐后缺少胰岛素分泌,餐后血糖增高后不能下降,高血糖超过肾糖阈而出现尿糖,体内能量丢失,动员脂肪分解代谢增加,酮体产生增多。

另外,糖尿病时反调节激素如胰高血糖素、肾上腺素、生长激素的增多,加重了代谢的紊乱,使糖尿病发展为失代偿状态。反调节激素促进糖原分解、糖异生增加,脂肪分解旺盛,产生各种脂肪中间代谢的产物和酮体。高血糖、高脂血和酮血症引起渗透性利尿,进而发生多尿、脱水、酸中毒。血浆渗透压增高时,会产生口渴多饮,体重也会明显减低(图 10-1)。

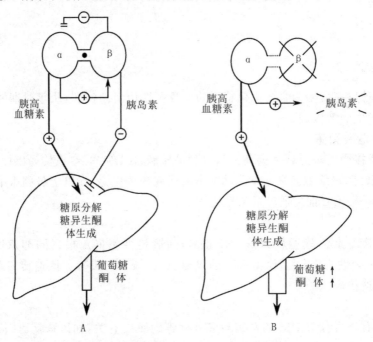

图 10-1　胰岛素和胰高血糖素与能量代谢的关系

糖尿病酮症酸中毒时大脑功能受损伤,氧利用减低,逐渐出现嗜睡、意识障碍而渐进入昏迷。酸中毒严重时 CO_2 潴留,为了排出较多的 CO_2,呼吸中枢兴奋而出现不规则的呼吸深快(酸中毒大呼吸)。呼吸中的丙酮产生特异的气味(腐烂水果味)。

2.分类

具体见表 10-1、表 10-2。

表 10-1 儿童糖尿病的分类

分类	
1 型糖尿病(IDDM)	ⅠA 型是指遗传基因、免疫因素和环境因素共同参与起病的,是 IDDM 的代表
2 型糖尿病(NIDDM)	有肥胖型和大肥胖型之分,过去 NIDDM 发生儿童期时称为儿童(青少年)开始的成人糖尿病(MODY),MODY 一词未完全舍弃。这是属于常染色体显性遗传。但儿童期 2 型糖尿病也有散发患者
营养不良有关的糖尿病	可见有胰腺钙化并有蛋白质缺乏的病史
其他型	包括胰腺疾病、内分泌病、药物或化学物直接引起的糖尿病,以及某些遗传综合征、胰岛素受体异常等引起的糖尿病
糖耐量减低(IGT)	儿童时期所患糖尿病绝大多数(90％以上)是胰岛素依赖型糖尿病ⅠA 型(IDDM,ⅠA 型),ⅠA 依赖是指患者必须用注射胰岛素治疗才能防止发生糖尿病酮症酸中毒昏迷和死亡

表 10-2 1 型糖尿病与 2 型糖尿病的区别

区别	1 型	2 型
发病原因	免疫与遗传	遗传与生活方式
发病年龄	青少年	中老年
发病方式	急	缓慢或无症状
体重情况	多偏瘦	多偏胖
胰岛素分泌	绝对缺乏	相对缺乏或胰岛素抵抗
糖尿病酮症酸中毒	容易发生	不易发生
一般治疗	注射胰岛素	口服降糖药
胰岛素释放试验	空腹血胰岛素及 C 肽低于正常,且进食后不增高者	空腹血胰岛素及 C 肽正常、增高或稍低,进食后增高,但高峰值延迟

(三)临床症状和体征

IDDM 常为比较急性起病,多数患者可由感染、情绪激惹或饮食不当等诱因起病,出现多饮、多尿、多食和体重减轻的症状,全称为 IDDM 的"三多一少"症状。但是,婴儿多尿多饮不易被发觉,很快会发生脱水和糖尿病酮症酸中毒症状。幼年儿童因夜尿增多可发生遗尿。多食并非患者必然出现的症状,部分儿童食欲正常或减低,体重减轻或消瘦很快,疲乏无力、精神萎靡亦常见。如果有多饮、多尿又出现呕吐、恶心、厌食或腹痛、腹泻和腿痛等症状,则应考虑并发糖尿病酮症酸中毒。糖尿病酮症酸中毒重者表现为严重脱水、昏迷、皮肤弹性差、口干舌燥、口唇樱红、眼眶深陷、呼吸深快、呼出气有烂水果味。病情严重时出现休克,表现为脉快而弱、肢凉、血压下降。发热、咳嗽等呼吸道感染或皮肤感染、阴道瘙痒和结核病可与糖尿病并存。病程较久,对糖尿病控制不好时可发生生长落后、身矮、智能发育迟缓、肝大,称为糖尿病侏儒(Mauhiac 综合征）。晚期可出现白内障、视力障碍、视网膜病变,甚至双目失明。还可有蛋白尿、高血压等糖尿病肾病,最后致肾衰竭。

（四）常见并发症

1.急性并发症

（1）糖尿病酮症酸中毒（DKA）：IDDM 患者在发生急性感染、延误诊断、过食或中断胰岛素治疗时均可发生糖尿病酮症酸中毒。年龄越小,DKA 的发生率越高。新的 IDDM 患者以 DKA 起病时可被误诊为肺炎、哮喘、败血症、急腹症和脑膜炎等,应予以鉴别。DKA 血糖可大于 28.0 mmol/L（500 mg/dL）,血酮体可大于 10 mmol/L（200 mg/dL）,血酮体中不仅有乙酰乙酸、β羟丁酸和丙酮,还有多种脂肪酸代谢的中间产物的许多酮体,如 α-戊酮、3-戊烯-2-酮等大分子酮体及脂肪酸如己二酸、癸二酸等均明显增高。糖尿病患者出现 DKA 时的脂肪代谢紊乱较为复杂。DKA 时血 pH 下降,HCO_3^- 减低,血钠、钾、氯亦低于正常,有的治疗前血钾不低,用胰岛素治疗后血钾迅速降低。尿酮体定性试验阳性反应可较弱或（－）,经初步治疗后乙酰乙酸产生增多,尿酮体反应反而增强。

（2）低血糖：糖尿病用胰岛素治疗后发生低血糖是由于胰岛素用量过多或注射胰岛素后未能按时进餐,出现心悸、出汗、饥饿感、头晕和震颤等,严重时可发生低血糖昏迷,甚至惊厥,抢救不及时可引起死亡。反复低血糖发作可产生脑高级功能障碍或发生癫痫。

（3）感染：IDDM 为终身疾病,随时可发生各种感染,包括呼吸道、泌尿系统及皮肤等急慢性感染。每当有轻度感冒时亦可使病情加重,严重感染时可发生中毒性休克,如果只注重感染的治疗,忽视对糖尿病的诊断和治疗,可造成严重后果,应予以警惕。

（4）糖尿病非酮症高渗性昏迷：儿童 IDDM 时少见,患者多数先有神经系统的疾病。诊断为糖尿病非酮症高渗性昏迷时必须是发生在原患有糖尿病的患者,应与医源性或注射高张葡萄糖盐水等引起的高血糖性昏迷相鉴别。糖尿病非酮症高渗性昏迷时血糖大于 54 mmol/L,血 Na^+ 大于 145 mmol/L,血浆渗透压大于 310 mmol/L,有时可大于 370 mmol/L,有脱水及昏迷,但血、尿酮体不明显增高,无酸中毒。治疗需用等渗液或低于血浆渗透压 40 mmol/L 的高渗溶液,如血浆渗透压大于 370 mmol/L 时用大于 330 mmol/L 的高渗溶液。胰岛素用量应小,血糖降低速度应慢,防止血糖迅速下降使血浆渗透压降低太快引起脑水肿。本症病死率较高。

2.慢性并发症

糖尿病的慢性并发症有：牙周脓肿、肺结核、肾病、麻木、神经痛、脑梗死、脑出血、白内障、视网膜病变出血、心肌梗死、心绞痛、高血压;便秘、腹泻、感染、坏疽、截肢等。

二、治疗概述

IDDM 是终身的内分泌代谢性疾病,治疗的目标是使患者达到最佳的"健康"状态。IDDM 的治疗是综合性的,包括胰岛素、饮食管理和身体的适应能力,还应加强精神心理的治疗。

在 IDDM 的治疗过程中应定期（出院后 1～2 周 1 次,稳定后 2～3 个月 1 次）复诊,复诊前检查当天餐后 2 小时血糖,前一天留尿测 24 小时尿糖定量,有条件的每次应测糖化血红蛋白（HbA1c 或 HbA1）使 HbA1 小于 10.5%,平均血糖小于 11.1 mmol/L（200 mg/dL）。患者备有自动血糖仪时每天应测血糖 4 次,至少测 2 次,无血糖仪者每次餐前及睡前测尿糖共 4 次。每次复诊应测血压。每年检查眼底 1 次。

(一)胰岛素的治疗

胰岛素是治疗 IDDM 的关键。胰岛素的种类、剂量、注射方法都影响疗效,胰岛素的制剂近年来有许多新产品,注射方法也有多样。

1.胰岛素制剂和作用

世界各国胰岛素的产品共有数十种,从作用时间上分为短效、中效和长效 3 类。从制剂成分上分为由猪或牛胰岛提取的胰岛素、基因工程重组 DNA 合成的纯人胰岛素和半人工合成的,以及改造猪胰岛素为人胰岛素(置换胰岛素结构中的一个氨基酸)4 类。中国目前只有短效的正规胰岛素和长效的鱼精蛋白锌胰岛素,近年来常有进口的中效胰岛素和其他纯品人胰岛素。

2.胰岛素开始治疗时的用量和调整

IDDM 患儿每天胰岛素的需要量一般为 0.4～1.0 U/(kg·d),治疗开始的第 1 天以 0.5～0.6 U/kg 计算较安全。将全天量平均分为 4 次于每餐前及睡前加餐前 30 分钟注射。每天的胰岛素总量分配为早餐前 30%～40%,中餐前 20%～30%,晚餐前 30%,临睡前 10%。糖尿病初患者一开始也用 NPH 60% 和 RI 40% 的量分 2 次注射,早餐前用全天量的 2/3,晚餐前用 1/3量。早餐前注射的胰岛素提供早餐和午餐后的胰岛素,晚餐前注射的胰岛素提供晚餐后及睡前点心直至次日晨的胰岛素。根据用药日的血糖或尿糖结果调整次日的胰岛素。RI 分 3～4 次注射时应根据前 1 天上午第 1 段尿糖及午餐前尿糖或血糖调节次日早餐前 RI 量或调整早餐,根据前 1 天晚餐后 1 段尿糖及睡前尿糖或血糖调节晚餐前 RI 剂量或调整晚餐。病情稳定后有波动时应从饮食、感染、气候和情绪的变化先找原因,再调整胰岛素和病因治疗。常用注射胰岛素剂型及作用时间见表 10-3。

表 10-3　常用注射胰岛素剂型及作用时间

剂型	作用类别	注射途径	作用时间		
			开始	最强	持续
正规胰岛素(RI)	速效	皮下	0.5	3～6	6～8
		静脉	即刻	0.5	1～2
中效胰岛素(NPH)	中效	皮下	2	8～12	18～24
鱼精蛋白锌胰岛素(PZI)	长效	皮下	4～6	14～20	24～36
混合(RI+PZI)		皮下	0.5～1	2～8	24～36
混合(RI+NPH)		皮下	0.5～1	2～8	18～24

3.胰岛素注射笔或注射泵强化胰岛素的治疗

胰岛素注射笔是普通注射器的改良,用喷嘴压力和极细针头推进胰岛素注入皮下,可减少皮肤损伤和注射的精神压力,此法方便无痛,所用胰岛素为 RI 和长效胰岛素(与注射笔相适用的包装),以普通注射器改用胰岛素笔时应减少原胰岛素用量的 15%～20%,仔细监测血糖和尿糖进行调整。持续皮下胰岛素输注是用胰岛素泵持续输入基础量的胰岛素,用 RI 和 NPH 较稳定,于每餐前加注 RI。CSII 可使血糖维持在正常水平,开始应住院观察,调整剂量,用量一般为平常量的 80%,基础输入量为总量的 40%,早餐前加量 20%,午餐和晚餐前各加 15%,睡前加餐时为 10%。餐前加量应在进餐前 20～30 分钟输入,应特别注意晨 3 时和 7 时的血糖,及时发现索莫吉反应现象及黎明现象。

(二)饮食治疗

IDDM 的饮食治疗目的也是使血糖能稳定控制在接近正常水平,以减少并发症的发生。糖尿患儿童的饮食应是有一定限度的计划饮食,并与胰岛素治疗同步。

每天总热量以糖占 55%～60%、蛋白质 10%～20%、脂肪 30%～35% 的比例计算出所需的糖、蛋白质和脂肪的量(克)。脂肪应是植物油(不饱和脂肪酸),避免肥肉和动物油。全天热量分为三餐和 3 次点心,早餐为每天总热量的 25%,午餐 25%,晚餐 30%,三餐间 2 次点心各 5%,睡前点心(加餐)10%。每餐中糖类的量是决定血糖和胰岛素需要量的关键。

(三)运动治疗

运动是儿童正常生长和发育所需要的生活内容的一部分,运动对糖尿病患儿更有重要意义。运动可使热量平衡并能控制体重,运动能促进心血管功能,改进血浆中脂蛋白的成分,有利于对抗冠心病的发生。运动时肌肉消耗能量比安静时增加 7～40 倍。能量的来源主要是脂肪代谢和肌糖原的分解,运动使肌肉对胰岛素的敏感性增高,从而增强葡萄糖的利用,有利于血糖的控制。运动的种类和剧烈的程度应根据年龄和运动能力进行安排,有人主张 IDDM 的学龄儿童每天都应参加 1 小时以上的适当运动。运动时必须做好胰岛素用量和饮食的调节,运动前减少胰岛素用量或加餐。糖尿病患者应每天固定时间运动,易于掌握食入热量、胰岛素的用量和运动量之间的关系。

三、护理评估、诊断和措施

(一)家庭基本资料

1.家族史

遗传因素。

2.家庭经济状况

对糖尿病长期治疗过程有参考价值。

3.体重的变化情况

糖尿病对体重有严重的影响,尤其是 1 型糖尿病患儿发病前体重多为正常或偏低,发病后体重明显下降,合理治疗后体重可恢复正常。

4.用药史

了解求医过程,用药情况,做好药物管理。

(1)指导患儿正确服药,并尽量避免或纠正药物的不良反应。

(2)正确抽吸胰岛素,采用 1 mL OT 针筒,以保证剂量绝对准确。长、短效胰岛素混合使用时,应先抽吸短效胰岛素,再抽吸长效胰岛素,然后混匀。切不可逆行操作,以免将长效胰岛素混入短效内,影响其速效性。

(3)掌握胰岛素的注射时间:普通胰岛素于饭前半小时皮下注射,鱼精蛋白锌胰岛素在早餐前 1 小时皮下注射。根据病情变化,及时调整胰岛素的用量。

5.不典型症状

(1)日渐消瘦:由于胰岛素缺乏,葡萄糖氧化生能减少,组织分解代谢加强,动用体内脂肪及蛋白质,因此患儿日见消瘦,经胰岛素治疗后,能很快恢复正常。

(2)不易纠正的酸中毒:小婴儿发病常被误诊为消化不良、脱水及酸中毒,输入大量碳酸氢钠、葡萄糖及盐水等,不但酸中毒未能纠正,还可能出现高钠、高血糖性昏迷。有的酸中毒患儿出现呼吸深长,会被误诊为肺炎而输入抗生素及葡萄糖,延误诊治。

(3)酷似急腹症:急性感染诱发 DKA 性时可伴有呕吐、腹痛、发热、白细胞增多,易被误诊为

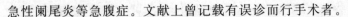

急性阑尾炎等急腹症。文献上曾记载有误诊而行手术者。

（二）健康管理

1.有感染的危险

避免接触有感染性疾病的患儿，包括呼吸道、泌尿系统、皮肤感染等，避免不同病种交叉感染，定期查血常规，以免感染导致DKA等并发症的发生。

（1）相关因素：与抵抗力下降有关。

（2）护理诊断：有感染的危险。

（3）护理目的与措施：预防感染，患儿在住院期间无感染的症状和体征。①定期为患儿洗头，洗澡，勤剪指甲。注重患儿的日常清洁。②保持患儿的口腔清洁，指导患儿做到睡前、早起要刷牙，必要时可给予口腔护理。③每天为患儿清洗外阴部，并根据瘙痒的程度，酌情增加清洗次数。做好会阴部护理，预防尿路感染。④告知患儿不可赤脚走路，不可穿拖鞋外出。要求患儿尽量不使用热水袋，以防烫伤。做好瘙痒部位的护理，以防抓伤。⑤做好保暖工作，预防上呼吸道感染。对于已发生感染的患儿，应积极治疗。而对未发生感染的患儿，可预防性地使用抗生素，预防感染。

2.潜在并发症：DKA

患儿发生急性感染、延误诊断、过食或中断胰岛素治疗时均可发生DKA。

（1）相关因素：DKA与过食导致酸性代谢产物在体内堆积有关。

（2）护理诊断：潜在并发症——DKA。

（3）护理目的与措施：患儿在住院期间未发生DKA；患儿发生DKA后及时发现并处理。①密切观察患儿血糖、尿糖、尿量和体重的变化。必要时通知医师，予以处理。监测并记录患儿的生命体征、24小时液体出入量、血糖、尿糖、血酮、尿酮及动脉血气分析和电解质变化，防止DKA发生。②确诊DKA后，绝对卧床休息，应立即配合抢救治疗。③快速建立2条静脉通路，一条为纠正水、电解质及酸碱平衡失调，纠正DKA症状，常用生理盐水20 mL/kg，在30分钟到1小时内输入，随后根据患儿的脱水程度继续输液。另一条静脉通路遵医嘱输入小剂量胰岛素降血糖，应用时抽吸剂量要正确，最好采用微泵调节滴速，保证胰岛素均匀输入。在输液过程中随酸中毒的纠正、胰岛素的输入，钾从细胞外进入细胞内，此时可出现致死性的低钾血症，因此在补液排尿后应立即补钾。对严重酸中毒患儿（pH<7.1）可给予等渗碳酸氢钠溶液静脉滴注。静脉输液量及速度应根据患儿年龄及需要调节并详细记录出入水量，防止输液不当引起的低血糖、低钾血症、脑水肿的发生。④协助处理诱发病和并发症，严密观察生命体征、神志、瞳孔（见昏迷护理常规），协助做好血糖的测定和记录。每次排尿均应检查尿糖和尿酮。⑤禁食，待昏迷缓解后改糖尿病半流质饮食或糖尿病饮食。⑥必须做好口腔及皮肤护理，保持皮肤清洁，预防压疮和继发感染，女性患者应保持外阴部的清洁。

3.潜在并发症：低血糖

患儿主诉头晕、面色苍白、心悸、出冷汗等低血糖反应，为胰岛素注射过量或注射胰岛素后未按时进食所导致。

（1）相关因素：低血糖或低血糖性昏迷与胰岛素过量或注射后进食过少有关。胰岛素注射剂量应准确，注射后需按时进食。

（2）护理诊断：潜在并发症——低血糖。

（3）护理目的与措施：患儿在住院期间未发生低血糖；患儿发生低血糖后及时发现并处理，教会患儿及家属处理低血糖的急救方法。①病情监测：低血糖发生时患儿常有饥饿感，伴软弱无力、出汗、恶心、心悸、面色苍白,重者可昏迷。睡眠中发生低血糖时,患儿可突然觉醒,皮肤潮湿多汗,部分患儿有饥饿感。②预防:应按时按剂量口服降糖药或注射胰岛素,生活规律化,定时定量进餐,延迟进餐时,餐前应少量进食饼干或水果。运动保持恒定,运动前适量进食或适当减少降糖药物的用量。经常测试血糖,尤其注射胰岛素者及常发生夜间低血糖者。③低血糖的紧急护理措施:大多数低血糖患儿进食含糖食物15分钟内可很快缓解,含糖食物可为2～4块糖果或方糖、5～6块饼干、1匙蜂蜜、半杯果汁或含糖饮料等。静脉推注50％葡萄糖40～60 mL是紧急处理低血糖最常用和有效的方法。胰高血糖素1 mg肌内注射,适用于一时难以建立静脉通道的院外急救或自救。

(4)健康教育:教育患儿及家长知道发生低血糖的常见诱因,其一是胰岛素应用不当,其中胰岛素用量过大是最常见的原因。低血糖多发生在胰岛素最大作用时间内,如短效胰岛素所致低血糖常发生在餐后3小时左右,晚餐前应用中、长效胰岛素者易发生夜间低血糖。此外还见于注射胰岛素同时合用口服降糖药,或运动使血循环加速致注射部位胰岛素吸收加快,或胰岛素种类调换,如从动物胰岛素转为人胰岛素,或胰岛素注射方法不当,如中、长效胰岛素注射前未充分混匀、剂量错误等。其二是磺脲类口服降糖药剂量过大。其三是饮食不当,包括忘记或延迟进餐、进食量不足或食物中碳水化合物过低、运动量增大的同时未相应增加食物量、减少胰岛素或口服降糖药物的剂量及空腹时饮酒过量等。

4.有体液不足的危险

患儿多尿,且消耗较高,易有体液不足。

(1)相关因素:与血糖升高致渗透性利尿有关。

(2)护理诊断:有体液不足的危险。

(3)护理目的与措施:患儿在住院期间体液平衡。①检测血糖和血电解质。②关心患儿主诉。③尤其是运动过后,必须及时补充水分,以防意外。

(三)营养代谢

食物偏好、食欲的变化。

(1)相关因素:与胰岛素缺乏致体内代谢紊乱有关。

(2)护理诊断:低于机体需要量。

(3)护理目的与措施:患儿饮食均衡,尽早治疗使获得适当的生长与发育。①用计划饮食来代替控制饮食。以能保持正常体重、减少血糖波动、维持血脂正常为原则,指导患儿合理饮食。②多食富含蛋白质和纤维素的食物,限制纯糖和饱和脂肪酸。鼓励患儿多食用粗制米、面和杂粮。饮食需定时定量。③为患儿计算每天所需的总热量,儿童糖尿病患者热量用下列公式进行计算:全天热量＝1 000＋年龄×(80～100),热量略低于正常儿童,不要限制太严,避免影响儿童生长发育,并予以合理分配。全天量分三餐,1/5、2/5、2/5,每餐留少量食物作为餐间点心。详细记录患儿饮食情况,游戏、运动多时给少量加餐(加20 g碳水化合物)或减少胰岛素用量。

(四)排泄

患儿夜尿多,有的尿床,有些家长发现尿甜、尿黏度增高。女孩可出现外阴瘙痒。皮肤疖、痈等感染亦可能为首发症状。

(1)相关因素:与渗透性利尿有关。

(2)护理诊断:排尿异常与渗透性利尿有关。

(3)护理目的与措施:未发生排尿异常。①观察有无多尿、晚间有无遗尿。②了解尿液的色、质、量及尿常规的变化并做相应记录。

(五)感知和认知

糖尿病是需要长期坚持治疗,易产生心理负担。

(1)相关因素:执行治疗方案无效,担心预后。

(2)护理诊断:焦虑,与担心预后有关。

(3)护理目的与措施:能接受和适应此疾病,积极配合检查和治疗。①心理护理:关心患儿,耐心讲解疾病相关知识,认真解答患儿提出的问题,帮助患儿树立起生活的信心。教会患儿随身携带糖块及卡片,写上姓名、住址、病名、膳食治疗量、胰岛素注射量,以便救治。②做好健康教育:告知患儿父母糖尿病是一终身疾病,目前尚不能根治。但若血糖控制良好,则可减少或延迟并发症的发生和发展,生长发育也多可不受影响。正确饮食是控制血糖的关键,与疾病的发展有密切的关系。要教会父母为患儿计算每天饮食总量并合理安排。每餐中糖类是决定血糖和胰岛素需要量的关键。不同食物的血糖指数分为低、中、高三类。注意食物的色、香、味及合理搭配,督促患儿饮食定时定量。当患儿运动多时,应给予少量加餐或减少胰岛素用量。注意防寒保暖,及时为孩子添加衣服。注重孩子的日常清洁,勤洗澡,勤洗头,勤换衣,勤剪指甲,预防外伤,避免孩子赤脚走路,以免刺伤;避免孩子穿拖鞋外出,以免踢伤。使用电热毯或热水袋时,应避免孩子烫伤。若孩子已有感染,则应积极治疗。监督并指导孩子正确使用药物。抽吸胰岛素时应采用1 mL注射器以保证剂量绝对准确。根据不同病期调整胰岛素的用量,并有计划地选择注射部位进行注射。注射时防止注入皮内致组织坏死。每次注射需更换部位,注射点至少相隔 1～2 cm,以免局部皮下脂肪萎缩硬化。注射后应及时进食,防止低血糖。若备有自动血糖仪,则应每天测血糖 4 次,至少测 2 次,无血糖仪者每次餐前及睡前测尿糖共 4 次。尿糖理想值小于 5 g/24 h,最多不应超过 20 g/24 h,每年检测血脂1 次,血脂增高时改进治疗。每次复诊应测血压。每年检查眼底 1 次。应定期(出院后 1～2 周 1 次,稳定后 2～3 个月 1 次)带孩子去医院复诊,复诊前检查当天餐后 2 小时血糖,前一天留尿测 24 小时尿糖定量,有条件的每次应测糖基化血红蛋白(HbA1c 或 HbA1)使 HbA1 小于 10.5％,平均血糖小于 11.2 mmol/L(200 mg/dL)。学会用本尼迪克特试剂或试纸法做尿糖检测。每周为孩子测一次重量,若体重改变大于 2 kg,应及时去医院就诊。指导孩子健康生活,让孩子进行适量的运动,如步行,以利于降低血糖,增加胰岛素分泌,降低血脂。教会观察低血糖和 DKA 的表现,以便及时发现孩子的异常,同时掌握自救的方法,并给予积极的处理。为孩子制作一张身份识别卡,并随时提醒孩子携带糖块和卡片外出。给予孩子足够的关心,帮助孩子树立生活的信心,使孩子能正确面对疾病,并积极配合治疗。

(刘绘锦)

第五节 小儿手足口病

一、疾病概述

(一)概念和特点

手足口病是肠道病毒引起的常见传染病之一,以婴幼儿发病为主。多数患儿表现为手、足、口腔等部位的皮疹、疱疹,大多预后良好。但少数患儿可表现为严重的中枢神经系统损害,引起神经源性肺水肿、无菌性脑膜炎、急性松弛性瘫痪等,病情进展迅速,病死率高。

(二)发病机制与相关病理生理

手足口病是肠道病毒包括柯萨奇病毒 A16 和肠道病毒 71 型引起的小儿急性传染病,发病人群主要为婴幼儿、学龄前儿童,多发生于夏秋季。口腔溃疡性损伤和皮肤斑丘疹为手足口病的特征性病变。光镜下斑丘疹可见表皮内水疱,水疱内有中性粒细胞、嗜酸性粒细胞碎片,水疱周围上皮有细胞间和细胞内水肿,水疱下真皮有多种白细胞的混合型浸润。电镜下可见上皮细胞内有嗜酸性包涵体。脑膜脑炎表现为淋巴细胞性脑膜炎,脑灰质和白质血管周围淋巴细胞、浆细胞浸润,局灶性出血和局灶性神经细胞坏死以及胶质反应性增生。心肌炎表现为局灶性心肌细胞坏死,偶见间质淋巴细胞和浆细胞浸润。肺炎表现为弥漫性间质淋巴细胞浸润、肺泡损伤、肺泡内出血和透明膜形成,可见肺细胞脱落和增生,有片状肺不张。

(三)临床特点

手足口病的潜伏期多为 2~10 天,平均 3~5 天。

1.一般症状

急性起病,发热,口腔黏膜、手、足和臀部出现斑丘疹、疱疹,疱疹周围可有炎性红晕,疱内液体较少。可伴有咳嗽、流涕、食欲缺乏等症状。部分患者仅表现为皮疹或疱疹性咽峡炎。多在1 周内痊愈,预后良好。

2.重症患者表现

少数患者(尤其是小于 3 岁者)皮疹出现不典型,病情进展迅速,在发病 1~5 天出现脑膜炎、脑炎(以脑干脑炎最为凶险)、脑脊髓炎、肺水肿、循环障碍等,可留有后遗症。极少数患者病情危重,可致死亡。

(1)神经系统表现:精神差、嗜睡、易惊、头痛、呕吐、谵妄,甚至昏迷;肢体抖动,肌阵挛、眼球震颤、共济失调、眼球运动障碍;无力或急性松弛性瘫痪;惊厥。查体可见脑膜刺激征,腱反射减弱或消失,巴宾斯基征等病理征阳性。

(2)呼吸系统表现:呼吸浅促、呼吸困难或节律改变,口唇发绀,咳嗽,咳白色、粉红色或血性泡沫样痰液,肺部可闻及湿啰音或痰鸣音。

(3)循环系统表现:面色苍灰、皮肤花纹、四肢发凉,指(趾)发绀;出冷汗;毛细血管充盈时间延长。心率增快或减慢,脉搏浅速或减弱,甚至消失。

(四)辅助检查

1.血常规

白细胞计数正常或降低,病情危重者白细胞计数可明显升高。重症患者白细胞计数可明显升高(大于 $15\times10^9/L$)或显著降低(小于 $2\times10^9/L$),恢复期逐渐恢复正常。

2.血生化检查

部分患者可有轻度谷丙转氨酶(ALT)、谷草转氨酶(AST)、肌酸激酶同工酶(CK-MB)升高,病情危重者可有肌钙蛋白(cTnI)、血糖升高。C 反应蛋白(CRP)一般不升高。乳酸水平升高。

3.血气分析

轻症患者血气分析在正常范围。重症患者呼吸系统受累时可有动脉血氧分压降低、血氧饱和度下降,二氧化碳分压升高,代谢性酸中毒。

4.脑脊液检查

脑脊液外观清亮,压力增高,白细胞计数增多,多以单核细胞为主,蛋白正常或轻度增多,糖和氯化物正常。脑脊液病毒中和抗体滴度增高有助于明确诊断。

5.病原学检查

用组织培养分离肠道病毒是目前诊断的标准,但柯萨奇病毒 A16、肠道病毒 71 型等肠道病毒特异性核酸是手足口病病原确认的主要方法。咽拭子标本、气道分泌物、疱疹液、粪便阳性率较高。

6.血清学检查

恢复期与急性期血清手足口病肠道病毒中和抗体 IgG 滴度 4 倍或 4 倍以上升高,证明手足口病病毒感染。

7.胸部放射学检查

胸部放射学检查可表现为双肺纹理增多,网格状、斑片状阴影,部分患者以单侧为著。

8.磁共振成像

神经系统受累者可有异常改变,以脑干、脊髓灰质损害为主。

9.脑电图检查

脑电图可表现为弥漫性慢波,少数可出现棘(尖)慢波。

10.心电图检查

心电图无特异性改变。少数患者可见窦性心动过速或过缓,Q-T 间期延长,ST-T 改变。

(五)治疗原则

1.普通患者

一般治疗:注意隔离,避免交叉感染。适当休息,清淡饮食,做好口腔和皮肤护理。

2.重症患者

(1)控制颅内高压限制入量,积极给予甘露醇降颅内压治疗,每次 0.5～1.0 g/kg,每 4～8 小时1 次,20～30 分钟快速静脉注射。根据病情调整给药间隔时间及剂量。必要时加用呋塞米。

(2)保持呼吸道通畅,吸氧。呼吸衰竭者,尽早给予气管插管、机械通气。

(3)早期抗休克处理:扩充血容量,应用生理盐水 10～20 mL/kg 快速静脉滴入,之后根据脑水肿、肺水肿的具体情况边补边脱,决定再次快速静脉滴入和 24 小时的需要量,及时纠正休克和改善循环。

(4)及时使用肾上腺糖皮质激素:可选用甲泼尼龙,氢化可的松,地塞米松。病情稳定后,尽早停用。

(5)掌握静脉注射免疫球蛋白的适应证,建议应用适应证为:精神萎靡、抽搐、安静状态下呼吸频率 30～40 次/分;出冷汗、四肢发凉、皮肤花纹,心率增快超过 150 次/分(按年龄)。

(6)合理应用血管活性药物,常用米力农注射液,维持量 0.25～0.75 $\mu g/(kg \cdot min)$,一般使用不超过 72 小时。血压高者,控制血压,可用酚妥拉明 2～5 $\mu g/(kg \cdot min)$,或硝普钠 0.5～8 $\mu g/(kg \cdot min)$,一般由小剂量开始逐渐增加剂量,逐渐调整至合适剂量。如血压下降,低于同年龄正常下限,停用血管扩张药,可使用正性肌力及升压药物,如多巴胺、多巴酚丁胺、肾上腺素、去甲肾上腺素等。

(7)注重对症支持治疗:①降温。②镇静、止惊。③保护各器官功能,特别注意神经源性肺水肿、休克和脑疝的处理。④纠正水、电解质失衡。

(8)确保2条以上静脉通道通畅,监测呼吸、心率、血压和血氧饱和度,有条件进行有创血压监测。

二、护理评估

(一)流行病学史评估
注意当地流行情况,评估患者病前1周内有无接触史。

(二)一般评估
注意患者有无发热、拒食、流涎、口腔疼痛、呕吐、腹泻等症状,注意皮疹出现部位和演变,以及有无脑膜炎、脑炎及心肌炎症状。

(三)身体评估
注意手、足、臀及其他体表部位有无斑丘疹及疱疹、周围有无红晕及化脓感染。注意唇、口腔黏膜有无红斑、疱疹及溃疡,以及有无局部淋巴结肿大。

(四)心理-社会评估
此病的患者多为小儿,评估小儿的状况、家长的关心和支持程度及家庭经济状况。

(五)辅助检查结果评估
白细胞计数及分类、咽拭子培养。疱疹如有继发感染,必要时取其内容物送涂片检查及细菌培养。咽拭子病毒分离;疱疹液以标记抗体染色检测病毒特异抗原,或 PCR 技术检测病毒RNA。如有神经系统症状应做脑脊液常规、生化及病毒 RNA。必要时取血清检测病毒抗体。疑有心肌炎者检查心电图。

三、护理诊断/问题

(一)潜在并发症
潜在并发症如神经源性肺水肿、心力衰竭。

(二)体温升高
与病毒感染有关。

(三)皮肤完整性受损
与手、足、口腔黏膜、臀部存在疱疹有关。

(四)营养失调
与口腔存在疱疹不易进食有关。

(五)有传播感染的可能
与病原体排出有关。

四、护理措施

(一)隔离要求
及时安置在负压隔离病房内进行单间隔离。严格执行消毒隔离措施操作前后应严格洗手,做好手卫生。病房内每天以 600 mg/L 的含氯消毒剂对床及地面进行彻底消毒,医疗垃圾放入双层黄色垃圾袋中,外贴特殊标签,直接送至垃圾处理中心,不在其他地方中转。出院或转科后严格执行终末消毒。一旦诊断,医师应立即上报医院感染管理科,并留取大便标本备检。

（二）饮食护理

发热1周内应卧床休息，多饮开水。饮食宜给予营养丰富易消化的清淡、温凉的流质或半流质食物，如牛奶、米粥、面条等，禁食冰冷、辛辣等刺激性食物。意识障碍者暂禁食，逐渐改鼻饲流质，最后过渡到半流质饮食。

（三）病情观察

密切观察患儿的病情变化，24小时监测心率、血氧饱和度、呼吸及面色，常规监测体温并观察热型和变化趋势，同时注意观察发热与皮疹出现的顺序。评估患儿的意识，大多数患儿神经系统受损发生在病程早期。持续热不退、早期仅出现皮疹、但1～2天后继发高热者需引起重视。

（四）对症护理

1.高热的护理

（1）体温超过39℃且持续不退的患儿除给布洛芬混悬液等退热药物外，还需以温水擦浴、冰袋或变温毯降温。使用降温毯时严密监测生命体征，观察末梢循环，出现异常及时汇报医师。

（2）注意肢体保暖，防止冻伤，勤翻身，检查皮肤有无发红、发紫及衣被有无潮湿，防止压疮。

（3）遵医嘱给予抗病毒的药物。

2.口腔的护理

（1）每天4次口腔护理，常规的口腔护理用0.05％的醋酸氯己定清洗口腔，然后喷活性银喷雾剂（银尔通），经口气管插管的患儿，采用口腔冲洗。

（2）患儿原有口腔疱疹，极易出现口腔溃疡，若出现溃疡，可给予复方维生素B_{12}溶液（贯新克）喷溃疡处，促进伤口的愈合。

3.皮肤黏膜的护理

（1）保持皮肤及床单位干燥清洁，剪短患儿指（趾）甲，必要时包裹患儿双手，避免抓破皮疹，防止感染。

（2）臀部有皮疹时要保持臀部干燥清洁，避免皮疹感染。皮疹或疱疹已破裂者，局部皮肤可涂抹抗生素药膏或炉甘石洗剂。

（五）并发症的护理

1.神经系统

肠道病毒71型具有嗜神经性，病毒在早期即可侵犯中枢神经系统，密切观察患儿入院后第1～3天的病情变化，重点观察患儿意识、瞳孔、生命体征、前囟张力、有无惊跳、肢体活动情况等，注意有无精神差、嗜睡、烦躁、易呕吐等神经系统病变的早期症状和体征。患儿呕吐时应将其头偏向一侧，保持呼吸的通畅，及时清除口腔内的分泌物，防止误吸。观察呕吐物的性质，记录呕吐的次数、呕吐物的颜色及量。

2.循环系统

持续心电监护，注意有无心率增快或减慢、血压升高或下降、中心静脉压过高或过低、尿量减少；观察有无面色苍白、四肢发凉、指（趾）甲发绀、毛细血管充盈时间延长（超过2秒）、冷汗、皮肤花纹；注意听诊有无心音低钝、奔马律及心包摩擦音等。立即报告医师，遵医嘱给予适当镇静，并遵医嘱给予强心、升压等处理，维持循环系统的稳定。

3.呼吸系统

严密观察呼吸形态、频率、节律，注意有无呼吸浅快、节律不规则、血氧饱和度下降、三凹征、鼻翼翕动等呼吸困难表现。神经源性肺水肿是手足口病常见的死亡原因，临床上以急性呼吸困难和进行性低氧血症为特征,早期仅出现心率增快、血压升高、呼吸急促等非特异性表现,一旦出现面色苍白、发绀、出冷汗、双肺湿啰音、咳粉红色泡沫痰、严重低氧血症时应及时通知医师,备好各类急救用品,紧急气管内插管辅助呼吸。使用呼吸机可减轻心肺功能,缓解呼吸困难症状,早期的心肺功能支持可改善肠道病毒 71 型感染患儿的预后。

(六)心理护理

患儿患病突然,尤其确诊后家长担心患儿的生命危险和后遗症的发生,且患儿住隔离病室,限制探视,因此,病情变化时应及时跟家长沟通,评估患儿家长的心理承受能力,帮助家长树立信心,同时帮助家长接受现实,以取得家长的支持与配合。

五、护理效果评估

(1)患者的疱疹、斑丘疹消退,自感舒适。

(2)患者未发生并发症或发生但被及时发现和处理。

(3)患者的家属学会了如何进行皮肤的护理,并对疾病的预防知识有了一定的了解。

(刘绘锦)

第十一章

肿瘤科疾病护理

第一节　介入护理学的任务与现状

一、介入护理学的概念

(一)介入护理学的概念

介入护理学是伴随介入医学的发展而发展起来的。由于介入放射学具有微创、简便、安全、有效的特点,并对一些传统疗法难以治疗或疗效不佳的疾病,如心血管和神经系统及肿瘤性疾病等提供了一种新的治疗途径,具有良好的临床效果。随着介入设备和医用介入材料的不断发展,介入医学的诊治范围更加广泛,介入技术得到了进一步提高,使介入医学有了突飞猛进的发展。

随着国内外介入医学领域的扩大和发展,介入护理学也逐渐成为一门独立的与内、外科护理学并驾齐驱的学科。目前,国内护理学者对介入护理学研究甚少。介入放射学是一门融影像学和临床治疗学于一体的学科,应用范围广,涉及人体多系统、多器官疾病的诊断与治疗,那么介入护理学就是应用多学科的护理手段,从生物、心理、人文社会三个层面,研究接受介入治疗患者全身心的整体护理,帮助患者恢复健康,对各种利用影像介入手段诊治疾病的患者进行全身心的整体护理,并研究和帮助健康人群如何预防疾病,提高生活质量的一门学科。介入护理学是介入医学治疗的一个重要组成部分,是护理学的一门分支学科,是建立在一般护理学基础上一门独立的专科护理学。

(二)介入护理学的目标

护理是帮助人类维护健康,预防疾病,以恢复功能为根本目标。介入护理学更加强调患者术前心理及生理的准备、术中与医师的配合及术后恢复期的护理配合,从而达到治疗疾病、恢复健康的目的。

二、介入护理学的任务和范畴

(一)介入护理学的任务

(1)研究和培养介入性治疗护理人员应具备的职业素质、良好的职业道德和心理素质。

(2)研究和探索介入科病房的人员配备、制度、科学管理方法。

（3）研究和实施对介入治疗患者全身心的护理方法，进行护理评估，找出护理问题，实施护理措施。

（4）研究和实施导管室的护理管理和各种介入诊疗术的术中配合。

（5）帮助实施介入治疗术的患者恢复健康，提高生活质量。

（6）面向患者、家属、社会进行健康教育，广泛宣传介入治疗的方法，让介入放射治疗学和介入护理学逐渐被人们所熟悉和认知。以促进健康，预防疾病，恢复功能。

（7）介入护理学是一门新兴的学科，许多问题还在研究和探索，对介入护理知识的探索、总结、研究还要不断加强和提高，不断完善，服务于临床。

（二）介入护理学的范畴

随着介入放射学应用范畴的不断扩大，介入护理学的范畴也越来越广，按其不同的介入放射学分类方法，其护理范畴分类如下。

（1）按照穿刺入路途径不同，可分为血管性介入护理学和非血管性介入护理学。

（2）按照操作方法不同，可分为介入成形术护理、介入栓塞术护理、介入动脉内药物灌注术护理、经皮穿刺引流术护理、经皮穿刺活检术护理、肿瘤消融术护理、血管和非血管支架置入术护理等。

（3）按照治疗的领域不同，可分为神经介入护理学、心脏介入护理学和肿瘤介入护理学。

（4）按照护理程序，可分为术前护理、术中护理、术后护理和健康教育。

（三）介入性治疗护士应具备的职业素质

1.具有高度的责任心

护理人员的职责是治病救人，维护生命，促进健康。如果护士在工作中疏忽大意，掉以轻心，就会增加患者的痛苦，甚至丧失抢救患者的时机。

因此，每个护士都应认识到护理工作的重要性，树立崇高的敬业精神，具有高度的工作责任心，全心全意为患者服务。

2.具备扎实全面的业务素质

由于介入放射学不仅涉及全身各系统、器官，还涉及影像、内、外、妇、儿多个专业。因此，要求护理人员必须具备扎实全面的基础医学知识和多学科的专业知识；要有严格的无菌观念和机智、敏捷的应变能力；较高的外语水平和勤学苦干的工作作风，才会适应飞速发展的介入放射学的护理工作。

3.具备良好的身体素质

介入科急诊患者多、节奏快、高效率，成为介入科护理工作的特点之一，具备良好的身体素质和耐受 X 线的照射，具有奉献精神，才适合介入手术室的护理工作。因此，健康的身体、开朗的性格、饱满的精神状态和雷厉风行的工作作风是合格的介入科护士的标准。

三、介入护理学的现状与发展

（一）介入护理学的现状

1.国外介入护理学的发展现状

随着介入放射学的蓬勃发展，一些介入放射学家就开始意识到护理对于介入放射学的重要性。在其后尤其是最近的 10 年间，随着介入医学治疗范围的不断拓展和深入，护理学对于介入医学的重要的辅助作用也越来越明显。由于目前介入医学既涉及众多的医学学科，又涉及材料、

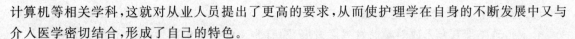

计算机等相关学科,这就对从业人员提出了更高的要求,从而使护理学在自身的不断发展中又与介入医学密切结合,形成了自己的特色。

最近的研究发现,患者进行介入治疗时住院率可达到65%,同时一项对欧洲977个介入放射学家的调查发现,51%的介入放射学家拥有观察床位,30%拥有住院床位。美国一项大型调查显示,87%的介入治疗患者需要整体护理。

由此可见,介入治疗学的发展需要与之相适应的介入护理学。另外,研究发现近年来介入医学疗效的改善与护理人员的参与密切相关。

近几年介入护理学已经发生了根本性的变化,其中许多变化的发生是源于护理理论知识和实践技能的革命性变化。

研究认为介入护理学的作用是:便于随访,改善治疗的基础条件,改善患者与医护人员之间的关系,并缩短治疗时间以及减少并发症的发生,有利于患者的治疗和康复。目前介入护理学关注的重点是:患者症状和功能的观察,减少并发症,对患者及其家庭成员的健康教育,对患者住院过程中治疗反应和心理及日常活动的护理等。

具体表现为以下几点。①促进本学科的发展:由于介入医学主要是利用微创的导管技术对心血管、神经、肿瘤、消化、呼吸以及肌肉骨骼等疾病进行治疗,同时还有许多新技术的应用,使护理学面临新的挑战,如对于肿瘤介入治疗后疼痛的处理,护理人员应该了解肿瘤的解剖生理功能、介入治疗的知识、药物的毒性反应等,还应注意治疗过程中患者的症状及其生理和心理变化等。另外,由于涉及麻醉等问题,介入护理学还应注意与镇静和麻醉等有关的问题。②提高介入治疗效果:介入护理可以减少穿刺点的出血,除了参与介入治疗的护理管理,护理人员还可以帮助介入医师进行手术操作和诊断,如有经验的护理人员可以辅助介入医师做导管插管进行化疗栓塞等。另外,护理人员在介入治疗复杂疼痛中的支持作用越来越大,护理学通过观察监控和教育患者使操作的成功率明显增加。③提高护理质量:介入放射护理学专家对患者及其家属进行的宣教,可以增加他们对病情的了解和提高满意率。对于恶性肿瘤介入术导致的疼痛,护理宣教和交流能够使疼痛明显减轻,同时护理人员对于介入技术的充分了解,对整个治疗期间患者的护理、术前准备和术后的管理等都非常重要。护理人员了解血管穿刺技术并发症的原因并进行评估和处理,对治疗起着重要的作用。④护理人员的培训:德国的一项调查发现,介入辅助人员的培训仍然明显低于介入医师,在所有的辅助人员中73.1%没有经过任何培训,而在辅助人员中59.1%是护理人员。增加护理培训可节约费用,提高疗效和提高患者的满意率。例如球囊血管成形术促进了心脏介入学的发展,护理人员了解这方面的知识可以对患者进行有效的管理和教育。

2.国内介入护理学现状

国内护理学起步较晚,但发展很快。最初,护士开始与医师配合参与疾病的介入诊治;之后部分医院成立导管室,由护士专门负责导管室的管理和术中配合,但需住院介入治疗的患者分散在各临床科室,护理工作由各科护士承担,应用介入技术治疗的患者,专业整体护理未得到实现,在医疗工作中护理质量差。因此卫生部医政司发出"关于将具备一定条件的放射科改为临床科室的通知"以来,一部分有条件的医院相继成立了介入放射科病房,真正地成为临床科室,拥有自己单独的护理单元,使介入治疗的护理工作逐渐走向专业化、程序化、规范化,介入科护士逐渐向专业化发展。目前中华护理学会介入放射护理分会在上海全国第六届介入放射学年会上成立,这是介入护理走向成熟的标志。

(二)介入护理学的发展与未来

介入护理学随着介入放射学的发展而发展,随着介入放射学应用范畴的不断扩大和介入技术的不断提高,介入放射学以其简便、安全、有效、微创的优点越来越被广大患者所接受,并为失去手术机会的晚期恶性肿瘤患者开辟了一条新的治疗途径,已成为继外科、内科之后的第三大临床学科,是最具有潜力和发展前景的专业之一,所以介入护理的前景是光明的。我国的介入护理正处于年轻时期,在实践中不断摸索和总结经验,还需广大介入护理同仁加强交流,互相切磋介入护理工作中的经验,以促进介入护理学的发展和成熟。

(王梅梅)

第二节 介入术中的监护与急救

一、术中配合与护理

术中护理人员的正确配合是保证手术顺利进行的重要环节,及时准确的物品传递可缩短介入治疗术的时间;认真细致的病情观察和正确地实施监护手段,可及时发现患者的病情变化,以便做出预见性处理,减少各种不良反应及并发症的发生,提高介入治疗术的成功率。因此,导管护士在术中应配合医师做好以下工作。

(一)患者的体位

协助患者平卧于介入手术台上,双手自然放置于床边,用支架承托患者输液侧手臂,告知患者术中制动的重要性,避免导管脱出和影响荧光屏图像监视而影响手术的进行。对术中躁动不能配合者给予约束或全麻。术中还应根据介入术的要求指导患者更换体位或姿势,不论哪种姿势都应注意保持呼吸道通畅。

(二)准确传递术中所需物品和药物

使用前再次检查物品材料的名称、型号、性能和有效期,确保完好无损。术中所用药物护士必须再复述一遍药名、剂量、用法,正确无误后方可应用,并将安瓿保留再次核对。

(三)密切观察病情变化,及时预防和处理并发症

1.监测患者生命体征、尿量、神志的变化

最好使用心电监护,注意心率、心律、血压的变化,观察患者有无胸闷、憋气、呼吸困难,警惕心血管并发症的发生。由于导管和高压注射对比剂对心脏的机械刺激,易发生一过性心律失常、严重的心律失常以及对比剂渗透性利尿而致低血压。因此,应加强监护,一旦发生应对症处理,解除机械性刺激后心律失常仍未恢复正常者,应及时应用抗心律失常药物和开放静脉通道输液、输血及应用升压药。

2.低氧血症的观察与护理

对全麻、小儿、肺部疾病患者,术中应注意保持呼吸道通畅,预防舌后坠及分泌物、呕吐物堵塞呼吸道而影响肺通气量。给予面罩吸氧,加强血氧饱和度的监测,预防低氧血症的发生。

3.下肢血液循环的观察与护理

术中由于导管、导丝的刺激及患者精神紧张等,易发生血管痉挛,处于高凝状态及未达到肝

素化的患者易发生血栓形成或栓子脱落。因此,术中护士应定时触摸患者的足背动脉搏动是否良好,观察穿刺侧肢体的皮肤颜色、温度、感觉、运动等,发现异常及时报告医师进行处理。

4.对比剂变态反应的观察与护理

尽管目前非离子型对比剂的应用较广泛,但在血管内介入治疗中,造影药物仍是变态反应最常见的原因,尤其是在注入对比剂后及患者本身存在过敏的高危因素时易发生。如出现面色潮红、恶心、呕吐、头痛、血压下降、呼吸困难、惊厥、休克和昏迷时,应考虑变态反应。重度变态反应可危及患者的生命,故应引起护士的高度重视。

5.呕吐的观察及护理

肿瘤患者行动脉栓塞化疗术时,由于短时间内注入大剂量的化疗药可致恶心、呕吐。护士应及时清除呕吐物,保持口腔清洁,尤其是老年、体弱、全麻、小儿等患者,咳嗽反射差,一旦发生呕吐应将患者的头偏向一侧,防止呕吐物误吸,必要时使用吸痰器帮助吸出口腔呕吐物,预防窒息的发生。护士应站在患者身旁,给患者以支持和安慰。术前30分钟使用止吐药可预防。

6.疼痛的观察和护理

术中当栓塞剂和(或)化疗药到达靶血管时,刺激血管内膜,引起血管强烈收缩,随着靶血管逐渐被栓塞,引起血管供应区缺血,出现组织缺血性疼痛。对轻微疼痛者护士可给予安慰、鼓励,对估计可能疼痛程度较重的患者,可在术前或术中按医嘱注射哌替啶等药物,以减轻患者的痛苦。

二、监护与急救

(一)心率和心律的监测

在各种介入检查治疗过程中,由于导管对心肌和冠状动脉的刺激、对比剂注射过多或使用离子型对比剂、导管嵌顿在冠状动脉内等因素,均可导致心律失常,因此应加强心率、心律的监测。常用多导生理仪进行监测,将电极安放在肢体及胸前相应的部位上,可观察各种心律失常,如窦性心律不齐、窦性心动过速、窦性心动过缓、房性早搏、心房颤动、心房扑动、室上性心动过速、室性早搏、短阵室速、心室颤动、房室传导阻滞等。对患者出现的各种心律失常应及时报告医师,根据具体情况作相应的处理。如窦性心动过缓和房室传导阻滞可用阿托品静脉注射,若仍不恢复可埋置心脏临时起搏器,必要时埋置永久性心脏起搏器。心房扑动、心房颤动应给予西地兰、普罗帕酮、胺碘酮等药物静脉注射。室上性心动过速可静脉注射维拉帕米、普罗帕酮、胺碘酮等药物。室性早搏、短阵室速可用利多卡因静脉注射。心室颤动是最严重的心律失常,应立即给予电除颤并准备好抢救药品和器械。

(二)动脉压力监测

在心脏疾病介入术中常用,通过股动脉、股静脉、桡动脉直接穿刺,连接压力换能器,然后与监护仪压力传感器相连,显示收缩压、舒张压、平均压、动脉压的波形。动脉压力监测在冠脉疾病介入术中多指冠脉压力口的监测。术中压力突然升高而压力波形示动脉压波形时,应给予患者舌下含化降压药,待压力恢复正常后再进行操作;若压力突然降低,可能与导管插入过深、冠状动脉开口或起始处病变造成的导管嵌顿有关,回撤导管后压力仍不恢复,应及时给予升压药如多巴胺、阿拉明并做好抢救准备。

(三)血氧饱和度监测

血氧饱和度是指氧和血红蛋白的结合程度,即血红蛋白含氧的百分数。正常范围为96%～

97%,反映机体的呼吸功能状态及缺氧程度。在介入术中,全麻患者或发生休克、严重心律失常等患者易发生低氧血症,故护理中应加强血氧饱和度监测,有利于指导给氧治疗。同时注意患者的皮肤温度、指甲颜色、指套松紧等变化。

(四)介入治疗中急救

由于疾病本身引起的脏器功能损害、操作技术引起的不良反应、疼痛、药物变态反应等因素,均可引起患者的呼吸、循环及中枢神经系统意外,甚至心跳呼吸骤停。因此应密切注意患者心电监护及生命体征的监测,发现异常及时向医师反映,一经确定心搏和(或)呼吸停止,应迅速进行以下有效抢救措施挽救患者的生命。

1.保持呼吸道通畅

清除口腔内异物,如义齿、呕吐物,托起下颌。

2.人工呼吸

人工呼吸多采用口对口(鼻)人工呼吸法,有条件时应立即改行气管插管,采用呼吸器或呼吸机辅助呼吸。

3.人工循环

在心搏骤停1分钟内,心前区叩击可能触发心脏电兴奋而引起心肌收缩,使循环恢复,出现窦性心律。叩击后心跳仍未恢复者可行胸外心脏按压。

4.电除颤

后期复苏时,室颤应以效果肯定的电除颤(非同步)治疗为主。电除颤的指征为心肌氧合良好,无严重酸中毒,心电图显示为粗颤。成人胸外除颤电能为200 J,小儿为2 J/kg。首次除颤未恢复节律心跳者,应继续施行心脏按压和人工呼吸,准备再次除颤,电量可适量加至300~400 J。

5.起搏

对严重心动过缓、房室传导阻滞的患者突发心跳停止,经复苏心跳恢复但难以维持者,可考虑放置起搏器。

6.复苏药物

用药途径以静脉为主,也可术者台上动脉导管给药。肾上腺素是首选的常用药,为心脏正性肌力药物,可使室颤由细颤变为粗颤,易于电除颤成功,每次0.5~1 mg。利多卡因可治疗室性心律失常,剂量1 mg/kg静脉注射。阿托品可降低迷走神经张力,每次1 mg。呼吸兴奋剂如尼可刹米、洛贝林、二甲弗林。升压药如多巴胺、间羟明。纠正酸中毒的药物如碳酸氢钠等。

7.护理

在抢救患者的过程中,护士应密切观察患者生命体征、意识、瞳孔、尿量的变化,并认真记录。维持静脉通路,保持有效循环血容量。严格按医嘱给药,用药剂量、途径、时间要准确。在抢救患者的同时遵医嘱进行血气分析、电解质监测,以指导用药。做好患者家属的安慰、解释工作,及时向患者家属通报患者的病情及抢救经过,以取得家属的配合,提高抢救成功率。

(王梅梅)

第三节 脑胶质细胞瘤的介入护理

一、脑胶质细胞瘤的介入治疗

胶质瘤占颅内原发性肿瘤的50%。良性者发病率低,多见于20岁以下,以小脑居多,治疗主要依靠手术切除。恶性者远较良性者发病率高,常见于大脑半球或脑干,发病年龄多为40岁左右,手术切除后易复发,再行手术、放疗、化疗效果均不理想。随着介入放射学技术的发展,脑动脉灌注化疗为胶质瘤的治疗开辟了新的途径。

(一)病因

胶质瘤的发病原因目前尚未完全清楚,但有关病因学说很多。近年来细胞分子遗传学揭示,肿瘤由各种癌基因异常表达或抑癌基因表达不足所致,癌基因可以传给子代,携带者并不一定都发生肿瘤,损伤、射线、化学物质、病毒等诱发因素已经受到人们的重视。

(二)病理

包括神经胶质细胞起源的所有肿瘤,国内长期采用的是四级分类法,即将各种胶质细胞瘤分为一、二、三、四级,一级视为良性,二、三级视为低度恶性,四级为高度恶性。

(三)临床症状与体征

胶质瘤的主要临床表现为颅内压增高症状和局灶性症状,以缓慢进行的神经功能障碍为主。

1.颅内压增高症状

(1)头痛,系颅内压增高所致,主要位于额颞部。开始时多为间歇性头痛,随着肿瘤的生长逐渐缩短间歇期而变为持续性头痛,并逐渐加重,当用力、咳嗽、打喷嚏时头痛加重。

(2)呕吐,由于迷走神经受激惹引起,一般在头痛剧烈时发生,又常在呕吐后头痛缓解。其特点是喷射性呕吐,与饮食无关,在呕吐前多无恶心。

(3)视盘水肿,颅内压增高使眼底静脉向颅内回流障碍,先引起眼底静脉扩张,继而出现视盘水肿。若颅内高压持续不退,则可导致视神经萎缩,视盘变成灰白色,视力减退,视野向心性缩小,最后失明。

(4)脑疝,肿瘤生长到一定程度,引起颅内压显著升高且压力不均匀时,造成一部分脑组织严重移位,形成脑疝。临床常见而又具有重要意义者有小脑幕切迹疝和枕骨大孔疝。

2.局灶性神经症状

主要取决于肿瘤所在的部位,可以出现各种各样的症状和体征。

(四)诊断与鉴别诊断

胶质瘤的诊断应通过详细询问病史、全面的神经系统检查以及适当的辅助检查来进行,不难诊断。主要与下列疾病鉴别。

1.原发性癫痫

胶质瘤常有局灶性癫痫发作,称为症状性癫痫,多伴有颅内肿瘤的其他症状、体征。原发性癫痫的特点是发病早,多小于20岁,不伴有颅高压症状及局灶性定位体征,影像学检查有助于鉴别。

2.脑脓肿

特点是伴有原发性感染灶,病初多伴有发热、畏寒、头痛、呕吐、脑膜刺激征,脑脊液白细胞增多。CT表现为薄而光滑的环状强化,中心低密度。

3.慢性硬膜下血肿

大多数在数周或数月前有头部轻度外伤史,但日久常被患者遗忘。通常只表现为颅内压增高症状,一般无明显局灶性体征,CT检查有助于鉴别。

4.脑囊虫病

可表现为颅内压增高和癫痫发作。血、脑脊液囊虫补体结合试验及酶联免疫吸附试验阳性率可达80%和90%。皮下结节活检也可帮助诊断。

5.脑血管意外

患者一般年龄较大,有高血压、动脉硬化病史,发病突然,出现意识障碍和偏瘫症状。

6.精神病

伴有精神症状的脑胶质瘤应与精神病鉴别。精神病患者神经系统检查均正常,而伴有精神症状的胶质瘤患者常有颅内压增高症状,也可有神经系统局灶性症状。

(五)影像学与实验室检查

1.腰穿及脑脊液检查

了解颅内压力的改变,采集少量脑脊液进行常规及生化检查,往往能帮助脑肿瘤与出血或炎症等疾病鉴别。胶质瘤患者脑脊液一般为无色透明,蛋白含量增高,细胞数也可轻度增加。

2.CT

CT诊断胶质瘤,主要根据肿瘤组织密度不同以及肿瘤占位效应。表现为脑实质内片状低密度或混杂密度影,形态不规则,边缘不清楚,大多数可见瘤体囊变低密度影和瘤周水肿。明显的占位效应导致脑室受压或中线移位。增强扫描能进一步提高胶质瘤的诊断率。

3.MRI

可行矢状、冠状、横截面扫描,不受骨伪影干扰,对鞍区、小脑、脑干等部位胶质瘤的诊断更具优越性。MRI表现反映肿瘤的恶性特征较CT优越,突出表现为T_2加权像上肿瘤不规则形高信号伴瘤周高度水肿,注射Gd-DTPA后瘤体明显强化,其本质与CT增强相似。MRI灌注检查对于胶质瘤的分级、明确肿瘤与正常脑组织的边界有价值。

4.PET

可测定葡萄糖、氧及特异性受体,根据肿瘤代谢的活跃程度进行定性诊断。

5.脑血管造影

脑血管造影包括颈内动脉造影和椎动脉造影,前者主要观察大脑前动脉、大脑中动脉及其分支,后者主要观察椎—基底动脉与大脑后动脉及其分支。

6.脑立体定向穿刺活检

胶质瘤瘤体各处的细胞分化往往不一,病情受瘤体中最恶性部分的发展趋势而定,病理分级也以此最恶性的部分为准,因此,单一部位的穿刺活检,病理定性常不够准确。

(六)适应证

(1)广泛浸润的巨大恶性胶质瘤或要害部位的胶质瘤手术全切除困难者,可行动脉灌注姑息性化疗,待肿瘤缩小局限化后再争取手术切除。

(2)局限或比较局限的胶质瘤手术切除后,给予动脉灌注强化化疗,以杀死残存的肿瘤组织,防止肿瘤复发。

（3）胶质瘤手术后复发，动脉灌注化疗能够阻止病情的进展。

（七）禁忌证

（1）碘对比剂过敏者。

（2）血常规异常，白细胞低于 $3.5×10^4$/L、血小板低于 $8×10^9$/L、出凝血时间明显延长者。

（3）心、肝、肾功能明显异常者。

（4）恶病质、严重感染等不能耐受介入手术者。

（5）严重脑水肿、颅内压过高者。

（6）频繁癫痫发作，尤其大发作者。

（八）操作技术

1.术前准备

（1）入院后进行全面检查尤其是中枢神经系统检查，并向患者或家属做好解释工作，取得患者的理解和配合。

（2）查出凝血时间、血、尿、大便常规、肝肾功能、心电图、胸片，一定要有 CT 或 MRI 检查，尤其增强扫描必不可少，以便判断肿瘤部位、肿瘤分级、瘤区血-脑屏障破坏情况、颅内压情况，特别是有无脑疝危险。

（3）腹股沟区备皮，术前禁饮食，碘过敏试验。

（4）决定化疗方案。

（5）术前 30 分钟给予地西泮 10 mg 镇静。

2.操作步骤

（1）麻醉穿刺部位：2%利多卡因局麻，进行微导管插管技术需采取神经安定镇痛麻醉，使患者处于浅睡眠状态，能够回答医师的提问。

（2）采用 Seldinger 技术穿刺股动脉成功后，置入导管鞘、导引导管，并全身肝素化。

（3）全脑血管造影，了解肿瘤供血动脉及肿瘤血管的分布情况。

（4）经导引导管送微导管至肿瘤供血动脉，手推对比剂进一步明确微导管头端的位置无误。

（5）化疗药物灌注：将化疗药物充分溶解稀释，一般每种药物需溶解 125～200 mL，然后手推缓慢地在 15～30 分钟注入，使用微量灌注泵可连续在 30 分钟内注完。灌注化疗药物前，应用开放血-脑屏障的药物如 25%甘露醇或 50%高渗糖。灌注药物过程中随时观察有无眼部、脑等毒副作用的出现，以便及时处理。

（6）预防血管痉挛：超选择微导管技术易出现动脉的血管痉挛，导管操作要熟练、轻柔，不要反复进出导管，预防性给予血管扩张药如罂粟碱，一旦痉挛发生应停止导管操作，稍停片刻多数轻度痉挛能自行解除，如不能解除，可导管内给予血管扩张药如硝酸甘油、罂粟碱等。

（7）术毕拔管：穿刺局部安全止血并加压包扎，防止出血或形成皮下血肿。

（九）并发症及处理

1.插管并发症

穿刺部位出血、血肿、脑血管痉挛和血栓形成等。

2.眼部并发症

表现为同侧眼痛、眼球及眶部肿胀，结膜充血水肿、流泪、黑矇和视力下降，严重者视力丧失。这主要是药物对视网膜、视神经的毒性作用和眼动脉血管内皮损伤。另一方面超选择插管，将导管超选择至眼动脉开口远端,灌注化疗药物时避开眼动脉,防止眼动脉受高浓度药物刺激,可避免眼部损害。目前的微导管超选择技术,已较好地解决了眼部并发症。一旦出现眼部损害,治疗措施包括给予激素减少炎症反应,给予复方丹参等改善末梢循环,给予脑活素等营养神经,同时补充液体扩容,轻度反应在 1~2 周多能恢复。

3.脑并发症

表现为头痛、癫痫、失语、偏瘫等。由于药物的神经毒性和血管毒性,出现中、小血管内皮细胞损害,管腔闭塞,管壁肿胀,管壁纤维化,管周炎性细胞浸润和环形出血等,导致脑白质软化、脑水肿和多灶状出血性坏死。

4.预防措施

选择低神经毒性的抗肿瘤药物,控制化疗药物用量,减慢药物灌注速度,额定药物用量在30 分钟以上缓慢注入,使单位时间内脑组织所接收的药物在安全范围内,将药物分别从几支供血动脉进行灌注,降低局部脑组织的药物浓度,可减少脑部并发症。

一旦发生脑损害,治疗包括降颅内压、消除脑水肿,可给予皮质激素、脱水剂和利尿药。扩容改善血液循环,防止损害加重。营养神经促使受损的脑组织恢复及其他对症处理,这种损害多数恢复比较缓慢。

5.化疗药物的毒副反应

目前临床使用的化疗药物均有不同程度的毒副反应,即药物在杀伤肿瘤细胞的同时,对某些正常细胞也有一定程度的损害。虽然动脉内灌注化疗属于局部用药,大大增强了化疗药物对肿瘤细胞的杀伤,同时明显减少了毒副作用的发生,但是化疗药物的毒副反应仍然不可避免。

二、脑胶质细胞瘤的介入护理

(一)护理评估

1.术前评估

(1)健康史:了解患者的发病情况,包括发病时间及首发症状,有无其他系统伴随疾病,有无便秘、剧烈咳嗽、癫痫等导致颅内压骤升的因素。

(2)身体状况:患者头痛的部位、性质、程度及持续时间;有无诱因或加重因素,是否因头痛影响休息睡眠;有无呕吐,呕吐的性质及程度,是否影响患者进食而致水、电解质紊乱及营养不良;有无因神经系统功能障碍而影响患者的自理能力。

(3)辅助检查:评估各项辅助检查结果,包括实验室检查、X 线平片、颅脑 CT 及磁共振等,以了解肝肾功能、出凝血时间及肿瘤的部位和大小,判断患者对动脉内药物灌注治疗的耐受情况,有无因呕吐及应用脱水剂而致水、电解质平衡紊乱。

(4)心理-社会状况:了解患者的心理反应,有无因头痛、呕吐等不适致患者烦躁不安、焦虑等心理反应,患者及家属对动脉内药物灌注治疗的了解程度。

2.术后评估

评估患者的术后身体状况、穿刺部位情况、术中配合及有无并发症的发生。

(二)护理诊断/问题

1.疼痛

与颅内占位致颅内压增高有关。

2.组织灌注压改变

与颅内压增高有关。

3.体液不足/有体液不足的危险

与颅内压增高引起呕吐及应用脱水药物有关。

4.有受伤的危险

与意识及视力障碍有关。

5.潜在并发症

脑出血、脑疝及眼部并发症。

(三)预期目标

(1)患者自述头痛减轻,舒适感增强。

(2)脑组织灌注改善,避免引起颅内压骤升的因素。

(3)体液恢复平衡,生命体征平稳,无脱水症状及体征。

(4)患者的日常生活需求得到满足,无意外受伤发生。

(5)患者的病情变化被及时发现和处理,或无并发症的发生。

(四)护理措施

1.术前护理

(1)心理护理:适当给予心理支持,使患者及家属能面对现实,接受疾病的挑战,减轻挫折感,同时做好健康指导,告知患者动脉内药物灌注治疗的目的、方法及注意事项,保证患者以良好的身心状态配合治疗。

(2)氧气吸入:持续或间断给予氧气吸入,可改善脑缺氧,使脑血管收缩,减少脑血流量,降低颅内压。

(3)病情观察:密切注意患者的意识状态、瞳孔、生命体征及肢体活动变化,警惕高颅内压危象的发生。

(4)饮食:给患者以低盐清淡易消化、富含蛋白质、维生素及高热量的食物,不能进食者由静脉补充,但要控制液体入量,成人每天补液不超过 2 000 mL,保持尿量在 600 mL 以上。

(5)生活护理:满足患者的日常生活需要,适当保护患者,避免外伤。

(6)防止颅内压骤升的护理:①休息,劝慰患者安心休养,避免情绪激动,防止血压骤升而增加颅内压。②避免剧烈咳嗽,有呼吸道感染者及时给予抗感染及止咳治疗,以免因剧烈咳嗽、胸腔内压升高、颅内静脉回流受阻,而致颅内压升高。③防止便秘,颅内压增高患者因限制水分摄入及脱水治疗,常出现大便干结,可鼓励患者多吃蔬菜、水果,必要时给予缓泻剂以防止发生便秘,对已发生便秘者给予开塞露或低压小剂量灌肠。以免便秘使胸、腹腔内压升高,脑血流量增多而致颅内压骤升。④有癫痫发作者应协助医师及时控制,以免因癫痫发作而加重脑缺氧及脑水肿。

(7)按常规做好术前准备:如血尿常规、出凝血六项、肝肾功能、头颅 CT 及磁共振等,做好皮肤准备和碘过敏试验,按医嘱术前用药。

2.术后护理

(1)体位:术后应平卧位并抬高床头 15°～30°,以利于颅内静脉回流,减轻脑水肿,降低颅内压,穿刺部位压沙袋 6 小时,穿刺侧肢体伸直并制动 12 小时。

(2)吸氧:术后给予氧气吸入,以改善脑缺氧,减轻脑水肿。

(3)病情观察：术后严密观察患者的意识状态、瞳孔、生命体征及肢体活动变化,如患者出现进行性意识障碍甚至昏迷、血压升高、脉压增大、脉搏洪大有力、呼吸深慢等,应考虑并发脑出血的可能,立即通知医师并配合抢救。如患者出现患侧眼痛、视力下降、黑矇,甚至失明等,应考虑灌注化疗药物时超选择不到位或药物浓度过高所致眼部损害,及时协助医师处理。同时加强穿刺部位及穿刺侧肢体的护理,防止并发症的发生。

(4)化疗药物毒副反应的护理：虽然动脉内灌注化疗药物较静脉给药的毒副反应少,但患者仍不同程度地出现骨髓抑制、胃肠道反应和肝肾功能损害,因此,药物灌注化疗后,应定期进行血尿常规和肝肾功能的检查,发现异常及时处理。如呕吐者按医嘱应用止吐剂,白细胞及血小板计数下降者,按医嘱应用提升血细胞类药物。并注意有无皮肤瘀斑、齿龈出血等。加强病室空气消毒,减少探视,预防医源性感染。

(5)营养支持：化疗期间鼓励进食,根据患者口味给予清淡易消化营养丰富的饮食,少量多餐,注意调整食物的色香味,保持口腔清洁,增进食欲。严重呕吐、腹泻者,应给予静脉补液,防止脱水,必要时通过静脉补充营养。

(五)护理评价

(1)患者的头痛是否减轻或缓解,感觉是否舒适。

(2)患者的颅内压增高症状是否缓解,头痛是否减轻,意识状态是否改善。

(3)患者的生命体征是否平稳,水、电解质是否平衡。

(4)患者的日常生活需求是否得到满足,有无发生外伤。

(5)患者的病情变化是否被及时发现和处理,并发症是否得到有效预防及控制。

(六)健康教育

(1)介绍相关化疗知识：向患者及家属有针对性地提供正确、有价值的信息资料,提高其对化疗反应的识别和自我照顾能力。

(2)指导生活护理：帮助其合理安排日常生活,注意休息,避免过度疲劳,多饮水,禁忌辛辣、油腻等刺激性食物。指导患者用软牙刷刷牙,保持口腔清洁。

(3)督促患者定期复查血尿常规及肝肾功能,发现异常及时就诊。

（王梅梅）

第四节　肝血管瘤的介入护理

一、概述

肝血管瘤是肝最常见的良性肿瘤,肝血管瘤可分为海绵状血管瘤、硬化性血管瘤、血管内皮细胞瘤和毛细血管瘤 4 种类型,其中以肝海绵状血管瘤最为常见,约占良性肿瘤的 74%,好发于 30~50 岁,女性较为多见,男女比例为 1：(5~7),病灶大多为单发,也可多发。肝血管瘤瘤体大小不一,小者在显微镜下才能确诊,大者重达十余千克。

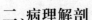

二、病理解剖

海绵状血管瘤病灶与正常组织接壤区并非规则,瘤周肝组织内肝细胞索萎缩或消失,血窦明显扩张淤血,并可见一些非正常分布的腔大壁薄的血管。海绵状血管瘤畸形血窦连接于肝动脉、门静脉和肝静脉之间,其血供完全来自肝动脉,部分来自动静脉瘘。海绵状血管瘤瘤体质地柔软。

三、临床表现

本病的临床表现随肿瘤部位、大小、增长速度及肝实质受累程度不同而异。小者无症状,大者可压迫胃肠肌、胆道而引起腹痛、黄疸或消化不良症状。少数因肿瘤自发性破裂、瘤蒂扭转或者外伤撞击而呈急腹症表现。

国内外学者根据肝血管瘤瘤体直径大小将其进行分类。直径小于 5 cm 称为小血管瘤,直径为 5～10 cm 称为大血管瘤,直径为 10～15 cm 称为巨大血管瘤。此分类方法可对肝血管瘤治疗方案起到参考和指导意义。

四、影像学诊断

因肝血管瘤缺乏特异性临床表现,其诊断主要依靠影像学检查,包括 B 超、CT、MRI、肝动脉造影等。超声检查敏感性很高,表现为均质、强回声、边缘清晰及后壁声增强的肝内回声区。

彩色多普勒超声可显示病灶内血管、血流,其敏感性和特异性较高。CT 或 MRI 增强检查早期表现为病灶边缘强化,随时间延长,强化区逐渐向病灶中心推进。

肝动脉造影,选择性肝动脉造影诊断敏感可靠,主要是动脉早期肝内动脉末端有充盈造影剂的血窦,随着时间延长,血窦充盈越明显,轮廓和范围逐渐清楚。血窦大小不一,局部分布构成"棉花球状"表现。并且造影剂在血窦内持续停留 10 秒以上,到实质期和静脉期血窦仍十分明显,这种特征性表现称之为"早出晚归"。

五、适应证和禁忌证

(一)适应证

(1)肝血管瘤直径大于 5 cm,有明显不适者。

(2)血管瘤在短期内明显增大者。

(3)肝血管瘤有破裂可能或破裂出血者。

(二)禁忌证

(1)肝、肾衰竭者。

(2)碘过敏者。

(3)有严重出血倾向者。

六、术前护理

(一)心理护理

(1)热情接待患者,及时介绍病区环境和床位医师及责任护士。

(2)耐心向患者及家属做好解释工作,介绍疾病相关知识和介入治疗的优点、目的、方法、术中配合及术后注意事项,以消除患者的顾虑,积极配合治疗。

(二)完善术前准备

(1)术前检查肝、肾功能,监测甲胎蛋白、血常规及出凝血时间等。

(2)术前1天做好碘过敏试验,并做好记录。

(3)穿刺部位皮肤准备。

(4)术前根据医嘱交代患者禁食及手术中使用的药物。

(5)训练患者穿刺时呼吸配合。

七、术中护理配合

(1)患者平卧于手术床上,双下肢分开并外展。①护理配合:热情接待患者入室,做好心理疏导,稳定患者情绪。核对患者姓名、性别、科室、床号、住院号、诊断及造影剂过敏试验结果。②协助患者采取适当的体位:平卧位,双下肢分开略外展连接心电、血压及指脉氧监测。建立静脉通路。准备手术物品并备好器械台。协助医师完成手消毒、穿手术衣、戴无菌手套。

(2)皮肤消毒:腹股沟区域,消毒范围上至脐部,下至大腿中部;右季肋区,穿刺点及其外10 cm以上范围。聚维酮碘消毒剂消毒手术部位皮肤,并协助铺单。协助抽取造影剂。

(3)经动脉途径:①经股动脉插管,行肝动脉造影检查,递送穿刺针、4F穿刺鞘、0.035 in 导丝(150 cm)、4F肝弯导管。②行肝动脉超选择性造影检查,递送微导管、微导丝。③行肝血管瘤供血动脉栓塞术,递送各种栓塞剂。④行肝动脉造影复查,递送4F肝弯导管。

(4)经皮经肝穿刺途径:①B超、CT引导下,经皮经肝穿刺肝血管瘤,递送21G活检针。②平阳霉素注射硬化治疗,递送平阳霉素。③拔管,复查肝区CT,观察有无出血。术中常规病情观察:严密监测患者心率、血压、脉搏、呼吸等生命体征的变化,做好抢救准备,发现异常及时报告医师处理;观察患者面色,倾听其主诉并给予心理支持,行肝动脉栓塞治疗或经皮肝穿刺时,如主诉疼痛可暂缓操作并肌内注射吗啡等镇痛药;递送纱布置于穿刺处,按压穿刺点10~15分钟,然后用3M高强度外科胶带加压包扎。

(5)拔除鞘管,妥善包扎穿刺部位,护送患者安返病房。

八、术后护理

(一)体位护理

患者介入术后返回病房,护士应将患者平稳安置到病床上,穿刺侧下肢伸直制动8~12小时,卧床24小时。选用选择性肝动脉栓塞的患者,穿刺点加压包扎4~6小时。

(二)加强巡视,密切观察

观察右腹股沟及右上腹穿刺点有无出血、血肿;穿刺侧肢体皮肤温度、感觉、知觉是否正常;观察患者有无腹痛、腹胀,若患者出现面色苍白、出冷汗、脉细弱、腹痛等出血症状,立即测量血压,报告医师,及时处理。

(三)饮食护理

栓塞治疗1~2天,患者食欲逐渐恢复,鼓励患者进食富营养、低脂易消化饮食,多吃水果及蔬菜,保证有足够的热量,每天热量12 552 kJ,以降低肝糖原分解,减轻肝负担。

(四)栓塞综合征的观察及护理

(1)恶心、呕吐:观察呕吐物的颜色和量,耐心给患者解释恶心、呕吐的原因,安慰患者,并根据医嘱予以止吐药物。患者呕吐时,应及时清理呕吐物,协助漱口,安慰患者,教会放松技巧,如深呼吸等,提高其心理耐受力。

(2)疼痛:栓塞后患者出现不同程度的腹痛,应密切观察疼痛的部位、程度及持续时间,腹部有无压痛、反跳痛及肌紧张,必要时根据医嘱予以镇痛药物。同时教会患者转移注意力。

(3)发热:治疗后患者均有不同程度的发热,与肝动脉栓塞后坏死组织吸收有关。一般体温在37.5~38.5 ℃,多在1周内恢复正常,一般不需要特殊处理。如体温超过38.5 ℃,应予以物理降温或药物降温;出汗较多时应及时擦干汗液并更换衣服,嘱患者多饮水,保证液体入量,防止发生脱水;同时做好口腔及皮肤护理。

(五)并发症的观察及护理

1.肝功能损害

因栓塞物的浸润和异物分布致邻近组织肝损伤,一般栓塞后3天内转氨酶均有一定程度的升高。术后应注意观察小便颜色,观察皮肤巩膜有无黄染及腹围变化,同时注意观察神志情况,警惕肝性脑病发生。抽血检查肝功能情况,并根据医嘱予以保肝支持治疗。保证足够的热量,降低肝糖原分解,减轻肝负担。有肝功能损害的患者,应嘱其卧床休息,保证充足的睡眠。

2.胆囊损伤

常因术中导管未超越胆囊动脉或灌注栓塞剂及硬化剂时压力过大反流入胆囊动脉使胆囊动脉硬化所致,一般有胆区疼痛,成持续性,可间歇性缓解。术后应注意观察疼痛的部位、性质及持续时间,并根据医嘱予消炎、利胆及镇痛治疗。

3.胃十二指肠损伤

因硬化剂及栓塞剂反流入胃和十二指肠或胃右动脉引起胃和十二指肠球部损伤,甚至有穿孔的危险。术后应观察患者有无腹胀、胃痛等症状,并根据医嘱予以保护胃黏膜治疗,同时饮食宜软易消化。

4.胰腺炎

硬化剂及栓塞剂反流到胰腺供血动脉引起胰腺坏死和炎症,表现为术后上腹背部剧痛,严重者可引起急腹症。轻者对症处理,严重病例按急性胰腺炎处理,必要时外科手术治疗。

九、健康教育

(1)保持情绪稳定,正确对待各种事情,解除忧虑、紧张情绪,避免情志内伤,保持大便通畅,防止发生便秘。

(2)患者出院后3个月避免过重的体力劳动,半年至1年后来院复诊,视病灶消失情况,个别情况下患者必要时行第2个疗程治疗。

(王梅梅)

第五节 原发性肝癌的介入护理

一、疾病概述

(一)病因

肝癌是严重危害人们健康的主要恶性肿瘤之一,在我国和亚洲以原发性肝癌多见,而在欧美地区则以转移性肝癌多见。每年全世界有 250 000 人死于肝癌,其中 40％在中国。由于肝癌起病隐蔽,患者就诊时大多已属于中、晚期。80％以上的患者合并不同程度的肝硬化,常伴随肝硬化失代偿和储备功能不良,能手术切除者仅占全部肝癌的 5.4％～24.3％,40％～60％的肝癌在手术时已发生肝内转移,术后复发率高。肝癌的血管内介入治疗包括肝动脉化疗栓塞(TACE)、经肝动脉栓塞剂治疗(TAE)、肝动脉灌注大剂量化疗药物治疗(TAI)及经门静脉化疗或化疗栓塞。

(二)症状

常见的症状有肝癌起病隐匿,早期多无症状,中、晚期方才出现症状。

(1)腹痛,多在右上腹,也可在左上腹或下腹,为持续性钝痛。但在肝肿瘤破裂出血于薄膜时可有剧痛,出血至腹腔时可有腹膜刺激征。

(2)消瘦乏力,且呈进行性加重。

(3)消化道症状,如食欲减退、恶心、呕吐、腹胀、腹泻或便秘。

(4)上腹部发现包块。

(5)黄疸,可因胆管受压、阻塞引起的梗阻性黄疸,也可因肿瘤大量破坏干细胞性黄疸。

(6)发热,多为不明原因的低、中度发热,有时可高热。

(7)肿瘤近膈顶时,部分患者可有右肩痛,常被误认为肩周炎。

(8)转移灶及并发症状。

二、适应证

(1)不能手术切除的中、晚期肝癌。

(2)因其他原因不宜手术切除的肝癌。

(3)癌块过大,化疗栓塞可使癌块缩小,以利二期切除。

(4)肝内存在多个癌结节者。

(5)肝癌主灶切除,肝内仍有转移灶者。

(6)肝癌复发,无再次手术切除可能者。

(7)肝癌破裂出血不适于肝癌切除者。

(8)控制肝癌疼痛。

(9)行肝移植术前等待供肝者,可考虑行化疗栓塞以期控制肝癌的发展。

三、禁忌证

(1)肝功能损害严重,谷丙转氨酶明显增高,有明显腹水、黄疸。

(2)肝癌体积占肝脏 3/4 以上者。

(3)有凝血机制障碍、出血倾向者。

(4)严重的器质性疾病,如心、肺、肾功能不全者。

(5)严重的代谢性疾病,如糖尿病;或严重的代谢紊乱,如低钠血症未予控制者。

(6)门静脉高压中度以上胃底食管静脉曲张者。

(6)碘过敏、解剖变异,无法完成选择性肝动脉插管者。

(7)重度感染者。

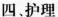

四、护理

(一)术前准备

(1)指导患者床上排大、小便练习。

(2)多吃维生素及粗纤维食物以保证体内微量元素的平衡,提高机体的营养状况增加抵抗力。

(3)协助医师了解患者病情,开展心理护理,消除患者和家属的思想顾虑,鼓励患者愉快地接受介入诊断和治疗。执行医疗保护制度,不必要告诉患者的病情,特别是恶性病患者。

(4)做造影剂过敏试验并做好记录。

(5)术区备皮,即术侧大腿上 1/3 至腹股沟部,做穿刺部位区域的皮肤准备。

(6)术前 4 小时禁食、2 小时禁水,防止术中及术后呕吐。

(7)术前 30 分钟遵医嘱给予镇静剂。

(二)术前护理

1.护理评估

(1)既往健康状况:患者以往多有肝硬化,病情的进一步发展,使患者情绪产生变化。

(2)心理-社会状况:患者不仅承受恶性肿瘤的压力和经济负担,还要面对治疗后可能的并发症的心理压力。

2.护理诊断

(1)焦虑与疾病痛苦和对治疗知识缺乏有关。

(2)恐惧与未曾经历介入手术有关。

3.护理目标

(1)焦虑有所减轻,心理和生理上的舒适感有所增加。

(2)恐惧感减轻,恐惧的行为表现和体征减少。

4.护理措施

(1)加强心理支持,减轻焦虑:创造安静、舒适、无刺激的环境,理解、同情患者。倾听和与患者共同分析焦虑产生的原因并对焦虑程度作出评价,对患者提出的问题要给明确、有效、积极的解释。向患者说明焦虑影响身心健康。患者发怒时,如无过激行为不加以限制。指导患者运用转移注意力等松弛疗法以减轻焦虑情绪,并对患者的合作及时给予鼓励,与患者一起制订应对焦虑的方式。

(2)加强宣教,减少恐惧:为患者及家属讲解介入手术的目的、方法、注意事项以及术后的不良反应。对患者的恐惧表示理解,鼓励患者表达自己的感受,耐心做解释工作。谈论患者感兴趣的话题,请家属协助,采用转移注意力和按摩等方式共同缓解患者的恐惧。必要时,请已做过介入手术的患者现身说法并对患者的进步及时给予肯定和鼓励。

(三)介入术中配合

(1)暴露手术区域并配合皮肤消毒。

(2)协助术者铺巾,戴影像增强器消毒布套。

(3)如有刷手护士,可先用肝素生理盐水冲洗导管、导丝、穿刺针等穿刺用品。

(4)准备局部麻醉药、造影剂和其他治疗药物,协助配制肝素生理盐水。

(5)无麻醉医师时,负责观察患者、完成补液、给氧或其他临时治疗措施。

(6)操作结束时,协助包扎穿刺口。

(四)术后注意事项

(1)术后患者平卧位,穿刺肢体制动 24 小时,穿刺部位沙袋压迫 6～8 小时,防止出血及血肿形成。

(2)密切观察穿刺部位有无出血、渗血,足背动脉搏动情况和皮肤的颜色、温度。如有异常,立即通知医师处理。

(3)术后当天多饮水,可进流食以后逐渐过渡到半流食和普食。饮食应保持清洁、新鲜、富于营养且易消化、吸收。

(4)根据病情给予抗生素及保肝、止血、止吐等药物,并观察用药后反应。

(5)密切观察患者病情变化,注意尿量及颜色、消化道反应及有无发热、腹痛等,如有异常遵医嘱给予对症处置。

(6)术后观察血压、脉搏,连续测量三天时间温。

(五)术后护理

1.护理评估

(1)化疗药物所致的毒性反应。

(2)组织器官栓塞引起缺血所致的症状。

(3)肿瘤组织坏死、吸收引起的症状。

(4)化疗药物刺激膈神经引起的症状。

2.护理诊断

(1)营养失调:低于机体需要量与食欲缺乏、恶心、呕吐有关。

(2)潜在并发症:栓塞引起局部组织、器官缺血产生疼痛。

(3)潜在并发症:栓塞后局部组织坏死产生吸收热导致体温升高。

(4)潜在并发症:介入化疗药物刺激膈神经引起呃逆。

3.护理目标

(1)恶心、呕吐症状减轻;想进食。

(2)主诉疼痛消除或减轻;能运用有效方法消除或减轻疼痛。

(3)体温不超过 38.5 ℃;患者自诉舒适感增加。

(4)呃逆间隔时间延长;能运用有效方法减轻呃逆。

4.护理措施

(1)加强饮食指导:指导患者进高蛋白、高热量、高维生素、易消化软质低油腻饮食,少量多餐。让患者倾听音乐,分散注意力以减轻恶心不适感。必要时遵医嘱应用止吐药物。

(2)减轻或有效缓解疼痛:观察、记录患者疼痛的性质、程度、时间、发作规律、伴随症状及诱发规律,调整舒适体位,指导患者及家属保护疼痛部位,掌握减轻疼痛的方法。给予精神安慰和心理疏导,指导患者应用松弛疗法缓解疼痛。遵医嘱给予镇痛药,观察并记录用药后效果。

(3)利用有效方法降温:卧床休息,保持室内通风,室温在 18～22 ℃,湿度在 50％～70％。鼓励患者多饮水,体温超过 38.5 ℃时根据病情选择不同的降温方法,如冰袋外敷、酒精擦浴、冰水灌肠等。保持口腔清洁,口唇干燥时涂液状石蜡或护唇油,出汗后及时更换衣服,穿衣盖被适中,避免影响机体散热。遵医嘱给予补液、抗生素、退热剂,观察、记录降温效果,高热患者应吸氧。

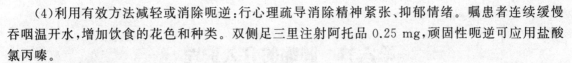

（4）利用有效方法减轻或消除呃逆：行心理疏导消除精神紧张、抑郁情绪。嘱患者连续缓慢吞咽温开水，增加饮食的花色和种类。双侧足三里注射阿托品 0.25 mg，顽固性呃逆可应用盐酸氯丙嗪。

（六）健康教育

（1）加强营养：做好治疗期间的饮食指导，食高蛋白、高维生素、高热量、低脂肪软食，戒烟、酒、辛辣等刺激性食物，多食水果蔬菜保持大便通畅。

（2）适当锻炼：活动量以不引起心悸、心累、气短或活动后脉搏不超过活动前的 10％为宜，避免过劳。

（3）调节生活规律：注意养成良好卫生习惯，注意气候变化，避免着凉感冒。

（4）按时服药：指导患者遵医嘱按时服药，慎用损害肝脏药物。

（5）保持愉悦心情：建议患者从事益于健康的娱乐，如听音乐、看电视、读报等保持心情愉快。

（6）定期复查：每 2 个月复查 CT 一次，发现异常症状，随时复诊。

五、并发症及护理

（一）穿刺部位出血及血肿

术中反复穿刺或穿刺点压迫不当、肝素用量过大或患者自身凝血机制障碍引起。对于凝血功能异常的患者，要适当延长压迫时间和行加压包扎。嘱患者咳嗽或用力排便、排尿时应压迫穿刺点。穿刺点如有出血应重新加压包扎。小血肿可再用沙袋压迫 6～8 小时，术侧肢体制动24 小时；大血肿可用无菌注射器抽吸，遵医嘱适当用止血药；24 小时后可行热敷，以促进吸收。

（二）上消化道出血

由于门静脉高压，患者术前肝功能及凝血功能差，化疗药物损害胃黏膜或术后恶心、呕吐致食管、贲门、胃黏膜撕裂引起出血。密切观察患者生命体征及大便和呕吐物的颜色、性质及量；遵医嘱禁食、卧床休息，行止血、扩容、降低门静脉压力等治疗；出血停止后给予高蛋白、高热量、多种维生素、低盐、低脂软食，少量多餐。

（三）股动脉栓塞

股动脉栓塞是 TACE 术后最严重的并发症。术后每小时观察穿刺侧肢体皮肤颜色、温度、感觉及足背动脉搏动情况，发现患肢肢端苍白、感觉迟钝、皮温下降、小腿疼痛剧烈，提示有股动脉栓塞的可能，可进一步做超声检查确诊，同时抬高患肢并给予热敷，遵医嘱给予解痉及扩血管药物，禁忌按摩，以防栓子脱落，必要时行动脉切开取栓术。

（四）尿潴留

因介入术后肢体制动、加压包扎、沙袋压迫，且不习惯床上排尿引起。给予心理疏导，做好解释工作，消除紧张情绪；让患者听流水声或热敷腹部，按摩膀胱；腹部加压；必要时行导尿术。

（五）截瘫

TACE 术后引起脊髓损伤致截瘫。术后注意观察患者双下肢皮肤感觉、痛觉有无异常，一旦发现下肢麻木、活动受限、大小便失禁等异常情况，应立即报告医师。

（王梅梅）

第六节　肺癌的介入护理

一、概述

(一)疾病概述

原发性支气管肺癌简称肺癌,是当前最常见的恶性肿瘤之一。肺癌的肿瘤细胞源于支气管黏膜和腺体,常有区域性淋巴结转移和血行播散,早期常有刺激性咳嗽、痰中带血等呼吸道症状,病情进展速度与细胞生物特性有关。发病率一般自 50 岁后迅速上升,在 70 岁达到高峰。

(二)临床表现

肺癌早期症状常较轻微,甚至可无任何不适。中央型肺癌症状出现早且重,周围型肺癌症状出现晚且较轻,甚至无症状,常在体检时被发现。

1.咳嗽

为常见的早期症状,以咳嗽为首发症状者占 35%～75%。肺癌所致的咳嗽可能与支气管黏液分泌的改变、阻塞性、胸膜侵犯、肺不张及其他胸内合并症有关。典型的表现为阵发性刺激性干咳,一般止咳药常不易控制。对于吸烟或患慢支气管炎的患者,如咳嗽程度加重,次数变频,咳嗽性质改变如呈高音调金属音时,尤其在老年人,要高度警惕肺癌的可能性。

2.痰中带血或咯血

痰中带血或咯血亦是肺癌的常见症状,以此为首发症状者约占 30%。由于肿瘤组织血供丰富,质地脆,剧咳时血管破裂而致出血,咯血亦可能由肿瘤局部坏死或血管炎引起。

3.胸痛

以胸痛为首发症状者约占 25%。常表现为胸部不规则的隐痛或钝痛。大多数情况下,周围型肺癌侵犯壁层胸膜或胸壁,可引起尖锐而断续的胸膜性疼痛,若继续发展,则演变为恒定的钻痛。持续尖锐剧烈、不易为药物所控制的胸痛,则常提示已有广泛的胸膜或胸壁侵犯。肩部或胸背部持续性疼痛提示肺叶内侧近纵隔部位有肿瘤外侵可能。

4.胸闷、气急

约有 10% 的患者以此为首发症状,多见于中央型肺癌,特别是肺功能较差的患者。

5.声音嘶哑

有 5%～18% 的肺癌患者以声嘶为第一主诉,通常伴随有咳嗽。声嘶一般提示直接的纵隔侵犯或淋巴结长大累及同侧喉返神经而致左侧声带麻痹。

6.体重下降

消瘦为肿瘤的常见症状之一,肿瘤发展到晚期,患者可表现为消瘦和恶病质。

7.发热

肿瘤坏死可引起发热,多为低热。

(三)治疗方法

1.气管动脉灌注化疗药物(BAI)

肺癌主要由支气管动脉供血,即使是肺转移瘤,主要供血动脉仍是支气管动脉。动脉灌注其基本原理是以较小的药物剂量在局部靶器官获得较高的药物浓度,从而提高疗效、减少药物不良反应,减少正常组织损伤及肿瘤耐药性的形成,达到抑制肿瘤生长、延长患者生存期及改善患者生存质量的目的。

2.气管动脉化疗栓塞术(BACE)

BACE 可以阻断肿瘤的血液供应,使处于分裂期、静止期的肿瘤细胞缺血坏死,同时混于碘油内的化疗药物缓慢释放,大大延长化疗药物与肿瘤的接触时间,提高对局部转移病灶的作用。

3.肺动脉灌注化疗术(PAl)及经支气管动脉和肺动脉双重灌注化疗术(DAI)

根据肺癌双重供血理论,通过供血动脉直接灌注化疗药物达到肿瘤局部高浓度化疗作用,同时可减少抗癌药物与血浆蛋白结合,增加游离药物浓度,提高化疗药物的细胞毒性作用,与选择性支气管动脉灌注比较,具有总用药量少,全身不良反应少,见效快等特点。PAI 不仅直接作用于肿瘤局部,也可达到肺门和纵隔等处的淋巴结。

二、适应证

(1)各种类型的肺癌,以中晚期不能手术者为主。

(2)有外科禁忌证和拒绝手术者。

(3)作为手术切除前的局部化疗,以提高手术的成功率,降低转移发生率和复发率。

(4)手术切除后预防性治疗,以降低复发率。

(5)手术切除后胸内复发或转移者。

三、禁忌证

(1)出现恶病质或有心、肺、肝、肾衰竭者。

(2)有高热、感染迹象及白细胞少于 $4×10^9/L$。

(3)有严重的出血倾向和碘过敏造影禁忌者。

(4)支气管动脉与脊髓动脉共干或吻合交通者相对禁忌证。

四、护理

(一)术前护理

1.减轻焦虑

患者常因不了解介入治疗的方法、因害怕疼痛、担心手术失败或因经济方面的原因而显得焦虑不安。因此,护士应理解同情患者的感受,耐心倾听患者的诉说,鼓励其说出所担心的问题,对患者提出的问题,应给予明确、有效、积极的解释。耐心地向患者介绍手术目的、方法、大致过程、配合要点及注意事项、可能发生的并发症,说明介入手术的重要性、优越性和安全性,并动员亲属给患者以心理和经济方面的全力支持,使患者减少顾虑,能积极配合治疗。

2.改善肺泡的通气与换气功能,预防术后感染

(1)戒烟:指导并劝告患者戒烟,因为吸烟会刺激肺、气管和支气管,使气管、支气管分泌物增加,妨碍纤毛的活动和清洁功能,不利于痰液排出,容易引起肺部感染。

(2)维持呼吸道通畅:及时清除分泌物,鼓励患者进行有效咳嗽,以利排痰。对久病体弱、无力咳嗽者,以手自上而下、由内向外轻拍患者背部协助排痰。若痰液黏稠不易咳出,可行超声雾化,并注意观察痰液的量、颜色、黏稠度、气味、是否带血,遵医嘱给予抗炎祛痰药物,以改善呼吸

状况。

(3)咯血的护理:遵医嘱给予吸氧,静脉滴注止血药物;协助患者取半坐卧位,减少疲劳,并有利于呼吸;大咯血时给予头低脚高俯卧位,及时清除口腔内的血块,改善通气,以防窒息;护士应陪伴在床旁,关心体贴患者,减轻恐惧,必要时给予镇静剂;同时做好气管插管、气管切开等抢救准备;咯血不止时不宜搬动患者。

3.改善营养状况

应给予高蛋白、高热量、高维生素、易消化的饮食,注意食物的色香味,保持口腔清洁,并提供洁净清新的进餐环境,增进食欲,必要时静脉输注营养药物。

(二)术后护理

(1)体位:为防止穿刺动脉出血,患者需卧床休息 24 小时,穿刺侧肢体平伸制动 12 小时,12 小时后可在床上轻微活动,24 小时后可下床活动,但应避免下蹲、增加腹压的动作。肢体制动期间指导患者在床上翻身,以减轻患者的不适。

(2)术后 4～6 小时严密观察体温、脉搏、呼吸、血压,直至生命体征稳定。

(3)穿刺部位的观察与护理:穿刺处绷带加压包扎 24 小时或沙袋压迫 6 小时,观察穿刺部位有无渗血、出血,有无血肿形成,如有出血应立即用双手压迫,并通知医师进行处理。

(4)下肢血液循环的监测:严密观察双下肢皮肤颜色、温度、感觉、肌力及足背动脉搏动情况,警惕动脉血栓形成或动脉栓塞的发生,若出现皮肤颜色苍白、皮温下降、感觉异常、肌力减退等现象,应及时报告医师,遵医嘱使用血管扩张剂及神经营养药物,并配合物理治疗。

(5)并发症的观察与护理:①脊髓损伤是支气管动脉栓塞术及灌注化疗术较常见且最严重的并发症,其发生原因一般认为是由于支气管动脉与脊髓动脉共干,高浓度的对比剂或药物流入脊髓动脉,造成脊髓细胞损伤或脊髓血供被阻断,致脊髓缺血所引起。表现为术后数小时开始出现横断性脊髓损伤症状,损伤平面高时可影响呼吸,2～3 天内发展到高峰,发生率约 15%。因此,护士应密切观察患者双下肢运动、感觉、肌力及有无尿潴留的发生。一旦有上述情况发生,应及时通知医师采取措施。可用生理盐水作脑脊液换洗,每 5 分钟置换 10 mL,共 200 mL。遵医嘱使用血管扩张剂,如烟酰胺、罂粟碱、右旋糖酐-40、丹参等改善脊髓循环,应用地塞米松或甘露醇脱水治疗以减轻脊髓水肿,中医针刺治疗等有助于恢复或减轻病情的发展。②栓塞后综合征是支气管动脉栓塞化疗术治疗后常见的并发症。是由于动脉被栓塞后器官缺血、水肿和肿瘤坏死所致。主要表现为发热、胸闷、胸骨后烧灼感等,体温一般不超过 38 ℃,多在一周内缓解。严重者可有高热,体温高于 40 ℃,若高热持续不缓解,伴胸痛、咳脓性痰,应警惕有肺脓肿的发生,该并发症较少见。确诊者遵医嘱应用敏感的抗生素及退热药,嘱患者注意休息,给予高蛋白、高热量、高维生素、营养丰富易消化的饮食,多饮水,出汗后及时更换被服,避免着凉,同时做好患者的心理护理,减轻焦虑。③肋间皮肤坏死和支气管大面积坏死,支气管动脉不仅是支气管、肺、脏层胸膜、肺动静脉的营养血管,它还供血于气管、食管、纵隔淋巴结等组织,而且约有 2/3 的人右支气管动脉与右肋间动脉共干,因此,支气管动脉栓塞术后,护士应注意观察患者有无咳嗽、咽下疼痛、胸痛、咯血、肋间痛及胸部皮肤有无感觉异常、皮温及颜色的改变。如有上述情况应及时报告医师,遵医嘱应用扩血管药物,咯血者遵医嘱应用止血药和血管升压素,同时做好咯血患者的护理,咽下疼痛者宜进软食和流质。④误栓,肺动脉栓塞术后容易发生,且常易引起脑栓塞,发生率约 10%,所以应注意观察患者有无脑栓塞的症状,如失语、偏瘫等,如有应及时通知医师处理,必要时手术取出栓子。⑤化疗药物的不良反应,与术后常见并发症化疗药不良反应的护理相同。

五、护理评价

(1)患者的心理状况如何,能否正确面对疾病,是否主动参与治疗与护理。

(2)患者是否维持正常的呼吸形态。

(3)患者是否发生窒息,窒息后能否得到及时解除。

(4)营养状况是否得到改善,体重是否增加或维持平衡。

(5)患者的疼痛症状是否得到缓解或减轻,对止痛方法表示满意的程度。

(6)对介入治疗方法、术后并发症的了解程度,是否掌握术后注意事项及康复知识。

(7)患者有否并发症,并发症发生后发现和处理是否及时和正确。

六、健康教育

(1)积极治疗原发病,如支气管扩张、肺脓肿、肺结核及霉菌感染等,以及某些寄生虫病(肺阿米巴病、肺吸虫病)和急性传染病(肾综合征出血热、肺出血型钩端螺旋体病)等。

(2)早期诊断 40 岁以上者应定期进行胸部 X 线普查,中年以上、久咳不愈并出现阵发性、刺激性干咳或出现血痰,应警惕肿瘤的发生,做进一步检查,争取早发现、早诊断、早治疗。

(3)让患者了解吸烟的危害,劝其戒烟。

(4)加强营养,合理休息,增强体质,劝其戒酒。

(5)避免出入公共场所或与上呼吸道感染者接近,避免居住或工作于布满灰尘、烟雾及化学刺激的环境。

(6)支气管动脉栓塞化疗、灌注化疗的患者,在治疗过程中应注意血常规的变化,定期返院复查血细胞和肝肾功能,如有咯血、呼吸困难、高热等症状出现,应及时就诊。

(7)动静脉瘘介入治疗术后的患者要注意休息、减少活动,遵医嘱应用止咳药,以免剧咳导致血管破裂出血。遵医嘱定期复查,如再次出现咯血和缺氧症状或异位栓塞时应及时就诊。

（王梅梅）

第七节　肾癌的介入护理

一、疾病概述

肾为腹膜外器官,贴附于脊柱两侧的腹后壁。第 12 肋以下,伴有肋下血管神经、腰大肌等,肾周围炎或脓肿时,腰大肌可受到刺激发生痉挛,引起患侧下肢屈曲。两肾前面的毗邻位置不同:右肾前上部是肝右叶,下部有结肠右曲,内临十二指肠降部。

由于肾的毗邻位,一旦感染,刺激神经引起下肢屈曲。由于肾毗邻十二指肠,如果栓塞剂误入十二指肠血管,易引起十二指肠坏死。

二、治疗方法

同原发性肝癌介入治疗。

三、适应证和禁忌证

(一)适应证

(1)不适合开放性手术。

(2)需尽可能保留肾单位功能者。

(3)肾功能不全者。

(4)有低侵袭治疗需求者。

(二)禁忌证

(1)肝功能损害严重,谷丙转氨酶明显增高,有明显腹水、黄疸。

(2)有凝血机制障碍、出血倾向者。

(3)严重的器质性疾病,如心、肺、肝功能不全者。

(4)严重的代谢性疾病,如糖尿病,或严重的代谢紊乱,如低钠血症未予控制者。

(5)碘过敏、解剖变异,无法完成选择性肾动脉插管者。

(6)重度感染者。

四、护理

(一)术前护理

1.心理护理

责任护士术前需主动与患者沟通,鼓励其诉说心里的感受,加以疏导,观察患者的情绪变化,及时提供相应的帮助。根据患者的文化背景和信息接受能力提供疾病相关信息,介绍国内外肾癌介入治疗效果、方法,并向患者介绍手术及麻醉方式,术中、术后可能出现的不适及配合要点,也可以介绍手术成功案例帮助患者建立战胜疾病的信心,以真诚热情的态度关心患者,消除患者及家人的心理顾虑,使其能更好地配合手术治疗。

2.术前指导

向患者和家人讲解肾癌介入治疗相关知识,术后可能出现的不良反应及配合要点。对于老年人或合并有肺部疾病患者进行术前呼吸功能训练尤为重要。该训练可以使肺部最大限度地扩张,改善肺功能,有助于保持较好的血氧饱和度并可预防术后肺部并发症的发生。方法为:平静呼吸时深吸一口气,停止呼吸10~15秒,然后缓缓呼出,为术中减影做准备,也可用吹气球法进行练习。指导患者做床上练习大、小便;教会患者术后翻身的技巧,下肢运动的方法,包括髋、膝关节及足部旋转运动,预防静脉血栓发生。术前4小时禁食、2小时禁水。触摸并记录双侧足背动脉搏动情况,便于术中、术后进行对照。进手术室前排空膀胱。

3.术区准备

指导患者及家属清洁手术区域皮肤的方法,根据循证护理指南,术区皮肤的准备并不能降低感染,相反不仅会给患者带来痛苦和形象的改变,而且会增加感染的风险。故不推荐术区皮肤的准备。

4.其他准备

完善心电图实验室系列检查、CT/MRI、DSA、X线等相关检查;明确患者的肝、肾功能;积极治疗患者原有合并症,如高血压、冠心病等疾病。高血糖患者应做好血糖的监测工作,由于术前需禁食4小时,应警惕低血糖的发生。对于术前高度紧张的患者,除了常规术前心理护理外,必要时术前30分钟遵医嘱给予镇静剂。

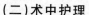

（二）术中护理

1.患者准备

协助患者取仰卧体位，接上心电监护仪，备好动脉导管、注射器、碘化油、吸收性明胶海绵和化疗药物等。协助铺巾和注射化疗药物及栓塞剂。

2.术中配合

采用 seldiner 技术行股动脉穿刺，成功后采用 5F Cobra 导管，注入造影剂在数字减影血管造影（DSA）监视下行肾动脉造影，了解肿瘤的生长部位，大小，侵犯范围，确定肿瘤的供血动脉及其分支，注意是否存在动静脉瘘等情况。先用吡柔比星 30～60 mg，氟尿嘧啶 0.75～1.0 g 灌注，然后用无水酒精加碘化油（3∶1）进行肾动脉栓塞，加用钢圈，再次造影证实靶血管完全闭塞。

3.病情观察

密切观察患者的血压、心率、呼吸和血氧饱和度等变化，及时询问患者有无不适。注意观察患者反应，询问患者感受，必要时轻握其手或鼓励患者，及时告知患者手术进展，让其精神上得到支持，心理上得到放松，积极配合治疗。

4.导管拔后

协助医师用股动脉压迫止血带对股动脉穿刺处进行加压包扎。

（三）术后护理

1.局麻后护理常规

患者回病室后，应由 4 人协助搬运患者，密切关注手术穿刺部位，减少切口张力，避免压迫手术部位。如有引流，注意保护和固定引流管，勿使其牵拉或滑脱。同时立即给予持续心电监护 4 小时，遵医嘱吸氧，密切观察患者生命体征、意识、瞳孔及肢体情况。同时进行肾功能监测，严密观察并记录尿量、颜色及性状。嘱患者多饮水，保持尿量每小时超过 500 mL，并给予口腔护理。

2.术区护理

告知患者及家属穿刺部位肢体需制动 24 小时，穿刺部位弹力绷带加压包扎 6～8 小时，保持敷料干燥，无污染。护士应观察穿刺点有无出血、血肿；穿刺肢体皮肤颜色、温度、知觉是否正常及足背动脉搏动情况。如有穿刺肢体皮肤颜色变紫或苍白、温度下降、麻木感、足背动脉搏动消失，提示穿刺点包扎过紧或者可能有血栓形成，应立即通知医师，给予处置。

3.疼痛护理

由于肾肿瘤栓塞后缺血或痉挛导致患者出现腰部疼痛症状，栓塞开始即可出现，持续约 6～12 小时，疼痛程度与栓塞程度成正比。因此，责任护士应立即评估患者疼痛情况，观察并记录疼痛性质、程度、发作规律等，动态观察疼痛的变化并根据疼痛程度给予镇痛措施，必要时遵医嘱给予镇痛药。

4.卧位护理

术后患者采取平卧位，如有呕吐者，将头偏向一侧，预防窒息。术后 24 小时可下床活动，下床活动前，可慢慢起身，在床上静坐 30 分钟，再缓慢下床，先沿床边缓慢走动，逐渐离床活动。

5.饮食护理

术后如无恶心呕吐症状即可进食，鼓励患者进高蛋白、高热量、高维生素、清淡易消化半流质食，多食水果及蔬菜，同时忌油腻、过冷、过硬及辛辣、刺激食物。鼓励患者多饮水，减轻化学药物对肾脏的损害。如有恶心、呕吐者可暂缓进食。对于不能进食或禁食患者可以遵医嘱给予静脉营养治疗。

6.预防压疮

患者术后平卧位,穿刺肢体制动 24 小时,受压部位极易产生压疮的危险,应保持床单清洁、干燥、平整,责任护士每 2 小时协助患者按摩受压部位,如肩部、背部、骶尾部、臀部、足跟等,移动患者时避免拖拽、推拉。患者营养状况较差者,适当应用预防压疮用品如透明敷贴、气垫床等。

五、康复指导

(1)因肾动脉栓塞后,坏死肿瘤细胞吸收导致患者出现发热症状,护士应耐心解释原因,教会患者掌握应对技巧。如体温超过 38.5 ℃遵医嘱予以物理降温或药物治疗。协助患者做好生活护理,预防感冒。

(2)及时为患者复查血常规,必要时做细菌培养,排除继发感染。嘱患者多饮水,减轻对比剂的毒性作用。给予患者心理疏导,加强功能锻炼,提高患者出院后的生活自理能力。

(3)远期效应观察患者出院后,遵医嘱定时复查或随访。一般术后一个月复查,如有不适及时就诊。

(4)功能锻炼如患者出院则按照出院前医师指导的方法进行功能锻炼,每次活动不超过 30 分钟,循序渐进。保证足够的休息和睡眠,促进机体康复。

(5)活动、休息与饮食患者应生活规律,避免情绪激动,每天保证充足的睡眠,可做适当运动,每次活动不超过 30 分钟。饮食方面鼓励进高热量、高蛋白、高维生素、清淡、易消化软食,如鸡蛋、豆制品、肉、鱼、面条等。多吃新鲜蔬菜、水果,不吃或少吃烘、煎、炸、熏制食品,避免食用辛辣刺激性食物。

(6)服药指导出院后仍需服药者,服药时要遵医嘱定时、定量,用药期间如出现不良反应,应立即停药,与医师取得联系,不可擅自更换药物,以免加重病情。

(王梅梅)

第八节 子宫肌瘤的介入护理

一、概述

(一)疾病概述

子宫肌瘤是育龄妇女最常见的良性肿瘤,多见于 30～50 岁妇女。子宫肌瘤表现为月经异常、异常阴道排液、腹部包块、下腹坠胀不适和不孕等。

(二)治疗方法

传统治疗方法有手术和药物治疗。近几年采用血管性介入治疗取得了很好的疗效。法国医学家 Ravina 首先研究子宫动脉栓塞术(UAE)对子宫肌瘤的治疗作用。国内介入治疗的研究发现 UEA 是可以避免子宫切除的治疗子宫肌瘤的方法。已有经子宫动脉栓塞后成功妊娠和正常分娩的报道。UAE 治疗子宫肌瘤通过栓塞肿瘤动脉的血管床,达到阻断肿瘤的永久供血的目的,使肿瘤缺血,瘤细胞液化坏死,肌瘤内纤维组织形成,从而使症状缓解或消失。为了确保治疗效果,术前恰当的评估和筛选患者是必要的。不愿意接受传统治疗方法的症状性子宫肌壁间瘤患者非常适合子宫动脉栓塞治疗;子宫术后复发的患者,由于存在盆腔粘连形成的可能,再次行子宫切除术或子宫肌瘤切除术存在一定困难,介入治疗是适于这种情况的理想办法,此方法只需要经子宫动脉输入栓塞剂,阻断子宫肌瘤的血液供应,使子宫肌瘤缺血坏死,出现纤维化收缩,体积缩小,不必行子宫肌瘤切除术。子宫浆膜下肌瘤和子宫黏膜下肌瘤应慎行介入治疗。

1.适应证

(1)育龄期妇女,绝经期之前。

(2)子宫肌瘤诊断明确且症状明显。

(3)保守治疗(包括药物治疗及肌瘤切除术)无效或复发者。

(4)无症状性子宫肌瘤,肌瘤直径>4 cm。

(5)无症状性子宫肌瘤,肌瘤直径≤4 cm,患者心理负担重,要求治疗者。

(6)体弱或合并严重内科疾病如糖尿病等不能耐受手术者。

(7)巨大子宫肌瘤行子宫切除术前的栓塞治疗,目的是减少术中出血。

2.禁忌证

(1)妊娠。

(2)怀疑子宫平滑肌肉瘤者。

(3)与卵巢肿块无法鉴别者。

(4)浆膜下肌瘤、阔韧带肌瘤及游离的子宫肌瘤。

(5)子宫动静脉瘘。

(6)对多种对比剂过敏者。

(7)严重凝血机制异常。

3.相对禁忌证

(1)穿刺部位感染。

(2)盆腔炎或阴道炎未治愈者。

(3)急性炎症期或体温在 37.5 ℃以上者。

(4)心、肝、肾等器官严重功能障碍。

(5)严重动脉硬化及高龄患者。

(三)护理

1.术前护理

(1)术前访视:多数患者担心子宫肌瘤为恶性肿瘤;患者对介入治疗后肌瘤坏死、吸收和复发不了解,担心介入治疗影响生育等。手术时间应避开经期,在其月经干净后 3~10 天给予介入治疗;患者进行手术前若带有节育环应提前取出;术前与患者沟通,讲解子宫肌瘤的相关知识及治疗方法、并发症及术中配合注意事项,并告知术中、后需长时间平卧位,应告知患者平卧位的意义并训练患者床上大、小便。

(2)完善常规检查:常规检查凝血四项、血常规、肝肾功能、心电图、B超、胸片、宫颈刮片,确认患者无出血性疾病、合并卵巢肿瘤、子宫脱垂,无严重的心肾功能不全等禁忌证。

(3)碘过敏试验:详细询问患者有无碘变态反应或药物过敏史,术前一天作静脉碘过敏试验,取 30%的泛影葡胺 1 mL 静脉推注,30 分钟后观察反应,无异常反应者为阴性。

(4)皮肤准备:术前一天清洁沐浴,备皮范围为双侧腹股沟及右侧大腿上 1/3 处,尤其注意双侧腹股沟穿刺部位有无皮肤疾病、破损感染。用标记笔在足背动脉搏动明显处作标记,以便术中、术后观察足背动脉的搏动情况。

（5）肠道准备：术前一天进易消化半流食，术前 4 小时禁食水；手术当日根据情况清洁灌肠。

（6）密切观察生命体征：术前测量血压、脉搏，观察造影剂不良反应，注意有无发热、呼吸异常等，遵医嘱给抗生素预防感染。

（7）其他：术日晨常规建立静脉通道。术前半小时对患者进行留置导尿管措施，从而帮助患者进行尿液引流，达到排空膀胱的目的，防止患者进行手术时发生膀胱内对比剂充盈影响插管操作及图像质量。

2.术中护理

（1）物品准备：根据手术操作内容进行术中所需物品准备，如手术包、器械、导管、导丝、鞘等医用器材，手术中所使用的对比剂应首选非离子对比剂，PVA（500～700 μm）栓塞剂以及吸收性明胶海绵等。

（2）患者准备：协助患者于手术床取平卧位。

（3）麻醉方式：穿刺点局部麻醉。

（4）术中配合：①操作配合，采用 Seldingen 法对患者经皮右股动脉穿刺，放置导管鞘，选用 5F Cobro，超选择插入双侧子宫动脉内，尽可能选择插管至瘤体供血动脉分支内，并对患者进行子宫动脉造影，对患者肌瘤供血情况进行确定，之后用 PVA 颗粒＋庆大霉素 8 万 U＋吸收性明胶海绵颗粒在电视显示下，缓慢对患者动脉进行栓塞，直至体内肿瘤染色情况消失为止，手术完成后对患者进行 DSA 血管造影，并观察患者造影结果，退出导管，对穿刺局部进行 15 分钟以上压迫止血，给予加压包扎。②术中观察术中护理人员应严密观察患者各项生命体征，如面色、脉搏以及血压变化等情况，若患者出现异常反应，应及时向医师汇报，并做好各项抢救准备。患者进行栓塞治疗后，常见反应为腹痛，因此护理人员可根据患者实际疼痛情况遵医嘱进行止痛剂给药，如肌内注射布桂嗪 100 mg 或哌替啶 50 mg 等。③穿刺处护理，手术完成后，对患者穿刺点进行 15～20 分钟压迫止血措施，并对手术伤口进行加压包扎，沙袋压迫，与病房护士进行详细交接后将患者送入病房。

（5）术中并发症观察护理：①恶心、呕吐，患者出现恶心呕吐是栓塞肿瘤后最常见的消化道反应，主要与栓塞时反射性引起迷走神经兴奋及化疗药物不良反应有关，可遵医嘱给予止吐药以减轻胃肠道反应。同时，嘱患者呕吐时头偏向一侧避免发生误咽。②疼痛，由于患者术中处于被动仰卧位，常出现腰酸、背痛、腿麻木等不适症状，适当帮助按摩，增加舒适感，多安慰患者，时刻注意患者各种生理变化。③对比剂过敏，对过敏体质患者，尽量减少造影剂用量，严格控制造影剂的浓度和注射速度，两次注射造影剂间隔时间应延长，术中加强观察，以便及时处理。在注入造影剂后应时刻与患者保持联系，一旦发现异常应立即停止注入造影剂，并根据患者出现的反应，立即给予相应的处理。

3.术后护理

（1）一般护理：患者手术结束返回病房后应给予常规心电监护，每隔半小时对其进行血压、脉搏的测量，若患者一切平稳，可于手术后 6 小时改为每隔 2 小时测量 1 次；若患者生命体征正常，可于术后 24 小时停止测量。保持静脉、导尿管通畅。

（2）卧位护理：返回病房后为防止患者因肢体活动而发生穿刺部位渗血或皮下血肿，术后应指导患者进行卧床休息，并对患者进行 24 小时的肢体制动；保持患者床单位干净、整洁、清洁，指导患者进行纵轴翻身，防止因长期卧床发生压疮；做好管路的护理，做好交接班工作。

（3）穿刺点护理：术后腹股沟穿刺处沙袋压迫6～8小时。每隔2小时对患者穿刺部位观察一次，主要内容为观察穿刺部位是否有渗血或皮下血肿发生，严密观察肢体远端血运情况，观察术侧足背动脉搏动是否与对侧一致，防止股动脉栓塞。同时观察有无造影剂引起的不良反应。24小时后方可下床活动。

对远端肢体的血运情况进行密切观察。

（4）术后并发症观察护理：①阴道出血，患者经子宫动脉栓塞术治疗后，阴道可能出现少量血性排出物，此种情况属正常反应，系子宫供血不足以维持内膜生长及肌瘤缺血变性，肌瘤组织脱落而引起出血；黏膜下肌瘤时此种现象较为多见，但排出物含量一般不超过月经量，出现1～3天即可停止，出血量较少，一般不需做特殊处理。注意会阴部卫生，给予会阴冲洗一天2次。患者发生阴道出血期间应经常更换会阴垫，并指导患者禁止盆浴，避免患者进行增加腹压的动作，每天对患者进行外阴清洗，清洗液为1∶5 000高锰酸钾，每天清洗2～3次，从而保持外阴部清洁。②恶心呕吐，恶心呕吐是栓塞治疗后的常见反应，栓塞引起迷走神经兴奋引起，遵医嘱给予维生素 B_6 或甲氧氯普胺。③发热，瘤体的血液供应中断后，瘤体逐渐发生坏死、萎缩、液化，这个过程可导致体内炎性介质的合成与释放增多，引起发热。实施介入治疗后的1～3天中，密切观察体温变化，术后嘱患者多饮水。以利降低体温和造影剂的排泄。切实做好健康教育，告知术后发热原因，减轻患者的思想顾虑。配合医护人员渡过术后发热这一关。一般在38 ℃左右，无须特殊处理。必要时遵医嘱口服解热药。在降温的同时，密切观察血压、脉搏、心率的变化，防止体温骤降，出现虚脱。④疼痛，由于栓塞剂应激反应，栓塞后综合征（瘤体缩小，引起子宫收缩，无菌性坏死）等原因，子宫肌瘤介入治疗术后可出现腹痛、骨盆痛、肢体痛等。遵医嘱给止痛解痉后缓解，一般3～5天恢复。⑤假性动脉瘤，少数患者存在外周血管粥样硬化改变，局部股动脉多次穿刺，术后虽压迫止血，仍出现局部疼痛，及时报告医师处理。

4.健康指导

（1）休息：术后注意休息，术后一周建议大量摄入水分，同时服用止疼药和抗感染药物并采取措施防止便秘。5天内不要浸泡穿刺点处。

（2）饮食：注意营养，进食高蛋白食物，高纤维食物。

（3）卫生宣教：注意保持个人卫生，术后1个月要避免同房，保持会阴部清洁，每天清洁，如发生宫腔感染的症状以及如有异常及时就医。指导患者自我观察术后月经时月经量是否变化，以及是否伴有疼痛。

（4）复诊与随访。

术后1、3、6个月来院复查妇科B超，观察瘤体缩小情况，有特殊情况及时复诊。叮嘱患者若在日常生活中如有腹痛、阴道出血、发热不适等情况随诊。

子宫肌瘤患者介入治疗后，出现下列症状及时就诊：①白带增多，浓稠有臭味；②阴道内有肿物脱出；③阴道流血过多；④明显腹痛；⑤下肢疼痛，活动受限；⑥小便异常。

（王梅梅）

第十二章

血液透析室相关护理

第一节　血液透析患者心理问题的评估方法

一、评定量表概论

评定量表是评定个人行为的常用工具,是心理卫生评估的重要手段。它具有心理测验的特征,但在形式上又有所区别。在心理咨询和心理治疗中,应用评定量表可以使研究结论具有客观性、可比性和可重复性。

二、评定量表的价值

(一)客观

每个评定量表都有一定的客观标准,不论是谁,也不论在什么时间,在什么条件下评定受评者,都根据这个标准作出等级评定。

(二)量化

用数字代替文字描述(量化),有助于分类研究,观察结果便于作统计学处理,研究的结果表达符合科学要求。

(三)全面

评定量表的内容全面系统,等级清楚,用它来收集个体资料,评价心理卫生各个方面,估计防治效果,不会遗漏重要内容。

(四)经济

评定量表的操作方法比较容易掌握,完成每一份量表只需要 20～30 分钟,省时、省力、省钱。评定者与受评者都乐于接受。

三、评定量表的应用

(一)Scl-90 症状自评量表

1.Scl-90 症状自评量表的内容

Scl-90 症状自评量表(表 12-1)内容量大,反映症状丰富,准确地刻画了患者自觉症状的特点,作为心理卫生问题的一种评定工具,可以帮助医护人员了解透析患者的心理状况。

表 12-1　Scl-90 症状自评量表

姓名：	性别：		年龄：		病室：	研究编号：				
病历号：		评定日期：				第 次评定				
					没有	很轻	中等	偏重	严重	
1.头痛					[ ]	[ ]	[ ]	[ ]	[ ]	
2.神经过敏,心中不踏实					[ ]	[ ]	[ ]	[ ]	[ ]	
3.头脑中有不必要的想法或字句盘旋					[ ]	[ ]	[ ]	[ ]	[ ]	
4.头晕或昏倒					[ ]	[ ]	[ ]	[ ]	[ ]	
5.对异性的兴趣减退					[ ]	[ ]	[ ]	[ ]	[ ]	
6.对旁人责备求全					[ ]	[ ]	[ ]	[ ]	[ ]	
7.感到别人能控制您的思想					[ ]	[ ]	[ ]	[ ]	[ ]	
8.责怪别人制造麻烦					[ ]	[ ]	[ ]	[ ]	[ ]	
9.忘性大					[ ]	[ ]	[ ]	[ ]	[ ]	
10.担心自己的衣饰及仪态					[ ]	[ ]	[ ]	[ ]	[ ]	
11.容易烦恼和激动					[ ]	[ ]	[ ]	[ ]	[ ]	
12.胸痛					[ ]	[ ]	[ ]	[ ]	[ ]	
13.怕空旷的场所和街道					[ ]	[ ]	[ ]	[ ]	[ ]	
14.感到自己的精力下降,活动减慢					[ ]	[ ]	[ ]	[ ]	[ ]	
15.想结束自己的生命					[ ]	[ ]	[ ]	[ ]	[ ]	
16.听到旁人听不到的声音					[ ]	[ ]	[ ]	[ ]	[ ]	
17.发抖					[ ]	[ ]	[ ]	[ ]	[ ]	
18.感到大多数人都不可信任					[ ]	[ ]	[ ]	[ ]	[ ]	
19.胃口不好					[ ]	[ ]	[ ]	[ ]	[ ]	
20.容易哭泣					[ ]	[ ]	[ ]	[ ]	[ ]	
21.同异性相处时感到害羞、不自在					[ ]	[ ]	[ ]	[ ]	[ ]	
22.感到受骗、中了圈套或有人想抓住您					[ ]	[ ]	[ ]	[ ]	[ ]	
23.无缘无故地感到害怕					[ ]	[ ]	[ ]	[ ]	[ ]	
24.自己不能控制地大发脾气					[ ]	[ ]	[ ]	[ ]	[ ]	
25.怕单独出门					[ ]	[ ]	[ ]	[ ]	[ ]	
26.经常责怪自己					[ ]	[ ]	[ ]	[ ]	[ ]	
27.腰痛					[ ]	[ ]	[ ]	[ ]	[ ]	
28.感到难以完成任务					[ ]	[ ]	[ ]	[ ]	[ ]	
29.感到孤独					[ ]	[ ]	[ ]	[ ]	[ ]	
30.感到苦闷					[ ]	[ ]	[ ]	[ ]	[ ]	
31.过分担忧					[ ]	[ ]	[ ]	[ ]	[ ]	
32.对事物不感兴趣					[ ]	[ ]	[ ]	[ ]	[ ]	
33.感到害怕					[ ]	[ ]	[ ]	[ ]	[ ]	
34.感情容易受到伤害					[ ]	[ ]	[ ]	[ ]	[ ]	

姓名：		性别：		年龄：		病室：		研究编号：		
病历号：			评定日期：					第 次评定		
						没有	很轻	中等	偏重	严重
35.旁人能知道您的私下想法						[ ]	[ ]	[ ]	[ ]	[ ]
36.感到别人不理解您、不同情您						[ ]	[ ]	[ ]	[ ]	[ ]
37.感到别人对您不友好、不喜欢您						[ ]	[ ]	[ ]	[ ]	[ ]
38.做事必须做得很慢以保证做得正确						[ ]	[ ]	[ ]	[ ]	[ ]
39.心跳得很厉害						[ ]	[ ]	[ ]	[ ]	[ ]
40.恶心或胃部不舒服						[ ]	[ ]	[ ]	[ ]	[ ]
41.感到比不上他人						[ ]	[ ]	[ ]	[ ]	[ ]
42.肌肉酸痛						[ ]	[ ]	[ ]	[ ]	[ ]
43.感到有人在监视您、谈论您						[ ]	[ ]	[ ]	[ ]	[ ]
44.难以入睡						[ ]	[ ]	[ ]	[ ]	[ ]
45.做事必须反复检查						[ ]	[ ]	[ ]	[ ]	[ ]
46.难以做出决定						[ ]	[ ]	[ ]	[ ]	[ ]
47.怕乘电车、公共汽车、地铁或火车						[ ]	[ ]	[ ]	[ ]	[ ]
48.呼吸有困难						[ ]	[ ]	[ ]	[ ]	[ ]
49.一阵阵发冷或发热						[ ]	[ ]	[ ]	[ ]	[ ]
50.因为感到害怕而避开某些东西						[ ]	[ ]	[ ]	[ ]	[ ]
51.脑子变空了						[ ]	[ ]	[ ]	[ ]	[ ]
52.身体发麻或刺痛						[ ]	[ ]	[ ]	[ ]	[ ]
53.喉咙有梗塞感						[ ]	[ ]	[ ]	[ ]	[ ]
54.感到前途没有希望						[ ]	[ ]	[ ]	[ ]	[ ]
55.不能集中注意力						[ ]	[ ]	[ ]	[ ]	[ ]
56.感到身体的某一部分软弱无力						[ ]	[ ]	[ ]	[ ]	[ ]
57.感到紧张或容易紧张						[ ]	[ ]	[ ]	[ ]	[ ]
58.感到手或脚发重						[ ]	[ ]	[ ]	[ ]	[ ]
59.想到死亡的事						[ ]	[ ]	[ ]	[ ]	[ ]
60.吃得太多						[ ]	[ ]	[ ]	[ ]	[ ]
61.当别人看着您或谈论您时感到不自在						[ ]	[ ]	[ ]	[ ]	[ ]
62.有一些不属于您自己的想法						[ ]	[ ]	[ ]	[ ]	[ ]
63.有想打人或伤害他人的冲动						[ ]	[ ]	[ ]	[ ]	[ ]
64.醒得太早						[ ]	[ ]	[ ]	[ ]	[ ]
65.必须反复洗手、点数目或触摸某些东西						[ ]	[ ]	[ ]	[ ]	[ ]
66.睡得不稳、不深						[ ]	[ ]	[ ]	[ ]	[ ]
67.有想摔坏或破坏东西的冲动						[ ]	[ ]	[ ]	[ ]	[ ]
68.有一些别人没有的想法或念头						[ ]	[ ]	[ ]	[ ]	[ ]

续表

姓名:		性别:		年龄:		病室:		研究编号:			
病历号:			评定日期:					第 次评定			
						没有	很轻	中等	偏重	严重	
69.感到对别人神经过敏						[ ]	[ ]	[ ]	[ ]	[ ]	
70.在商店或电影院等人多的地方感到不自在						[ ]	[ ]	[ ]	[ ]	[ ]	
71.感到做任何事情都很困难						[ ]	[ ]	[ ]	[ ]	[ ]	
72.一阵阵恐惧或惊恐						[ ]	[ ]	[ ]	[ ]	[ ]	
73.感到在公共场合吃东西很不舒服						[ ]	[ ]	[ ]	[ ]	[ ]	
74.经常与人争论						[ ]	[ ]	[ ]	[ ]	[ ]	
75.单独一人时很紧张						[ ]	[ ]	[ ]	[ ]	[ ]	
76.认为别人对您的成绩没有作出恰当的评价						[ ]	[ ]	[ ]	[ ]	[ ]	
77.即使和别人在一起也感到很孤单						[ ]	[ ]	[ ]	[ ]	[ ]	
78.感到坐卧不安、心神不定						[ ]	[ ]	[ ]	[ ]	[ ]	
79.感到自己没有什么价值						[ ]	[ ]	[ ]	[ ]	[ ]	
80.感到熟悉的东西变成陌生或不像是真的						[ ]	[ ]	[ ]	[ ]	[ ]	
81.大叫或摔东西						[ ]	[ ]	[ ]	[ ]	[ ]	
82.害怕在公共场所昏倒						[ ]	[ ]	[ ]	[ ]	[ ]	
83.感到别人想占您的便宜						[ ]	[ ]	[ ]	[ ]	[ ]	
84.为一些有关"性"的想法很苦恼						[ ]	[ ]	[ ]	[ ]	[ ]	
85.您认为应该因为自己的过错而受到惩罚						[ ]	[ ]	[ ]	[ ]	[ ]	
86.感到要赶快把事情做完						[ ]	[ ]	[ ]	[ ]	[ ]	
87.感到自己的身体有严重的问题						[ ]	[ ]	[ ]	[ ]	[ ]	
88.从未感到和其他人很亲近						[ ]	[ ]	[ ]	[ ]	[ ]	
89.感到自己有罪						[ ]	[ ]	[ ]	[ ]	[ ]	
90.感到自己的脑子有毛病						[ ]	[ ]	[ ]	[ ]	[ ]	

SCL-90症状自评量表含有90个项目,分为十大类,即10个因子。10个因子的定义及所含项目为以下几项。

(1)躯体化(反映主观的身体不适应):包括1、4、12、27、40、42、48、49、52、53、56、58共12项。

(2)强迫症状:包括3、9、10、28、38、45、46、51、55、56共10项。

(3)人际关系敏感:包括6、21、34、36、37、41、61、69、73共9项。

(4)忧郁:包括5、14、15、20、22、26、29、30、31、32、54、71、79共13项。

(5)焦虑:包括2、17、23、33、39、57、72、78、80、86共10项。

(6)敌对:包括11、24、63、67、74、81共6项。

(7)恐怖:包括13、25、47、50、70、75、82共7项。

(8)偏执:包括8、18、43、68、76、83共6项。

(9)精神疾病性:包括7、16、35、62、77、84、85、87、88、90共10项。

(10)其他(反映睡眠及食欲):包括19、44、59、60、64、66、89共10项。

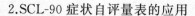

2.SCL-90 症状自评量表的应用

(1)评分标准:每项采用 5 级评分制。①1 分(无):自觉无该项症状。②2 分(轻度):自觉有该项问题,但发生得不频繁、不严重。③3 分(中度):自觉有该项症状,其严重程度为轻到中度。④4 分(相当重):自觉有该项症状,其程度为中到严重。⑤5 分(严重):自觉有该项症状,频率与程度都十分严重。

凡是自认为没有症状的,都可记 1 分,没有反向评分项目。

(2)判断标准:①总分,将 90 个项目的各单项得分相加便得到总分。总均分＝总分/90。总的来说,患者的自我感觉总是介于总均分(1~5 分)的某个分值上。阴性项目数:表示患者"无症状"项目有多少。阳性项目数:表示患者在多少项目中呈现"有症状"。阳性症状均分＝(总分－阴性项目数)/阳性项目数,表示有"症状"项目的平均得分,可以看出该患者自我感觉不佳的项目范围内的症状,究竟严重到什么程度。如某患者总分 130 分,阴性项目为 24,阳性项目则为 90－24＝66,阳性症状均分＝(130－24)/66＝1.61,即阳性症状较轻。②因子分,SCL-90 有 10 个因子,每一个因子反映患者某一方面的情况,因此,因子分可了解患者症状分布的特点及其病情的具体演变过程。因子分＝组成某一因子各项目的总分/组成某一因子的项目数。如某患者偏执因子各项得分之和为 18 分,偏执因子的总项目为 6 项,所以,其偏执因子得分＝18/6＝3,这位患者的偏执因子是 3 分,处于中度水平。

(二)汉密尔顿抑郁量表

1.汉密尔顿抑郁量表的内容

汉密尔顿抑郁量表是汉密尔顿是经典的抑郁评定量表(属于他评量表,见表 12-2),包括 24 条目,方法简单,标准明确,容易掌握。

表 12-2　汉密尔顿抑郁量表(HRSD)

项目	得分				项目	得分			
1.抑郁情绪	0	1	2	3	4	13.全身症状	0	1	2	
2.有罪感	0	1	2	3	4	14.性症状	0	1	2	
3.自杀	0	1	2	3	4	15.疑病	0	1	2	3
4.入睡困难	0	1	2			16.体重减轻	0	1	2	
5.睡眠不深	0	1	2			17.自知力	0	1	2	
6.早醒	0	1	2			18.日夜变化	0	1	2	
7.工作和兴趣	0	1	2	3	4	19.人格或现实解体	0	1	2	3
8.迟缓	0	1	2	3	4	20.偏执症状	0	1	2	3
9.激越	0	1	2	3	4	21.强迫症状	0	1	2	
10.精神性焦虑	0	1	2	3	4	22.能力减退感	0	1	2	
11.躯体性焦虑	0	1	2	3	4	23.绝望感	0	1	2	3
12.胃肠道症状	0	1	2			24.自卑感	0	1	2	3

2.汉密尔顿抑郁量表(HRSD)的应用

(1)评分标准:采用 5 级评分(0~4 分)。①0 分(无):自觉无该项症状。②1 分(轻度):自觉有该项问题,但发生得不频繁、不严重。③2 分(中度):自觉有该项症状,其严重程度为轻到中度。④3 分(重度):自觉有该项症状,其程度为中到严重。⑤4 分(严重):自觉有该项症状,频率与程度都十分严重。

(2)判断标准:对照标准算出分数,<8分,无抑郁;>20分,轻度或中度抑郁;>35分,严重抑郁。

(曹　秀)

第二节　血浆置换治疗技术与护理

一、概述

(一)血浆置换

血浆置换是一种用来清除血液中大分子物质的体外血液净化疗法,指将患者的血液引出体外,经离心法或膜分离法分离血浆和细胞成分,迅速地选择性地从循环血液中去除病理血浆或血浆中的病理成分(如自身抗体、免疫复合物、副蛋白、高黏度物质和蛋白质结合的毒物等),而将细胞成分及补充的等量的平衡液、血浆、清蛋白溶液回输入体内,达到清除致病物质的目的。此方法可治疗一般疗法无效的多种疾病。

(二)每次血浆交换量

每次血浆交换量尚未标准化。一般每次交换 2～4 L。一般来说,若该物质仅分布于血管内,则置换第 1 个血浆容量可清除总量的 55%,如继续置换第 2 个血浆容量,却只能使其浓度再下降 15%。因此每次血浆置换通常仅需要置换 1 个血浆容量,最多不超过 2 个。

(三)置换频率

置换频率要根据基础疾病和临床反应来决定。每次血浆交换后,未置换的蛋白浓度重新升高,通过从血管外返回血管内和再合成这 2 个途径。血浆置换后血管内外蛋白浓度达到平衡需1～2 天。因此,绝大多数血浆置换疗法的频率是间隔 1～2 天,连续 3～5 次。

(四)置换液

为了保持机体内环境的稳定,需要维持有效血容量和胶体渗透压。

(1)置换液种类:①晶体液,如生理盐水、葡萄糖生理盐水、林格液,用于补充血浆中各种电解质的丢失;②胶体液,如血浆代用品,主要有中右旋糖酐-70、右旋糖酐-40、羟乙基淀粉,三者均为多糖,能短时有效的扩充和维持血容量;血浆制品,最常用的有 5%清蛋白、新鲜冰冻血浆,后者是唯一含枸橼酸盐的置换液。

(2)置换液的补充原则:①等量置换;②保持血浆胶体渗透压正常;③维持水、电解质平衡;④适当补充凝血因子和免疫球蛋白;⑤减少病毒污染机会;⑥无毒性,没有组织蓄积。

二、血浆置换的并发症及应对

(一)变态反应

1.原因

在血浆置换治疗过程中,由于弃去了含有致病因子的血浆,为了保持血浆渗透压稳定和防止发生威胁生命的体液平衡紊乱,在分离血浆后要补充等容量液体。新鲜冰冻血浆含有凝血因子、

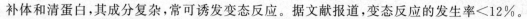

补体和清蛋白,其成分复杂,常可诱发变态反应。据文献报道,变态反应的发生率<12%。

2.预防

在应用血浆前静脉给予地塞米松5～10 mg或10%葡萄糖酸钙20 mL;应用血浆时减慢置换速度,逐渐增加置换量。同时应选择合适的置换液。

3.护理措施

治疗过程中要严密观察患者状况,如出现皮肤瘙痒、皮疹、寒战、高热时,不可让患者随意搔抓皮肤,应及时给予激素、抗组胺药或钙剂,可为患者摩擦皮肤缓解瘙痒。另外,治疗前认真执行三查七对,核对血型,血浆输注速度不宜过快。

(二)低血压

1.原因

置换与滤出速度不一,滤出过快、置换液补充过缓;体外循环血量多,有效血容量减少;疾病原因引起,如应用血制品引起变态反应;补充晶体液时,血渗透压下降。

2.预防

血浆置换术中血浆交换应等量,即血浆出量应与置换液入量保持平衡,当患者血压下降时可先置入胶体,血压稳定时再置入晶体,避免血容量的波动。其次,要维持水、电解质的平衡,保持血浆胶体渗透压稳定。

3.护理措施

密切观察患者生命体征,每30分钟监测1次生命体征。出现头晕、出汗、恶心、脉速、血压下降时,立即补充清蛋白,加快输液速度,减慢血浆出量,延长血浆置换时间。一般血流量应控制在50～80 mL/min,血浆流速为25～40 mL/min,平均置换血浆1 000～1 500 mL/h,血浆出量与输入血浆和液体量平衡。

(三)低钙血症

1.原因

新鲜血浆含有枸橼酸钠,输入新鲜血过多、过快容易导致低钙血症,患者出现口麻、腿麻及小腿肌肉抽搐等低钙血症表现,严重时发生心律失常。

2.预防

治疗中常规静脉注射10%葡萄糖酸钙10 mL。

3.护理措施

严密观察患者有无低钙血症表现及血液生化改变,如出现低钙血症表现可给予热敷、按摩或补充钙剂等对症处理。

(四)出血

1.原因

血浆置换过程中血小板破坏、抗凝剂输入过多及疾病本身导致。

2.预防

治疗前常规检测患者的凝血功能,根据情况确定抗凝剂剂量及用法。

3.护理措施

治疗中严密观察皮肤及黏膜有无出血点;进行医疗护理操作时,动作轻柔、娴熟,熟练掌握静脉穿刺技巧,尽量避免反复穿刺;一旦发生出血,立即通知医师采取措施,治疗结束时用鱼精蛋白中和肝素,用无菌纱布加压包扎穿刺点,术后6小时注意观察穿刺部位有无渗血。

343

（五）感染

1.原因

置换液含有致热源；血管通路感染；疾病原因引起的感染。

2.预防

严格无菌操作。

3.护理措施

血浆置换是一种特殊的血液净化疗法，必须严格无菌操作；患者必须置于单间进行治疗，治疗室要求清洁，操作前紫外线照射30分钟，家属及无关人员不得进入治疗场所；操作人员必须认真洗手、戴口罩和帽子，配置置换液时需认真核对、检查、消毒，同时做到现配现用。

（六）破膜

血浆分离的滤器因为制作工艺而受到血流量及跨膜压的限制，如置换时血流量过大或置换量增大，往往会导致破膜，故血流量应为 $100 \sim 150$ mL/min，每小时分离血浆 1 000 mL 左右，跨膜压控制于 50.0 kPa（375 mmHg）。预冲分离器时注意不要用血管钳敲打排气，防止破膜的发生。

（曹　秀）

第三节　小儿患者血液透析技术与护理

一、适应证

（一）急性肾衰竭

利尿剂难治的液体超负荷导致高血压或充血性心力衰竭，高分解状态或因为支持循环需要大量肠外补充液体，以上情况合并持续少尿状态时需要透析。

（二）慢性肾衰竭

小儿慢性肾衰竭的年发病率为$(2 \sim 3.5)/100$ 万人口，病因与第一次检出肾衰竭时小儿的年龄密切相关，5 岁以下的慢性肾衰竭常是先天性泌尿系统解剖异常的结果；5 岁以上的慢性肾衰竭以后天性肾小球疾病为主。对慢性肾衰竭来说生化指标的改变比临床症状更重要，当小儿肾小球滤过率为5 mL/$(min \cdot 1.73 \ m^2)$时，相当于年长儿童血浆肌酐 884 mmol/L。慢性肾衰竭小儿透析指征见表 12-3。

表 12-3　慢性肾衰竭小儿开始透析的指征

指征
1.血肌酐：年长儿童高于 884 mmol/L，婴儿高于 442 mmol/L
2.血清钾高于 6.0 mmol/L
3.CO_2CP 低于 10 mmol/L 或血磷高于 3.23 mmol/L
4.药物治疗难以纠正的严重水肿、高血压、左心衰竭
5.保守治疗伴发严重肾性骨病、严重营养不良及生长发育迟缓者

凡具备以上任何一项都应开始透析,有条件时尽量提前建立动静脉内瘘,早期、充分透析可以预防出现严重并发症(如左心衰竭、致死性高血钾、心包炎等),也有助于纠正营养不良及生长发育迟缓。

二、小儿血液透析特点

近年来由于血液透析新技术的应用使小儿血透更加安全,如血管通路的建立、专用的小儿透析材料和设备等,但是在不同国家和地区之间,小儿透析的开展还是有很大的差距。

(一)血管通路

良好的血液通路是小儿血液透析的关键。由于小儿透析患者血管细,不好合作,建立有效的血管通路是血透成功的关键。

1.经皮穿刺中心静脉置管

目前小儿临时血透血管通路以经皮中心静脉穿刺插管为主,穿刺部位常用股静脉、颈内静脉及锁骨下静脉,婴幼儿多选用穿刺技术简便又安全的股静脉,其缺点是限制患儿活动,并易发生感染,因此导管留置时间不宜超过 1 个月,较大儿童如能够合作可选择颈内静脉或锁骨下静脉,此方法不影响患儿活动,导管留置时间较长,可达 3 个月,但穿刺技术要求高,要求患儿能够很好地配合,此时可考虑应用短效的静脉麻醉剂,并发症为误穿动脉、误穿腹膜等。

2.动静脉内瘘

动静脉内瘘用于需慢性血透的患儿,最常用的部位是上肢的桡动脉与头静脉。体重 5～10 kg 的小儿可利用大隐静脉远端和股动脉侧壁建立隐静脉袢内瘘,血管条件差者可行移植血管建立动静脉搭桥。由于小儿血管细,常需要应用显微外科技术建立动静脉内瘘,术后内瘘成熟期应足够长(1～6 个月),在成熟期内患儿应在医护人员指导下做一些有助于扩张血管的锻炼。过早使用动静脉内瘘易发生血肿或假性动脉瘤。

(二)透析器及血液管道

选择透析器型号和血液管道容量依据患儿年龄和体重的不同而有所差异。透析器和血液管道总容量不应超过患者总血容量的 10%,小儿血容量约为 80 mL/kg,即透析器和血液管道总容量不应超过体重的 8%,最好选用小血室容量和低顺应性透析器,如中空纤维型、小平板型,而具有大血室容量和高顺应性的蟠管型就不适合。为防止透析后失衡综合征,首次透析选择透析器的尿素清除率不超过 3 mL/(min·kg),以后的规律透析尿素清除率应在 6～8 mL/(min·kg)。一般情况下体重低于 20 kg 者选 0.2～0.4 m² 膜面积的透析器,20～30 kg 者选 0.4～0.8 m² 膜面积的透析器,30～40 kg 者选 0.8～1.0 m² 膜面积的透析器,体重超过 40 kg 者可选用成人透析器和血液管道。

小儿的血液管道容量为 13～77 mL,用直径 1.5～3.0 mm 的管道可限制血流量在 30～75 mL/min,如用大流量透析可选用短和直径大的管道,以减少体外循环血容量。

(三)血透方案设计

血透初期遵循频繁短时透析的原则,避免血浆渗透压剧烈改变。低蛋白血症患儿可在透析中输清蛋白 1～2 g/kg。

1.血流量

血流量 3～5 mL/(min·kg)。体重超过 40 kg 者可使血流量达 250 mL/min。

2.抗凝剂

常规应用肝素,首次用量 25～50 U/kg,维持量 10～25 U/(kg·h),透析结束前 30 分钟停用。低分子肝素平均剂量:体重低于 15 kg 者用 1 500 U,体重 15～30 kg 者用 2 500 U,体重 30～50 kg 者用 5 000 U。有出血倾向者应减少肝素用量或无肝素透析。

3.透析液

为避免醋酸盐不耐受,主张全部应用碳酸氢盐透析液,钠浓度 140～145 mmol/L,透析液流量 500 mL/L,婴幼儿血流量小,则透析液流量应减少到 250 mL/L。

4.透析频率

一般每周 2～3 次,每次 3～4 小时,婴幼儿因高代谢率和对饮食适应性较差,有时需每周透析 4 次或隔天透析,透析充分性指标应高于成人透析患者,建议维持 Kt/V 在 1.2～1.6。

三、小儿透析组织机构和人员设置

建议专为肾衰竭儿童设置肾病中心,包括小儿透析中心、儿科病房,透析中心除了成人透析中心应该配备的工作人员外,还应配备专门培训过的相应专业人员,如营养师、教师及心理医师等,这才能很好地控制小儿饮食等,也有助于纠正患儿的心理障碍。

四、血液透析的护理

(一)一般护理

(1)做好透析患儿的心理护理。医护人员穿着白色服装,每次透析都由护士做血管穿刺等,血液透析的不舒适及透析中没有家长的陪伴,这些往往使患儿感到恐惧、紧张,作为医护人员可以通过与透析患儿交谈,努力成为他们的朋友,用温柔的言语和娴熟的技能缓解患儿的恐惧、紧张的心理。通过做好生活护理,及时发现和满足患儿的需求,拉近与患儿的距离,提高患儿在透析过程中的依从性。另外,要做好患儿家属及年龄较大患儿的宣教工作,告诉他们疾病的相关知识,透析间期血管通路的护理及饮食控制的知识,以及自我护理对疾病预后的重要性。

(2)小儿一般选择容量控制型的透析机,以调节血流量和透析液流量,控制超滤量,降低透析失衡综合征和低血压的发生。应根据患儿的情况采用不同的透析处方,包括透析方式、透析液的温度和浓度。了解患儿的一般情况,如体重、年龄、血压、体温、有无出血倾向、有无并发症等,确定使用抗凝剂的种类及剂量,决定选用的透析器型号、超滤量及透析时间。回血时控制生理盐水的入量,以不超过 100 mL 为宜。

(3)患儿的血管条件较成人差,穿刺技术不佳可以引起血肿,诱发动静脉内瘘闭塞,加重患儿对血液透析的恐惧,不利于治疗。因此要求护士操作技术规范、娴熟,可以由资深的护士进行血管穿刺,做到"一针见血",提高穿刺的成功率,有利于动静脉内瘘的成熟,并减轻患儿的恐惧心理。

(4)在透析过程中加强观察,包括以下几方面。①穿刺处有无渗血;管道安置是否妥当,有无扭曲或折叠;②透析机运转是否正常;③管路内血液的颜色是否正常;④血流量是否正常;⑤血液、脉搏和体温情况。应经常询问患者有无抽筋、头痛、头晕和胸闷等不适。患儿年龄小,往往对不良反应敏感度较低,不能做到出现不适时及时告知医护人员,因此应通过对生命体征的密切观察,及早发现一些不良反应的早期征象,及时处理。

(5)对于有低蛋白血症的患儿,可以采用以下措施:①在透析过程中通过使用人血清蛋白或输注血浆提高血浆胶体渗透压;②对于严重低血压或严重贫血的患儿,可以增加预冲液量或使用新鲜血预冲体外循环系统,或在透析中使用升压药;③对于因体重增长过多使心脏前负荷过重或伴有急性肺水肿的患儿,应减少预冲液量;④对急性左心衰竭但不伴有高钾血症的患儿可以先行单纯超滤;⑤对合并高钾血症的患儿可以先用降钾药物,使高钾血症有所缓解,再行透析。

(6)保持呼吸道通畅,防止窒息。指导和督促患儿按时服药,定期注射重组人红细胞生成素,定期检查血液分析等各项检查。

(二)营养管理

小儿处于生长发育期,其代谢速度较成人快,活动量大,营养要求也高,但因疾病等原因,患儿食欲较差,且由于饮食控制使食物过于单调,加之透析丢失营养物质,因此患儿容易发生营养不良。因此可选择患儿喜爱的食物,经常变换烹饪方法,以保证患儿的营养需求。血液透析的患儿营养需求如下:优质高蛋白饮食,蛋白质摄入量为 $1.0 \sim 1.2$ g/(kg·d),男性患儿热量摄入为251 kJ/(kg·d),女性患儿为 201 kJ/(kg·d),要求其中 35% 来自碳水化合物。

(三)并发症及其护理

许多成人透析的远期并发症,如肾性骨营养不良、贫血、高血压、心包炎、周围神经病变等,也同样发生于慢性透析的小儿患者。因为小儿处于生长发育期,透析中低血压、失衡综合征、"干体重"的监测方面有其特殊性,且并发症中肾性骨营养不良和贫血的治疗尤其重要。此外慢性透析小儿还受生长发育迟缓、性成熟延迟、心理障碍的困扰等。

1."干体重"的监测

小儿自我管理能力较差,对水、盐不能很好限制,透析期间食欲不佳,常并发营养不良,加之处于生长发育时期,随年龄增加或肌肉增长等"干体重"都会随之变化,每次透析都应精确计算脱水量,防止容量负荷过高,在血透过程中实时监测血细胞比容可防止透析中血液下降,定期根据心胸比等有关指标确定"干体重",注意防止因脱水过多导致血压降低或脱水不足导致心力衰竭。

2.透析中低血压

小儿对血流动力学改变非常敏感,每次透析应遵循出水少于体重的 5%(婴幼儿 $<3\%$)或除水速度小于 10 mL/(kg·h)的原则。体重不足 30 kg 的患者,每周血透 3 次,每次 4 小时,65%的患者出现循环衰竭、腹痛、恶心、呕吐等因急速除水引起的症状。体重 30 kg 以上的患者,只有20%的患者出现这些症状。发生这些症状主要与除水有关,还与选用大血室容量透析器或血液管道有关。应非常仔细地观察透析当中生命体征,透析中最好配备血容量监控装置,回血时生理盐水不能过多(尽量不超过 100 mL)。当患儿血容量相对或绝对不足时,如重度贫血、低蛋白血症或较低体重(小于 25 kg),血透时没有相适应的小透析器而只能用较大透析器时,在透析前预冲血液或血制品(如血浆或清蛋白)于透析器和透析管道中可预防低血压的发生。透析中低血压的处理主要是输注生理盐水或清蛋白。

3.失衡综合征

若透析前尿素氮明显升高,超过 35.7 mmol/L(100 mg/dL)或使用大面积高效能透析器都易发生失衡综合征,常表现为头痛、恶心、呕吐或癫痫样发作,可静脉滴注甘露醇 1 g/kg,在透析开始 1 小时内滴入,其余在透析过程中均匀滴入,若频繁或大量使用,应注意其对残余肾功能的影响,也可提高透析液葡萄糖浓度。若透析前尿素氮超过 71.4 mmol/L 就应频繁短时间的透析。

4.心理和精神障碍

透析小儿不仅要接受长期依赖透析生存的现实,还要应付一些透析治疗带来的问题,如穿刺的疼痛、透析过程中的不适、饮食的限制、与同龄儿童的隔阂及死亡的恐惧等,这些常常导致小儿情绪低落、精神抑郁,加重畏食。鼓励这些儿童建立生活信心,需要心理医师、护士、家长及学校教师共同配合。对这类儿童更要强调生活质量,主张回归社会,尽可能参加体育运动,应帮助患儿合理安排透析时间,与同龄儿童一样入学校完成学业。

总之,在小儿透析过程中,早发现、早处理是防治血液透析急性并发症的关键。加强对患儿及家属的宣教工作,做好饮食管理及采用个体化透析,是防治远期并发症、提高透析患儿的存活率和生活质量的前提。医护人员高超的透析技术、穿刺技术在缓解小儿不良心理情绪方面起着至关重要的作用。

从长远观点看,终末期肾衰竭患儿长期血透并非上策,因为它对患儿生活质量影响较大,故在接受一段时间透析后最终应行肾移植。北美儿童肾移植协作组资料显示,12岁以前肾移植有利于生长发育,13岁以后肾移植未见预期的青春期加快生长,在青春期前进行肾移植有利于生长和性发育,与透析治疗比较,肾移植具有可以获得正常生活、较好职业的优点。

(曹　秀)

第四节　老年患者血液透析技术与护理

血液透析疗法已成为治疗终末期肾脏病(ESRD)的有效措施。近年来透析人群中老年人比例显著增加,据欧洲肾脏病学会的报道,ESRD进入透析治疗的患者平均年龄56.8岁,其中超过60岁者占52%。美国超过65岁的透析患者已从38%上升至目前的42%。由于这一人群存在着与年龄相关的脏器组织学、功能及代谢的特殊性,老年终末期肾衰竭的治疗问题越来越引起人们的关注。

一、疾病特点

老年尿毒症患者并发症多,透析中的急性并发症以低血压、抽搐和心律失常为主,慢性并发症以心血管系统疾病、感染、营养不良、脑血管意外、恶性肿瘤和肾性骨病较常见,死亡原因主要为心血管疾病。

老年尿毒症患者在透析前大多伴有高血压、糖尿病、骨质疏松、心血管系统疾病、呼吸系统及消化系统疾病,因此在透析过程中容易发生低血压、抽搐和心律失常,有部分患者在透析过程中会出现腹痛,要警惕有无小肠坏死或腹腔感染灶。

维持性血液透析患者在透析前往往已存在营养不良,进行血液透析后,营养不良则更为明显,其中老年患者更为突出。患者由于对透析不耐受导致透析不充分,伴有糖尿病、胃肠道等慢性疾病,或使用某些药物引起不良反应导致患者厌食,蛋白质摄入不足;特别是透析不充分、微炎症状态、透析过程中各种营养物质的丢失及透析的不良反应等,这些都是引起营养不良的主要原因。长期的营养不良会使机体的免疫力降低,引起呼吸系统、泌尿系统的感染率上升。维持性血液透析的老年患者若由于上呼吸道感染诱发肺炎、高热,会使病情加重,使营养不良的状况变得更加严重,导致患者对血液透析不耐受,如此恶性循环,使患者死亡的危险性大为增加。

二、透析时机及血管通路的建立

对老年患者透析时机目前尚无一致看法,一般认为内生肌酐清除率低于 0.17 mL/(s·1.73 m²) [10 mL/(min·1.73 m²)],或血肌酐浓度高于 707.2 μmol/L 并有明显尿毒症症状(尤其有较明显的水、钠潴留,如明显水肿、高血压和充血性心力衰竭迹象),有较严重的电解质紊乱(如血钾高于 6.5 mmol/L),有较严重的代谢性酸中毒(CO_2CP 不高于 6.84 mmol/L)者,均应开始透析。

慢性肾衰竭老年透析患者,在透析前 4～6 周应安排行动静脉内瘘吻合术,使动静脉内瘘有充分的成熟时间,如需紧急透析而动静脉内瘘未建立,可以通过建立临时血管通路进行透析,如经皮静脉插管或直接进行血管穿刺。

三、血液透析的特点

(一)透析器

老年患者因疾病的特殊性,在透析中极易引起低血压、抽搐等不适,应尽量安排超滤稳定、有可调钠功能的机型。伴有心功能不全、持续性低血压者,应避免选择大面积、高通量的透析器,一般使用面积为1.2 m²的透析器。

(二)血管通路

建立合适的血管通路是血液透析得以进行的前提,也是提供充分透析的必要条件。老年血透患者由于动脉粥样硬化、血管中层钙化、营养不良等因素,给自体动静脉内瘘的建立带来困难。常用的动静脉内瘘是在前臂进行桡动脉与头静脉的吻合。老年人由于桡动脉粥样硬化,造成桡动脉-头静脉瘘的失败率高达 56%,老年患者特别是年龄超过 74 岁者内瘘存活时间明显低于年轻者。

近期研究表明,老年人行直接的肘部内瘘(肱动脉合并行静脉吻合)优于任何其他形式的血管通路,早期失败率仅 1.8%,而前臂瘘超过 20%,血管移植建立动静脉瘘为 16.5%。当肘部瘘因流量不足而无法有效进行透析时,在相同血管通路改用移植血管建立动静脉内瘘可获得成功。

如果不能建立肘部自体动静脉内瘘,用同种移植静脉建立血管通路优于聚四氟乙烯人造血管,主要是并发症少,宿主血管的依从性好,技术容易等。最常见的并发症是血栓形成,常需要血管成形术或搭桥术。

部分老年透析患者无论自体或移植建立动静脉内瘘都有困难,可选用持久性双腔导管作为长期血管通路的有效补充形式。与普通双腔导管不同的是,持久性双腔导管长一些,柔韧性更好,对组织损害小,不易移动。此外,其在出皮肤处与穿刺点的平行距离至少有 2 cm,且皮下有一涤纶扣,被组织生长包绕,有利于导管在皮下的固定,并设置了自然抗感染屏障,延长了导管的使用时间。由于持久性双腔导管作为血管通路可立即使用,无动静脉分流,对心脏的血流动力学影响小,加之不需要忍受每次透析时穿刺的痛苦,使一些慢性肾衰竭患者容易接受,特别是无法建立有效血管通路时。

(三)血流量

不伴有慢性疾病的老年患者,血流量根据其年龄、性别、体重控制在 $200\sim250$ mL/min;伴有心血管系统疾病、肺心病、持续性低血压者,血流量应控制在 $150\sim180$ mL/min。流量过快可加重患者的心脏负担,引起心律失常及心动过速等。

(四)透析液浓度

根据患者在透析中存在的不同问题调节钠浓度。对于高血压的患者,可适当调低钠浓度,一般控制在 $138\sim142$ mmol/L;对于低血压、在透析中易出现抽筋的患者,可适当调高钠浓度,一般控制在$142\sim148$ mmol/L。

(五)透析液温度

透析液温度一般控制在 $36\sim37$ ℃,对于持续性低血压的患者将透析液温度调到 $35.5\sim36.5$ ℃,因低温透析可使者外周血管收缩,对血压有一定的调控作用。对发热患者也可适当降低透析液温度。对于血压正常或较高,但在透析中易引起抽搐的患者,可将透析液温度适当调高,控制在 $37.0\sim37.5$ ℃,以减少透析中肌肉抽搐的发生。

(六)超滤量

根据患者体重的增长情况设定超滤量。若患者透析期间体重的增长超过了干体重的 4%,则应根据患者以往的透析资料确定超滤量。一般超滤量控制在 500 mL 以内,并根据患者透析中的情况和透析结束前 1 小时的血压适当增减超滤量。

对个别水肿严重或伴有腹水、胸腔积液的患者,可以通过序贯透析来减缓透析对患者心血管系统造成的影响,促使水分排出。

(七)每周透析的次数和时间

年纪较大的患者,一般不能耐受长达 6 小时的透析,因此大都安排每周透析 3 次,每次 4 小时。

四、护理

(一)一般护理

(1)病室环境应保持清洁,地面保持干燥,阳光充足,每天定时开窗通风,保持室内空气清新,保持室内温度在 $18\sim20$ ℃,湿度在 $50\%\sim60\%$ 为宜。

(2)根据患者的病情及需求让其采取舒适的卧位,保持床单位清洁、干燥,床单位做到一人一用一更换。

(3)做好基础护理,满足患者的合理需求,对生活不能自理的患者,应帮助其进食和饮水。

(4)做好心理护理,仔细耐心地向患者及家属讲解关于血液透析的基础知识,让患者了解血液透析的意义及注意事项,消除患者紧张、恐惧的心理,使患者能配合治疗。生活上给予患者无微不至的关心,用温柔的言语、和蔼的微笑感染患者,对患者每一点微笑的进步都予以鼓励,使老年患者感受到医院的温暖,保持健康、乐观的心情,增强战胜疾病的信心和勇气。

(5)体重监测:老年患者的记忆力减退,往往在季节变换时由于衣物增减弄错自己的体重,护士应陪同患者测量体重,并做好详细记录,对透析期间体重增长过快的患者应提醒其注意控制饮食。

(6)透析前仔细询问患者有无出血倾向,合理选择抗凝剂;了解患者有无感染、发热,如有异常,先通知医师处理后再上机。根据患者体重增长情况及疾病的特点设定超滤模式、超滤量、血流量及透析液浓度等,给予患者个体化透析。

(7)加强永久性血管通路和临时性血管通路的护理:老年患者因某些慢性疾病,如糖尿病、肿瘤、慢性支气管炎等食欲下降,而分解代谢增加,消耗了体内蛋白质及脂肪的储备,引起营养不良,同时因尿毒症导致体内代谢和激素水平紊乱,故伤口不易愈合。老年患者大都伴有高血脂和肥胖,且疾病因素使患者血管条件较差,血管细、脆、易滑动,穿刺失败时易引起血肿,管壁修复较慢,这些给内瘘穿刺带来一定的难度。因此穿刺时应选择年资较长、技术较熟练的护士进行操作,有计划地选择动静脉内瘘穿刺点。老年人因精力不足、经济条件的限制、自身照顾不周而不能做好个人清洁卫生,容易引起动静脉内瘘感染。因此护士对其进行动静脉内瘘穿刺前应先做好皮肤清洁,观察有无血肿、内瘘是否通畅、周围皮肤是否完好;穿刺时应严格执行无菌操作技术,认真执行操作规程,防止并发症的发生。使用临时血管通路前,护士同样要做好皮肤的清洁消毒,观察伤口有无渗血、管道固定处有无缝线脱落、固定是否妥当。此外,还要做好患者动静脉内瘘及临时性血管通路的宣教工作,让其做好自我保护。

(8)给予吸氧:对伴有心肺疾病者,在透析开始时就可给予吸氧。

(9)保持呼吸道通畅:对于透析中出现恶心、呕吐者,应及时清理呼吸道,保持呼吸道通畅。

(10)透析过程中严格执行操作规程,避免发生不必要的医疗差错,造成患者身体上和心理上的痛苦。

(二)密切观察病情变化,做好记录

(1)在透析过程中加强观察:①穿刺处有无渗血;②管道安置是否妥当、有无扭曲或折叠;③透析机运转是否正常;④管路内血液的颜色是否正常;⑤血流量是否正常;⑥患者的血压、脉搏和体温情况。经常询问患者有无抽搐、头痛、头晕、胸闷等不适。有些老人对不良反应的敏感度较低,出现不适时不能及时告知医护人员,因此医护人员应通过对生命体征的密切观察,及早发现不良反应的早期征象,及时处理。

(2)在透析中,患者如需输血、输液,应严格掌握输液速度。为了使血液中的钾离子清除充分,输血应控制在透析结束前2小时结束;输液时根据不同的药物调节滴速,避免过快,一般控制在每分钟30滴为宜。用药时,密切观察患者有无输血反应、输液反应、药物变态反应等,以及用药后有何不适,如有异常应及时通知医师。

(3)透析结束后,对止血有困难的患者,应该帮助止血;告诉患者起床速度不要太快,避免发生直立性低血压;严密观察生命体征,待患者一切正常后才能护送出血液透析室。

(三)饮食护理

护士应关心患者透析期间的饮食、起居情况,加强与患者的沟通,讲解有关的营养知识,告诉患者饮食多元化的方法,把握机会和患者家属沟通,告知家庭支持的重要性。

对合并其他慢性疾病的老年患者,在饮食上要结合患者的不同情况,作出相应的调整。如患者伴有糖尿病,则应避免摄入含糖量过高的食物,主食以米、麦类碳水化合物为宜。

(四)并发症的护理

老年血液透析患者的急性并发症及远期并发症与常规透析患者的并发症基本相同,但由于疾病及年龄的特殊性,他们更易发生透析失衡综合征、心血管系统并发症、感染、营养不良、脑血管意外、肾性骨病及肿瘤等并发症。

1.透析失衡综合征

透析失衡综合征多见于首次进行血液透析的患者,指在透析过程中或透析后24小时内发生以神经系统症状为主的一系列综合征,如头痛、失眠、恶心、呕吐和血压升高等。初次血液透析的患者应缩短血液透析时间,以3～4小时为宜;血流量不易过快,一般控制在150～180 mL/min。若患者在透析中出现上诉症状,在无糖尿病的情况下,可以静脉推注高渗糖水。

2.心血管系统并发症

心血管系统并发症是 60 岁以上的老年血液透析患者的常见并发症,也是最常见的致死原因之一。老年患者多患有缺血性心脏病、高血压和心脏传导系统疾病,导致心脏功能储备减弱;体外循环破坏了血流动力学的稳定性,增加了心脏的负担。透析中的低血压、体液及电解质的急剧变化、动静脉内瘘的形成均是构成老年血液透析患者心血管系统并发症的诱因。

(1)低血压:老年患者由于机体耐受力下降,多伴有心血管系统慢性疾病,在透析过程中极易发生低血压,应根据产生的原理认真分析,采取相应的防治措施。患者如在透析一开始就出现血压下降,可能与伴有心血管系统疾病或体外循环的建立、血流量过大致患者不能耐受有关。可通过减慢血流量、减慢超滤、增加预冲液量或使用新鲜血液预冲管道等减轻患者的不适,使患者顺利完成血液透析。如在透析过程中或透析结束前突然出现血压下降、打哈欠、恶心、呕吐、出冷汗、胸闷或伴有下肢肌肉痉挛,可能与患者透析间期体重增长过多,以致在透析时超滤量过多、速度过快有关,也可能是透析中进食过多所引起,应立即减慢血流量、减慢或停止超滤水分,补充生理盐水,待症状改善后继续透析。但要注重控制补液量,避免因补液过多造成透析结束后体内仍有过多水分潴留,诱发急性左心衰竭。对于在透析中经常出现低血压、抽搐的患者,通过适当调高透析液钠浓度能使患者顺利地完成透析治疗。做好饮食宣教工作,让患者知道因饮食控制不佳而导致透析过程中出现各种并发症的危险性,使患者自觉遵守饮食常规,同时告知患者在透析过程中避免过多进食。

(2)心绞痛:由于体外循环的建立,患者可出现暂时的冠状动脉供血不足,在透析过程中突然出现胸骨后疼痛、胸闷,心电图可见 ST 段压低、T 波平坦或倒置,应立即减慢血流量及超滤量,或停止超滤,吸氧,并通知医师,根据医嘱给予硝酸甘油舌下含服,待情况好转后继续透析。如症状不缓解,应立即停止透析治疗。

(3)心律失常:在透析过程中患者感觉心悸、胸闷,出现心动过速、心律不齐,严重者可以出现室性或房性心律失常,应立即减慢血流量及超滤量,或停止超滤,吸氧,针对病因给予抗心律失常的药物,严重者应停止透析治疗。

(4)高血压:多见于患者饮食上摄入过多钠、患者过于紧张、肾素依赖性高血压、透析液浓度过高、超滤不足、失衡综合征、降压药物被透出,药物因素如重组人红细胞生成素的使用等。加强宣教工作,使患者了解饮食控制的重要性,严格控制水、钠的摄入;每次透析都应完成透析处方;鼓励患者在透析期间按时服药,使高血压得到有效控制;或改变透析方式,如进行血液滤过治疗;检查透析液的浓度是否过高;对在透析中有严重高血压的患者可以使用药物加以控制。

(5)心力衰竭:患者突发呼吸困难、不能平卧、心率加快、血压升高,在排除高钾血症的情况下,可以先给患者行单纯超滤,然后改为血液透析,这样可以减轻心脏负担。给予患者半卧位,吸氧或必要时用 50%乙醇湿化给氧。积极控制贫血,平时注意充分超滤,及时拍胸片以了解心胸比例,特别在发热或患其他疾病后,应警惕因体重减轻引起的水分超滤不足,预防透析后未达到干体重而诱发心力衰竭。

3.感染

老年患者由于疾病及年龄因素,免疫力低下,加上营养不良,易发生感染性疾病,特别是呼吸系统、泌尿系统感染及结核。上呼吸道感染易并发肺炎,老年血液透析患者感染的发生率仅次于心血管并发症。因此,应鼓励患者平时注意饮食的合理均衡,进行适度的锻炼,注意在季节变换时及时增减衣物,防止上呼吸道感染。一旦发生感染应立即去医院就医,按时服药,使感染得到有效控制。同时,在透析过程中,应注意严格执行无菌操作技术,防止医源性感染。

4.营养不良

长期血液透析的老年患者大多合并其他慢性疾病,由于消化吸收能力减弱,对蛋白质的吸收和利用能力降低,更易发生营养不良。很多患者独居,不愿给儿女带来负担,因此缺乏照顾,因疾病因素使其精力有限,不能做到饮食的多元化;因饮食需要控制,故饮食单一乏味;或由于缺乏营养知识,蛋白质及能量摄入减少,这些都会导致营养不良。

5.脑血管意外

老年患者由于高血压、高血脂、脑动脉硬化的发生率较高,反复使用肝素后,在动脉硬化的基础上,更易发生脑出血。患者往往表现为持续头痛、无法解释的痴呆、神志的改变,严重的出现偏瘫、死亡。有些患者因脑动脉硬化、降压幅度过大,诱发脑循环障碍,形成脑血栓,引起脑梗死。

因此,对高血压患者应鼓励其在透析期间严格做好自身防护,定期测量血压,按时按量服药,严格控制水分摄入,注意劳逸结合,避免过度疲劳。同时,对严重高血压的患者,应避免短时间内降压幅度过大。对已出现脑血管意外的患者,应避免搬动,在透析中严格控制血流量及超滤量,严密观察生命体征。因病情需要进行无肝素透析的患者应注意血流量、静脉压、跨膜压的变化,防止体外凝血。

6.肿瘤

老年血液透析患者因其免疫功能低下,恶性肿瘤的发生率是正常人的 3～5 倍,且预后差。对于患有恶性肿瘤的患者,做好心理护理极为重要。在透析过程中更要给予无微不至的关怀,密切观察病情,尽量减少急性并发症的发生。

7.老年血液透析胃肠道出血

老年人消化道憩室、毛细血管扩张、癌症的发生率高于年轻人,因而胃肠道出血的发生率也增高。出血原因以出血性胃炎占首位,其次为毛细血管扩张,可发生在任何部位,常为多发性,确诊依靠内镜检查。结肠憩室穿孔的症状不典型,以低热和模糊的腹痛为初发症状,须提高警惕。

8.精神心理问题

首先,慢性疾病的存在导致了患者对治疗的依赖性,维持性血液透析患者则更多依赖医师、护士、透析机。其次是由于疾病自身产生的依赖性,他们不得不进行调整,改变生活方式,并寻求在新的水平上的平衡,这常常是不舒服的,并由此产生一系列心理问题。国内统计资料表明,老年透析患者常存在着焦虑和抑郁,常有一些模棱两可的感情和行为,特别是那些集体活动受阻而致功能损害,不得不依赖他人者。国内资料显示,老年血透患者抑郁、焦虑自评量表总分明显高于中青年组,血液透析患者情感障碍严重者,可影响康复及预后,更加严重的可造成血液透析治疗中并发症的发生率增多,使血液透析中不稳定因素增加,治疗的风险性加大。尤其应注意的是老年患者血液透析时高血压的发生率较高,Kennedy 发现抑郁症增加冠心病患者心源性猝死的危险性。有研究发现,抑郁症状患者在血液透析中心律失常的发生率明显增加,中青年患者出现抑郁症状时,虽然心律失常增加,但更多则表现为胃肠反应。

临床上绝大多数疾病背景下的抑郁未获得及时诊断和治疗,因此对患者抑郁症状发作的再认识已是临床上不可忽视的问题。老年血透患者抑郁症状的产生使临床医师面临更为复杂的医疗问题。两种疾病的并存和相互影响使得对躯体疾病治疗的难度增加。

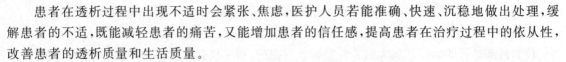

患者在透析过程中出现不适时会紧张、焦虑,医护人员若能准确、快速、沉稳地做出处理,缓解患者的不适,既能减轻患者的痛苦,又能增加患者的信任感,提高患者在治疗过程中的依从性,改善患者的透析质量和生活质量。

随着血液透析技术的不断成熟、更新和发展,年龄不再是血液透析考虑的首要因素,但如何提高老年患者的透析质量和生活质量,仍然是我们继续探讨的话题。

(曹　秀)

第五节　妊娠期患者血液透析技术与护理

慢性肾衰竭患者由于月经紊乱和排卵异常,其生育能力降低,如妊娠前血肌酐大于 $265.2\ \mu mol/L(3\ mg/dL)$,尿素氮大于 $10.7\ mmol/L(3\ mg/dl)$,成功的妊娠是罕见的。随着血液透析治疗及其技术的不断进展,成功的妊娠和正常分娩的报道日益增多,据国际肾脏病协会统计表明,妇女透析患者妊娠发生率美国每年约 0.5%,沙特阿拉伯每年约 1.4%,我国目前尚无该方面的确切资料。由于透析患者妊娠可危及母亲和胎儿的安全,肾脏科、产科及儿科恰当的配合与处理可帮助患者顺利度过妊娠期、围产期,提高胎儿成活率。本节重点阐述妇女妊娠期透析。

妊娠过程中,妇女的血容量负荷增加,心脏处于高排出量状态;前列腺素分泌增加,肾血管阻力下降,肾血流增加,使早期肾小球滤过率增加 $30\%\sim50\%$,导致溶质的排泄率增加,血肌酐和尿素氮水平下降。Sim 等观察到正常非妊娠期妇女血清肌酐为 $(59.2\pm12.4)\mu mol/L$、尿素氮为 $(4.9\pm4.1)mmol/L$,而血压正常妊娠妇女血清肌酐为 $(40.7\pm26.5)\mu mol/L$,尿素氮为 $(3.1\pm0.5)mmol/L$,因此认为妊娠期间血肌酐大于 $70.7\ \mu mol/L$ 时应进行肾功能检查。

一、透析患者妊娠及其后果

透析患者生育能力明显下降,据统计透析患者妊娠发生率每年在 $0.5\%\sim1.4\%$,比利时一项研究表明其发生率每年为 0.3%。晚期随着促红细胞生成素的应用,透析患者生育能力有所改善,特别注意的是血液透析患者妊娠率为腹膜透析的 $2\sim3$ 倍。透析患者生育能力下降原因尚不明确,早先文献报道仅有 10% 的育龄妇女透析期间恢复月经,最近研究报道达 40%。有研究证实透析患者存在激素水平异常,在月经周期卵泡雌二醇水平同正常一样,但缺乏黄体生成素和卵泡刺激素高峰,孕激素水平持续下降,约 70% 的妇女继发于高催乳素血症而产生泌乳。以上研究提示慢性肾衰竭患者存在下丘脑-垂体-卵巢轴基础水平异常,缺乏典型的排卵高峰和对月经的周期性调节作用。慢性肾衰竭患者妊娠常发生在透析开始的前几年,但也有报道妊娠发生在透析后 20 年之久。多次妊娠也较常见,美国国家透析患者妊娠登记资料显示,8 例孕龄妇女妊娠 2 次,8 例妊娠 3 次,1 例妊娠 4 次。透析患者妊娠结局如何报道不一,婴儿生存仅是判断妊娠成功的标志,其实大多数婴儿早产或生长发育迟缓,新生儿常合并呼吸窘迫综合征及其他早产并发症,NPRD 报道 116 例成活婴儿中有 11 例发生呼吸窘迫综合征及 1 例死胎。随诊资料较全的 49 例婴儿中有 11 例需长期医治或存在发育障碍,他们大多数归因于早产而非宫内氮质血症环境。

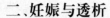

二、妊娠与透析

(一)透析治疗的时机

目前对于妊娠合并慢性肾衰竭的透析时机尚无统一标准,与非妊娠妇女相比,早期和充分透析是有益的。Hou 提出,当血清尿素氮为 30～40 mmol/L(80～100 mg/dL)时,必须开始透析。透析治疗有利于减轻宫腔内胎儿的氮质血症,改善胎盘功能不全,避免死产和自然流产。此外,透析治疗有助于控制孕妇的容量依赖性高血压,增加透析次数可以减少透析中低血压的发生,而且不需限制饮食,可改善母婴的营养状况。妊娠末期,由于婴儿每天约产生 540 mg 尿素氮,透析时间必须适宜延长。

(二)透析时间

关于妊娠合并慢性肾衰竭,每周透析总时间和透析的目标,各家报道不一。有研究主张强化透析(每天透析),尽管强化透析价值尚没有最后确定,但从理论上是可以实施的。Kundaye 等报道妊娠期间透析(残肾功能尚可),孕妇妊娠结局较满意,婴儿成活率为 75%～80%,但尚不能区分是残余肾功能还是充分透析治疗改善了妊娠结局,但起码降低了胎儿暴露于代谢产物环境的概率。另外,每天透析,透析期间体重增加较适宜,降低了低血压危险。透析患者羊水过多较普遍,增加了早产概率,相对于婴儿正常肾功能,血清过高尿毒素可促使渗透性利尿,增加羊水过多的概率。NPDR 主张每周至少 20 小时透析才能明显改善妊娠预后。

透析治疗对胎儿有害的证据不足,有些研究认为,透析可诱发早产。这是因为透析能使体内黄体酮下降 10%,而早产与黄体酮减少有关。Sancbez Casajus 等在透析过程中对胎儿进行监测,结果提示胎儿对透析治疗的耐受力较好。透析中低血压可导致胎儿宫内窘迫,因此,必须防止妊娠过程中低血压的发生。

三、透析液处方

有关血液透析的处方建议很多,但能否改善母婴的预后不肯定。Hou 主张透析液钠浓度为 134 mmol/L,使之接近正常妊娠妇女血清钠较低的水平;增加透析液钙浓度至 2 mmol/L,以适应母婴钙的需求量;透析液中含糖量为 200 mg/dL,防止透析中出现低血糖;维持血压稳定的措施与非妊娠透析一致。

对于强化透析易引起电解质紊乱,需进行调整。如果每天饮食中钾的摄入量不能抵消透析丢失量,可导致血清钾水平下降,因而需适当增加透析液钾浓度。如果透析液中钙离子浓度仍为 0.875 mmol/L 可导致高钙血症,因而钙离子浓度为 0.625 mmol/L 较适宜。一般来说,透析液中 HCO_3^- 浓度设计为 35 mmol/L,可缓冲两天间期酸负荷,每天透析可致血清 HCO_3^- 浓度上升,导致代谢性碱中毒,因而需个体化调节 HCO_3^- 浓度。

四、抗凝治疗

过去妊娠患者要适当减少肝素用量,对于每天透析患者需用最小剂量肝素,然而因非妊娠患者降低肝素用量可增加体外循环凝血,尽管迄今尚无严格患者对照研究,但妊娠处于高凝状态,可适当增加肝素用量,肝素不能通过胎盘,因而无致畸作用,对于明显出血孕妇主张无肝素透析。华法林能通过胎盘,在妊娠前 3 个月有致畸作用,在妊娠后 3 个月可引起胎儿出血,因而,对于需用华法林预防血管通路高凝状态的孕妇应该用肝素皮下注射预防。随着低分子量肝素普遍使用,及其出血危险性低等优点,目前主张应用低分子肝素。

五、妊娠透析患者的营养指导

透析本身会导致严重营养不良,因而妊娠透析期间需合理营养指导,如表 12-4 所示。

表 12-4　妊娠透析患者营养指导

营养指导	
热量	147 kJ/(kg·d)+1 260 kJ
蛋白质	1.2 g/(kg·d)+10 g
维生素	
维生素 A	无须补充
维生素 C	≥170 mg/d
维生素 B_1	3.4 mg/d
维生素 B_2(核黄素)	3.4 mg/d
烟酸	≥20 mg/d
维生素 B_6	>5 mg/d
叶酸	1.8 mg/d
矿物质	
钙	2 000 mg/d
磷	1 200 mg/d
镁	200～300 mg/d
锌	15 mg/d
卡尼汀	330 mg/d

六、透析患者产科问题

慢性肾衰竭妊娠对母婴均有极大威胁,需泌尿科、产科、妇科、儿科通力协作,才能保证母婴平安。早产是慢性肾衰竭妊娠婴儿病死率和发病率增加的关键因素,需加强指导,同预防先兆子痫一样,需补充镁离子,但小心避免镁中毒和孕妇呼吸窘迫,当血清镁离子浓度低于 5 mg/dL 时需给予负荷剂量并在每次透析后给予补充。吲哚美辛可促进胎儿成熟,使分娩延后 72 小时,并可预防羊水过多,但过多应用可加重肾功能损害,引起高钾血症。由于死胎发生率增加,需密切观察胎儿生长发育状况,主张在孕 30 周后经腹壁羊膜腔穿刺抽吸羊水测胎肺成熟度,并注入地塞米松 10 mg,每周两次,促进胎肺成熟。对胎儿宫内发育迟缓的治疗,每天吸氧 3 次,每次30 分钟,并口服解痉药,如沙丁胺醇或氨茶碱,同时加强营养支持。关于分娩时机尚有争论,一些学者主张如果胎儿肺成熟,选择 34～36 周分娩较佳,但现在多数主张孕妇 38 周分娩较好,但对于透析患者,往往由于早产和产科问题留给我们选择的时间不多。剖宫产仅适用于产科问题,而绝非肾脏本身,否则主张自然分娩较好。特别注意的是分娩过程避免水负荷增加和感染,因为催产素能增加水潴留的危险。对于新生儿的处理尤为必要,透析患者婴儿分娩时血清尿素氮和肌酐水平同母亲一样,可导致出生后渗透性利尿,没有密切监测和适当补充,可导致血容量不足和电解质紊乱。新生儿血清钙离子浓度监测也尤为重要,因为婴儿长期暴露在高钙血症的环境,出生后易发生低钙血症和痉挛等危险。

　　妊娠合并慢性肾衰竭对母婴均有危险,孕前肾功能良好者,妊娠可能不会引起肾功能的损害,婴儿生存率高;孕前肾功能中度以上损害者,妊娠可能导致1/3的患者肾功能恶化,密切监测和早期终止妊娠,也难以保证肾功能的逆转;积极配合透析治疗,肾功能可能恢复,妊娠高血压疾病也是不可忽视的问题,需警惕高血压的危险。另外,自然流产、早产和死产的发生率高,对胎儿的生存威胁极大。透析治疗可提高母婴的生存率,必须早期和充分透析,掌握透析原则,避免透析并发症。

（曹　秀）

参 考 文 献

[1] 徐凤杰,郝园园,陈萃,等.护理实践与护理技能[M].上海:上海交通大学出版社,2023.

[2] 梁艳,甄慧,刘晓静,等.临床护理常规与护理实践[M].上海:上海交通大学出版社,2023.

[3] 李阿平.临床护理实践与护理管理[M].上海:上海交通大学出版社,2023.

[4] 宋桂珍,吴小霞,刘莎,等.现代护理理论与专科护理[M].上海:上海交通大学出版社,2023.

[5] 程艳华.临床常见病护理进展[M].上海:上海交通大学出版社,2023.

[6] 程艳华.实用临床常见病护理[M].上海:上海交通大学出版社,2023.

[7] 王建敏.实用内科常见疾病护理[M].上海:上海交通大学出版社,2023.

[8] 包玉娥.实用临床护理操作与护理管理[M].上海:上海交通大学出版社,2023.

[9] 马姝,王迎,曹洪云,等.临床各科室护理与护理管理[M].上海:上海交通大学出版社,2023.

[10] 韩美丽.临床常见病护理与危重症护理[M].上海:上海交通大学出版社,2023.

[11] 安百芬,孔环,刘梅,等.护理基础技能操作与临床护理[M].上海:上海交通大学出版社,2023.

[12] 陈晓燕.护理技术[M].北京:北京师范大学出版社,2023.

[13] 陈晓燕.妇产科护理[M].北京:北京师范大学出版社,2023.

[14] 俞莉,安晓妤.老年护理[M].北京:高等教育出版社,2023.

[15] 刁咏梅.现代基础护理与疾病护理[M].青岛:中国海洋大学出版社,2023.

[16] 王燕,韩春梅,张静,等.实用常见病护理进展[M].青岛:中国海洋大学出版社,2023.

[17] 曹娟.常见疾病规范化护理[M].青岛:中国海洋大学出版社,2023.

[18] 呼海燕,赵娜,高雪,等.临床专科护理技术规范与护理管理[M].青岛:中国海洋大学出版社,2023.

[19] 兰才安.儿科护理[M].重庆:重庆大学出版社,2023.

[20] 张茜.妇产科护理[M].重庆:重庆大学出版社,2023.

[21] 刘明月,王梅,夏丽芳.现代护理要点与护理管理[M].北京:中国纺织出版社,2023.

[22] 李建波,刘畅,齐越.现代护理技术与疾病护理方法[M].北京:中国纺织出版社,2023.

[23] 郑玉莲,刘蕾,赵荣凤,等.内科常见病护理规范[M].上海:上海科学技术文献出版社,2023.

[24] 杨正旭,贤婷,陈凌,等.基础护理技术与循证护理实践[M].上海:上海科学技术文献出版社,2023.

［25］岳立萍,李舒玲,王伟.护理技术实践与指导［M］.上海:上海科学技术出版社,2023.

［26］张敏.现代护理理论与各科护理要点［M］.武汉:湖北科学技术出版社,2023.

［27］邱恒菊.实用临床护理指南［M］.长春:吉林科学技术出版社,2023.

［28］马文龙,陈惠刚,唐晓健,等.临床护理实践与研究［M］.长春:吉林科学技术出版社,2023.

［29］张利萍,兰玛.护理研究实践教程［M］.成都:西南交通大学出版社,2023.

［30］崔雪艳,李雪.护理专业技术实训［M］.济南:山东科学技术出版社,2023.

［31］吴旭友,闫彩琴,薛月兰.护理常见风险与对策［M］.济南:山东科学技术出版社,2023.

［32］翟燕.实用骨科临床护理［M］.济南:山东科学技术出版社,2023.

［33］保颖怡.现代医学临床与护理［M］.济南:山东大学出版社,2023.

［34］吴曼.临床护理综合案例［M］.西安:西安交通大学出版社,2023.

［35］于红静,郭慧玲.专科疾病护理精要［M］.广州:暨南大学出版社,2023.

［36］胡凌云.对神经内科护理工作进行风险管理的作用分析［J］.中国卫生产业,2023,20(10):140-143.

［37］杨莉,叶红芳,孙倩倩.临床护士循证护理能力现状及影响因素分析［J］.护士进修杂志,2023,38(2):108-113.

［38］刘佩佩,赵贵秀,袁新.护理风险管理在呼吸内科病房中的价值分析［J］.中国卫生产业,2023,20(14):70-72.

［39］冯梅,龚姝,蒋艳.公立医院高质量临床护理培训的探索与思考［J］.护士进修杂志,2023,38(4):327-331.

［40］杜世正,金胜姬,张姮,等.基于循证思维的护理研究课程教学改革及效果评价［J］.军事护理,2023,40(1):90-93.